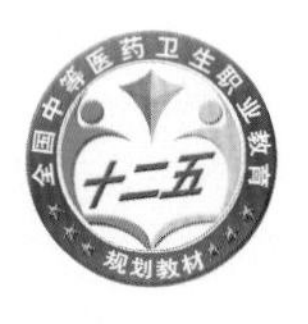

全国中等医药卫生职业教育“十二五”规划教材

护理学基础

（供护理、助产专业用）

主　编　周意丹（哈尔滨市卫生学校）
副主编　（以姓氏笔画为序）
毛红云（贵州省人民医院护士学校）
张少羽（河南省南阳医学高等专科学校）
赵　卿（牡丹江市卫生学校）

中国中医药出版社
·北京·

图书在版编目(CIP)数据

护理学基础／周意丹主编．—北京：中国中医药出版社，2013.9（2014.8 重印）
全国中等医药卫生职业教育“十二五”规划教材
ISBN 978-7-5132-1519-0

Ⅰ.①护… Ⅱ.①周… Ⅲ.①护理学—中等专业学校—教材
Ⅳ.①R47

中国版本图书馆 CIP 数据核字（2013）第 133507 号

中国中医药出版社出版
北京市朝阳区北三环东路 28 号易亨大厦 16 层
邮政编码 100013
传真 010 64405750
廊坊市祥丰印刷有限公司印刷
各地新华书店经销
*
开本 787×1092 1/16 印张 25.25 字数 564 千字
2013 年 9 月第 1 版 2014 年 8 月第 2 次印刷
书 号 ISBN 978-7-5132-1519-0
*
定价（含光盘） 69.00 元
网址 www.cptcm.com

社长热线 010 64405720
购书热线 010 64065415 010 64065413
微信服务号 zgzyycbs
书店网址 csln.net/qksd/
官方微博 http://e.weibo.com/cptcm

全国中等医药卫生职业教育“十二五”规划教材
专家指导委员会

全国中等医药卫生职业教育“十二五”规划教材

《护理学基础》编委会

主　编　周意丹（哈尔滨市卫生学校）

副主编　（以姓氏笔画为序）

毛红云（贵州省人民医院护士学校）

张少羽（河南省南阳医学高等专科学校）

赵　卿（牡丹江市卫生学校）

编　委　（以姓氏笔画为序）

毛红云（贵州省人民医院护士学校）

吕玉博（哈尔滨市卫生学校）

任　静（西安市卫生学校）

许培查（西安交通大学医学院附设卫生学校）

刘晨冰（辽宁中医药大学护理学院）

李成莲（山西省大同市卫生学校）

邹杏婵（佛山市南海区卫生职业技术学校）

肖　红（郑州市卫生学校）

张少羽（河南省南阳医学高等专科学校）

林　华（甘肃省中医学校）

周意丹（哈尔滨市卫生学校）

赵　卿（牡丹江市卫生学校）

秦淑英（安阳职业技术学院医药卫生学院）

秘　书　郭莹莹（哈尔滨市卫生学校）

前　言

“全国中等医药卫生职业教育‘十二五’规划教材”由中国职业技术教育学会教材工作委员会中等医药卫生职业教育教材建设研究会组织，全国120余所高等和中等医药卫生院校及相关医院、医药企业联合编写，中国中医药出版社出版。主要供全国中等医药卫生职业学校护理、助产、药剂、医学检验技术、口腔修复工艺专业使用。

《国家中长期教育改革和发展规划纲要（2010－2020年）》中明确提出，要大力发展职业教育，并将职业教育纳入经济社会发展和产业发展规划，使之成为推动经济发展、促进就业、改善民生、解决“三农”问题的重要途径。中等职业教育旨在满足社会对高素质劳动者和技能型人才的需求，其教材是教学的依据，在人才培养上具有举足轻重的作用。为了更好地适应我国医药卫生体制改革，适应中等医药卫生职业教育的教学发展和需求，体现国家对中等职业教育的最新教学要求，突出中等医药卫生职业教育的特色，中国职业技术教育学会教材工作委员会中等医药卫生职业教育教材建设研究会精心组织并完成了系列教材的建设工作。

本系列教材采用了“政府指导、学会主办、院校联办、出版社协办”的建设机制。2011年，在教育部宏观指导下，成立了中国职业技术教育学会教材工作委员会中等医药卫生职业教育教材建设研究会，将办公室设在中国中医药出版社，于同年即开展了系列规划教材的规划、组织工作。通过广泛调研、全国范围内主编遴选，历时近2年的时间，经过主编会议、全体编委会议、定稿会议，在700多位编者的共同努力下，完成了5个专业61本规划教材的编写工作。

本系列教材具有以下特点：

1. 以学生为中心，强调以就业为导向、以能力为本位、以岗位需求为标准的原则，按照技能型、服务型高素质劳动者的培养目标进行编写，体现“工学结合”的人才培养模式。

2. 教材内容充分体现中等医药卫生职业教育的特色，以教育部新的教学指导意见为纲领，注重针对性、适用性以及实用性，贴近学生、贴近岗位、贴近社会，符合中职教学实际。

3. 强化质量意识、精品意识，从教材内容结构、知识点、规范化、标准化、编写技巧、语言文字等方面加以改革，具备“精品教材”特质。

4. 教材内容与教学大纲一致，教材内容涵盖资格考试全部内容及所有考试要求的知识点，注重满足学生获得“双证书”及相关工作岗位需求，以利于学生就业，突出中等医药卫生职业教育的要求。

5. 创新教材呈现形式，图文并茂，版式设计新颖、活泼，符合中职学生认知规律及特点，以利于增强学习兴趣。

6. 配有相应的教学大纲，指导教与学，相关内容可在中国中医药出版社网站

（www. cptcm. com）上进行下载。本系列教材在编写过程中得到了教育部、中国职业技术教育学会教材工作委员会有关领导以及各院校的大力支持和高度关注，我们衷心希望本系列规划教材能在相关课程的教学中发挥积极的作用，通过教学实践的检验不断改进和完善。敬请各教学单位、教学人员以及广大学生多提宝贵意见，以便再版时予以修正，使教材质量不断提升。

中等医药卫生职业教育教材建设研究会
中国中医药出版社
2013 年 7 月

编写说明

本教材是根据“全国中等职业教育教学改革创新工作会议”精神，为适应我国中等医药卫生职业教育发展的需要，全面推进素质教育，培养21世纪技能型高素质劳动者而编写的。

护理学基础是护理专业的基础骨干课程，本教材以服务人才培养为目标，坚持以育人为本，重视教材在提高人才培养质量中的基础性作用，以提高教材质量为核心，深化教材改革，强化质量意识。教材的编写参照了全国卫生专业技术资格考试大纲，以让学生掌握护理学基础学科的基本理论、基本知识、基本技能为宗旨，突出体现本专业的专业知识，强化专业动手能力，可供中等、高等卫生职业学校护理专业教学使用，也可供卫生专业人员自学与参考。

本教材突出体现了学生的学习心理，关注学生学习现状，在大量临床调研的前提下补充了教学内容；着重帮助学生建立基本的现代护理学理念和整体护理观；注重帮助他们掌握有关护理专业技能，培养和形成良好的职业素质和护理职业操守。为方便学生的学习与技能掌握，每章都附加了大量的操作表格，全部使用“四字口诀”来帮助学生掌握。为了帮助学生们更好地学习与掌握本课程的内容，还制作了配套教学课件光盘，并加入了教学视频，以加深同学们的学习印象。

希望这本教材能在改变学生的学习方式，改善学生的学习效果；给学生以更多的阳光和更新鲜、更自然的空气；开拓学生的视野，把他们的目光从教材引向整个社会和人生；为临床和社会所急需的“实用性”护士的培养等诸多方面起到良好的作用。

参加本书编写的院校及分工是：第一章、第十四章：周意丹（哈尔滨市卫生学校）；第二章：刘晨冰（辽宁中医药大学护理学院）；第三章：第一至四节任静（西安市卫生学校）；第三章第五至七节、第十章：秦淑英（安阳职业技术学院医药卫生学院）；第四章第一、二、五、六节：李成莲（山西省大同市卫生学校）；第四章第三、四节：肖红（郑州市卫生学校）；第五章、第九章、第十六章：许培查（西安交通大学医学院附设卫生学校）；第六章：赵卿（牡丹江市卫生学校）；第七章：林华（甘肃省中医学校）；第八章：邹杏婵（佛山市南海区卫生职业技术学校）；第十一章：张少羽（河南省南阳医学高等专科学校）；第十二章：吕玉博（哈尔滨市卫生学校）；第十三章、第十五章：毛红云（贵州省人民医院护士学校）；郭莹莹（哈尔滨市卫生学校）为本书秘书。

本书在编写思想、体例、结构、样式等方面较以往教材做出了较大改变，为此，得到各编写单位领导和同仁们的大力支持，在此表示衷心的感谢！由于时间紧，任务重，并且我们的编写理念与经验都还有不足，因此对书中所存在的瑕疵和疏漏还请各使用单位的老师与同学、各位读者与护理同仁提出宝贵意见，以便再版时修订提高。

《护理学基础》编委会

2013年8月

目　录

第一篇　医院护理基本知识

第一章　绪论

第二章　整体护理与护理程序

第三章　医院概述及入出院护理

第八章 排泄护理

第九章 冷热疗法

第三篇 临床诊疗及抢救时的护理

第十章 生命体征的护理

第十一章 药物疗法

第一篇 医院护理基本知识

第一章 绪 论

知识要点

1. 掌握：人、环境、健康、护理、护士素质的概念；现代护理的发展阶段及其特点。
2. 理解：南丁格尔对护理事业的贡献；护理学的任务；护理工作方式。
3. 了解：新中国成立后护理事业的发展特点；护理学的理论范畴和实践范畴。

在漫长的进化过程中，人类的祖先在自我防护本能的基础上，在长期的生活实践中逐渐产生并发展出来护理行为。在进入人类社会以后，护理经历了从简单的照顾伤病到以疾病为中心、以病人为中心、直至以人的健康为中心的整体护理发展历程，逐渐形成了特有的理论和实践体系，成为一门独立的学科。护理学（nursing）是一门研究维护、增进、恢复人类身心健康的护理理论、知识、技能及其发展规律的综合性应用科学。它是自然科学和社会科学相互渗透的一门学科，其研究内容、范畴与任务涉及影响人类健康的诸多因素，如生物、生理、病理、心理、行为、社会等各个方面。现代护理学强调应用科学思维的模式对护理对象进行整体的认识，从而揭示出护理的本质及其发展规律。

第一节 护理学发展史

一、护理学的形成

（一）史前护理的起源

在漫长的进化过程中，人类同其他生物一样都有着趋利避害、维护自身安全的本能。人类的祖先作为狩猎者和采集者生存至少有450万年的历史，当时人类的主要活动方式是迁移、狩猎、采集、驯养动物。人们在健康方面主要的危险包括各种活动中受伤和疾病。随着人类进入定居和农耕社会，影响人类健康的问题来自于环境、动物和生活方式，因此人类在长期的生活中总结经验，观察并发现了很多用以维护自身安全的方法。如使用火种维持温暖并用来制作熟食；以森林洞窟为家，以避风雨；以树叶兽皮为衣，遮体御寒；知道某种植物的种子或叶子可以治疗或减轻某种症状等。这些行为都取得了维护健康的实际效果，也是最早的护理行为。

（二）人类早期的护理行为

在氏族社会和农耕时代，人类继承了原始人类的生活经验与知识，同时也产生了自己对天、地、神明、生命的看法，他们的健康维护活动有两种行为：一种是继承前人的，如妇女们凭天赋本能和世代相传的经验，照顾老幼和伤病者，形成原始社会“家庭式”的医护照顾，如用舐、吸、咬、压、揉、打等方法，或用烧热的石头施于患处，或用砭石、骨针刺破脓肿；对负伤的部位进行抚摸和压迫可能就是最早的按摩术和止血术。其照顾病人方式随当时人们对形成疾病和伤害的原因及他们对生命的看法不同而不同。近年来考古发现，早在5200年前，我国山东地区就存在着开颅手术，并且这种手术是成功的，病人术后至少存活了2年以上。这些最早的医疗行为中当然包含着护理的作用。另一种则属于迷信，由于当时人们对很多自然现象找不到合理的解释，因此人们把疾病看成是灾难，是由鬼神等超自然力量导致的，因此巫师应运而生，他们采用仪式、念咒、画符、祈祷、捶打、冷热水浇浸等方法去取悦或驱除鬼怪以减轻痛苦、治疗疾病。随着人类文明的发展，人们发现很多疾病是有规律的，因此医巫逐渐分开，出现了集医、药、护为一身的原始医生。

（三）文明社会的护理行为

进入文明社会以后，由于各地的文化及地理条件不同，经验积累也开始出现差异，因此医疗护理活动带有各地域自己的特点。本书重点介绍中西两种护理模式，其中，我国医学中护理方面的发展在后面介绍，这里主要介绍西方护理学的发展与进步。

1. 早期奴隶制国家 当人类社会出现国家后，在一些文明古国如中国、印度、埃及、希腊、罗马等开始运用止血、包扎、伤口缝合、催眠术等方法处理伤痛和疾病，并有了关于疾病治疗、疾病预防、公共卫生等医护活动的记载。古希腊时期最著名的医生希波克拉底的著作中都有过许多关于护理方面的描述，如观察、环境、水、空气、生活方式等内容。世界上第一所医院创立于公元4世纪，是位于东罗马地区的大教会医院，附属于修道院，在它的规则中，载明了看护及医治病人的制度。看护就是护士的最初称号，但由于那一时期的社会分工还很不发达，因此，当时护理和医学无论是东方还是西方都处于一体的状态。

2. 中世纪的护理 中世纪（公元476～1500年）随着基督教的发展，欧洲各国的教会组织建立了数以百计的大小医院，为孤儿、寡妇、老人、病者和穷人提供照护。承担护理工作的人员主要是修女，她们以丰富的经验和良好的道德品质推动了护理事业的发展。12～13世纪，欧洲基督教徒和穆斯林教徒为争夺圣城耶路撒冷，进行了一场近200年的宗教战争，被称为“十字军东征”。战争期间一些基督徒如圣约翰等人组织了十字军救护团。当时医院条件很差，管理混乱，护理人员缺乏护理知识，又无足够的护理设备，所以病人死亡率很高。

此期护理开始从自助式、互助式、家庭式逐渐走向社会化、组织化的服务。

3. 文艺复兴时期的护理 文艺复兴时期（公元1400～1600年），西方国家又称之为科学新发现时代。此时期随着思想的解放和科学的进步，医学也得以迅猛发展。在此期间，欧洲各地纷纷建立了图书馆、大学、医学院校，现代解剖学和生理学都起始于此时期。与医学的迅猛发展相比，此时的护理仍停留在中世纪的状况，其主要原因是缺乏护理教育和1517年的宗教革命，导致社会结构发生变化，妇女的社会地位下降，大量修道院关闭，护理人员极度匮乏，使得一些素质较差的妇女进入护理队伍，护理质量大大下降。此后的几个世纪护理都是处在这样一种低劣的状况。

二、近代护理学的诞生

护理作为一种职业和一门学科，起始于19世纪60年代，这是适应近代工业社会分工的需要、依托近代医学的基础而形成的。18世纪中叶到19世纪，经济、科学、医学的发展和疾病流行以及战争导致了社会对护士的需求增加。1836年，牧师西奥多·弗里德尔（Fliedner PT）在德国的凯塞威兹城建立了附属于教会的女执事训练所，招收年满18岁、身体健康、品德优良的妇女受训。弗洛伦斯·南丁格尔（Nightingale F）曾在此接受了3个月的护士培训。

弗洛伦斯·南丁格尔（图1－1），1820年5月12日南丁格尔出生于父母旅行之地——意大利佛罗伦萨。在这个英国贵族家庭里，南丁格尔接受了一流的正规教育，熟悉英、法、德、意等多种语言，从小她就表现出很强的爱心，因此对护理工作有很大的兴趣，并且在实践中认识到护理需要知识、需要学习，于是不顾家人的强烈反对和当时社会上看不起护士的风气，毅然去德国的凯塞威兹城去学习护理。这使她更清楚地看到当时医院的弊病和改造护理工作的必要性，她深入调查了英、法、德等国护理工作中存在的问题，回国后，她担任了英国伦敦一家医院的护理督导工作。她强调病房必须空气新鲜、条件舒适、环境清洁、安静等。在她的领导下，该院的护理工作大为改进。

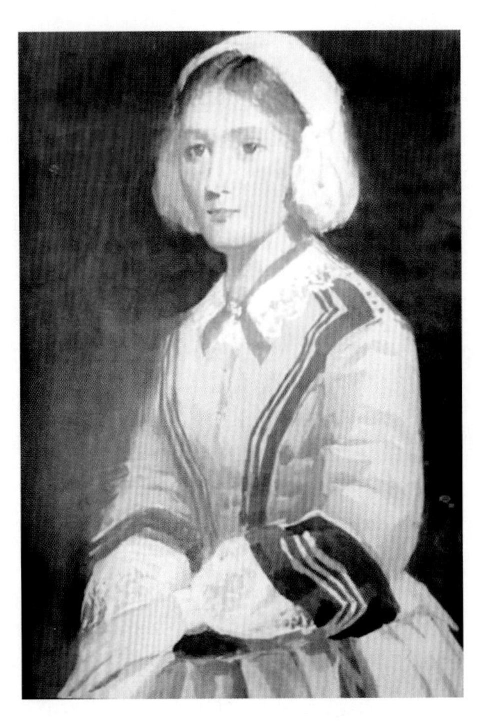

图 1－1　弗洛伦斯·南丁格尔

1854～1856 年克里米亚战争爆发，前线的英国士兵负伤或患病后，由于得不到合理照顾而大批死亡，死亡率竟高达 42%。这个消息引起社会极大震惊。南丁格尔获悉此惨状，立即去函给当时的英国陆军大臣，要求率护士赴战场救护伤员。获准后，南丁格尔率领了 38 名护士，奔赴战地医院。

知识链接：克里米亚战争

克里米亚战争是 1853 年至 1856 年间在欧洲爆发的一场战争，作战的一方是俄罗斯，另一方是奥斯曼帝国、法兰西帝国、不列颠帝国，后来萨丁尼亚王国也加入了这一方。因为其最长和最重要的战役在克里米亚半岛上爆发，后来被称为“克里米亚战争”。这场战争的表面起因是宗教问题，而其真正原因是奥斯曼帝国逐渐的、内部的瓦解。俄罗斯认为这是将它在欧洲的势力不断扩大的好机会，尤其是它获得一个通向地中海和占领巴尔干半岛的好机会，而英国和法国反对俄罗斯的扩张，它们不希望俄罗斯获得这些战略要地以维持它们自己在东南欧的势力和利益。

1854 年底英国和法国对俄罗斯宣战，1855 年 奥地利迫使俄罗斯从多瑙河撤军，但并没有帮助英法围攻克里米亚上的塞瓦斯托波尔要塞的舰队。因此奥地利在这场战争中起了一个重要的角色，虽然它并没有主动参加这场战争。塞瓦斯托波尔被围攻近一年后英法联军占领了这个重要的堡垒，此后俄军退出克里米亚半岛。

当时前线用品匮乏、水源不足、卫生极差，医生们大部分都歧视女性，但她毫不气馁，竭力排除种种困难。她带领护士们积极整理医院环境，改善卫生面貌；设法调整膳食，加强伤员营养；为伤员清洗伤口，消毒物品，建立护士巡视制度；除了精心护理病人外，她还千方百计创造条件来照顾伤员们的随军眷属，亲自为伤员或垂危士兵书写家信，使全体伤员获得极大的精神慰藉。在深夜，弗洛伦斯·南丁格尔手持油灯巡视病房，无言的受伤士兵慢慢地转过头去，亲吻着落在墙壁上的她的身影，她被士兵们称为"提灯女神"、"克里米亚天使"。经过南丁格尔和她的护士团艰苦的、创造性的劳动，在仅约半年时间内，前线伤员死亡率下降至2.2%。这种护理效果震动了英国朝野，护理工作从此受到社会重视。南丁格尔回国时，受到全国人民的欢迎，但她回避了政府为她举行的盛大欢迎仪式，一个人悄悄地回到自己在伦敦郊区的家中。此后，英国政府授予她勋章、奖品和44000英镑奖金作为鼓励。

1860年，弗洛伦斯·南丁格尔用英国政府奖励的资金，在英国圣托马斯医院内创建了世界上第一所正规护士学校，成为现代护理学的开端。随后她又创办了助产士及济贫院护士的培训工作。她对医院管理、部队卫生保健、护士教育培训等方面都做出了卓越的贡献，被后世誉为现代护理教育的奠基人。

1901年，弗洛伦斯·南丁格尔因操劳过度，双目失明。1907年，英王颁发命令，授予弗洛伦斯·南丁格尔最高国民荣誉勋章，成为英国历史上第一个接受这一最高荣誉的女性。

1910年8月13日南丁格尔逝世，享年90岁。遵照她的遗嘱，未举行国葬。

1912年，在国际护士理事会倡议下，世界各国医院和护士学校以弗洛伦斯·南丁格尔的生日5月12日为国际护士节，以此纪念这位英国护理学先驱、现代护理事业的创始人。在英国伦敦的街头还竖立着她的一座铜像，在10英镑纸币的背面也印有她的半身像。

知识链接：弗洛伦斯·南丁格尔誓词

我庄严地面对上帝和在场公众宣誓：我要忠诚地将我的一生全部奉献于我的职业，我永远不做有损无益之事，决不故意使用任何有害药物。

我会永远尽我所能不断提高专业标准，严守在护理工作中得知的病人隐私及家务琐事。我将忠于职守，协助医生做好工作，全身心地致力于我所钟爱的护理事业。

1912年，即南丁格尔逝世后两年，在华盛顿举行的第九届红十字国际大会上，正式确定颁发南丁格尔奖章。这项国际红十字优秀护士奖章每两年颁发一次，每次最多颁发50枚，奖给在护理学和护理工作中做出杰出贡献的人士。我国至2011年为止已有62位优秀的护理工作者获得此项殊荣。

南丁格尔对护理事业的贡献主要有：①创建世界上第一所护士学校：为现代护理教

育奠定了基础，形成具有专业知识，受过专业训练的护士队伍，从而使护理工作作为一门职业与专业成为可能。②使护理学成为一门科学专业：南丁格尔认为“护理是一门艺术，需要有组织性、实务性及科学性为基础”，主张“护理人员应由护理人员来管理”。她确定了护理学的概念和护士的任务，奠定了近代护理理论基础，确立了护理专业的社会地位和科学地位。③总结经验，著书立说：1858～1859年她分别撰写了《医院札记》及《护理札记》。《护理札记》曾是护士必读的经典教科书，她在书中指出了环境、个人卫生、饮食对服务对象的影响。④创立新型护理制度：南丁格尔首先提出了护理系统化的管理方式，使护士担负起护理病人的责任。此外她还制定了相关的管理要求，提高了护理工作质量和效率。

三、现代护理学的发展

从护理学的实践和理论研究来看，现代护理学的发展可概括为3个阶段：

（一）以疾病为中心的护理阶段

在19世纪，随着科学技术的发展，各种学科纷纷建立，医学上形成了“生物医学模式”，认为疾病都是生物学的因素所致，形成了“有病就是不健康，健康就是没有病”的观念，因此一切医疗行为都围绕着疾病进行，形成了“以疾病为中心”的指导思想。在这种模式指导下，护理工作围绕疾病展开，护士是医生的助手，协助医生完成病人的诊断和治疗工作。护理工作的主要内容是执行医嘱、观察病情和护理技术操作。在长期的护理实践中形成了各科规范的疾病护理常规和护理技术操作规范。这一阶段持续到20世纪中期。

此阶段护理特点：护理已成为一个专门的职业，护士从业前需经过专门的培训。护理从属于医疗，护士被看做是医生的助手，工作的主要内容是执行医嘱和各项护理技术操作。护理教育类似于医学教育，护理内容较少，护理研究领域十分有限，这些都限制了护理专业的发展。

以疾病为中心的护理阶段是护理学发展过程中的必然阶段，也是护理学成为独立学科进程中的重要阶段，反映了人们在一定的历史条件下对健康与疾病的认识水平。

（二）以病人为中心的护理阶段

二战后，世界各国的经济文化都较战前有了较大的发展，生活水平的提高和科学技术的进步为人们重新认识人类疾病和健康提供了可能。1948年世界卫生组织（WHO）提出了新的健康观，为护理提供了广阔的研究和实践领域。1955年，提出了责任制护理概念，用系统论的观点解释护理工作，把科学的方法应用于护理领域，使护理专业有了革命性的发展。60年代后，相继出现了一些护理理论，提出应重视人是一个整体，即在疾病护理的同时开始注意人的整体护理。1977年，美国医学家恩格尔提出“生物－心理－社会医学模式”，认为人是一个生物、心理、社会的统一整体。这一现代医学观对护理专业产生了深远的影响，护理开始转向“以病人为中心的模式”。

此阶段护理特点：强调护理是一个专业，护士是护理专业中的专业人员。护士与医生的关系为合作伙伴关系，护士不再是被动地执行医嘱和完成护理技术操作，而是对病人实施系统的整体护理，解决病人的健康问题，满足病人的健康需要。护理教育逐步形成了自己的理论知识体系，建立了以病人为中心的护理教育模式和临床实践模式，丰富并完善了护理研究内容。

以病人为中心的护理发展阶段，是综合自然科学和社会科学理论，形成护理学独立、完整的理论体系和实践内容的重要阶段，为现代护理学的发展奠定了基础。

（三）以人的健康为中心的护理阶段

现阶段，随着社会经济的发展和人民健康需求的提高，以病人为中心的护理已不能完全满足人们的健康需要。与人的行为和生活方式相关的疾病，如心脑血管病、恶性肿瘤、糖尿病、精神病、意外伤害等成为威胁人类健康的主要问题。疾病谱的变化，促使人们的健康观念发生转变，享有健康成为每个公民的基本权利。1978 年 WHO 提出了“2000 年人人享有卫生保健”的战略目标，对护理学科的发展产生了重要影响。

此阶段护理特点是：护理学成为现代科学体系中一门综合自然科学与社会科学的、独立的、为人类健康服务的应用科学。护理工作的范畴扩展到对人的生命全过程的护理和群体的护理。护理的工作场所从医院扩展到社会和家庭。护士不仅要关注病人的健康恢复，而且更要关注所有人的潜在的健康问题，护士将成为向社会提供初级卫生保健的最主要力量，并且其角色将变为多元化。护理工作将在预防、治疗、保健、康复、计划生育、健康教育、健康促进等多领域中得到发展。

四、中国护理学的发展历程

（一）中国古代的护理

祖国医学历史悠久、源远流长、内容丰富，有着几千年的悠久历史，古代中医是医、药、护不分，强调“三分治七分养”，虽然中医护理没有形成自己的学科，但却有着自己的特点、原则和技术。中医护理的主要特点是整体观与辨证施护，是用朴素的唯物主义、对立统一的观点来看待人体和疾病，根据中医的理论和方法对病人的主诉、症状、体征进行综合分析，真对寒热、虚实采取不同的护理方法，其遵循的护理原则有扶正祛邪、标本缓急、同病异护、异病同护、未病先防。中医特色的护理技术有针灸、推拿、拔火罐、刮痧、太极拳、食疗、煎服药等。

（二）19 世纪中叶至 1949 年的护理

我国近代护理事业的开端是在鸦片战争前，随着西方宗教和西医进入中国而开始。1820 年，英国医生在澳门开设诊所。1835 年英国传教士巴克尔在广州开设了第一所西医院，两年后，这所医院即以短训班的方式培训护理人员。1884 年美国妇女联合会派到中国的第一位护士麦克尼在上海妇孺医院推行了“南丁格尔”护理制度。1888 年，美籍约翰逊女士在福建省福州市开办了第一所护士学校。1900 年以后，中国各大城市建立了许多教会医院并附设了护士学校。1909 年在江西牯岭成立了“中华护士会”，其后于 1936 年改为中华护士学会，1964 年改为中华护理学会。学会的主要任务是制定和统一护士学校的课程、编译教材、办理全国护士学校的注册、组织毕业生会考、颁发执照。1941 年在延安成立了“中华护士学会延安分会”。1920 年护士会创刊《护士季报》，1922 年国际护士会正式接纳中国护士会为第 11 个会员国。1920 年北京协和医学院开办高等护理教育，招收高中毕业生，学制 4～5 年，其中五年制的学生毕业时被授予理学学士学位。1931 年红军在江西苏区开办了“中央红色护士学校”。1934 年国民政府教育部成立医学教育委员会，下设护理教育专门委员会，办理学校登记及会考事项，规定课程标准、教材、教学大纲等法规，并将护理教育改为高级护士职业教育，招收高中毕业生，护理教育纳入了国家正式教育体系。

（三）新中国成立后我国护理事业的发展特点

1. 护理教育体制逐渐完备 1950 年国家卫生部召开“第一届全国卫生工作会议”。大会对护理专业的发展作了统一规划，将护理教育列为中专教育之一，并由卫生部制定全国统一教学计划和编写统一教材。1961 年北京医学院再次开办高等护理教育。1966～1976 年，“文革”期间，全国护理教育备受摧残，学校基本停办，校址被占用，设备被砸烂，教师队伍被解散。恢复高考后，1978 年哈尔滨市卫生学校在第一次全国统一高考中招收了 29 名“大专护理师”专业的学生。1979 年 7 月卫生部先后发出《关于加强护理工作的意见》和《关于加强护理教育工作的意见》的通知。1980 年 6 月，南京医学院开办了高级护理进修班。1983 年天津医学院率先在国内开设了 5 年制护理本科专业，毕业生授学士学位。1984 年 1 月国家教委和卫生部联合在天津召开了“高等护理专业教育座谈会”，讨论了护理教育的层次、规格、学习年限及教学大纲，明确了高等护理教育的地位和作用。这次会议是我国护理学科发展的转折点。1985 年全国 11 所医学院校设立了护理本科专业。1992 年北京、上海等地开始招收护理硕士研究生。1995 年 10 月经卫生部批准，中国协和医科大学护理学院正式成立。至 2003 年全国有护理研究生教育的院校 30 所，护理本科教育的院校 133 所，护理专科教育的院校 255 所。1997 年 5 月，中华护理学会在无锡召开“继续护理教育座谈会”，制定了继续护理教育的法规，使继续护理教育开始走向制度化、规范化、标准化。

2. 护理学术交流日益增多 1950 年以后，中华护理学会积极组织国内的护理学术交流，多次召开护理学术交流会，举办各种不同类型的专题讲习班、研讨班等。中华护理学会及各地护理学会成立了学术委员会和各护理专科委员会，以促进学术交流。1980 年以后，随着我国的改革开放政策的实施，学会同美国、加拿大、日本、澳大利亚、新加坡等国的国际学术交流更加频繁，与许多国家建立了良好学术联系，并互派访问学者相互交流。1985 年全国护理中心在北京成立，取得了 WHO 对我国护理事业发展的支持。1986 年英国皇家护理学院授予原中华护理学会理事长王琇瑛先生荣誉校友证章、证书。1989 年美国密苏里州堪萨斯市大学授予原中华护理学会理事长林菊英先生人文学科荣誉博士学位。2000 年 12 月她再次荣获美国密执安州立大学荣誉博士学位，以表彰她对国际护理事业做出的卓越贡献。2000 年 11 月，第三届亚洲护理学术大会在深圳市召开，通过国际学术交流，增进了我国护理界与国际护理界沟通交流，搭建了以护理学术研究为基础的护理学术大舞台，带给中国护理事业新的发展契机。

3. 护理科研水平不断提高 随着科学技术的发展，护理科研有较大进展。自改革开放以来，我国护理期刊由《中华护理杂志》一种增至 20 余种。护理论著、护理教材相继出版，护理研究和护理科普文章如雨后春笋般出现，标志着护理学已成为一门成熟的学科。1993 年中华护理学会设立护理科技进步奖，每两年评选一次。通过此项活动，使护理人员的科研能力和学术水平不断提高，护理学科的发展迈入了健康发展的轨道。

4. 护理管理体制逐步健全 ①为了加强对护理工作的领导、完善护理管理体制，1982 年卫生部医政司设立了护理处，负责全国护士的管理、制定有关政策法规。各省市自治区卫生厅（局）在医政处下设专职护理干部，负责管辖范围内的护理管理，各地医院也大力整顿护理工作，建立健全了护理指挥系统。②1979 年国务院批准卫生部颁发了《卫生技术人员职称及晋升条例（试行）》，明确规定了护士晋升考核的具体内容和方法。③1995 年 6 月全国举行首届执业护士考试，目前，全国各层次护理专业毕业生均需参加考试，合格后获执业证书方可申请注册。1993 年卫生部颁发了新中国成立以来第一个关于护士执业和注册的部长令与《中华人民共和国护士管理办法》，2008 年 1 月 23 日国务院第 206 次常务会议通过《护士条例》，自 2008 年 5 月 12 日起施行。

五、护理学的未来发展趋势

（一）我国护理学的未来发展趋势

1. 护理工作市场化 随着我国社会经济改革的深入进行，护理工作岗位被推向市场。主要表现为护士的流动和分布将由市场来调节，护理服务的内容和范畴也将根据市场需求的变化而变化。服务第一、质量至上的宗旨将成为护理人员在市场竞争中的主要立足点。目前许多护理体制的变革，如护士聘用制、结构工资制、家庭护理和社区护理的推广等，都体现了市场化的特点。各护理职业院校将更多地关注人才市场需求变化，及时调整专业方向，力争做到与社会需求“零距离”、全面提高护生的综合素质和职业能力。

2. 护士高学历化 人民群众的健康需求和激烈的市场竞争，使得社会对护理人力资源的水平和教育层次也提出更高的标准，这就要求护士必须不断学习新的知识和技能来提高自己的能力和水平。今后护士的基本学历将主要为大专和本科，护理硕士、博士人数越来越多是护理人员高学历化的主要表现。在培养目标上，将以提高护士素质作为主要目标，在注重专业知识和技能的同时，注重心理素质和人文素质的培养，使其在社会变化和职业竞争中具有较强的适应能力和竞争能力。

3. 护理工作社区化 随着我国社会健康需求所发生的变化，如老龄化社会的到来、疾病谱的改变，大大增加了对老年护理和慢性病护理的需求，同时妇女儿童的特殊健康需求也在不断增加，社区护理便成为解决这些问题的重要途径。目前我国已将发展社区医疗护理列入国家医疗卫生体制改革与发展的重点内容。随着社区卫生保健网络的建立和加强，将会有越来越多的护士从事社区、家庭护理，从事预防保健工作。

4. 护理工作法制化 随着我国法制化进程的推进，国家相继颁布了《护士管理办法》和《医疗事故处理条例》等一系列相关的法律法规，《护士法》的起草也已经纳入到卫生部《中国护理事业发展规划纲要（2011～2015年）》中，这些法律法规的颁布和实施保护了病人和医疗机构双方的合法权益，同时对保障护士的合法权益、完善护士执业准入制度、规范护士执业行为，以及保障人民群众健康和生命安全、维护医疗秩序、保障医疗安全、促进医学科学发展起到非常重要的促进作用。

5. 护理工作国际化 随着全球经济一体化进程的加快，护理领域的国际化交流与合作日益扩大，跨国护理援助和护理合作增多，知识和人才的交流日趋频繁。据估计，美国到2020年护士的短缺量将达到50万人，其他发达国家如英国、澳大利亚、新西兰、加拿大、新加坡等也面临着同样的问题。美国CGFNS（Commission on Graduates of Foreign Nursing School）资格考试为中国护士出国就业提供了可能。面对这种国际化发展趋势，21世纪的护士应该是具有国际意识、交往能力、竞争能力、相应知识与技能的高素质人才。

6. 中国护理特色化 将中医学的理论和技术与现代护理理论、技术完美结合，对护理对象辨证施护，以谋求为人类健康事业做出更大贡献，这将是我国护理学术界在21世纪的重要任务之一。

（二）世界护理学的未来发展趋势

1. 全球人口的健康状况 首要问题是人口老龄化。据联合国统计，全世界60岁以上的老年人到2025年可达11亿。那时，全世界的老年人口将占总人口的13.7%。人口老龄化的结果，势必对老人本身，对家庭、社会及国家带来一系列新问题，老龄化的结果是老年病、慢性病病人增多，而对这些病人的护理不可能集中在医院进行，一般主要在家中或社区进行。因此，老年医疗保健工作与老年健康教育工作是各国政府目前一项重要的工作。其次是妇女儿童的健康需求，传染病仍是一些国家儿童死亡的主要原因，营养不良和母亲缺乏儿童喂养知识也是造成儿童健康问题的主要原因。第三是疾病谱的改变，慢性非传染性疾病的增多、已经被控制的传染病死灰复燃，如2007年我国感染和死亡人数首位的传染病是结核病。新型传染病的蔓延，不良的生活方式和行为等都给人们的健康带来很大的挑战，这些问题都对护理工作提出了新的课题。

2. 护理发展的趋势 面对上述问题，WHO指出：21世纪个人、家庭和社会在满足其健康需求上将扮演重要角色。1978年国际初级卫生保健大会在《阿拉木图宣言》中提出“人人享有卫生保健”的新的全球战略目标。这就要求为人人提供保健设施与条件，它标志着医学从临床医学时代过渡到社会医学与预防医学时代，为适应这种需要提出了“全人护理”的概念，全人护理面对的不仅是病人，而且是整个人类。从出生到死亡，从疾病到健康，从各种医疗机构到家庭、社区都成为服务对象和服务场所。全人护理是一种以病态象、全生活象、全人象为护理对象的整体综合护理，包括保健护理、家庭护理、访问护理、老人护理、婴幼儿与儿童护理、临终护理等内容。当然，为人人提供健康服务的全人护理是一个逐渐推进的过程，不可能一蹴而就，但是它也不是可望而不可即的事情，21 世纪应是努力完成这一护理目标的时代。总之，21 世纪的护理将会面对更为广大的工作领域、新的重点服务人群和服务场所，为自己的专业行为负起责任将是对护士的基本要求。

第二节　现代护理学的基本概念、任务、范畴及工作方式

一、基本概念

现代护理学理论有 4 个基本概念，即：人、环境、健康、护理。对这 4 个概念的理解和认识直接影响着护士的工作质量与工作状态。

1. 人　人是护理的对象。现代护理学所研究的人指的是全体的人和人的整个生命过程，也就是整体人，其内涵包括人的生理、心理和社会功能。护士在现实工作中所面对的人是每个具体的个体，因而在考虑人时还要考虑到人有基本需要，人体本身既是一个完整的系统，又处在发展变化之中。正常的人有自理能力，并对健康有所追求。因此护士对人的各方面特点要有清醒的、完整的认识。对人的本质的认识是护理理论与实践发展的基础和核心。

2. 环境　人类赖以生存的周围的一切事物称为环境。良好的环境能促进人的健康，不良环境则会给人带来危害。环境包括内环境和外环境，人体内环境是细胞所生存的环境，存在着体液平衡；而人体外环境即指个体生存所处的环境，有自然环境与社会环境之分。内、外环境之间不断地进行物质、信息、能量的交换，使健康环境随时维持着动态平衡。护理工作的重要内容之一就是调整环境以利于健康。

3. 健康　世界卫生组织（WHO）于 1948 年将健康定义为“健康，不仅是没有疾病和身体缺陷，还要有完整的生理、心理状态和良好的社会适应能力”。1990 年 WHO 进一步定义了四维健康概念，即“一个人在身体健康、心理健康、社会适应健康和道德健康四个方面皆健全才算完全健康”。

健康是动态的过程，维持健康的基本条件是人的各种需要得到满足，使机体处于内外环境的平衡和协调状态。健康是生理、心理、精神等方面的完好状态，包括了身体、心理和社会等各方面，因而健康反映的是整体观念，即人的任何一方面出现不正常均会影响整体的健康状态，并且健康受多方面因素影响，如生理、遗传、家庭、心理精神、生活方式、行为习惯、社会支持体系和人际关系。因此帮助人们建立现代健康观念，采取健康的生活方式以及促进健康行为是护士的职责。

4. 护理　护理的概念随着时代的发展而不断地变化着，其中大家比较认可的护理观点有：“护理是照护，是一门艺术，也是一门科学”、“要以病人为中心”、“护理工作

是一个整体”、“是一门帮助性的专业”等，护理关心的是健康促进、健康维持和健康恢复。1980年美国护士学会公布的护理定义是：“护理是诊断和处理人类对现存的或潜在的健康问题的反应。”

二、护理学的任务

随着护理学科的发展，护理对象的构成发生了转变，护理工作的范围也超越了疾病的护理，扩展到生命的全过程，这一切促使护理学的任务发生深刻的变化。1978年WHO指出：“护士作为护理的专业工作者，其唯一的任务就是帮助病人恢复健康，帮助健康人促进健康”。护理学的目标是在尊重人的需要和权利的基础上，提高人的生命质量。

1. 减轻痛苦　是护士的基本职责和任务。通过学习，掌握及运用护理知识和技能帮助个体和人群减轻身心痛苦。包括：帮助病人尽可能舒适地带病生活、提供必要的支持以帮助人们应对功能减退或丧失、对临终病人提供安慰和关怀照护，从而平静、安详、有尊严地的走完人生旅程。

2. 预防疾病　是采取行动，积极地控制不良行为和健康危险因素，预防和对抗疾病的过程。包括：开展妇幼保健的健康教育，增强免疫力，预防各种传染病，提供疾病自我监测的技术、临床和社区的保健设施等。预防疾病的目标是通过预防措施帮助护理对象减少或消除不利于健康的因素，避免或延迟疾病的发生，阻止疾病的恶化，控制疾病致残率，促进康复，使之达到最佳的健康状态。

3. 恢复健康　是护理对象在患病或出现健康问题后，帮助其改善健康状况，提高健康水平。包括：为病人提供直接护理，如执行药物治疗，提供生活护理，进行护理评估，与其他卫生保健专业人员共同协助残障者参与他们力所能及的活动，将残障损害降到最低限度，指导病人进行康复训练活动，使其从活动中得到锻炼、获得自信，以利恢复健康。

4. 促进健康　是帮助人群获取维持健康所需要的知识及资源，其目标是帮助人们维持最佳健康水平或健康状态。通过健康教育，使人们理解和懂得参加适当的运动有益于增进健康。包括：教育人们对自己的健康负责，建立健康的生活方式，提供有关合理营养和平衡膳食方面的咨询，解释加强锻炼的意义，告知吸烟对人体的危害，指导安全有效用药，预防意外伤害，提供健康信息以帮助人们利用健康资源等。

三、护理学的范畴

（一）护理学的理论范畴

1. 护理学研究的对象、任务、目标　护理学的主要研究目标是人类健康；研究对象是全体人群；护理学研究的主要任务是应用护理的理论、知识、技能进行护理实践活动，从而为护理对象提供有针对性的、整体的、连续的服务。

2. 研究护理学与社会发展的关系　包括护理学在社会中的作用、地位和价值；社会对护理学发展的促进和制约因素；信息高速公路的建成对护理工作效率的积极影响，同时促使护理专业向着网络化、信息化方面发展。

3. 护理专业知识体系与理论　专业知识体系是专业实践的基础。自从20世纪50年代后，涌现出多种护理理论与概念模式，这些理论用于指导临床实践，对提高护理质量、改善护理服务起到了积极作用，并为护理教育、科研和管理提供了依据，也为人们验证和发展这些理论或建立新的理论奠定了基础。

4. 护理交叉学科和分支学科　21世纪医学发展的特点就是各专业学科交叉渗透，而综合的学科领域成为新的交叉学科，如护理心理学、护理伦理学、护理美学、护理教育学、护理管理学等，而在原有学科的基础上对其各个部分、各个方面进行研究发展，从而形成原有学科的分支学科，如老年护理学、社区护理学、急救护理学等。这些新的综合型、边缘型的交叉学科和分支学科在更大范围内促进了护理学科的发展。

（二）护理学的实践范畴

1. 临床护理　①基础护理：运用护理学的基本理论、基本知识和基本技能来满足病人的基本生活、心理、治疗和康复的需要，如膳食护理、排泄护理、病情观察、临终关怀等，是各专科护理的基础。②专科护理：以护理学及相关学科理论为基础，结合各专科病人的特点及诊疗要求，为病人提供护理。如内科、外科、妇科、儿科病人的护理、急救护理等。

2. 社区护理　根据社区的特点，对社区范围内的居民及社会群体开展疾病预防，如妇幼保健、家庭护理、预防接种、卫生宣传、健康教育及防疫灭菌等工作，以促进全民健康水平的提高。

3. 护理教育　护理教育一般划分为基础教育、毕业后教育和继续教育3大类。基础教育分为中专、大专和本科教育；毕业后教育包括岗位培训教育及研究生教育等；继续教育是对从事临床护士提供以新理论、新知识、新技术和新方法为目标的终身性在职教育。

4. 护理管理　是运用现代管理学的理论和方法，对护理工作的诸要素如人、财、物、时间、信息等进行科学的计划、组织以及人力资源管理、指导与控制等，以确保护理工作正确、及时、安全、有效的开展，为护理对象提供优质的服务，提高护理工作效率和工作质量。

5. 护理科研　是运用科学观察、有计划的实验、调查分析等方法揭示护理学的内在规律，促进护理理论、知识、技能和管理模式的更新和发展，从而推动护理学的发展。

四、工作方式

1. 个案护理　由一名护士护理一位病人。适用于抢救病人或某些特殊病人的情况，也适用于临床教学需要。这种方式，护士责任明确，负责完成其全部护理工作，能掌握病人全面情况，但较耗费人力。

2. 功能制护理　这种工作方式源自于20世纪初的工业化时代，是一种流水作业的工作方法，以完成各项医嘱和常规的基础护理为主要任务，其工作分配以日常工作任务为中心，护士分为“生活护理护士”、“治疗护士”、“办公室护士”、“药疗护士”等来完成护理服务。在这种方式下护士分工明确，易于组织管理，节省人力，但工作被动机械，不利于调动护士工作的积极性，缺少与病人的交流机会，较少考虑病人的心理社会需求，护士较难掌握病人的全面情况。

3. 小组制护理　护士分为小组进行护理活动，每组分管10～15位病人。由小组长制定护理计划和措施，安排小组成员去完成任务及实现确定的目标。小组成员由不同级别的护理人员组成，各司其职。这种护理方式能发挥各级护士的作用，能了解病人一般情况，但护士个人责任感相对减弱。

4. 责任制护理　由责任护士评估病人情况、制定护理计划和实施护理措施，由责任护士和辅助护士按所制定的护理计划对病人进行全面、系统和连续的整体护理。要求护士对病人实行从入院到出院8小时在岗、24小时负责制。这种护理方式，护士的责任明确，能较全面地了解病人情况，但较耗费人力。

5. 综合护理　综合护理是通过综合应用几种工作方式，为服务对象提供既节约成本，又高效率、高质量的护理服务，最终目标是促进病人康复，维持其最佳健康状态。在护理过程中，首先应该根据特定的实践环境与病人需求来决定护士应具备的能力，并加以培训。各医疗机构的护士可根据其机构的特性和资源配置情况，决定符合其自身特点的工作方式和流程。该护理工作方式要求首先应该明确不同层次的护士以及与护理相关的辅助系统，如后勤、医技、药房等不同的岗位角色和职责，这样才能保证具有不同经验、能力、学历的护士在工作中得到合理的使用，最佳地使用人力资源并促进其发展。这种工作方式既考虑了用人成本，又为护士的个人发展提供了空间和机会。

第三节　护士素质

一、护士素质的含义

1. 素质的概念　人的素质是以人的先天禀赋为基础，在后天环境和教育影响下形成并发展起来的内在的、相对稳定的身心组织结构及其质量水平。素质是以人的生理和心理作基础，以其自然属性为基本前提的。也就是说，个体生理、心理的成熟水平的不同决定着个体素质的差异。因此，对人的素质的理解要以人的身心结构及其质量水平为前提。素质是人的心理发展的生理条件，不能决定人的心理内容与发展水平，人的心理活动及行为能力是在遗传素质与环境教育相结合中发展起来的。人的素质一旦形成就具有内在的、相对稳定的特征。

2. 护士素质的概念　专业护士所应具备的素质，是在一般素质的基础上，根据护士职业的需要，对护士提出的素质要求。包括品德、科学文化、专业能力、身体心理等方面。

二、护士素质的基本要求

（一）品德素质

1. 品行素质　热爱祖国、热爱人民、热爱生命，具有高尚的品行是护士必备的条件，要有高尚的道德情操及正确的人生观、价值观，能做到自尊、自爱、自律、自强，具有为人类健康服务的奉献精神。

2. 职业道德素质　具有高尚的护理道德和思想情操，诚实、敬业，特别是应当具有慎独的品质。慎独是指当个人独处，无人注意时，能够保持始终如一的行为标准。护士还应具有高度的责任感和同情心，工作时兢兢业业，一丝不苟，积极主动，忠于职守，为增进人类健康、减轻人类痛苦、预防各种疾病而努力做好本职工作，全心全意为人民的健康服务。

（二）科学文化素质

1. 基础文化知识　现代护理学的发展要求护士具有一定的文化素养和外语应用能力，以便能更迅速地接受现代科学发展的新理论、新技术，为终身学习打下坚实的基础。

2. 人文科学及社会科学知识　与传统的护理相比，现代护理学的最大特点就是在护理过程中，更加尊重“人”，尊重“生命”，尊重“人的需要”。医学模式的转变，已将护理学科从纯医学范畴转变到自然科学与社会科学相结合的交叉领域。护理学无论是作为独立学科，还是工作内容、范围的转变与扩大，都需要人文科学与社会科学知识。因此，不断拓宽自己的知识面，以便及时掌握病人的心理及情绪变化，最大限度满足病人的健康需求是十分必要的。

（三）专业能力

1. 坚实的专业知识　拥有扎实的学科知识对护士来说是十分重要的。作为现代护士，应掌握坚实的医学基础知识、临床医学知识、护理专业知识，只有这样才能为病人提供良好的健康服务。

2. 高超的专业技能

（1）*敏锐的观察能力*　护理实践中，病人的病情及心理状态是复杂而多变的，有时病人身体或心理微小的变化，恰是某些严重疾病的先兆。护士只有具备敏锐的观察能力，才能预先发现这些变化，做到“防患于未然”。

（2）*规范的操作技能*　护理技术操作是护士的基本功，不具备这种能力就不可能当好一名护士。护理操作通常直接或间接作用于人体，因而各种操作不得有丝毫的马虎，应做到规范、熟练。

（3）*灵活的应变能力*　临床护理过程中，各种情况瞬息万变，因此，护理工作中应做到灵活机智，当机立断，以便有针对性地、最大限度地满足病人的健康需求。

（4）较强的思维能力　护理学是一门应用性很强的科学，经常需要护士发现并解决病人现存或潜在的健康问题，这就要求护士在整个护理过程中，能综合地分析问题，有评判性思维和解决问题的能力，有获取新知识的意识和创新能力，护士应有终身学习的意识，不断关注本学科新的发展和变化，及时补充自己的欠缺与不足，善于发现工作中的问题并能设法解决这些问题，使自己不仅能跟上学科发展的步伐，同时有所创新。

（四）身体心理素质

1. 身体素质　身体素质是指人体在运动、劳动、工作与生活中所表现出来的力量、速度、耐力、灵敏度及柔韧性等。护士应具有健康的体魄、充沛的精力、良好的耐受力、敏捷的反应力。护士只有具备良好的身体素质，才能有健美的体魄和雷厉风行的工作作风。因此护士在平时要有目的地锻炼身体并加强营养。

2. 心理素质　护士应保持心理健康、情绪稳定、较强的适应能力及自我控制力，能保持良好的人际关系。

3. 行为素质　护士应具有仪表整洁、举止端庄、待人真诚、谈吐文雅、处事大方，并具有良好的个人卫生习惯。

护士素质的形成和提高是一个终身学习的过程，护士要不断加强自身素质的培养，并随着时代的变化与时俱进，在实践中不断加以完善和提高，努力成为一名具有优秀素质的合格护士。

第四节　学习护理学基础的意义和方法

一、意义

《护理学基础》作为护理专业的骨干课程，其所包含的护理基本理论、基本知识和专业技能是将来所有临床与社区护理工作必需的理论、知识和技能，是未来工作的基础。基础护理工作做得好坏直接关系到将来是否有资格为病人服务。现代护理学越来越强调“整体人”概念，人不仅是一个生物学意义上的整体，同时也是生物－心理－社会意义上的结合体，同时在临床护理中还应把病人与其所处的环境看成一个整体。因此，护士的护理行为可以影响到病人和社区的健康。为了更好地为病人服务，满足人群和社会对护理的需求，护士首先要掌握好护理学的基本理论、基本知识和基本技能。因此每一位志愿从事护理工作的人员都要对此有充足的心理与思想准备，因为护士的职业道德、职业信念和专业思想境界都与此密切相关，是学好本门课程的关键。

二、方法

1. 学习任务　本门课程的任务是要求护士建立起基本的护理学概念，帮助他们掌握有关护理专业技能，建立整体护理观，培养和形成良好的职业素质和护理职业操守，使学生初步具备从事临床护理工作的能力，为临床护理专业课的学习打下一个良好的基础。

2. 学习要求　本课程对理论部分的教学要求分为3个层次：掌握、理解、了解。掌握是指对基本理论、基本知识能有较深地理解，并能灵活地运用于临床；理解是指能够懂得概念、医学原理的基本意义，能解释护理现象；了解是指对基本知识、基本理论能有一定的认识，能够记忆所学的知识要点。本课程对实践教学的要求分为熟练掌握与学会两个层次：熟练掌握是指能够独立、正确、规范地完成护理常用技术操作；学会是指在教师的指导下独立完成较为简单的护理操作。

3. 学习方式　同学们应养成良好的学习习惯，在每一堂新课学习之前，应做好充分的预习，提前对本次学习的内容有所了解，结合课堂学习基本当堂消化所学内容，课后充分复习与记忆所学知识，对于技能操作部分应进行反复的练习，直到熟练为止。另外，每堂课后应及时完成相应的作业，可根据每节课的知识重点、难点的要求进行反复练习。

学习是一个循序渐进的过程，任何知识与技能都不可能很轻松地掌握，所以同学们应对学习中将遇到的困难有心理准备，时刻准备克服困难，战胜自己的畏难情绪，向着成为南丁格尔式护士的目标前进，迅速地成长、成熟起来。

第二章 整体护理与护理程序

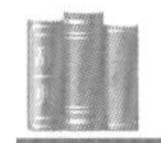

知识要点

1. 掌握：整体护理的概念、整体护理的实践特征、护理程序的概念、护理程序的基本步骤
2. 理解：整体护理的思想内涵、护理病案
3. 了解：整体护理的发展背景、护理程序的发展历史与功能特征

整体护理是一个全新的护理理念和模式，由信息交流、解决问题、做出决定、专业成熟、产生压力、学会管理、应对改变、关心病人、加强学习等构成，是人类对自身以及健康与疾病的认识不断深化的必然结果，也是医学模式转变后的产物。它标志着当代护理思想与观念的重大变革。整体护理在具体实践过程中以护理程序为思考和工作的框架，而护理程序是现代护理学发展到一定阶段，在新的护理理论基础上产生和不断发展起来的；它是以护理对象为中心，系统科学地认识、分析和解决问题的思想方法和工作方法。

案例

张伯伯，53岁，某公司经理，大学文化。2小时前因情绪激动出现心前区压榨性疼痛，出冷汗，有濒死感，休息并舌下含化硝酸异山梨酯10mg，疼痛仍不缓解。现面色苍白，表情痛苦，呻吟不止。既往史：发作性心前区疼痛3年，发作多与劳累、紧张、饱餐、情绪激动等有关，发作时疼痛经休息或舌下含化硝酸异山梨酯5mg后，3～5分钟后可以缓解。近3年来，睡眠不足，饮食不规律，未规律用药，常饮酒、吸烟、进食大量脂肪餐。查体：T：37.0℃，P：112次/分，R：28次/分，BP：92/65mmHg，心电图检查示：V1－6导联ST段弓背向上抬高，且有病理性Q波。临床以急性广泛前壁心肌梗死收院治疗。

问题

1. 应该如何评估该病人的病情？
2. 应该为他做出何种护理诊断？
3. 如何为他制定护理计划？

第一节　整体护理

一、整体护理的概念

整体护理是以病人为中心、以现代护理观为指导、以护理程序为基本框架，把护理程序系统化地运用到临床护理和护理管理中的思想和方法，其体系包括护理哲理、护士职责、护士行为评价、病人入院评估、住院评估、病人标准护理计划、标准教育计划、护理记录和护理品质保证等内容。

整体护理的目的是根据人的生理、心理、社会、精神和文化等方面的需要，提供适合个人的最佳护理。

（一）人是一个整体

整体是指由事物的各内在要素相互联系构成的有机统一体及其发展的全过程。人是一个身心统一、内外协调、不断发展变化的独特的有机整体，包括生理、心理、社会、精神和文化等各个方面，任何一个方面的功能失调都会在一定程度上引起其他方面的功能变化，并对整体造成影响，而人体各方面功能的正常运转，又能促进人体整体功能的发挥。把人视为整体是现代护理理论体系的核心。

1. 人具有双重性　人具有生物和社会的双重属性。人的生物属性体现在人是一个生物有机体，与其他动物一样，受生物学规律制约；人的社会属性体现在人在社会发展中担当一定的角色，有思想、有情感、从事创造性劳动、过着社会生活。

人的生理、心理、社会、精神和文化是不能分割的，是相互相系、相互作用、相互依赖和相互影响的，从而形成完整而独特的个体，其中任何一方面的改变都可能不同程度地引起其他方面乃至整体的变化。

2. 人是一个开放系统　开放系统是指不断地与周围环境相互作用，进行物质、能量和信息交换的系统。人作为一个生物系统，是由循环、运动、神经、呼吸、消化等多个子系统组成的，各子系统之间不断地进行能量、物质、信息的交换。同时，在自然界的生态系统中，人又是一个子系统，生活在复杂的自然和社会环境中，不断地同周围的自然环境和社会环境进行着能量、物质、信息的交换。人的健康有赖于机体内部各子系统间的平衡与协调，以及机体与环境间的和谐与适应。

3. 人是护理的服务对象　随着护理学的发展，护理专业的研究范畴、工作范畴及深度在不断扩大和拓展，护理的服务对象也从单纯的病人扩大到了健康的人。护理工作领域中的人不仅指个人，还包括家庭、社区和社会。护理的最终目标不仅是维持和促进个人的健康，更重要的是面向家庭和社区，最终提高整个人类的健康水平。

（二）人有基本需要

人的基本需要是指个体为了维持身心平衡并求得生存、成长与发展，在生理和心理上最低限度的需求。需要是个体从事活动的动力，是个体行动的指南，促使人们在各个方面进行积极的活动。人从出生到死亡，不同阶段有着不同的需要。当个体的基本需要得到满足时，就处于一种相对平衡的健康状态；当个体的基本需求长期得不到满足时，就可能陷入紧张、焦虑、愤怒等不良情绪中，影响人的生理功能甚至导致身心疾病。护理的基本功能就是帮助护理对象满足其基本需要，以达到最佳的健康状态。

（三）人的成长与发展

人的生命过程主要体现在人的成长和发展方面。成长是指个体由于细胞增殖而产生的生理方面的改变，是生命过程中量的增长。成长是可测量和可观察到的，如身高、体重、骨密度、牙齿结构的变化等。发展是指个体随着年龄的增长以及与环境间的互动而产生的身心变化的过程，它是生命中有顺序的、可预测的改变，是学习的结果和成熟的象征，是人在质的方面发生的变化，不易测量。发展在人的一生中是持续进行的，不仅包括生理方面的变化，同时包括心理及社会方面的适应及改变。人在生命过程的各个发展阶段具有不同的基本需要。因为护理活动贯穿于人的生命全过程，护士需了解人类生命全过程中成长与发展的特点，把握各年龄段护理对象的身心特征和基本需要，提供有效的个性化的整体护理。

（四）自我概念

自我概念是一个人对自己的看法，是随着个体与环境的不断互动，综合环境中其他人对自己的看法与自我认识而形成的。自我概念是一个有机的认知结构，由态度、情感、信仰和价值观等组成，贯穿整个经验和行动，并把个体表现出来的各种特定习惯、能力、思想、观点等组织起来。自我概念是个人身心健康的必要元素，它可影响个人的所思所想与所作所为。拥有良好的自我概念者对自身的能力、天赋、健康、容貌等拥有足够的信心，因此他能有效地抵御一些身心疾病的侵袭并能更好地面对人生。自我概念由身体心像、自我特征、角色表现和自尊 4 部分组成。

二、整体护理的发展背景

1. 医学模式的演变及护理的要求 医学模式是人类对健康和疾病的本质及特点的抽象概括，反映了一定历史时期医学研究的对象、方法和范围，又称“医学观”。从历史上看，医学模式的演变经历了以下 3 个阶段：

（1）古代医学模式——自然哲学医学模式 其特点是用朴素的唯物论和自然观解释人的健康与疾病。视人为有机整体，强调形、神、环境三者紧密联系，认为疾病是人体内外失调的结果。这无疑是正确的，但这种整体观具有自发性与笼统性。

（2）近代医学模式——生物医学模式 15 世纪以来，科学技术的发展奠定了生物医学模式的基础。其特点是任何疾病都可以在器官、细胞或生物大分子水平上找到可以测量的形态或化学改变，都可以确定生物的或理化的特定致病原因，从而找到特异的治疗手段。直到现在，它仍然是医学研究的基础，但这种生物医学模式存在明显的局限性，即将人看成是与心理及社会环境隔绝的单纯生物体，忽视了精神因素和社会环境对人的健康与疾病的作用及影响。

(3) 现代医学模式——生物-心理-社会医学模式　进入20世纪，随着心理学、社会学的迅速发展及系统科学的兴起，促使人们重新认识人类健康与生理、心理、环境的关系。生物-心理-社会医学模式对护理的要求是以病人为中心，重视心理护理和环境的调节，强调护患关系的和谐与病人的主观能动性。旧的护理观已不能适应新医学模式的需求，整体护理观应运而生。

2. 系统理论的渗透　整体护理思想的形成在很大程度上受到系统理论的影响。系统最基本的属性是整体性，系统论的基本观点构成了整体护理的理论核心。

3. 现代护理学的发展　现代科学相互联系、相互作用的趋势推动了系统论、心理科学和行为科学等现代科学向护理学的渗透，促进了护理学的学科建设。人类对自身认识的深化、对健康与疾病概念的更新促进了护理理念的变革，扩展了护理工作的范围与职能。

知识链接：生物-心理-社会医学模式

1977年美国医学家恩格尔（Engel GL）提出生物-心理-社会医学模式。该模式的特点是认为人不仅具有生物性，而且具有社会性。人是一个统一的整体。这种统一性体现为结构与功能的统一、局部与整体的统一、精神与机体的统一、机体与环境的统一。医学应将生物、心理、社会因素结合起来研究人类健康与疾病的发生、发展与变化的规律。

三、整体护理的思想内涵

整体护理的宗旨就是以人为中心，不仅要重视疾病的护理，还要重视疾病的预防、人的心理变化及环境对人类健康的影响，把人当做一个整体来看待。整体护理概念包括以下几方面内涵：

1. 把人视为一个整体　把人看作一个整体，从生理、心理、社会、精神和文化各个方面考虑健康问题，并运用护理程序，通过护理手段解决这些健康问题。

2. 把护理工作看作一个整体　整体护理将临床护理、护理管理、护理教育、护理科研等方面整合于一体，使护理工作的各个环节，护士与护士之间、护士与护理对象之间、护士与其他医务人员之间的关系紧密联系、环环相扣、协调一致，通过科学的管理方法解决护理工作中的问题，不断提高护理质量。

3. 把护理与环境视为一个整体　护理工作是一个开放的系统，它是整个社会大系统中的一个子系统，护理的发展必然受到外部各种环境因素的影响。整体护理从政治、经济、法律、文化背景与社会环境等方面把护理与外界环境作用所产生的问题视为一体，综合考虑，并通过决策解决这些问题。

四、整体护理的实践特征

实施整体护理，核心问题是在临床护理、护理管理、护理科研和健康教育等方面全面贯彻护理程序，有计划、有步骤、有重点和有评价地稳步发展。它的推行包括以下几个方面：

1. **以现代护理观为指导** 现代护理观认为护理是以人的健康为中心，护理对象不仅是病人，而且也包括健康人。护理服务范畴不仅在医院，而且还包括家庭和社区。

2. **以护理程序为核心** 整体护理以护理程序为基本思维和工作框架，从而保证了最佳的护理效果。

3. **实施主动的计划性护理** 整体护理抛弃了传统的机械执行医嘱的被动工作性质和片段分割式的护理活动形式，代之以全面评估、科学决策、系统实施、客观评价的主动调控过程。护士是主动的思想者、决策者，充分显示了护理专业的独立性和护士的自身价值。

4. **体现护患合作的过程** 整体护理充分重视病人及家属的自护潜能，强调通过健康教育，提高病人及家属的自护能力，并提供机会让他们参与自身的护理活动。

第二节 护理程序

护理程序是护理活动中一个连续的工作过程，是一种科学地确认问题和系统地解决问题的工作方法。它从收集资料入手，评估病人的健康、提出护理诊断、制订护理计划，并付诸实施，最后进行护理效果评价，最大限度地满足病人的需要，解决病人的健康问题，提供病人身心全面的个体化的整体护理。

多年来我国推行的整体护理，其实质就是应用护理程序这一先进、科学的工作方法，从整体出发，全面了解护理对象的健康需求，解决实际问题，真正为护理对象提供优质的护理服务，保证护理质量。

一、护理程序的概念

护理程序是指导护士以满足护理对象身心需要、恢复或增进健康为目标，科学地确认护理对象的健康问题，有计划地为护理对象提供系统、全面、整体护理的一种护理工作方法。它是一种有计划、系统而科学的安排护理活动的工作方法和思维方法，目的是确认和解决服务对象对现存的或潜在的健康问题。

护理程序是一个综合的、动态的且具有决策和反馈功能的过程。综合是指在护理活动中需要运用多学科的知识处理护理对象的健康问题；动态是指要根据护理对象健康问题的不断变化随时提出并调整护理措施；决策是针对护理对象的健康问题做出护理诊断与护理计划；反馈是实施护理措施后的结果又影响和决定了下一步护理措施的制定，使护理活动质量得以提高和保证。护理程序不仅适用于病人、健康的人，也适用于家庭和社区，也是护士提高护理服务质量的根本保证，更是防病、治病、促进人类健康的科学方法。

二、护理程序的发展历史与功能特征

（一）护理程序的发展历史

20世纪50年代，美国学者莉迪亚·海尔（Hall LH）第一次描述了护理工作是一个程序过程，提出并逐渐形成了一种新型的、科学的护理工作方式。继海尔之后，1961年，奥兰多撰写了《护士与患者的关系》一书，首次使用了“护理程序”一词，并提出了3个步骤：病人的行为、护士的反应、护理行动有效计划。1967年，尤拉和渥斯（Yura & Walsh）完成了第一部权威性的教科书《护理程序》，并确定护理程序包括评估、计划、实施、评价4个步骤。1973年，盖比和拉文（Gebbie & Lavin）在护理程序中加入了护理诊断，使护理程序成为5个步骤。1973年，美国护士会（American Nurse Association，ANA）规定护理程序包括评估、诊断、计划、实施、评价5个步骤，并将其列入护理实践标准。1977年美国护理学会正式发表声明，把护理程序列为护理实践的标准，使护理程序走向合法化。20世纪80年代初期，美籍华裔学者李式鸾博士来华讲学，将护理程序引入我国。

（二）护理程序的功能特征

1. **目标明确** 护理人员通过收集资料、综合评估护理对象现存的和潜在的健康问题，并根据问题制订护理计划及组织护理活动，从而满足护理对象生理、心理、社会等方面的整体需要，帮助其达到符合自身状况的最佳健康状态。

2. **个体化** 护理程序是以护理对象为中心，在护理实践中根据护理对象的具体情况和需求设计护理活动。

3. **科学化** 护理理论在其形成及发展过程中，运用和借助了许多其他相关学科理论，如系统理论、需要层次理论、压力与适应理论、沟通理论、信息论等，以这些学说为理论基础，体现了现代护理学的理论观点。

4. **系统性** 护理程序以系统论为理论基础，指导护理工作的各个步骤有组织、有计划地进行，保证了护理活动的连续性、整体性、目的性、相关性、动态性及层次性。

5. **动态化** 从总体上讲，护理程序是按照评估、诊断、计划、实施和评价这一顺序进行的，但护理程序的运用并非限于某特定时间，随着护理对象的病情变化不断地评估护理对象的健康状况，并随时修改护理计划和采取相应的护理措施。护理程序的5个步骤往往是相互重叠、反复循环进行的。

6. **全面互动** 护理程序在运行过程中，需要护士与护理对象、其他医务人员及其家属密切合作、共同参与，全面恰当地满足服务对象的需要。

7. **普遍性** 无论护理对象是个人、家庭，还是社区；无论其工作场所是医院、家庭病房、社区诊所，还是保健康复机构，护士都可以运用护理程序组织工作。

三、护理程序的基本步骤

护理程序是一个持续循环的过程，由护理评估、护理诊断、护理计划、护理实施和护理评价 5 个相互联系、相互影响的步骤组成（图 2 - 1）。护理程序是一个持续循环的过程，各步骤相互关联，具有交叉运用的特征。

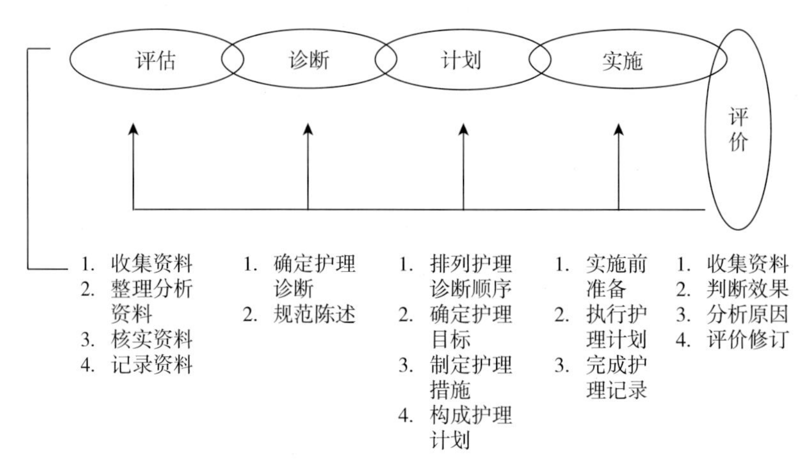

图 2 - 1 护理程序的基本步骤示意图

（一）护理评估

护理评估是护理程序的第一步，是整个护理程序的基础，贯穿于护理程序始终。既是确立护理诊断和实施有效护理措施的基础，也是评价护理效果的参考。

护理评估概念 是指有目的、有计划、系统地、连续地收集、分析、记录护理对象健康资料，并对资料加以整理与分析的过程。目的是明确护理对象所要解决的健康问题。

护理评估分为收集资料、整理分析资料、核实资料和记录资料 4 个步骤。

1. 收集资料

（1）收集资料的目的 ①为做出正确的护理诊断提供依据；②为制定护理计划提供依据；③为评价护理效果提供依据；④为护理科研积累资料。

（2）资料的来源 ①护理对象是资料的主要来源；②与护理对象相关的人员，如配偶、子女、朋友、邻居、同事、保姆等；③其他健康保健人员，如医生、理疗师和其他各类健康服务人员；④护理对象的病历及各种检查报告；⑤医疗护理文献。

（3）资料的分类 ①主观资料是护理对象对其健康状况感受的描述，即护理对象的主诉，如“我头痛得厉害”，“我喘不过气来”等等。②客观资料是护理人员通过观察、体格检查或借助医疗仪器和实验室检查所获得的资料。如护士看到的病人表情、面色、体位，测量的体温、脉搏、血压值，触摸到的腹部肿块等。

（4）资料的内容 ①一般资料：包括护理对象的姓名、性别、年龄、职业、民族、婚姻状况、文化程度、宗教信仰、家庭住址、联系方式等。②现在健康状况：包括本次患病情况、目前主要健康问题、日常生活形态等。③既往健康状况：包括既往病史、婚育史、住院史、手术史、过敏史、传染病史、用药史、有无特殊嗜好等。④家族史：家庭成员有无与护理对象类似的疾病或家族遗传病史。⑤护理体检结果：包括生命体征、意识状态、营养状况、身体各系统的阳性体征等。⑥近期实验室及其他检查的结果。⑦目前治疗和用药情况。⑧心理状况：包括对本次患病的看法和态度，对治疗与康复的认识，患病后精神、行为及情绪的变化，护理对象的人格类型、应对能力等。⑨社会情况：包括护理对象在家庭中的地位、家庭经济状况、社会支持系统状况等。如有无与家人发生较大冲突、矛盾；离婚、丧偶、失业；家人生病以及乔迁、就业、晋升等事件的发生。

（5）收集资料的方法　通过观察、交谈、护理体检，查阅有关记录等方法收集护理对象健康状况的资料。

1）观察法　是护士运用感官（眼、耳、鼻、手等），或借助一些辅助器具如血压计、听诊器、体温计等获取资料的方法。包括：①视觉观察：是通过视觉观察，了解护理对象一般情况的一种检查方法，如观察护理对象的外貌、步态、精神及意识状态、皮肤黏膜和呼吸、引流液的颜色、排泄物的性质等。②触觉观察：是通过手的触摸来判断病人某些器官或组织的物理特征的一种检查方法，如脉搏的节律和速率、皮肤的温度和湿度、肿块的位置及表面性质等。③听觉观察：通过听觉辨别护理对象的各种声音，如护理对象的语调、呼吸的声音、咳嗽声音等，还可借助听诊器听心音、呼吸音及肠鸣音等。④嗅觉观察：是通过嗅觉辨别发自护理对象体表、呼吸道、胃肠道或呕吐物、排泄物等的异常气味，以判断疾病的性质和变化。

2）交谈法　护士与护理对象及其家属之间的交谈是一种有目的的活动，可使护士获得有关护理对象病情和心理反应的资料，也可使护理对象及其家属获得有关病情、检查、治疗和康复的信息，以及获得心理支持，同时也有利于建立良好的护患关系。①交谈方式：通过交谈了解护理对象的健康状况，是获取主观资料的途径。交谈有正式交谈和非正式交谈两种。正式交谈是事先通知护理对象有计划的交谈，如病人入院评估时的资料收集；非正式的交谈是指护士在日常工作中与护理对象随意而自然的交谈。护士应重视非正式交谈的内容，因为从中可以获得护理对象真实的想法和感受。在交谈中应注意运用沟通技巧，并建立相互信任的关系。②提问方式：提问的方式有开放式与封闭式两种。开放式提问能引导护理对象无约束、不受限制地说出自己的想法与感受，有助于护士获取护理对象的病情和心理等方面的丰富资料，有利于建立融洽的护患关系。如“今天感觉怎么样”？“昨晚觉睡得如何”？等。封闭式提问用于说明具体问题或澄清某些事实，简明扼要，占用时间少，资料获取率高，但不便于护理对象表达心理变化和情感信息，交谈气氛冷淡，不利于护患的沟通与交流。如“你用过青霉素吗”？“现在还头痛吗”等。护士应根据护理对象的状态、配合程度、时间和场合的不同而选择不同的提问方式，也可遵循开放式与封闭式两种提问方式交替运用的原则，如“您感觉哪里不舒服”？“多长时间了”？这种提问方式既可使病人畅所欲言，又可掌握时间节奏，确保谈话的预期效果。③注意事项：选择安静、舒适、不受干扰、有利于谈话的环境，让护理对象在轻松的气氛中，陈述自己内心的感受；说明交谈的目的及需要的时间，使护理对象有充分的心理准备；引导护理对象抓住交谈的主题，但不要随意打断对方；避免使用护理对象难以理解的医学术语，问话要符合对方的身份和文化程度；避免暗示性和刺激性的提问，如“服药后你感觉好多了吧”？“你怎么还躺在床上”。注意倾听，交谈时与护理对象保持目光接触，适当使用非语言沟通技巧，如点头、会意的微笑等；尊重护理对象的隐私，其不愿表述的内容不得追问或套问；护理对象在极度痛苦或不舒适时，不宜交谈。

3）健康评估　是收集客观资料的方法之一。护士运用视、触、叩、听、嗅等方法，对护理对象生命体征及身体各系统进行的检查。应以交谈中发现的问题为重点，收集有关客观资料，作为确立护理诊断的依据，从而制定护理计划。护士应掌握一定程度的体格检查技能及相关知识。

4）查阅资料　查阅护理对象的医疗、护理病历，实验室及其他检查结果和医疗护理文献等。

2. 整理分析资料　将收集到的资料进行整理和分析，便于护士从中发现问题，避免重复或遗漏。

（1）整理资料　按马斯洛的需要层次论分类：①生理需要：如生命体征、饮食、排泄、睡眠、活动等。②安全需要：如对医院环境的陌生、对手术的恐惧、对检查的疑虑等。③爱与归属的需要：如希望有亲友探视，想念亲人，害怕孤独等。④尊重需要：如因疾病而自卑、因外貌受损而怕被别人歧视等。⑤自我实现的需要：如担心住院会影响工作、学习、经济收入等。

（2）复查核实　对一些有疑点的资料需要重新调查、确认，补充新资料，保证所收集的资料真实、准确。

1）核实主观资料　主观资料常来源于护理对象的主观感觉，因此，不可避免地会出现一定的偏差。例如护理对象感觉发热，而实际测量体温却在正常范围等。核实主观资料是运用客观方法进一步验证主观资料。

2）澄清含糊资料　在收集和整理资料的过程中，如发现有些资料内容不够完整、准确，就应该做进一步的取证和补充，以确保资料的完整性和准确性。

（3）筛选资料　将所收集的全部资料加以选择，剔除对健康无意义或无关的部分，以利于集中注意要解决的问题。

（4）分析资料　通过分析资料发现健康问题，做出护理诊断。

1）发现异常　将整理的资料与正常值进行比较，从而发现异常所在，同时还应考虑到人的个体差异性，根据不同年龄阶段、不同背景条件，全面地进行比较，找出具有临床意义的线索。

2）找出相关因素　确立护理诊断，为选择护理措施打下基础。

3. 记录资料　记录资料是护理评估的最后一步，目前没有统一的格式，一般可根据收集资料时的分类方法，自行设计记录表格。记录时应遵循全面、准确、客观、及时的原则，并符合医疗护理文件书写要求。在记录过程中应注意以下几个问题：

（1）记录应做到及时、客观、真实、准确、完整，避免错别字。

（2）主观资料尽量用病人的原话，并加上引号，如“我感到恶心，不想吃饭”。

（3）客观资料要求使用医学术语，描述应具体、准确，避免护士的主观判断和结论。

(4) 记录时避免使用“好、坏、佳、尚可、正常、增加、严重”等无法衡量的词语。如“病人睡眠严重不足”，可根据病人情况记录为“病人每天睡眠时间为4h，白天感觉疲乏”（见实践1，表2-2）。

（二）护理诊断

护理诊断是护理程序的第二步，是在评估的基础上对所收集的资料进行科学的诊断问题和解决问题，是护士创造性思维的体现。

1. 护理诊断的概念 目前使用的护理诊断定义来自北美护理诊断协会（NANDA）在1990年提出并通过的定义，即护理诊断是关于个人、家庭、社区对现存的或潜在的健康问题及生命过程中问题的反应的一种临床判断，是护士为达到预期结果选择护理措施的基础，这些预期结果应能通过护理职能达到。

从护理诊断的定义可以看出，所描述的人类健康问题必须是在护理工作范围之内的，护士通过对护理对象的评估，明确其健康问题，通过护理职能能解决或缓解的问题。因此，护理诊断是护理人员在护理实践中执行其独立性功能的表现，但并不能涵盖所有护理活动，例如遵医嘱给药等。

知识链接：护理诊断的发展

自20世纪70年代美国护理界提出并确立护理诊断以来，护理诊断发展经历了30多年的艰难历程。1973年美国全国护理诊断分类组在美国密苏里州圣路易斯市举行第一次全国护理诊断会议，正式将护理诊断纳入护理程序，确立了34项护理诊断，并授权在护理实践中使用。1982年4月召开的第五次会议因有加拿大代表参加而改名为北美护理诊断协会（North American Nursing Diagnosis Association，简称NANDA）。以后该组织每两年召开一次会议，不断地对现有的护理诊断进行补充和修改。至2000年NANDA第14次会议上修订、增补、审定通过了155项护理诊断。护理诊断逐渐由不成熟阶段发展到成熟阶段，此次会议讨论通过了新的分类系统——分类法Ⅱ，是护理诊断发展史上的一个重要里程碑。

我国1995年9月由卫生部护理中心主办，在黄山召开全国第一次护理诊断研讨会，建议在我国医院中使用被NANDA认可的护理诊断名称。

2. 护理诊断的组成 NANDA确立的护理诊断由名称、定义、诊断依据、相关因素或危险因素4个部分组成。

(1) *名称* 是针对护理对象健康问题或生命过程中反应的概括性的描述。一般用受损、增加、减少、不足、无效或低效等词语描述，但不能说明变化的程度。

(2) *定义* 是对护理诊断名称的一种清晰、正确的描述和解释，并以此与其他护理诊断相鉴别。一个护理诊断的成立必须符合其定义特征，如“体温过高”定义为“个体体温高于正常范围的状态”；“清理呼吸道无效”的定义是“个体处于不能有效咳嗽以清除呼吸道分泌物或阻塞物，引起呼吸道不通畅的威胁状态”。

（3）诊断依据　诊断依据是做出护理诊断的临床判断标准，是确定某一护理诊断成立时必须存在的相关症状、体征、危险因素及有关病史资料。

1）主要依据　是形成某一特定诊断必须具有的症状、体征及有关病史，为护理诊断成立的必要条件。

2）次要依据　是形成某一特定诊断可能出现的症状、体征及有关病史，对护理诊断的形成起支持作用，是护理诊断成立的辅助条件。例如：“体温过高”中主要依据是体温高于正常范围；次要依据是皮肤潮红，触之有热感，呼吸增快，心动过速，疲乏，无力，头痛，头晕等。

（4）相关因素　是导致护理对象出现健康问题的直接因素、促发因素或危险因素。同一护理诊断的相关因素可涉及多个方面，因人而异。如“皮肤完整性受损”的相关因素可以是长期卧床，也可以是营养不良或大小便失禁等；“睡眠形态紊乱”的相关因素可以是手术伤口疼痛，也可以是焦虑、住院后环境改变、环境嘈杂或儿童独自睡眠恐惧等。

常见的相关因素有：

1）病理生理方面　指与病理生理改变有关的因素。如“便秘”的相关因素可能是痔疮；“营养失调：低于机体需要量”的相关因素可能是甲状腺功能亢进。

2）心理方面　指与心理状况有关的因素。如“活动无耐力”可能是因患病后病人处于较严重的抑郁状态所致。

3）治疗方面　指与治疗措施有关的因素。如行气管插管使用呼吸机的病人可以出现“语言沟通障碍”的问题；“便秘”的相关因素可能是使用麻醉药的副作用。

4）情境方面　指涉及环境、生活方式、生活习惯、生活经历、人际关系、适应等多方面因素。如“营养失调：高于机体需要量”的相关因素可以是不良的饮食习惯（晚餐进食过多、饱餐后静坐或饮食结构不合理、脂类摄入过多等）；“体温过低”可能与低温环境暴露时间过长有关。

5）年龄方面　指在生长发育或成熟过程中与年龄有关的因素，如老年人的“便秘”常与活动少，肠蠕动减慢有关；“低效性呼吸形态”可能与新生儿胸廓发育不完善有关。

3. 护理诊断的陈述结构与方式

护理诊断的陈述包括3个结构要素，简称PSE公式。其中，P（problem）——护理诊断的名称即健康问题；S（signs and symptoms）——症状和体征；E（etiology）——相关因素。

（1）三部分陈述　即PSE方式，具有P、S、E 3个部分，多用于现存的护理诊断。

例如：$\underset{\text{P}}{\underline{\text{焦虑}}}$：$\underset{\text{S}}{\underline{\text{烦躁不安、失眠}}}$，$\underset{\text{E}}{\underline{\text{与身体健康受到威胁有关}}}$

目前，临床常将PES方式简化为PE方式陈述，将出现的症状、体征省略。例如：

清理呼吸道无效：与痰液过于黏稠有关；

恐惧：与次日将进行手术有关。

(2) 二部分陈述　即PE方式，只有护理诊断名称P和相关因素E，而没有症状和体征S，多用于潜在的护理诊断。

例如：$\underset{\text{P}}{\underline{\text{有皮肤完整性受损的危险}}}$：$\underset{\text{E}}{\underline{\text{与长期卧床有关}}}$

(3) 一部分陈述　即P方式，用于健康的护理诊断。

例如：$\underset{\text{P}}{\underline{\text{母乳喂养有效}}}$

以上3种陈述方式中，两部分陈述即PE公式最为常用。

4. 护理诊断的分类　针对健康问题的性质可将护理诊断分为现存的、潜在的、健康的、综合的4种类型。护士需要明确不同类型的护理诊断，才能结合护理对象的实际情况，制定出适合个体需要的护理计划。

(1) 现存的护理诊断　是对护理对象进行评估时所发现的、当前正存在的健康问题或反应的描述。书写时，通常将“现存的”省略，如“体温过高”和“睡眠形态紊乱”即为现存的护理诊断。

(2) 潜在的护理诊断　是对易感的护理对象的健康状况或生命过程中可能出现的反应的描述。有学者翻译为危险的护理诊断，是指护理对象目前虽尚未发生问题，但有危险因素的存在，若不进行预防处理就可能会发生的问题。潜在的护理诊断要求护士要有预见性，能够识别当前存在的危险因素，预测可能出现的问题。如术后病人存在“有感染的危险”，昏迷躁动的病人存在“有受伤的危险”。

(3) 健康的护理诊断　是对个体、家庭或社区护理对象具有的、达到更高健康水平潜能的描述。健康是生理、心理、社会、精神和文化各方面的完好状态。护理工作者的任务之一就是帮助健康的人促进健康，如一位母亲的护理诊断为“母乳喂养有效”，护士应帮助这位母亲坚持母乳喂养的良好行为。

(4) 综合的护理诊断　是指一组由某种特定的情境或事件所引起的、现存的或潜在的护理诊断。如“强暴创伤综合征”是指受害者遭受违背意愿的、强迫的、粗暴的性侵犯后所表现出来的持续适应不良反应，包括情感反应、多种躯体症状、生活方式发生紊乱及生活方式重整的长期过程等。

5. 合作性问题　在临床护理实践中，护士需要解决的问题可分为两类：一类是护士直接采取措施可以解决的，属于护理诊断；另一类需要护士与其他健康保健人员，尤其是医生共同合作才能解决的，属于合作性问题。合作性问题的陈述方式是“潜在并发症：××××”，如“潜在并发症：心律失常”。

在合作性问题的处理过程中，护士承担的是监测职责，同时需要应用医嘱和护理措施共同预防或减少并发症的发生。若并发症可通过护理措施预防和处理，则属于潜在的护理诊断。如小儿腹泻存在“有皮肤完整性受损的危险：与排泄次数增多及排泄物刺激有关”，护士可以通过做好臀部的皮肤护理，避免局部皮肤破损。若并发症不能由护士独立预防和处理，处理效果来自于医护双方，护理措施的重点是监测，则属于合作性问题。

6. 护理诊断与医疗诊断的区别　诊断是指经过仔细精密的研究，发现事物本质的过程。“诊断”一词不属于医疗的专有名词，但由于临床上医疗诊断使用的历史较长，使用护理诊断时容易与医疗诊断混淆，现将其区别表述如下（表2－1）。

表2－1　护理诊断与医疗诊断的区别

项目	护理诊断	医疗诊断
诊断核心	对个体、家庭及社区的健康问题或生命过程反应的判断	对个体病理生理变化的临床判断
描述内容	描述个体对健康问题的反应	描述一种疾病
问题状态	现存的或潜在的	多是现存的
决策者	护士	医生
职责范围	属于护理职责范围	属于医疗职责范围
适用范围	适用个体、家庭、社区的健康问题	适用于个体疾病
数量	可同时有多个	通常只有一个
稳定性	随健康状况变化而变化	一旦确诊不会改变

7. 书写护理诊断的注意事项

（1）*应使用NANDA认可的护理诊断名称*　所列名称应明确、简单、规范，以利于护理人员之间的交流与探讨，有利于规范教学。

（2）*以所收集的资料作为诊断依据*　一项护理诊断针对一个健康问题，一个病人可有多个护理诊断，并随病情发展而变化。列出的护理诊断应该贯彻整体的观点，包括生理、心理、社会、精神和文化等各个方面。

（3）*避免用症状或体征代替护理诊断*　如病人大便次数增多，呈黄色稀水样便，伴明显口渴、尿量减少，其护理问题应该是“体液不足：与腹泻造成体液丢失有关”，而不是把资料当中的“腹泻”、“少尿”等表现当做护理诊断。

（4）*相关因素的描述要准确*　因为护理措施多是针对相关因素制定的，同样的护理诊断可因不同的相关因素而采用不同的护理措施。如护理诊断“便秘：与背部受伤引起排便时疼痛有关”，“便秘：与心衰所致缺氧造成肠蠕动降低有关”，虽然两者护理诊断相同，但护理措施应根据不同的相关因素而制定，即同一护理诊断的相关因素不同，护理措施亦不相同。

（5）*在护士的职责范围内确定相关因素*　如慢性肺源性心脏病病人的“清理呼吸道无效”的护理诊断，其相关因素可根据病人的实际情况确定为“与痰液黏稠有关”等，而不应该是慢性肺源性心脏病本身。

（6）*护理诊断“知识缺乏”的陈述方式较特殊*　其陈述方式为“知识缺乏：缺乏××的知识”，如“知识缺乏：缺乏妊娠期保健的知识”。

（7）*避免使用可能引起法律纠纷的语句*　如将一个长期卧床病人的护理诊断书写

为“皮肤完整性受损：与护士未及时给病人翻身有关”、“有受伤的危险：与病房照明不足有关”等，可能会引起法律纠纷，对护理人员造成伤害。

（8）避免进行价值判断　如书写“卫生不良：与懒惰有关”、“社交障碍：与缺乏道德有关”等。

（三）护理计划

护理计划是护理程序的第三步，是针对护理诊断而制定的具体护理措施，是护理行动的指南，是护士在评估及诊断的基础上，综合运用医疗、护理、社会行为学等科学知识，对病人的健康问题、护理目标及护士所要采取的护理措施的一种书面说明。包括排列护理诊断的优先顺序、与护理对象共同设立预期目标、制定护理措施、护理计划成文4个步骤（见实践1，表2－3）。

1. 排列护理诊断的优先顺序　面对护理对象的多个护理诊断或问题（包括合作性问题），护士应根据病情需要及对护理对象健康的影响，对这些护理诊断或问题进行排序，以便根据问题的轻、重、缓、急来安排护理工作。可按先急后缓、先重后轻的原则排列护理诊断的顺序，将护理诊断分为首优、中优和次优3类，从而保证有条不紊地、有重点地工作。

（1）排列护理诊断的优先顺序

1）首优问题　又称威胁生命的问题、高优先级问题（high-priority problem）。指直接威胁病人生命，需要护士立即解决的问题。如心输出量减少、气体交换受损、清理呼吸道无效、严重体液不足、组织灌注量改变等问题。在紧急情况下，尤其是急危重症的病人，可同时存在几个首优问题。

2）中优问题　又称威胁健康的问题、中优先级问题（medium-priority problem）。指虽然不直接威胁病人生命，但可带来生理上或精神上的痛苦，严重影响健康的问题。如急性疼痛、压力性尿失禁、体温过高、睡眠形态紊乱、有受伤的危险、有感染的危险、焦虑、恐惧等。

3）次优问题　低优先级问题（low-priority problem）。指人们在应对发展和生活变化时所遇到的问题，这些问题与特定的疾病或其预后并不直接相关。如社交孤立、家庭作用改变、疲乏、精神困扰等。但这些问题并非不重要，同样需要护士给予帮助，使问题得到解决，以便帮助护理对象达到最佳健康状态。如有些高血压病人伴有肥胖，存在“营养失调：高于机体需要量”，与此次发病没有直接联系的护理诊断，护士此时把这个问题列为次优问题，待病人过渡到恢复期后再进行处理。

（2）排列护理诊断优先顺序的原则

1）优先解决危及病人生命的问题　随着病情的变化和治疗护理的进展，威胁生命的问题得以解决，生理需要获得一定程度的满足后，中优或次优的问题可以上升为首优问题。

2）按照马斯洛需要层次理论排列优先顺序　马斯洛的人类基本需要层次理论认为，人只有生理需要得到满足，才能考虑更高层次的需要。

3）考虑护理对象的主观需求　同样的需求对于不同的人，其重要性可能不同，尤其对于较高层次的需求。排列优先顺序时应尽量将护理对象的认知情况纳入其中，在与治疗、护理原则无冲突的情况下，优先解决护理对象主观迫切需要解决的问题。

4）分析护理诊断之间的相互关系　分析护理诊断之间是否存在着相互关系，应先解决问题产生的原因，而后再考虑由此产生的结果。

5）不要忽视潜在的和合作性的护理问题　一般认为应优先解决现存问题，但有时潜在的护理诊断和合作性问题比现存的问题更重要，需要列为首优问题。护士应根据相关理论知识和临床经验对这类问题进行全面评估，根据性质决定其序列。如小儿肺炎“有心功能不全的危险：与缺氧、酸中毒有关”，如果不及时采取措施加以预防，就会危及患儿生命，应列为首优问题。

2. 设立预期目标　预期目标是指护理对象接受护理措施后期望能够达到的健康状态或行为的改变，是评价护理效果的标准，是护理计划中的重要组成部分，每一个护理诊断都要有适合护理对象并且切实可行的护理目标，护士应与护理对象共同制定。

（1）目标的种类

1）短期目标　在几小时或几天内能达到的目标（一般 1 周内），适合于住院时间较短、病情变化快者。例如“1 天内病人能顺利咳出痰液”；“用药 3 小时后病人停止呕吐”、“2 天后病人可以下床行走 30m” 等。

2）长期目标　相对较长时间内才能实现的目标（一般超过 1 周）。长期目标的确立需要护士针对一个长期存在的问题采取连续性干预才能解决。如长期卧床的病人，需要护士在整个卧床期间给予精心的皮肤护理以预防压疮的发生，长期目标可以描述为“卧床期间皮肤完整无破损”。有时长期目标也可通过一系列的短期目标的实现而达到，如“半年内体重减轻 12kg”，最好是通过一系列的短期目标来实现，因此，目标可以定为“每周体重减轻 0. 5kg”。短期目标的实现使人看到进步，增强实现长期目标的信心。

（2）目标的陈述方式　目标的陈述包括 5 个要素：主语、谓语、行为标准、条件状语、评价时间。

1）主语　是护理对象，也可以是护理对象的生理功能或其身体的一个部分。如病人的体重、体温、脉搏、呼吸、血压、尿量、皮肤等，护理对象在目标陈述中充当主语时，有时可被省略。

2）谓语　指护理对象将要完成的行为，该行为必须是可观察的。

3）行为标准　指护理对象完成该行为所要达到的程度，如距离、速度、次数等。

4）条件状语　指护理对象完成该行为所必须具备的条件，并非所有目标陈述均有此项。

5）时间状语　指护理对象完成该行为所需的时间。

例如：

3 日内	病人	拄拐杖	行走	50m
时间状语	主语	条件状语	谓语	行为标准
出院前	产妇	学会	给新生儿洗澡	
时间状语	主语	谓语	行为标准	

(3) 制定目标的注意事项

1) 目标以护理对象为中心。目标是护理活动的结果，而非护理活动本身。

2) 目标陈述要针对一个问题，即一个目标中只能出现一个行为动词，否则难以评价。一个目标针对一个护理诊断，一个护理诊断可有多个目标。

3) 目标所描述的行为标准应具体，可观察、可测量、可评价，避免使用含糊、不明确的词句，如了解、增强、正常、尚可等。

4) 目标确立属护理范畴，即可通过护理措施达到。

5) 目标切实可行，能够在病人能力及客观条件的范围内实现。如要考虑病人身体、心理状态、智力水平，经济条件等。

6) 鼓励护理对象参与目标的制定，以利于护理措施的落实，同时也能使护理对象意识到其健康是医护人员共同的责任，是需要护患双方共同努力才能实现的。

7) 护理目标应与医嘱保持一致。如在医嘱要求病人卧床两周的情况下，就不宜要求病人在卧床期间下床活动。

8) 目标陈述必须包括具体日期甚至时间，为确定何时评价提供依据。

9) 关于潜在并发症的目标。潜在并发症是合作性问题，仅通过护理活动往往无法阻止，护士只能监测并发症的发生与发展。因此，潜在并发症的目标可以这样书写：及时发现并处理并发症。

3. 制定护理措施 护理措施是护士帮助护理对象为实现预期目标，针对护理对象的护理诊断，结合护理对象的具体情况及相关因素，运用护理知识和经验做出的具体工作方案。

(1) 护理措施的类型

1) 依赖性措施 是按照医嘱要求所进行的护理活动，如遵医嘱给药、伤口更换敷料、外周静脉置管、诊断性检查的准备工作等。执行依赖性护理措施并非机械地执行，同样要求护士具备一定的知识和技能。

2) 独立性措施 是护士不依赖医嘱，运用护理知识和技能独立决策并采取的护理活动，如帮助病人抬高水肿的肢体，完成日常活动；皮肤护理；指导腹部手术后的病人咳嗽时保护切口等护理措施；保护病人安全及预防感染；提供健康教育和咨询等。

3) 合作性措施 是护士与其他医务人员合作完成的护理活动。如与营养师一起制定符合护理对象病情的饮食计划。

(2) 制定护理措施的要求

1) 协调性 护理措施应与医疗工作协调一致，不发生冲突的。因此，在制定护理措施时应与有关医务人员相互协商、相互配合。

2) 针对性 针对护理诊断与预期目标制定充分体现个体化的护理措施。

3) 可行性 护理措施要明确、具体、切实可行，需要同时考虑以下 3 个方面的情况：护理对象的情况（病情、年龄、性别、体力、认知水平、愿望及要求）、护理人员的构成情况（数量、业务水平）、医院的设施和设备。

4）时效性 护理措施的内容应完整，包括日期、具体内容、用量、执行方法、执行时间和签名等。

5）安全性 护士为护理对象提供护理措施的过程中，应首先保证安全，所实施的护理措施应考虑到病人的病情和耐受力，使病人乐于接受。

6）科学性 护理措施要有科学的理论依据，禁止将没有科学依据的护理措施应用于护理对象。

7）合作性 鼓励护理对象及家属参与护理措施的制定，有助于护理对象理解护理措施的意义和功能，更好地接受、配合护理活动，从而获得最佳的护理效果。

8）顺序性 按一定的顺序有条理地排列各项护理措施。

4. 护理计划成文 各个医疗机构护理计划的书写格式不尽相同，一般将护理计划制成表格形式，其中包括日期、护理诊断、预期目标、护理措施、评价等项目，将已确定的护理诊断、预期目标、护理措施填写在护理计划表格中。

随着计算机在病历管理中的应用，护理计划也逐渐趋向计算机化。标准护理计划被输入存储器后，护士可以随时调阅标准护理计划或符合护理对象实际情况的护理计划，为护理对象制订具体的护理计划，步骤如下：①将护理评估资料输入计算机，计算机将会显示相应的护理诊断；②选定护理诊断后，计算机即可显示与护理诊断相对应的原因、预期目标；③选定预期目标后，计算机即提示可行的护理措施；④依据护理措施，制订出一份个体化的护理计划；⑤打印护理计划。

护理计划明确了护理对象健康问题的轻、重、缓、急和护理工作的重点，确定了护理工作的目标，制定了实现预期目标的护理措施，为护士解决护理对象的健康问题、满足其健康的需要提供了行动指南。

（四）护理实施

实施是护理程序的第四步，是执行护理计划的实践过程。通过实施，可以解决护理问题，并可以验证护理措施是否切实可行。护士是制订护理计划的决策者，又是实施护理措施的组织者和执行者。此阶段需要护士有丰富的专业知识、熟练的护理操作技能、良好的沟通能力和组织能力，以保证护理计划顺利进行，使护理对象得到高质量护理。

从理论上讲实施是在制订护理计划之后进行的，但在实际工作中，特别是抢救危重病人时，实施常在计划之前进行。

1. 实施

（1）*实施前思考* 要求护士在护理实施前思考以下问题：

1）做什么 回顾已经制定好的护理计划，保证计划内容是科学的、安全的、符合护理对象目前情况的。护士在每一次护理活动时，可实行多个针对不同护理诊断的护理措施。因此，在实施前护士应将这些护理措施有计划地安排好顺序，以保证正确有序的执行。

2）谁去做 确定护理措施是护士自己做，还是需要与其他医务人员共同完成，需要多少人。计划可由下列几种人员完成：护士本人、其他医务人员、病人及其家属。

3）怎么做　确定实施过程中将会使用的技术和技巧。如果需要运用沟通交流，则应考虑在沟通中可能遇到的问题，以及可以使用的沟通技巧及应对措施等。

4）何时做　根据护理对象的具体情况、健康状态，选择适宜执行护理措施的时间。

5）何地做　确定实施护理措施的场所，尤其对于涉及病人隐私的操作，更应注意环境的选择。

（2）实施过程

1）将所计划的护理活动加以组织，落实任务。

2）执行医嘱，保证医疗和护理有机结合。

3）解答护理对象及家属所咨询的问题。

4）及时评价实施的效果及护理质量，观察病情，处理突发急症。

5）继续收集资料，及时、准确地完成护理记录，不断补充和修正护理计划。

6）与其他医务人员保持良好关系，做好交班工作。

2. 护理实施的动态记录　护理记录是护理实施阶段的重要内容，是护理活动交流的重要形式。将实施过程完整、准确的记录下来有助于其他医护人员及时了解情况，为下一步治疗和护理提供可靠依据。护理记录要求描述确切客观、简明扼要、重点突出，体现动态性和连续性，可采用文字描述或填表的形式。

（1）护理记录的内容　包括实施护理措施后护理对象、家属的反应及护士观察到的效果；护理对象出现的新的健康问题与病情变化，所采取的治疗和护理措施；护理对象的身心需要及其满足情况；各种症状、体征、器官功能的评价，以及护理对象的心理状态等。

（2）护理记录的方法　护理管理者提倡，在临床护理实践中使用具体而统一的护理实践及程序表格，护士只需记录护理中所遇到的特殊问题。然而，这种方法有一定的法律争议，从法律的角度来讲，如果在表格中没有相应的记录，就可以认为护士没有做相应的工作。因此，医院及其他健康机构要求护士认真、详细、完整地记录护理过程。

3. 实施过程中的注意事项

（1）贯彻"整体"观念　护理对象是活动的核心，是整体的人，因此在实施过程中要尽可能适应他们的需要，全面考虑其各个方面的情况，如年龄、健康状况、价值观、信仰等。

（2）注重安全性　护理措施必须保证病人的安全。如为病人进行导尿术时，要严格无菌技术，以免引起感染。

（3）明确医嘱，不盲目实施　护士在执行医嘱时，应明确其意义，对有疑问的医嘱应该澄清后再执行。

（4）注重科学性与灵活性　科学知识是措施的依据，在实施过程中要合理组织护理活动，而且要把病情观察和收集资料贯穿于其中。

（5）注重互动　应鼓励病人积极主动地参与护理活动，在实施过程中应注意与病人交流，适时给予教育、支持、安慰。

（五）护理评价

护理评价是护理程序的最后一步，是按预期目标规定的时间，将护理计划与预期目标进行比较并做出评定、修改的过程。评价虽然是护理程序的最后步骤，但并不代表必须到护理的最终阶段才能评价。实际上，从收集资料开始评价就不断地进行着，评价贯穿于护理活动的全过程。

1. 收集资料 针对原有评估的异常资料重新进行收集，同时也收集新出现的异常资料。

2. 判断护理效果 评价预期目标是否实现，即评价通过实施护理措施后，原定计划中的预期目标是否已达到。可通过以下两个步骤进行：

（1）列出实施护理措施后护理对象实际行为或反应的变化。

（2）将护理对象的反应与预期目标比较，判断预期目标实现的程度：①预期目标完全实现；②预期目标部分实现；③预期目标未实现。

例如：预期目标为“病人1个月内（里）体重减少5公斤”，1个月后的评价结果为：

病人体重减少了5公斤——目标实现

病人体重减少了3公斤——目标部分实现

病人体重增加了3公斤——目标未实现

为便于护士之间的合作与交流，护士在对预期目标实现与否做出评价后，应记录结论，包括评价结论（预期目标达到的情况）及支持资料（支持评价结论的护理对象的反应），然后签名并注明评价的时间。

3. 重审和修订护理计划

（1）重审护理计划 ①所收集的资料是否准确、全面；②护理诊断是否正确；③目标的时间和行为标准是否合理；④护理措施是否适合病人？执行是否有效；⑤病人是否配合；⑥病情是否已经改变或有新的问题发生？原定计划是否失去了有效性。

（2）修订护理计划 ①停止：对于已解决的问题，即目标完全实现的护理诊断及相应的护理措施同时停止；②继续：护理问题有一定改善，但尚未彻底解决，护理目标与护理措施得当，应继续执行原计划；③取消：原有的潜在护理问题若未发生，危险因素也不再存在，通过进一步的收集资料，确认后取消原计划；④修订：通过对目标部分实现和未实现的原因进行分析，找出症结所在，然后对护理诊断、目标、措施中不适当的地方加以修改。

（3）合作性问题的评价 由于合作性问题是由医生和护士共同干预以达到预期目标的，所以，如果目标没有达到或进展不显著，并不能说明护理计划或干预措施不合理。

4. 护理质量评价 护理评价除评价个体目标是否达到之外，还应评价群体护理质量并加以改善。通过护理质量评价可确保护理对象得到高质量的整体护理。评价可按时间分为以下几类：①及时评价：护士实施护理程序的每一个步骤或每一项护理措施后，根据护理对象的反应及病情变化进行评价。②阶段评价：主管护士进行一个阶段的工作之后进行的评价。如同级护士互评、护士长的定期查房等。③最终评价：护理对象出院、转科或死亡后的总体评价。由此可见，评价过程贯穿于护理程序的始终。

第三节　护理病案

一、护理病案的内容

目前各医院护理病案的种类和格式虽然尚无统一标准，但均包括以下几个部分：

（一）病人入院护理评估单

病人入院护理评估单，即首页（实践1，表2－2），是病人入院后初次进行的系统而全面地评估记录，其主要内容包括病人的一般资料、生活状况及自理程度、护理体检及心理社会方面状态等入院介绍。一般要求于病人入院后24小时内完成。

（二）护理计划单

护理计划单是护士记录所制订的护理计划的表格。由于不同医院有各自具体的条件和要求，因此护理计划的记录格式也是多种多样的，一般有以下几种：

1. 护理计划单将护理诊断、护理目标、护理措施在一个表格中列出（实践1，表2－3）。应用时，根据收集的病人资料，制订出个体化的方案。

2. 标准护理计划单，即事先制订出本病区病人的常见病、多发病的护理计划，包括护理诊断、护理目标和护理措施。在护理具体病人时，以此为标准，从中挑选出适合该病人的部分，标准护理计划中未包括的内容，则在相应的位置上进行补充。

（三）护理记录单

护理记录是护士运用护理程序，为病人解决问题的记录。表达方式就是记录在护理记录单上。记录的要求是及时、准确、真实、重点突出。护理记录的方法有叙述式记录法、PIO记录法及SOAPE记录法等，目前多采用PIO记录格式（实践1，表2－4）。

P（problem）——问题。即病人的健康问题，用护理诊断陈述。

I（intervention）——措施。即针对病人的健康问题所采用的干预措施。

O（outcome）——结果。即护理措施实施后的结果，其内容是护理程序中评价的部分。

（四）病人出院护理评估单

病人出院护理评估单（实践1，表2－5）由护理小结、出院教育及护理评价3部分组成。

1. 护理小结　是将病人在住院期间，护士按护理程序对其开展护理活动的全过程进行概括性总结。包括主要的护理诊断、采用的护理措施、护理效果，目前还存在哪些健康问题没有解决需要继续治疗和护理的问题期望能达到的预期结果等。

2. 出院教育　是对病人出院后休息、功能锻炼、饮食、服药及随访等方面进行的健康指导，必要时可为病人或家属提供有关书面资料。

3. 护理评价　是对专业护士（责任护士）按护理程序对病人开展护理活动的全过程进行总体评价，由专业组长或护士长负责评价。

二、护理病案书写的注意事项

一份合乎要求的护理病历，要在内容上如实反映病人病情的变化过程和规律、护士的护理活动、预防宣传及健康教育等进行思考分析的经过，同时格式上也要符合基本要求。

1. 记录应该是真实的、完整的。
2. 记录应按日期、时间的顺序写。
3. 记录应该是连续的。
4. 记录不可删改，如有小的修改应用红笔在修改处签全名和日期。
5. 记录应用蓝黑笔写。
6. 记录者应在记录上签全名及日期，为自己所作的记录负责。

完整的护理病案是护理工作的全面记录和总结。它包括确定护理诊断、制定护理目标和护理措施、写出措施的依据、护理评价，同时也是总结护理经验、充实教学内容、进行护理科研的重要资料，还可为法律提供依据。此外，通过书写完整的护理病案可以体现出护理质量和护理水平。因此，护士必须努力学习，以极端负责的精神和实事求是的科学态度，严肃认真地对待护理病案的书写。

实践1　书写护理病案

下面以急性心肌梗塞病人为例，学习护理病案的书写。

病例　病人张亮，男性，53岁，某公司经理，大学文化。2小时前因情绪激动后出现心前区压榨性疼痛，程度剧烈，出冷汗，有濒死感，休息并舌下含化硝酸异山梨酯10mg，疼痛仍不缓解，急呼120，由急救中心接至医院。查体：身高178cm，体重85kg，T 37.0℃，P 112次/分，R 28次/分，BP 92/65mmHg，面色苍白，表情痛苦，呻吟不止。心脏听诊：心率112次/分，心律不齐，心尖部心音低钝，未闻及病理性杂音。肺脏与腹部未查及异常体征。心电图检查示：V1－6导联ST段弓背向上抬高，且有病理性Q波。以急性广泛前壁心肌梗死收住院治疗。病人既往有发作性心前区疼痛史3年，每次发作多与劳累、紧张、饱餐、情绪激动等有关，发作时经休息或舌下含化硝酸异山梨酯5mg，3～5分钟后疼痛可以缓解。3年来由于工作繁忙睡眠不足、饮食不规律、未规律用药，并因业务关系常饮酒、吸烟、进食大量脂肪餐。入院后给予吸氧，重症监护，绝对卧床休息。在抢救过程中，病人极度紧张，烦躁不安，3小时后病情渐趋稳定。

一、病人入院护理评估单（表2－2）

表2－2　病人入院护理评估单

姓名：张亮　床号：15　科别：内科　病室：5　住院号：62583

（一）一般资料

姓名：张亮　性别：男　年龄：53岁　职业：干部　民族：汉

籍贯：河南　婚姻：已婚　文化程度：大学　宗教信仰：无

联系地址：仁和小区8－3－202　联系人：李霞　电话：123456789

主管医师：赵凯　护士：王英　收集资料时间：2006年11月25日3pm

入院时间：2006年11月25日2pm　入院方式：步行　扶行　轮椅　平车√

入院医疗诊断：急性广泛前壁心肌梗死

入院原因（主诉和简要病史）：心前区持续疼痛2小时，有濒死感，出冷汗，舌下含化硝酸异山梨酯，疼痛仍不缓解。

既往史：冠心病

过敏史：无√　有（药物____　食物____　其他____）

家族史：高血压病√、冠心病、糖尿病、______肿瘤、癫痫、精神病、______传染病、遗传病、其他____

（二）生活状况及自理程度

1. 饮食

基本膳食：普食　软饭√　半流质　流质　禁食

食欲：正常√　增加　亢进　______天/周/月　下降厌食______天/周/月

近期体重变化：无√　增加/下降______kg/____月（原因__________________）

其他____

2. 睡眠与休息

休息后体力是否容易恢复：是√　否（原因__________________）

睡眠：正常　入睡困难　易醒　早醒　多梦　噩梦　失眠√

辅助睡眠：无　药物　其他方法

其他____

3. 排泄

排便：1次/天　性状______正常√　便秘　腹泻　便失禁　造瘘

排尿：5次/天　颜色黄　性状　透明　尿量1800ml/24h　尿失禁

4. 烟酒嗜好

吸烟：无　偶尔吸烟　经常吸烟√15年　20支/天　已戒______年

饮酒/酗酒：无　偶尔饮酒　经常饮酒√10年250ml/d　已戒______年

5. 活动

自理：全部　障碍（进食　沐浴/卫生√　穿着/修饰　如厕√）

步态：稳√　不稳（原因__________________________________）

医疗/疾病限制：医嘱卧床√　持续静滴　石膏固定　牵引瘫痪

6. 其他____

（三）体格检查

T 37.0℃　P 112次/分　R 28次/分　BP 92/65 mmHg　身高178 cm　体重85 kg

1. 神经系统

意识状态：清醒√　意识模糊　嗜睡　谵妄　昏迷

语言表达：清醒√　含糊　语言困难　失语

定向能力：准确√　障碍（自我　时间　地点　人物）

2. 皮肤黏膜

皮肤颜色：正常√　潮红　苍白　发绀　黄染

皮肤温度：温√　凉　热

皮肤温度：正常　干燥　潮湿　多汗√

完整性：完整√　皮疹　出血点　其他______________

压疮（Ⅰ/Ⅱ/Ⅲ度）（部位/范围________________）

口腔黏膜：正常√　充血　出血点　糜烂溃疡　疱疹　白斑

其他：____

3. 呼吸系统

呼吸方式：自主呼吸√　机械呼吸

节律：规则√　异常　频率28次/分钟　深浅度：正常√　深　浅

呼吸困难：无√　轻度　中度　重度

咳嗽：无√　有

痰：无　容易咳出　不易咳出　痰（色______量______黏稠度______）

其他：____

4. 循环系统

心律：规则　心律不齐√　心率112次/分

水肿：无√　有（部位/程度____）

其他：____

5. 消化系统

胃肠道症状：恶心　呕吐（颜色______性质______次数______总量______）

嗳气　反酸　烧灼感　腹痛（部位/性质__________）

腹部：软√　肌紧张　压痛/反跳痛　可触及包块（部位/性质______）

腹水（腹围______cm）。

其他：____

6. 生殖系统

月经：正常　紊乱　痛经　月经量过多　绝经

其他：____

7. 认知/感受

疼痛：无　有√　部位/性质　心前区、压榨性

视力：正常√　远/近视　失明（左/右/双侧）

听力：正常√　耳鸣　重听　耳聋（左/右/双侧）

触觉：正常√　障碍（部位________________）

嗅觉：正常√　减弱　缺失

思维过程：正常　注意力分散√　远/近期记忆力下降　思维混乱

其他：____

（四）心理社会方面

1. 情绪状态　镇静　易激动　焦虑　恐惧√　悲哀　无反应

2. 就业状态　固定职业√　丧失劳动力　失业　待业

3. 沟通　希望与世隔绝　与更多的人交往√　语言交流障碍　不愿与人交流

4. 医疗费用来源　自费　劳保　公费　医疗保险√　其他

5. 与亲友关系　和睦√　冷淡　紧张

6. 遇到困难最愿向谁倾诉　父母　配偶√　子女　其他

（五）入院介绍（病人要知道）

负责自己的医生、护士姓名，病室环境，病室制度（查房、进餐、探视、熄灯时间）及粪、尿常规标本留取法

二、确立护理诊断并排序

三、设立预期目标、制定护理措施（表2－3）

表2－3　护理计划单

科别：内科　床号：15　姓名：张亮　性别：男　年龄：53岁　疾病诊断：急性广泛前壁心肌梗死

住院号：62583

开始日期	时间	护理诊断	预期目标	护理措施	签名	评价		
						日期时间	结果	签名
11－25	4pm	疼痛（胸痛）：与心肌缺血、缺氧、坏死有关	2日内病人主诉疼痛减轻或消失，无呻吟，表情自然	1. 密切观察心前区疼痛的性质、部位、程度、持续时间及用药效果 2. 遵医嘱及时静脉输入硝酸甘油等血管扩张药物，给予哌替啶镇痛，注意观察用药后止痛效果 3. 持续吸氧2～4L/min 4. 急性期应绝对卧床休息，取舒适体位，减少心肌耗氧量，防止病情加重。严格限制探视，保持情绪稳定，避免激动 5. 连接心电监护仪，持续监测心电图变化，定时监测心肌酶，并询问病人胸痛有无缓解	王英	11－28 8am	目标完全实现	王英
11－25	4pm	潜在并发症：心律失常	护士及时发现并及时报告医生处理	1. 持续心电监护，观察有无室性、室上性心律失常 2. 备齐抢救设备及药品。遵医嘱使用抗心律失常药物，监测药物的作用及相关副作用 3. 严密观察有无心衰及心源性休克的发生 4. 监测血清电解质情况 5. 嘱病人身心休息，限制探视 6. 一旦发生室颤，立即除颤	王英	12－5 8am	未发生并发症	王英

续表

开始日期	时间	护理诊断	预期目标	护理措施	签名	评价		
						日期时间	结果	签名
11-25	4pm	恐惧：与预感生命受到威胁有关	2日内病人的恐惧感减轻，能平静休息或入睡	1. 评估病人恐惧的原因、程度 2. 给病人讲解心电监护的必要性 3. 安慰病人，嘱病人多休息，使病人处于放松状态 4. 当病人胸痛剧烈时，应尽量保证有一名护士陪伴在病人身旁 5. 告诉病人此病及时救治后预后良好的案例 6. 讲解积极配合医生治疗的意义 7. 关心病人的生活需求，消除病人的顾虑	王英	11-28 8am	目标完全实现	李维
11-25	4pm	自理缺陷：与绝对卧床休息有关	1.1日内病人能描述限制自行入厕和保持良好个人卫生的目的	1. 向病人和家属讲解绝对卧床的目的 2. 加强巡视，关心体贴病人，给予精神支持，解除思想顾虑，鼓励病人说出需求 3. 急性期病人绝对卧床休息。护士协助病人洗漱、进食、排便、翻身等生活护理，满足生活需求	王英	11-27 8am	目标完全实现	王英
			2. 在绝对卧床期间，生活需求得到满足	4. 鼓励病人遵医嘱进食低热量、低盐、低脂、高纤维素饮食，记录病人摄入量及病人个人的饮食喜好 5. 嘱病人排便困难时勿用力，可应用缓泻剂，以防止因用力再次诱发心肌梗死	王英	12-3 8am	目标完全实现	李维
11-25	4pm	知识缺乏：与缺乏冠心病心绞痛的预防、治疗、饮食、运动等知识有关	1.2日内病人对急性心肌梗死的治疗过程表示理解，并积极配合	1. 评估病人的学习态度、文化水平，鼓励病人提出问题，并做正确的解释，纠正病人的错误观念 2. 详细解释病情及疾病的危险因素，劝其改变不良习惯。告诉病人大量吸烟、饮酒及大量脂肪餐对病情的不良影响	王英	11-28 8am	目标完全实现	王英

续表

开始日期	时间	护理诊断	预期目标	护理措施	签名	评价		
						日期时间	结果	签名
			2.3 日内病人能复述有关急性心肌梗死的知识、药物、饮食、活动限度	3. 告知病人少食多餐，避免过饱，禁止用力排便 4. 向病人讲解定时服药的重要性。讲解常用药的名称、剂量、用法、作用和副作用以及药物的保存方法 5. 解释疾病诱发因素，发作时的症状以及应采取的自救措施 6. 告诉病人保持心境平和，改变急躁易怒、争强好胜的性格，有利于健康 7. 知道自我控制活动量的标准	王英	11-29 8am	目标完全实现	赵合
11-28	8am	焦虑：与不知如何应对疾病有关	病人在住院期间，主诉紧张感减轻，舒适感增加	1. 评估病人的焦虑程度 2. 与病人多沟通，鼓励病人说出心理感受 3. 教会预防和处理心绞痛的方法 4. 教会病人放松术 5. 鼓励病人及家属参与制定病人的护理计划	王英	11-30 8am	目标完全实现	李维
12-3	8am	活动无耐力：与心肌缺血致全身组织器官供血不足有关	出院时日常生活能自理	1. 制定活动及恢复计划，活动量由轻微逐渐过渡到能够自理 2. 逐渐增加活动量，监测不同阶段的耐受力。开始由床上坐起，逐渐过渡到坐在床缘或椅子上、在床缘完成洗漱等个人卫生活动，以后根据病情可到室外走廊活动，到卫生间入厕或洗漱 3. 教会病人在活动前及活动后3分钟测脉搏的方法 4. 嘱病人活动时动作要缓慢，或在活动中进行短暂多次的休息，以免过度劳累 5. 告知病人在进行自理活动时若出现头晕、心悸、呼吸困难、心前区疼痛，或安静状态下心率增加20～30次/分时，应立即停止活动，卧床休息 6. 指导病人活动期间保持休息	王英	12-7 8am	目标完全实现	李维

四、实施护理措施、进行 PIO 记录（表 2－4）

表 2－4　PIO 护理记录单

科别：内科　床号：15　姓名：张亮　性别：男　年龄：53 岁　疾病诊断：急性广泛前壁心肌梗死

住院号：62583

日期	时间	护理记录 PIO	护士签名
11－25	4pm	P_1　疼痛（胸痛）：与心肌缺血、缺氧、坏死有关	王英
11－25	4pm	I_1　（1）哌替啶 1 支，肌内注射 （2）持续吸氧 2～4L/min （3）绝对卧床休息	王英
11－25	4pm	P_2　PC：心率失常	王英
11－25	4pm	I_2　（1）持续心电监护 （2）备齐抢救设备及药品	王英
11－25	4pm	P_4　自理缺陷：与绝对卧床休息有关	王英
11－25	4pm	I_4　护士协助完成进食、排便、洗漱、翻身等活动	王英
11－25	5pm	O_1　疼痛缓解	王英
11－26	7am	O_2　未发生并发症	王英
11－26	8am	P_3　恐惧：与预感生命受到威胁有关	王英
11－26	8am	I_3　（1）评估病人恐惧的原因、程度 （2）给病人讲解进行心电监护的必要性 （3）向病人讲解心肌梗死病人入院及时治疗的预后情况	王英
11－26	8am	P_5　知识缺乏：与缺乏冠心病心绞痛的预防、治疗、饮食、运动等知识有关	王英
11－26	8am	I_5　（1）评估病人的学习态度、文化水平，鼓励病人提出问题，并给予正确的解释，纠正病人的错误观念 （2）向病人详细解释病情及疾病的危险因素，劝其改变不良习惯。告诉病人大量吸烟、饮酒及大量食用脂肪餐对病情的不良影响 （3）告知病人少食多餐，避免过饱，禁止用力排便 （4）向病人讲解定时服药的重要性。讲解常用药的名称、剂量、用法、作用和副作用以及药物的保存方法 （5）向病人解释疾病诱发因素，发作时的症状以及应采取的自救措施 （6）告诉病人保持心境平和，改变急躁易怒、争强好胜的性格，有利于健康 （7）让病人知道自我控制活动量的标准	王英
11－26	9am	I_1　吗啡 1 支，肌内注射	王英
11－26	10am	O_1　疼痛缓解	王英
11－26	11am	I_4　开塞露 1 支，直肠给药	王英
11－26	12n	O_4　排便 1 次，干硬便	李维
11－26	10pm	O_3　恐惧感减轻，安静入睡	赵合

续表

日期	时间	护理记录 PIO	护士签名
11－27	8am	O_2 未发生并发症	王英
11－28	8am	P_6 焦虑：与不知如何应对疾病有关	王英
11－28	8am	I_6 （1）评估病人的焦虑程度 （2）与病人多沟通，鼓励病人说出心里感受 （3）教会病人预防和处理心绞痛的方法 （4）教会病人放松术	王英
11－28	8am	O_2 未发生并发症	王英
11－28	8am	O_4 病人对急性心肌梗死的治疗过程表示理解，并能配合治疗	王英
11－30	8am	O_6 病人主诉紧张感减轻，舒适感增加	王英
12－3	8am	P_7 活动无耐力：与心肌缺血所致全身组织器官供血不足有关	王英
12－3	8am	I_7 由床上坐起开始，逐渐过渡到坐在床沿或椅子上，在床沿完成洗漱等个人卫生活动	王英
12－5	8am	O_7 床沿活动不气短	王英

五、出院小结及指导（表2－5）

表2－5 出院护理评估单

科别：内科 床号：15 姓名：张亮 性别：男 年龄：53岁 疾病诊断：急性广泛前壁心肌梗死 住院号：62583 入院日期：2006.11.25 出院日期：2006.12.7 住院天数：12天

出院小结：病人张亮，男，53岁，以“急性广泛前壁心肌梗死”于2006年11月25日2pm入院，神志清，心前区持续疼痛2小时，表情痛苦，经过入院评估，护理诊断：疼痛（胸痛）：与心肌缺血、缺氧、坏死有关；潜在并发症：心律失常；恐惧：与预感生命受到威胁有关；自理缺陷：与绝对卧床休息有关；知识缺乏：缺乏冠心病心绞痛的预防、治疗、饮食、运动等知识有关。措施：遵医嘱给予哌替啶镇痛，持续心电监护，持续吸氧2～4L/min，急性期绝对卧床休息，入院2天后疼痛缓解，未发生潜在并发症。向病人讲解心肌梗死病人入院及时治疗的预后情况和积极配合医生治疗的意义，告知病人常用药的名称、剂量、用法、药物的保存方法，以及吸烟、饮酒、大量进食脂肪餐对病情的影响。嘱病人排便困难时禁止用力，教会病人放松术，制定活动及恢复计划，使病人在缓解期活动量由轻微逐渐过渡到能够自理。

出院指导：1. 保持情绪稳定，生活有规律。
2. 戒烟酒，低盐、低脂饮食，少量多餐，避免过饱。
3. 保持排便通畅，避免用力排便。
4. 适量活动，控制体重。
5. 定期复查，病情变化及时就诊。

特殊指导：1. 按时口服用药，循序渐进锻炼身体，避免过度劳累。

2. 若有胸痛、气短，或胃部胀痛、恶心、呕吐时舌下含服硝酸甘油，5分钟服1片，最大限量3片，若不缓解，呼叫120急救中心。

复诊时间：2次/月

评价（由护士长全面了解情况后负责评价）：

1. 病人评价：　　优√　良　中　差
2. 整体护理效果评价：优√　良　中　差

护士长签名　刘　珊　　护士签名　王　英

2006年12月7日

附1

临床常用护理诊断举例

一、营养失调：低于机体需要量

【名称】营养失调

【定义】非禁食，个体处于营养摄入不足不能满足机体需要量的状态。

【诊断依据】

1. 主要依据

（1）食物摄入量低于每日需要量。

（2）体重下降，低于正常标准体重的20%以上。

2. 次要依据

（1）有引起摄入不足的因素存在，如吞咽困难、厌食等。

（2）有营养不良或某些营养素缺乏的表现，如消瘦、肌肉软弱无力、面色苍白、血红蛋白下降、血清蛋白下降等。

【相关因素】

1. 病理生理因素

（1）各种疾病导致营养摄入困难或障碍，如咀嚼或吞咽困难、厌食、拒食等。

（2）疾病导致营养素吸收障碍，如慢性腹泻等。

（3）营养素或能量消耗增加，如甲亢、糖尿病、烧伤、长期感染、发热等。

2. 治疗因素

（1）放疗、化疗，或口腔、咽喉部手术等损伤影响摄入。

（2）某些药物治疗影响食欲与吸收，如口服磺胺药物之后。

（3）外科手术、放疗后营养消耗增加。

3. 情境因素

（1）环境不良、学习工作压力或情绪不良引起食欲下降。

（2）特殊环境或因素不能获取食物，如水灾之后等。

4. 年龄因素　新生儿、婴幼儿喂养不当，老年人消化功能下降。

二、有感染的危险

【名称】有感染的危险

【定义】个体处于易受内源性或外源性病原体侵犯的状态。

【诊断依据】

具有易致感染的危险因素存在（同相关因素）。

【相关因素】

1. 病理生理因素　各种疾病所致个体特异性与非特异性免疫功能下降。如皮肤、黏膜损伤，血中白细胞减少，先天性免疫缺陷病等。

2. 治疗因素

（1）各种创伤性操作，如手术、气管切开、导尿等。

（2）放射、化学治疗等引起机体免疫功能下降。

3. 情境因素

（1）处于与病原体接触状态，如长期住院、与传染病病人密切接触等。

（2）不良生活习惯或方式损伤机体的防卫机能，如吸烟、饮酒、长期不活动、过度紧张、睡眠不足等。

4. 年龄因素及特殊人群　新生儿、婴幼儿、产妇、老年人等机体免疫功能低下者。

三、体温过高

【名称】体温过高

【定义】个体体温高于正常范围的状态。

【诊断依据】

1. 主要依据　体温在正常范围以上。

2. 次要依据

（1）皮肤潮红、触摸发热。

（2）脉搏、呼吸增快。

（3）疲乏、无力、头痛、头晕。

【相关因素】

1. 病理生理因素　感染、外伤、脱水、代谢率增高等。

2. 治疗因素　手术、药物等。

3. 情境因素　处于热环境中、剧烈活动等。

四、便秘

【名称】便秘

【定义】个体正常排便习惯改变，处于排便次数减少和（或）排出干、硬粪便的状态。

【诊断依据】

1. 主要依据

（1）排便次数每周少于 3 次。

（2）排出干、硬成形便。

2. 次要依据

（1）主诉直肠有胀感和压迫感。

（2）排便费力、困难，并有疼痛感。

（3）左下腹可触及包块。

（4）肠鸣音减弱。

【相关因素】

1. 病理生理因素　脊髓损伤、骨盆肌无力、不能活动等，代谢率降低。

2. 治疗因素 麻醉和手术影响肠蠕动，使用利尿剂、镇静剂、钙剂等药物。

3. 情境因素 食物纤维素不足及饮水过少。

4. 年龄因素 年老肠蠕动减慢。

五、体液不足

【名称】体液不足

【定义】个体处于血管内、细胞内或细胞间体液缺失的状态。

【诊断依据】

1. 主要依据

（1）经口或其他途径进液量不足。

（2）经大便、小便、皮肤或其他途径排出体液量异常增多。

（3）体重迅速减轻，皮肤黏膜干燥，尿量减少。

2. 次要依据

（1）血液浓缩，血钠改变，血压下降。

（2）口渴、恶心、食欲下降、体温升高、心率增快、意识改变、虚弱等。

（3）静脉充盈度下降。

【相关因素】

1. 病理生理因素。糖尿病、尿崩症等引起尿量增多，高热、呕吐、腹泻、大面积烧伤等引起体液丢失。

2. 治疗因素。鼻饲高溶质液体，引流管引流量过多，大量应用泻药、利尿药、乙醇等。

3. 情境因素。恶劣的环境致恶心、呕吐、口腔疼痛等致饮食困难；各种灾难时饮水供给不足；异常活动，或天气炎热引起水分丢失过多；因减肥等采用不当的饮食方式。

4. 年龄因素。

六、气体交换受损

【名称】 气体交换受损

【定义】 个体处于肺泡和微血管之间氧气和二氧化碳交换减少的状态。

【诊断依据】

1. 主要依据　用力或活动时感到呼吸费力或困难。

2. 次要依据　有缺氧或二氧化碳潴留的表现。

（1）神经系统表现　烦躁、焦虑、意识模糊、嗜睡。

（2）呼吸系统表现　端坐呼吸、呼吸急促、呼气延长、心率增快、心律失常，甚至心力衰竭。

（3）消化系统表现　胃饱胀、食欲下降。

（4）其他　发绀、疲乏无力、尿量减少等。

（5）血气分析　血氧分压（PaO_2）下降、二氧化碳分压（$PaCO_2$）上升、血氧饱和度（SaO_2）下降。

【相关因素】

1. 病理生理因素　肺部感染等病变致肺泡呼吸面积减少及呼吸膜改变；气管、支气管病变或异物、分泌物滞留致气道通气障碍；神经系统疾病致呼吸活动异常等。

2. 治疗因素　麻醉药物等引起的呼吸抵制，气管插管等致呼吸道阻塞，吸入氧浓度过低等。

3. 情境因素　因创伤、手术或认知障碍致呼吸活动异常。

4. 年龄因素　早产儿、老年人呼吸中枢或肺呼吸功能降低。

七、清理呼吸道无效

【名称】 清理呼吸道无效

【定义】 个体处于不能有效咳嗽以清除呼吸道分泌物或阻塞物，引起呼吸不通畅的状态。

【诊断依据】

1. 主要依据

（1）无效咳嗽或咳嗽无力，如病人说排痰时伤口疼痛不敢咳嗽。

（2）不能排出呼吸道分泌物或阻塞物，如咳嗽时表情痛苦，痰液黏稠，不易咳出。

2. 次要依据　有缺氧或二氧化碳潴留的表现。

（1）呼吸音不正常，如有痰鸣音。

（2）呼吸的频率、节律、深度发生异常改变，如呼吸急促。

【相关因素】

1. 病理生理因素　肺部感染引起分泌物过多、痰液黏稠，手术后引起呼吸运动受限而不能排出分泌物等。

2. 治疗因素　使用镇静剂、麻醉剂引起不能有效咳嗽。

3. 情境因素　由于手术疼痛或认知障碍等不敢咳嗽，空气干燥、吸烟、空气严重污染等致呼吸道分泌物异常等。

4. 年龄因素　新生儿咳嗽反射低下，老年人咳嗽反射迟钝、咳嗽无力。

八、有受伤的危险

【名称】有受伤的危险

【定义】个体处于适应和防御能力降低，在与环境互相作用中易受到损伤的危险状态。

【诊断依据】

有危险因素存在（同相关因素）。

【相关因素】

1. 病理生理因素　因缺氧、眩晕等脑功能异常，因步态不稳、截肢等活动功能异常，视、听、触觉等各种感觉器官异常等。

2. 治疗因素　镇静剂、降压药等药物影响中枢神经功能，石膏固定、使用拐杖等影响活动。

3. 情境因素　环境陌生，房屋结构布局与设施不当，交通运输方式不当等。

4. 年龄因素　小儿生活能力低下和缺乏安全意识，老年人感知、运动功能缺陷等。

九、有误吸的危险

【名称】有误吸的危险

【定义】个体处于有可能将分泌物或异物吸入气管、支气管的危险状态。

【诊断依据】

有导致个体误吸的危险因素存在。

【相关因素】

1. 意识障碍或咳嗽反射、吞咽反应迟钝。

2. 气管切开或气管插管等。

3. 贲门括约肌失常，胃内容物反流。

4. 面、口、颈部手术及外伤。

十、口腔黏膜受损

【名称】口腔黏膜受损

【定义】个体口腔黏膜处于受损的状态。

【诊断依据】

1. 主要依据　口腔黏膜破溃、疼痛。

2. 次要依据　口腔黏膜充血、水肿，口腔炎，牙龈炎，口腔黏膜白斑等。

【相关因素】

1. 病理生理因素　口腔细菌或真菌感染。

2. 治疗因素　气管插管或插鼻饲管，手术后禁食，应用化疗药物、激素等。

3. 情境因素　用口腔呼吸，口腔卫生不良，缺乏口腔卫生知识。

十一、皮肤完整性受损

【名称】皮肤完整性受损

【定义】个体的皮肤处于损伤的状态。

【诊断依据】

1. 主要依据　表皮、真皮组织破损。

2. 次要依据　皮肤潮红、瘙痒、剥脱。

【相关因素】

1. 病理生理因素　自身免疫力降低（如红斑狼疮）引起皮肤抵抗力降低，糖尿病、肝硬化、肾衰、癌症等引起皮肤缺血、缺氧。

2. 治疗因素　应用化疗药物、放射治疗等引起皮肤抵抗力降低，使用镇静剂引起不能活动，损伤后使用石膏、夹板、牵引固定等。

3. 情境因素　皮肤受到潮湿、摩擦的刺激（如大、小便），疼痛、感觉或运动障碍、昏迷等引起身体不能活动，床垫较硬等。

十二、有皮肤完整性受损的危险

【名称】有皮肤完整性受损的危险

【定义】个体的皮肤处于可能受损的危险状态。

【诊断依据】

有致皮肤损害的危险因素存在（同相关因素）。

【相关因素】

1. 躯体不能活动，如昏迷、偏瘫、骨折等。

2. 皮肤受到潮湿、摩擦的刺激，如大、小便失禁。

3. 皮肤营养失调，如肥胖、消瘦、水肿。

十三、躯体移动障碍

【名称】躯体移动障碍

【定义】个体独立移动躯体的能力受限制的状态。

【诊断依据】

1. 主要依据

（1）不能自主地活动（床上活动，上、下床及室内活动等）。

（2）强制性约束不能活动，如肢体制动、牵引、医嘱绝对卧床等。

2. 次要依据

（1）肌肉萎缩，肌力、肌张力下降。

（2）协调、共济运动障碍。

（3）关节运动受损。

【相关因素】

1. 病理生理因素　神经肌肉受损，肌肉骨骼损伤，感知认知障碍，活动无耐力的疾病，疼痛不适。

2. 情境因素　抑郁、焦虑心理。

3. 年龄因素　老年人运动功能退行性变化使活动受限。

活动功能分级：

0 级　　能完全独立地活动。

Ⅰ级　　需助行器械辅助活动。

Ⅱ级　　需他人帮助活动。

Ⅲ级　　既需助行又需他人帮助活动。

Ⅳ级　　不能活动，完全依赖帮助。

十四、活动无耐力

【名称】活动无耐力

【定义】个体因生理能力降低而处于不能耐受日常必要活动的状态。

【诊断依据】

1. 主要依据

（1）活动中出现头晕、呼吸困难。

（2）活动后出现气短、不适，心率、血压异常。

（3）自述疲乏、无力或虚弱。

2. 次要依据

（1）面色苍白或发绀。

（2）意识模糊、眩晕。

（3）心电图改变。

【相关因素】

1. 病理生理因素

（1）各种疾病造成的缺氧或氧供给相对不足。

（2）饮食不足或营养不良等所致的能量供给不足。

2. 治疗因素　手术、放疗、化疗所致的代谢增加。

3. 情境因素　长期卧床、久坐性或惰性生活方式、地理或气候因素造成氧供不足。

4. 年龄因素　老年人。

十五、睡眠形态紊乱

【名称】睡眠形态紊乱

【定义】个体处于睡眠不足或中断等休息方式的改变，并出现不适和（或）影响正常生活的一种状态。

【诊断依据】

1. 主要依据

（1）成人入睡或保持睡眠状态困难。

（2）儿童不愿就寝、夜间常醒着或渴望与父母一起睡。

2. 次要依据

（1）白天疲劳、打瞌睡。

（2）烦躁、情绪不稳、易怒、面无表情、眼圈发黑。

【相关因素】

1. 病理生理因素　各种疾病造成的不适、疼痛而经常疼醒，如心绞痛、腹泻、尿频、尿潴留、便秘等。

2. 治疗因素　静脉输液、牵引、石膏固定等改变睡眠姿势而不适，应用镇静剂、催眠药等白天睡眠过多。

3. 情境因素　过度紧张、恐惧，生活环境变化，生活方式改变（如值夜班、白天睡眠过多），过度活动等。

4. 年龄因素　小儿恐惧黑暗，女性更年期内分泌改变等。

十六、进食自理缺陷

【名称】进食自理缺陷

【定义】个体因各种原因进食活动能力受损的状态。

【诊断依据】

个体不能将食物送入口腔。

【相关因素】

1. 病理生理因素　神经、肌肉、骨骼疾病，视力障碍性疾病等。

2. 治疗因素　进食活动受限的治疗措施。

3. 情境因素　抑郁、焦虑等心理障碍，活动耐力下降。

4. 年龄因素　婴幼儿缺乏独立能力，老年人感知、认知及运动障碍。

十七、知识缺乏（特定的）

【名称】知识缺乏

【定义】个体处于缺乏某疾病治疗、护理、保健等方面的知识和技能的状态。

【诊断依据】

1. 主要依据

（1）自述或行为表现缺乏有关知识和技能，并要求学会。

（2）未正确执行医护措施。

2. 次要依据

（1）误解有关知识和技能。

（2）日常生活中没有落实有关治疗和护理计划，如没有认真执行低盐饮食。

（3）因知识缺乏出现焦虑、抑郁等心理变化。

十八、疼痛

【名称】 疼痛

【定义】 个体感到或说出有严重不舒适的感觉。

【诊断依据】

1. 主要依据　病人自述有疼痛感。

2. 次要依据

（1）表情痛苦、呻吟。

（2）强迫体位、按揉疼痛部位。

（3）急性疼痛的反应：血压升高，脉搏、呼吸增快，出汗，注意力不集中等。

【相关因素】

1. 病理生理因素　烧伤、外伤、骨折等引起组织损伤，肌肉痉挛、胃肠痉挛、下肢血管痉挛或阻塞等。

2. 治疗因素　手术、静脉穿刺、组织活检、骨穿等引起组织损伤等。

3. 情境因素　不活动、体位不当等。

十九、焦虑

【名称】 焦虑

【定义】 个体或群体处于因模糊、不明确、不具体的威胁而感到不安与不适的状态。

【诊断依据】

1. 生理方面　失眠、疲劳感、口干、肌肉紧张、感觉异常等，以及脉搏增快、呼吸增快、血压升高、出汗、烦躁、声音发颤或音调改变。

2. 心理方面　不安感、无助感、缺乏自信、预感不幸等，易激动、爱发脾气、无耐心、常埋怨别人等。

3. 认知方面　注意力不集中、健忘、怀念过去、不愿面对现实。

【相关因素】

1. 病理生理因素　基本需要（空气、水、食物、排泄、安全等）未得到满足，如心肌缺血缺氧而疼痛、尿潴留引起不适。

2. 治疗因素　担心手术、治疗或检查发生意外，不熟悉医院环境等。

3. 情境因素　自尊受到威胁，对死亡、失去亲人的威胁，家庭经济困难等。

4. 年龄因素　小儿因住院与家人分离。

二十、恐惧

【名称】 恐惧

【定义】 个体对明确而具体的威胁因素产生的惧怕感。

【诊断依据】

1. 主要依据　有害怕感、躲避行为，对造成威胁的因素极为敏感。

2. 次要依据　可出现颤抖、哭泣、失眠、食欲减退、噩梦。

【相关因素】

1. 病理生理因素　感觉到机体结构或功能丧失造成的影响，如面部烧伤引起自我形象改变。

2. 治疗因素　手术、麻醉、某些侵入性检查或化疗等。

3. 情境因素　剧烈疼痛。

附2

201项护理诊断一览表（2009－2011）

领域1　健康促进（Health Promotion）

健康维护能力低下（Ineffective Health Maintenance）

自我健康管理无效（Ineffective Self Health Management）

持家能力障碍（Impaired Home Maintenance）

有免疫状态改善的趋势（Readiness for Enhanced Immunization Status）

忽视自我健康管理（Self Neglect）

有营养改善的趋势（Readiness for Enhanced Nutrition）

家庭执行治疗方案无效（Ineffective Family Therapeutic Regimen Management）

有自我健康管理改善的趋势（Readiness for Enhanced Self Health Management）

领域2　营养（Nutrition）

无效性婴儿喂养形态（Ineffective Infant Feeding Pattern）

营养失调　低于机体需要量（Imbalanced Nutrition：Less Than Body Requirements）

营养失调　高于机体需要量（Imbalanced Nutrition：More Than Body Requirements）

有营养失调的危险　高于机体需要量（Risk for Imbalanced Nutrition：More Than Body Requirements）

吞咽障碍（Impaired Swallowing）

有血糖不稳定的危险（Risk for Unstable Glucose Level）

新生儿黄疸（Neonatal Jaundice）

有肝功能受损的危险（Risk for Impaired Liver Function）

有电解质失衡的危险（Risk for Electrolyte Imbalance）

有体液平衡改善的趋势（Readiness for Enhanced Fluid Balance）

体液不足（Deficient Fluid Volume）

体液过多（Excess Fluid Volume）

有体液不足的危险（Risk for Deficient Fluid Volume）

有体液失衡的危险（Risk for Imbalanced Fluid Volume）

领域3　排泄（Elimination and Exchange）
排尿障碍（Impaired Urinary Elimination）
功能性尿失禁（Functional Urinary Incontinence）
溢出性尿失禁（Overflow Urinary Incontinence）
反射性尿失禁（Reflex Urinary Incontinence）
压力性尿失禁（Stress Urinary Incontinence）
急迫性尿失禁（Urge Urinary Incontinence）
有急迫性尿失禁的危险（Risk for Urge Urinary Incontinence）
尿潴留（Urinary Retention）
有排尿功能改善的趋势（Readiness for Enhanced Urinary Elimination）
排便失禁（Bowel Incontinence）
便秘（Constipation）
感知性便秘（Perceived Constipation）
有便秘的危险（Risk for Constipation）
腹泻（Diarrhea）
胃肠动力失调（Dysfunctional Gastrointestinal Motility）
有胃肠动力失调的危险（Risk for Dysfunctional Gastrointestinal Motility）
气体交换障碍（Impaired Gas Exchange）

领域4　活动/休息（Activity/Rest）
失眠（Insomnia）
睡眠形态紊乱（Disturbed Sleep Pattern）
睡眠剥夺（Sleep Deprivation）
有睡眠改善的趋势（Readiness for Enhanced Sleep）
有废用综合征的危险（Risk for Disuse Syndrome）
缺乏娱乐活动（Deficient Diversional Activity）
久坐的生活方式（Sedentary Lifestyle）
床上活动障碍（Impaired Bed Mobility）
躯体活动障碍（Impaired Physical Mobility）
借助轮椅活动障碍（Impaired wheelchair Mobility）
移动能力障碍（Impaired Transfer Ability）
行走障碍（Impaired Walking）
术后康复迟缓（Delayed Surgical Recovery）
能量场紊乱（Disturbed Energy Field）
疲乏（Fatigue）

活动无耐力（Activity Intolerance）

有活动无耐力的危险（Risk for Activity Intolerance）

有出血的危险（Risk for Bleeding）

低效性呼吸形态（Ineffective Breathing Pattern）

心输出量减少（Decreased Cardiac Output）

外周组织灌注无效（Ineffective Peripheral Tissue Perfusion）

有心脏组织灌注不足的危险（Risk for Decreased Cardiac Tissue Perfusion）

有脑组织灌注无效的危险（Risk for Ineffective Cerebral Tissue Perfusion）

有胃肠道灌注无效的危险（Risk for Ineffective Gastrointestinal Tissue Perfusion）

有肾脏灌注无效的危险（Risk for Ineffective Renal Perfusion）

有休克的危险（Risk for Shock）

自主呼吸障碍（Impaired Spontaneous Ventilation）

呼吸机依赖（Dysfunctional Ventilatory Weaning Response）

有自理能力增强的趋势（Readiness for Enhanced Self-Care）

沐浴/卫生自理缺陷（Bathing/Hygiene Self-Care Deficit）

穿着/修饰自理缺陷（Dressing/grooming Self-Care Deficit）

进食自理缺陷（Feeding Self-Care Deficit）

如厕自理缺陷（Toileting Self-Care Deficit）

领域 5　感知/认知（Perception/Cognition）

单侧身体忽视（Unilateral Neglect）

环境认知障碍综合征（Impaired Environmental Interpretation Syndrome）

漫游状态（Wandering）

感知觉紊乱　（指视觉、听觉、方位感、味觉、触觉、嗅觉）Disturbcd Scnsory Perception（Specify Visual Auditory Kinesthetic Gustatory Tactile Olfactory）

急性意识障碍 Acute Confusion

慢性意识障碍 Chronic Confusion

有急性意识障碍的危险 Risk for Acute Confusion

知识缺乏 Deficient Knowledge

有知识增进的趋势 Readiness for Enhanced Knowledge

记忆功能障碍 Impaired Memory

有决策能力增强的趋势 Readiness for Enhanced Decision-Making

活动计划无效 Ineffective Activity Planning

语言沟通障碍 Impaired Verbal Communication

有沟通增进的趋势 Readiness for Enhanced Communication

领域6 自我感知 Self-Perception
有个人尊严受损的危险 Risk for Compromised Human Dignity
无望感 Hopelessness
自我认同紊乱 Disturbed Personal Identity
有孤独的危险 Risk for Loneliness
有能力增强的趋势 Readiness for Enhanced Power
无能为力感 Powerlessness
有无能为力感的危险 Risk for Powerlessness
有自我概念改善的趋势 Readiness for Enhanced Self-Concept
情境性低自尊 Situational low Self-Esteem
长期性低自尊 Chronic Low Self-Esteem
有情境性低自尊的危险 Risk for Situational Low Self-Esteem
体像紊乱 Disturbed Body Image

领域7 角色关系 Role Relationships
照顾者角色紧张 Caregiver Role Strain
有照顾者角色紧张的危险 Risk for Caregiver Role Strain
养育功能障碍 Impaired Parenting
有养育功能改善的趋势 Readiness for Enhanced Parenting
有养育功能障碍的危险 Risk for Impaired Parenting
有依附关系受损的危险 Risk for Impaired Parent/Infant/Child Attachment
家庭运作过程失常 Dysfunctional Family Processes
家庭运作过程改变 Interrupted Family Processes
有家庭运作过程改善的趋势 Readiness for Enhanced Family Processes
母乳喂养有效 Effective Breastfeeding
母乳喂养无效 Ineffective Breastfeeding
母乳喂养中断 Interrupted Breastfeeding
父母角色冲突 Parental Role Conflict
有关系改善的趋势 Readiness for Enhanced Relationship
无效性角色行为 Ineffective Role Performance
社会交往障碍 Impaired Social Interaction

领域8 性（Sexuality）
性功能障碍（Sexual Dysfunction）
性生活形态无效（Ineffective Sexuality Patterns）
有生育进程改善的趋势（Readiness for Enhanced Childbearing Process）
有母体与胎儿双方受干扰的危险（Risk for Disturbed Maternal/Fetal Dyad）

领域9　应对/应激耐受性（Coping/ Stress Tolerance）
创伤后综合征（Post Trauma Syndrome）
有创伤后综合征的危险（Risk for Post Trauma Syndrome）
强暴创伤综合征（Rape-Trauma Syndrome）
迁移应激综合征（Relocation Stress Syndrome）
有迁移应激综合征的危险（Risk for Relocation Stress Syndrome）
焦虑（Anxiety）
对死亡的焦虑（Death Anxiety）
有威胁健康的行为（Risk-Prone Health Behavior）
妥协性家庭应对（Compromised Family Coping）
无能性家庭应对（Disabled Family Coping）
防卫性应对（Defensive Coping）
应对无效（Ineffective Coping）
社区应对无效（Ineffective Community Coping）
有应对增强的趋势（Readiness for Enhanced Coping）
有社区应对增强的趋势（Readiness for Enhanced Community Coping）
有家庭应对增强的趋势（Readiness for Enhanced Family Coping）
无效性否认（Ineffective Denial）
恐惧（Fear）
悲伤（Grieving）
复杂性悲伤（Complicated Grieving）
有复杂性悲伤的危险（Risk for Complicated Grieving）
个人恢复能力障碍（Impaired Individual Resilience）
有恢复能力受损的危险（Risk for Compromised Resilience）
有恢复能力增强的趋势（Readiness for Enhanced Resilience）
持续性悲伤（Chronic Sorrow）
压力负荷过重（Stress Overload）
自主性反射失调（Autonomic Dysreflexia）
有自主性反射失调的危险（Risk for Autonomic Dysreflexia）
婴儿行为紊乱（Disorganized Infant Behavior）
有婴儿行为紊乱的危险（Risk for Disorganized Infant Behavior）
有婴儿行为调节改善的趋势（Readiness for Enhanced Organized Infant Behavior）
颅内调适能力降低（Decreased Intracranial Adaptive Capacity）

领域10　生活准则（Life Principles）
有希望增强的趋势（Readiness for Enhanced Hope）
有精神安适增进的趋势（Readiness for Enhanced Spiritual Well-being）

抉择冲突（Decisional Conflict）
道德困扰（Moral Distress）
不依从行为（Noncompliance）
宗教信仰减弱（Impaired Religiosity）
有宗教信仰增强的趋势（Readiness for Enhanced Religiosity）
有宗教信仰减弱的危险（Risk for Impaired Religiosity）
精神困扰（Spiritual Distress）
有精神困扰的危险（Risk for Spiritual Distress）

领域 11　安全/防护（Safety/Protection）
有感染的危险（Risk for Infect ion）
清理呼吸道无效（Ineffective Airway Clearance）
有误吸的危险（Risk for Aspiration）
有婴儿猝死综合征的危险（Risk for Sudden Infant Death Syndrome）
牙齿受损（Impaired Dentition）
有跌倒的危险（Risk for Falls）
有受伤害的危险（Risk for Injury）
有手术期体位性损伤的危险（Risk for Perioperative-Positioning Injury）
口腔黏膜受损（Impaired Oral Mucous Membrane）
有外周神经血管功能障碍的危险（Risk for Peripheral Neurovascular Dysfunction）
防护能力低下（Ineffective Protection）
皮肤完整性受损（Impaired Skin Integrity）
有皮肤完整性受损的危险（Risk for Impaired Skin Integrity）
有窒息的危险（Risk for Suffocation）
组织完整性受损（Impaired Tissue Integrity）
有外伤的危险（Risk for Trauma）
有血管损伤的危险（Risk for Vascular Trauma）
自伤（Self-Mutilation）
有自伤的危险（Risk for Self-Mutilation）
有自杀的危险（Risk for Suicide）
有对他人施行暴力的危险（Risk for Other-Directed Violence）
有对自己施行暴力的危险（Risk for Self-Directed Violence）
受污染（Contamination）
有受污染的危险（Risk for Contamination）
有中毒的危险（Risk for Poisoning）
乳胶过敏反应（Latex Allergy Response）
有乳胶过敏反应的危险（Risk for Latex Allergy Response）

有体温失调的危险（Risk for Imbalanced Body Temperature）
体温过高（Hyperthermia）
体温过低（Hypothermia）
体温调节无效（Ineffective Thermoregulation）

领域 12　舒适（Comfort）
有舒适增进的趋势（Readiness for Enhanced Comfort）
舒适度减弱（Impaired Comfort）
恶心（Nausea）
急性疼痛（Acute Pain）
慢性疼痛（Chronic Pain）
社交孤立（Social Isolation）

领域 13　生长/发展（Growth/Development）
成人身心功能衰退（Adult Failure to Thrive）
生长发展迟缓（Delayed Growth and Development）
有发展迟缓的危险（Risk for Delayed Development）
有生长比例失调的危险（Risk for Disproportionate Growth）

第三章　医院概述及入出院护理

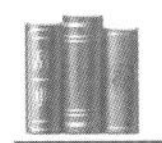

知识要点

1. 掌握：护士角色、护患关系、急诊、铺床法、入病区后的初步护理、分级护理、出院前后护理工作。
2. 理解：医院的性质和任务、角色、病人角色、门诊、人体力学在护理工作中的运用。
3. 了解：医院的种类、组织结构。

医院是以寻求健康的人为服务对象，以医学科学技术为主要手段，把医疗护理服务和基础生活服务融为一体的技术服务体系，同时又是为病人提供治病、休养、康复的诊疗机构。医院要以病人为中心，要充分考虑到环境的安排、布局、舒适、安全等因素，努力为病人提供恢复健康的最佳住院环境，促进病人身心健康。病人经医生诊断确定住院治疗或出院时，护士须协助病人及家属办理相关住院或出院手续，并提供相应的护理程序，做好健康指导和卫生宣教，促进病人早日康复。

案例

张叔叔，40岁，公交司机。5年来经常有泛酸、饱胀嗳气、饥饿不适及餐后定时性慢性中上腹疼痛，有时会有恶心、呕吐，呕吐物一般为食物残渣或胃液，症状加重时会有黑便。今天突然出现呕血，呕血量约有1500ml，被120送到急诊科时，病人意识淡漠、出汗、面色苍白、四肢冰冷，测血压70/50mmHg，脉搏快而弱，呼吸急促。诊断为十二指肠溃疡穿孔。

问题

1. 作为急诊科护士在医生未到之前应做哪些抢救措施？
2. 病人需要做手术，护士应选择何种方式护送病人到手术室？
3. 病人手术后入病区，病区护士应做哪些准备及护理工作？

第一节 医院概述

一、医院的性质和任务

1. **医院的性质** 1982年卫生部颁发的《全国医院工作条例》中指出："医院是防病治病、保障人民健康的社会主义卫生事业单位，必须贯彻党和国家的卫生工作方针政策，遵守政府法令，为社会主义现代化建设服务。"这是我国医院的基本性质。

2. **医院的任务** 1982年卫生部颁发的《全国医院工作条例》中明确指出，医院的任务是："以医疗工作为中心，在提高医疗质量的基础上，保证教学和科研任务的完成，并不断提高教学质量和科研水平，同时做好扩大预防保健、指导基层和计划生育的技术工作 。"

二、医院的种类

（一）医院的分类

根据医院的不同分类方法，将医院划分为不同的类型，见表3-1。

表3-1 医院的分类一览表

划分方法	医院类型
按收治范围	综合医院、专科医院、职业病医院、康复医院
按选定任务	军队医院、企业医院、医学院校附属医院
按地区	城市医院（市、区、街道医院）、农村医院（县、乡、镇医院）
按产权归属	公立医院、私立医院、股份制医院、中外合资医院
按卫生部分级管理制度	一级医院、二级医院、三级医院

（二）医院的分级

我国从1989年开始实行医院分级管理制度，它是按照医院的功能和相应的规模、技术、管理和服务质量综合水平，将其划分为一定级别和等次的标准化管理。目前，依照卫生部《医院分级管理标准》，将医院分为三级十等：即三级（一、二、三级）、十等（每级分甲、乙、丙三等，三级医院增设特等）。

1. **一级医院** 是直接向一定人口（≤10万）的社区提供预防、医疗、保健、康复服务的基层医疗卫生机构。如城市街道医院，农村乡、镇医院等。

2. **二级医院** 是向多个社区（其半径人口在10万以上）提供综合性医疗卫生服务，并承担一定教学和科研任务的地区性医院，如区、县级医院，一定规模的厂矿和企事业单位的职工医院等。

3. 三级医院　是向多个地区提供高水平、专科性医疗卫生服务和执行医学高等教学、科研任务的区域性以上医院，具有指导一、二级医院业务工作和相互合作职能，如省、市直属的市级大医院、医学院校的附属医院等。

三、医院的组织结构

依据我国医院的组织结构模式，医院一般由三大系统构成，即医疗部门、医疗辅助部门和行政后勤部门（图3－1）。各部门之间分工明确，各尽其职，同时又相互协调，相互合作。

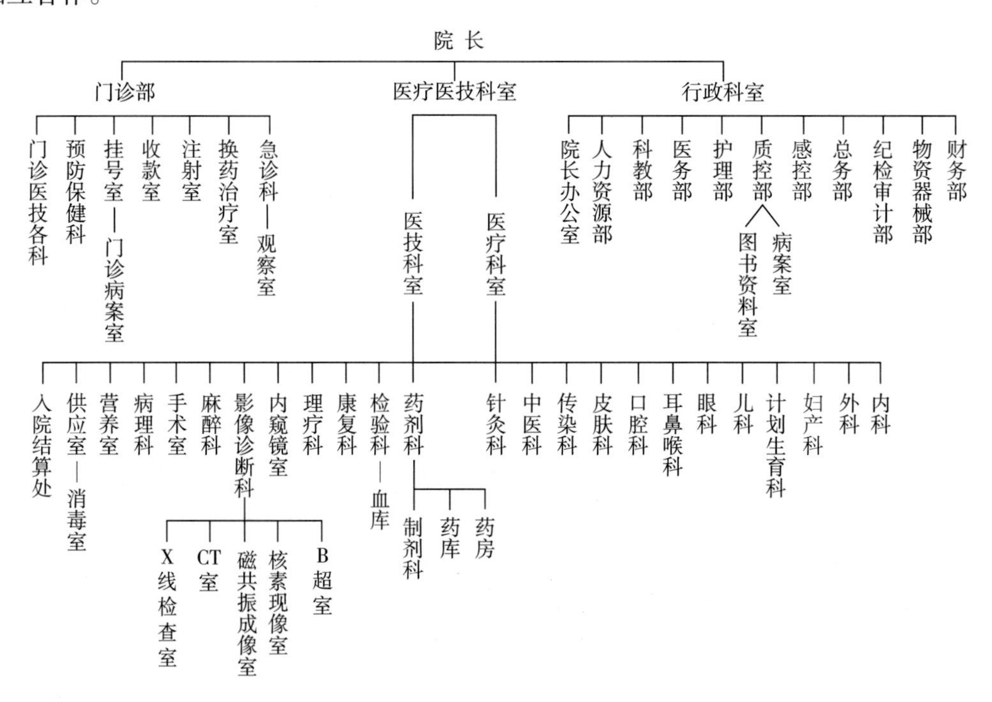

图3－1　医院的组织结构

第二节　护患关系

护士和病人在医院里是服务与被服务的关系。护士在工作中，有很多时间与机会和病人及其家属接触。由于护患双方不同的社会文化背景、人格及不同的社会地位和经历，在很大程度上会影响双方的沟通，进而影响护理工作的顺利进行。因此，作为护士必须了解护士与病人各自的角色功能，建立良好的护患关系，给病人必要的护理帮助，促进病人早日康复。

一、角色的概念

角色，又称社会角色。这一词源于戏剧舞台上的用语，原指剧本中的人物。1936年美国人类学家林顿在《人的研究》一书中提出社会角色这一词，后来被广泛运用于分析个体心理、行为与社会规范之间相互关系中，成为社会学、社会心理学、护理学中常用的术语。

角色一词的含义是："处于一定社会地位的个体或群体，在实现与其地位相联系的权利和义务的过程中，所表现出的符合社会期望的模式化行为。"简而言之，角色是指一个人在特定社会系统中，一个特定位置的行为期望和行为要求，表明了人们在现实生活中的社会位置及相应的权利、义务及行为规范。

二、病人角色

病人是指患有疾病的人，是由于心理或生理上出现障碍，并且得到医生确诊的人。也就是罹患疾病，或身体受到创伤而需要医生和护士进行治疗的人。

病人在患病期间享有特定的权利和义务，护士应尊重病人的权利，以提高护理质量，同时病人也应明确自己的权利和承担的义务，自觉配合治疗。

（一）病人的权利

1. 免除社会责任和义务的权利 病人有权根据疾病的性质、病情的严重程度，免除或部分免除正常的社会角色所应承担的责任。

2. 享有平等医疗、护理、保健的权利 享有健康是每个人的基本权利。作为病人不论其社会地位、职务、经济状况怎样，均应享有医疗、护理、保健的平等权。护士应尊重病人的权利，对所有的病人均应一视同仁，给予平等的服务。

3. 知情同意权 病人有权了解有关自己疾病的所有信息，包括疾病的诊断、治疗、护理和预后的最新信息。护士应将病人的病情、治疗、护理措施及风险等，如实告知病人，及时解答其咨询，但是，应当避免对病人产生不利后果。

4. 隐私和尊严受被保密的权利 病人有权要求将其病情资料、治疗内容和记录给予保密。病人有权要求对其医疗计划，包括病例讨论、会诊、检查和治疗等未经同意不可泄露。不允许任意将病人姓名、身体状况、私人事务公开，更不能与其他不相关人员讨论病人的病情和治疗。

5. 服务的选择权、监督权 病人有比较和选择医疗机构、检查项目、治疗方案的权利。病人有权监督医院对其实施的医疗、护理工作。如果病人的正常要求得不到满足，或因医护人员的原因而使病人受到不必要的损害，病人有权要求赔偿并追究相关人员的责任。

（二）病人的义务

权利和义务是相对的，病人在享有正当权利的同时，也应履行以下义务：

1. 及时寻求医疗、护理帮助的义务。
2. 积极配合医疗、护理活动的义务。
3. 按时交纳医疗费用的义务。
4. 自觉遵守医院各项规章制度的义务。
5. 尊重医疗、护理人员的义务。

三、护士角色

护士角色是指护士应具有的与职业相适应的社会行为模式。随着科学技术、医学和护理学的发展，赋予了当代护士多元化的角色，使之履行多重角色功能。

1. **照顾者** 照顾是护理永恒的主题，是护士为病人提供直接的护理服务，以满足病人生理、心理和社会方面的需要，是护士的首要职责。

2. **管理者** 每名护士都是一个管理者，管理的目的是提高护理的质量和效率。护理领导者管理人力资源和物资资源，组织护理工作的实施。普通护士管理病人和病区环境，促进病人早日康复。

3. **教育者** 护士有教育者的职能。在医院，对病人和家属进行卫生宣教，讲解有关疾病的治疗护理和预防知识，同时有带教实习生的任务。在社区，向居民宣传预防疾病、保持健康的知识和方法。在护士学校，向护理学生传授专业知识和技能。

4. **咨询者** 护士有责任为护理对象提供健康信息，给予预防保健等专业指导。

5. **协调者和合作者** 护士与病人、病人家属和其他健康专业人员需要紧密合作，相互配合和支持，更好地满足病人的需要。

6. **保护者** 护士有责任帮助病人理解来自各种途径的健康信息，补充必要信息，帮助病人做出正确的选择，同时保护病人的权益不受侵犯和损害。

7. **示范者** 护士应在预防保健、促进健康生活方式等方面起示范作用，如不吸烟、讲究卫生和加强体育锻炼等。

8. **研究者** 开展护理研究，解决复杂的临床问题以及在护理教育、护理管理等领域中遇到的有关问题，完善护理理论，推动护理专业的发展。

9. **改革者和创业者** 护理应适应社会发展的需要，不断改革护理的服务方式，扩大护理工作范围和职责，推动护理事业的发展。

当今社会对护士角色的需求越来越多。因此护士必须加强角色学习，以更好地完成角色功能。角色学习是护士掌握社会所赋予的角色期待，明确角色行为，并通过角色实践完成角色功能的全过程。护士角色的学习将是一个终身的学习。

四、护患关系

护患关系是指在医疗护理活动中，护士与病人之间确立的一种人际关系，是护理实践活动中最主要的一种专业性人际关系。护患关系是护士职业生涯中最常见的人际关系，和谐的护患关系是护士良好人际关系的核心。

（一）护患关系的特点

1. 护患关系是在病人就医过程中形成的、相对短期的护理与被护理关系。护患关系的实质是满足病人的需求，一旦病人的这种护理需求结束了，护患关系也就结束了。

2. 在护患关系形成过程中，护士处于相对主动地位，护士的态度和行为对护患关系的建立与发展起决定性的作用。作为专业技术人员的护士在护患关系中扮演主动角色。

3. 护患关系的最终目的是为病人减轻痛苦，保持、恢复和促进病人健康，提高病人生活质量。

（二）构建和谐护患关系的基本原则

1. 尊重并平等对待每一位病人。
2. 对病人的病痛富有同情心。
3. 加强护患间的沟通与互信。
4. 强化业务学习，提升护理专业技能。

第三节　门诊部

门诊部是医院面向社会的窗口，是医院医疗工作的第一线，是为公众提供诊断、治疗、护理和预防保健服务的主要场所。门诊部的医疗护理工作质量，直接影响公众对医院的认识和评价。门诊部工作包括门诊和急诊。

一、门诊

门诊具有病人多、病种复杂、人员流动性大、季节性强、就诊时间短及发生交叉感染的可能性大等特点。因此，门诊的设施、布局、组织管理、医疗护理服务等有较高的要求。门诊护士应为病人提供最优质的服务，使病人得到及时的诊断和治疗。

（一）门诊的设置和布局

门诊设有挂号室、收费室、化验室、药房、治疗室、候诊室和与医院各科室相对应的诊室等。诊室内配备有洗手池，诊断床，床前遮挡设施，诊断桌、椅等；诊断桌上放置各种体检用具、化验检查申请单、处方等。治疗室内备有急救物品和设备。

门诊的就诊、候诊环境以方便病人为目的，以关注公共卫生为原则，并体现医院对病人的人文关怀。门诊环境设置合理，有醒目的标志和指示路牌，可设立总服务台、导医处，配备多媒体查询触摸屏和电子显示屏，使各种医疗服务项目清晰、透明，使就诊程序简便、快捷，从而方便病人就诊。

（二）门诊的护理工作

1. 预检分诊　先预检分诊，后挂号诊疗。预检分诊要由有经验的护士承担，护士应热情、主动接待来就诊的病人，简明扼要询问病史，观察病情后做出初步判断，给予合理的分诊并指导病人挂号。

2. 安排候诊与就诊　病人挂号后，分别到各科候诊室等候就诊，为保证病人顺利候诊和就诊，护士应做好下列工作：

（1）开诊前　检查就诊和候诊环境，备齐各种检查器械和用物。

（2）开诊后　按挂号先后顺序安排就诊，及时收集整理初诊、复诊病案和检查报告等。

（3）测量生命体征　根据病情测量体温、脉搏、呼吸、血压等，并记录于门诊病历上。必要时协助医生诊查。

（4）随时观察候诊病人的病情　如遇高热、剧痛、呼吸困难、出血、休克等病人，应立即采取措施，安排提前就诊或送急诊室处理。对病情较严重者或年老体弱者，可适当调整就诊顺序，让其提前就诊。

3. 健康教育　门诊护士要充分利用候诊时间对病人进行健康教育，可采用口头、图片、板报、宣传小册或电视录像等不同方式对病人进行相关知识宣教。对病人提出的问题应耐心、热情地给予解答。

4. 实施治疗　根据医嘱实施需要在门诊进行的治疗，如注射、换药、导尿、穿刺等，护士必须严格执行操作规程，确保治疗及时、安全、有效。

5. 消毒隔离　门诊具有人流量大、病人集中、病种复杂、容易发生交叉感染等特点，因此护士要做好空气、地面、墙壁、扶手、桌椅、诊察床及各种用物的消毒。若遇传染病或疑似传染病病人，应分诊到隔离门诊就诊并做好疫情报告。

6. 保健门诊　护士经过培训，可直接参与各类保健门诊的咨询或诊疗工作，做好保健门诊的护理工作，如健康体检、疾病普查、预防接种、健康教育等工作，以满足人们日益增长的对健康和卫生保健知识的需求。

二、急诊

急诊室是医院诊治急、危重病人的场所，是抢救病人生命的第一线。对意外灾害事件和危及病人生命等事件发生时，能迅速组织人力、物力，提供快速、高效救治工作。根据急诊室危重病人多、病情急、周转快、护理工作范围广、时间性强等特点，急诊室护士应具有良好的职业素质、严格的时间观念、高度的责任心，具备一定的抢救知识和经验，业务技能熟练，反应快，动作敏捷，能及时、有效地对病人进行抢救。急诊室的管理工作应达到标准化、程序化、制度化。

（一）急诊的设置和布局

急诊一般设有预检处、诊室、治疗室、抢救室、监护室、留观室、清创室、药房、化验室、X线室、心电图室、挂号收费室等，形成一个相对独立的单元，以保证急救工作高效、顺利完成。

急诊环境以方便病人就诊为目的，以最大限度的缩短就诊时间争取抢救时机、提高抢救效率为原则。环境做到宽敞、明亮、醒目、安静、整洁。急诊室应设有专用电话、急救车、平车、轮椅等运送工具，设有专用路线和宽敞的通道，与医院各临床科室设有无障碍通道，标志清晰、路标指向明确、夜间有明显的灯光，便于病人和家属寻找，以赢得抢救时间。

（二）急诊的护理工作

1. 预检分诊　预检护士负责接待前来就诊的病人，要掌握急诊就诊标准，通过一问、二看、三检查、四分诊，初步诊断病人疾病的轻、重、缓、急，及时将病人分诊到各个相应的诊室、抢救室进行诊治和抢救。如遇有危重病人应立即通知值班医生和抢救室护士；遇有法律纠纷、交通事故、刑事案件等应立即通知医院的保卫部门或公安部门，并请家属或陪送者留下；遇有灾害性事件应立即通知护士长和有关科室。

2. 抢救工作　包括抢救物品准备和配合抢救。

（1）*抢救物品准备*　急诊常用的抢救物品包括诊疗护理用物、无菌物品、无菌包、急救器械、急救药品和通信设备等（表3－2）。所有的急救物品应做到“五定”，即定数量品种、定点安置、定人保管、定期消毒灭菌、定期检查维修。护士必须熟悉各种抢救物品的性能和使用方法，并能排除一般性的故障，使所有抢救物品处于良好的备用状态。急救物品完好率要求达到100％。

表3－2　急诊常用抢救物品

物品种类	物品名称
诊疗护理用物	血压计、听诊器、压舌板、舌钳、开口器、手电筒、止血带、输液架、吸氧管、吸痰管、鼻饲管等
无菌物品	各种注射器、各种型号针头、输液器、输血器、无菌手套、各种无菌敷料等
无菌包	静脉切开包、气管切开包、开胸包、导尿包、气管插管包、各种穿刺包等
急救药品	各种中枢神经兴奋剂、镇静剂、镇痛剂，抗休克、抗心力衰竭、抗心力失常、抗过敏及各种止血药；急救用激素、止喘药、解毒药；纠正水、电解质紊乱及酸碱平衡失调类药物以及平衡盐、碳酸氢钠等输入液体；局麻药及抗生素类药等
急救器械	心电监护仪、电除颤器、心脏起搏器、呼吸机、超声波诊断仪、电动吸引器、洗胃机、中心供氧装置等，有条件可备手术床、多功能抢救床、X射线机等
通讯设备	自动传呼系统、电话、对讲机等

（2）*配合抢救*　急诊室护士在配合抢救中应做到以下几点：

1）严格操作规程　护士必须严格遵守操作规程，争分夺秒抢救病人。在医生到达之前，护士应根据病情快速做出分析、判断，进行紧急处理，如测血压、止血、配血、给氧、吸痰、建立静脉通道、进行胸外心脏按压和人工呼吸等。医生到达后，立即汇报处理情况和效果，并积极配合医生进行抢救，包括正确执行医嘱、密切观察病情变化并及时报告医生等。

2）做好抢救记录　护士应及时、准确、清晰地做好抢救记录，要详细记录与抢救有关的事件并注明时间。如病人和医生到达的时间，各项抢救护理措施落实和停止的时间（如吸氧、用药、心肺复苏等），执行医嘱的内容和病情的动态变化等。记录要及时、准确、字迹清晰。

3）严格执行查对制度　在抢救过程中，如为口头医嘱，护士必须向医生复述一遍，当双方确认无误后方可执行。等抢救结束后，请医生在6小时内补写医嘱和处方。各种抢救药品的空安瓿需经两名护士核对后方可弃去。输液瓶、输血袋等用后要集中分类放置，以便查对。

3. 病情观察　急诊室应设急诊留观室，设有一定数量的观察床位，主要收治一些需要进一步观察治疗或病情危重却暂时住院困难的病人，或只需短时观察即可返家的病人。急诊室留观时间一般为3～7天。留观室护士应做好下列护理工作：

（1）进行入室登记，建立病历；书写病情报告，详细填写各项记录。

（2）要主动巡视病人，密切观察病情变化，正确执行医嘱，认真完成各项护理工作，同时要关注病人心理反应，做好心理护理。

（3）做好病人及其家属的管理工作，保持观察室良好的秩序和环境。

知识链接：重症医学科（ICU）专业介绍

重症医学科是国内较早成立的危重病科之一。学科下设综合ICU（重症加强监护病房）及专科ICU：CCU（冠心病监护单元）、RICU（呼吸重症监护单元）、PICU（儿童重症监护单元）、NICU（新生儿重症监护单元）、EICU（急诊重症监护病房），是集“医疗、教学、科研”为一体的危重症临床救治中心，为临床各科室危重患者和围术期高危患者提供集中监护、抢救和脏器功能的支持替代，为救治各类危重患者提供有效的保障平台。

第四节　病区

病区是住院病人接受诊断、治疗和护理的场所，也是医护人员开展医疗、预防、教学和科研活动的重要基地。一般病区均设有病室、抢救室、危重病室、治疗室、医护办公室、配膳室、盥洗室、浴室、厕所、库房、医护值班室和示教室等。有条件的病区可设置病人学习室、娱乐室、会客室及健身房等。房间布置温馨，体现医院以人为中心的服务理念。

一、病床单位及设备

病床单位是医疗机构提供给病人使用的家具和设备，是为病人在住院期间提供休息、睡眠、饮食、排泄、活动和治疗等最基本的生活单位。每个病床单位应配有固定的设施，如：床、床垫、床褥、棉胎或毛毯、枕芯、大单、被套、枕套、床旁桌、床旁椅、跨床小桌，床头墙壁上有照明灯、呼叫装置、供氧和负压吸引装置等设施。（图3－2）

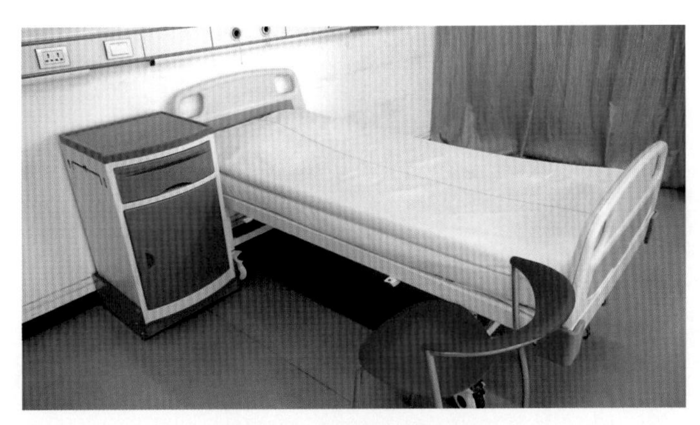

图3－2　病床单位及设备

二、铺床法

临床上常用的铺床法有：备用床、暂空床和麻醉床。

（一）铺备用床法

【操作目的】

1. 保持病室整洁、舒适和美观。

2. 准备迎接新病人。

【操作准备】

1. 护士准备　衣帽整齐，洗手，戴口罩。

2. 用物准备　床、床垫、床褥、棉胎或毛毯、枕芯、大单、被套、枕套、床旁桌、床旁椅、床刷及床刷套，有条件可备洗手消毒液。

3. 环境准备　病室清洁、通风，无病人治疗或进餐时进行。

【操作步骤】

见实践1（图3－3，3－4）。

实践1　铺备用床法

操作步骤	要点说明
1. 准备用物	备齐用物，按铺床先后顺序置于护理车上推至床旁
2. 翻垫移桌	（1）移桌，距床约20cm；移椅，距床尾正中约15cm
	（2）用物按使用顺序置于椅上
	（3）纵翻或横翻床垫，自床头至床尾清扫床垫，铺床褥，上缘紧靠床头，中线与床中线对齐
3. 铺正大单	（1）将大单中缝对齐床中线，分别向床头、床尾散开
	（2）铺近侧床头，一手将床头的床垫托起，一手伸过床头中线，将大单塞入床垫下，铺床角。
	（3）向上提起大单边缘，使其同床沿垂直，呈一等边三角形，以床沿为界将三角形分为两半，上半三角覆盖于床上，下半三角平整地塞于床垫下。
	（4）先将下半三角塞于床垫下，再将上半三角翻下塞于床垫下，使之成为一斜角
	（5）同法铺同侧床尾的床角
	（6）两手将中部边缘大单拉紧，向内塞入，（双手掌心向上）平铺于床垫下
	（7）从床尾转至对侧同法铺对侧大单

续表

操作步骤	要点说明
4. 套平被套（“s”形）	(1) 被套放置、打开：被头齐床头放置，中线与床中线对齐，正面朝外，开口端朝床尾，将被套开口端上层打开至1/3处 (2) 棉胎放置、打开：将折好的棉胎放于开口处，拉棉胎上缘至被头处，再将竖折的棉胎两边打开和被套平齐，对好两上角，扯平、系带 (3) 做被筒：盖被上沿与床头平齐，边缘向内折与床沿平齐，铺成被筒，尾端塞在床垫下或向下内折叠与床尾平齐
5. 套平枕套	(1) 将枕套套于枕芯上，四角充实 (2) 轻拍枕芯，系带，平放于床头，枕套开口处背门
6. 桌椅归位	将床旁桌、椅放回原处，保持床单位整洁美观

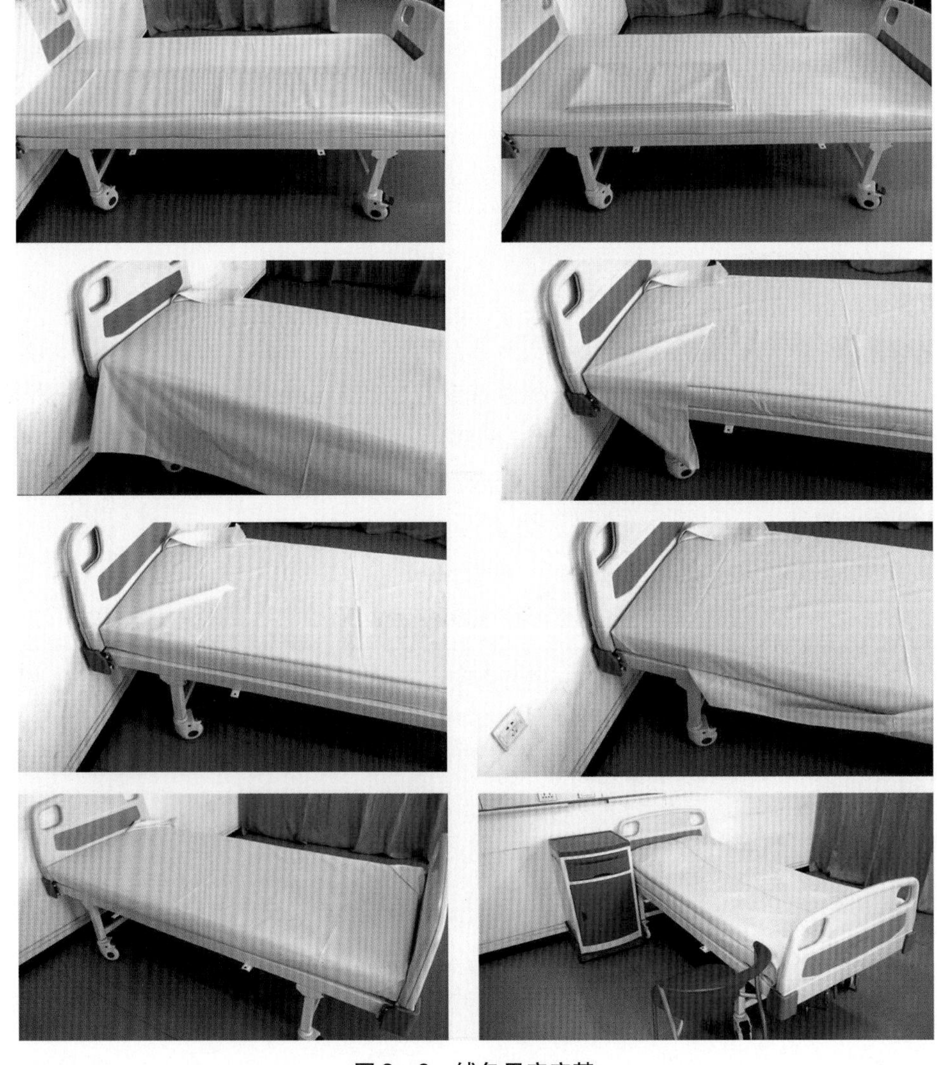

图3-3 铺备用床床基

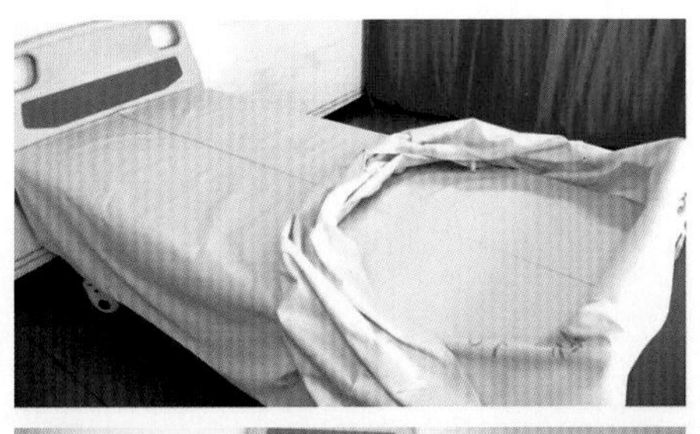
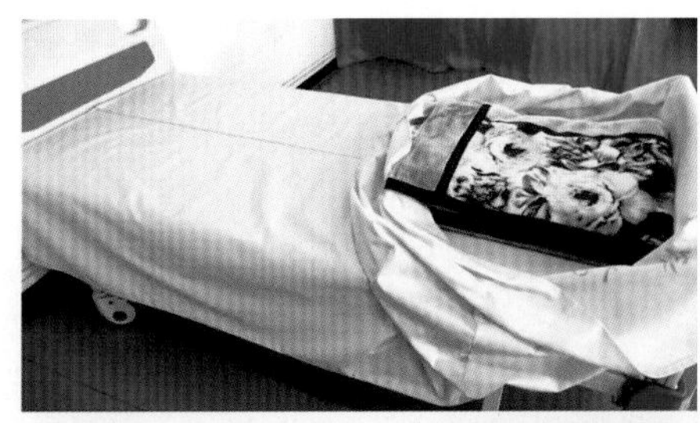
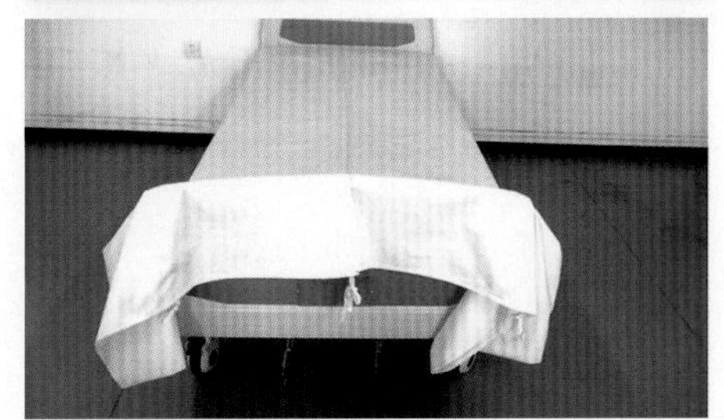
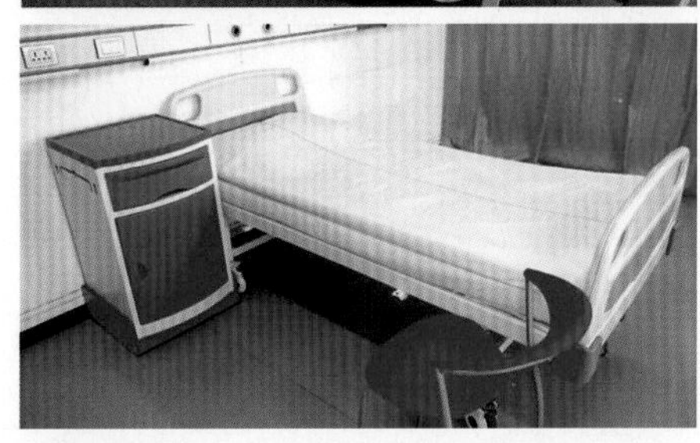

图3－4　“S”式套被套法

【注意事项】

1. 病室内如有病人进行治疗、护理或进餐应暂停铺床。

2. 操作中动作轻稳，避免抖动、拍打等动作，以免尘土飞扬。

3. 病床单位应符合实用、耐用、安全、舒适、美观的原则，大单、被套、枕套均应做到平、整、紧、实、美。

4. 注意省时、节力原则的应用。①操作前，要备齐物品，按顺序放置，减少无效动作，避免多次走动；②铺床前能升降的床应将床升至便于铺床的高度，以防腰部过度弯曲；③铺床时，身体尽量靠近床沿，上身保持直立，两膝稍弯曲以降低重心，两脚应根据活动情况左右或前后分开，以扩大支撑面，有利于操作及维持身体的稳定性；④操作中，注意使用肘部力量，动作要平稳连续。

（二）铺暂空床法

【操作目的】

1. 保持病室整洁、美观。

2. 供新入院病人使用。

3. 供暂离床活动的病人使用。

【操作准备】

1. 护士准备　衣帽整齐，洗手，戴口罩。

2. 用物准备　同备用床。必要时另备橡胶中单、中单。

3. 环境准备　病室清洁、通风，无病人治疗或进餐时进行。

【操作步骤】

见实践2（图3－5）。

实践2 铺暂空床法

操作步骤	要点说明
1. 铺备用床	将床铺成备用床
2. 酌情铺单	将橡胶中单放于床上，上缘距床头45~50cm，中线与床中线对齐，展开；同法将中单铺于橡胶中单上，两单下垂部分一起平整塞于床垫下；转至对侧，同法铺好。
3. 折叠盖被	将床头端盖被向内折叠1/4，然后扇形三折于床尾，拉平，枕头平放于床头
4. 桌椅归位	将床旁桌、椅放回原处，保持床单位整洁美观

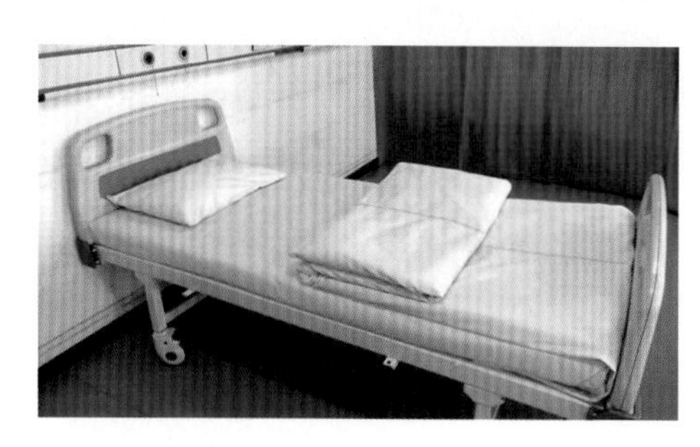
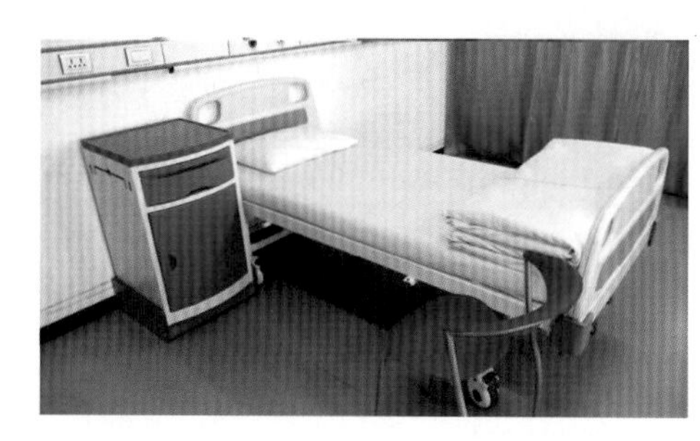

图3-5 铺暂空床

【注意事项】

1. 同铺备用床法各项注意事项。
2. 橡胶中单、中单依据病人病情需要放置，具体操作详见铺麻醉床法。

（三）铺麻醉床法

【操作目的】

1. 便于接收和护理麻醉手术后的病人。
2. 保持床铺整洁，使病人安全、舒适，预防并发症。
3. 保护床上用物不被血液、呕吐物、排泄物等污染。

【操作准备】

1. 护士准备　衣帽整齐，洗手，戴口罩。

2. 用物准备

（1）铺床用物　同备用床。另备橡胶中单和中单各两条。

（2）麻醉护理盘　无菌巾内置张口器、舌钳、压舌板、牙垫、治疗碗、镊子、通气导管、吸痰管、纱布等。无菌巾外放血压计、听诊器、棉签、胶布、手电筒、护理记录单和笔。

（3）其他用物　输液架，必要时备吸痰器、氧气筒和胃肠减压器，冬天按需要准备毛毯、热水袋及布套。

3. 环境准备　病室清洁、通风，无病人治疗或进餐时进行。

【操作步骤】

见实践3（图3-6）。

实践3　铺麻醉床（被套式）法

操作步骤	要点说明
1. 准备工作	（1）拆除原有枕套、被套、大单等 （2）移开床旁桌、椅，翻床垫同备用床 （3）用物按使用顺序置于椅上
2. 铺正大单	铺一侧大单，同备用床铺法
3. 铺橡胶单	将橡胶单及中单分别对好中线铺在床中部。根据病情和手术部位的需要，可将另一橡胶单及中单分别对好中线，铺在床头或床尾。在铺床头时，上端平整齐床头，下端压在中部橡胶单及中单上，边缘塞入床垫下。在铺床尾时，则下端齐床尾，余同上
4. 铺好床基	转至对侧，按同法依次铺好大单、橡胶单和中单
5. 套平被套	（1）同铺备用床法套好被套后，上端齐床头，做成被筒，被尾内折于床垫上 （2）将盖被呈纵向扇形三折，叠于一侧床沿，开口处向门
6. 套平枕套	同铺备用床法，将枕套套好，横立于床头，枕套开口处背门
7. 整理用物	（1）床旁桌放回原处，椅子放于棉被折叠侧 （2）置麻醉护理盘于床旁桌上，输液架置于床尾，其他物品按需放于妥善处

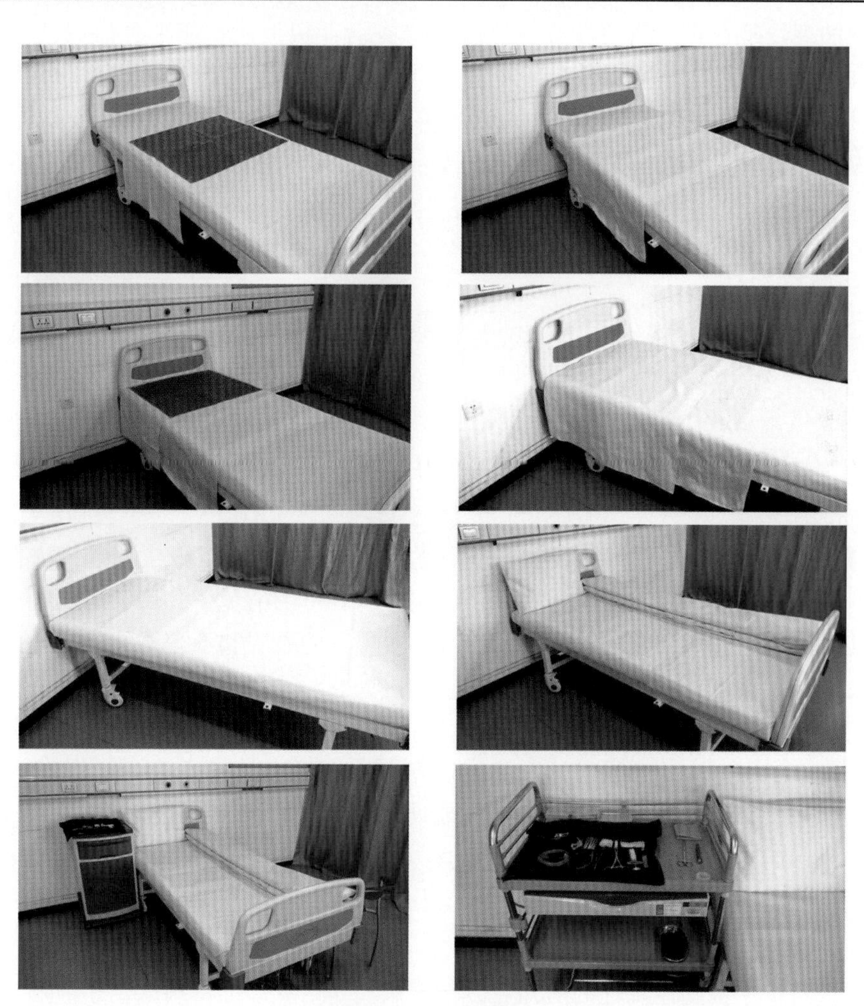

图3－6　铺麻醉床

【注意事项】

1. 同铺备用床法各项注意事项。

2. 橡胶中单、中单依据病人病情需要放置。中单要全部遮住橡胶中单，防止橡胶中单与病人皮肤直接接触，以保证病人舒适。

3. 铺麻醉床时，应全部换为清洁被单。

4. 根据病人病情评估，备齐麻醉盘用物和其他用物，以便实施抢救和护理。

实践4　参观医院

目的：了解医院的布局结构：门诊、病区的设置安排；病人就诊流程。

实践过程：由教师与医院护理部沟通后，安排同学按班组，分别由教师带领参观，然后写出观后感。

第五节　病人入院护理

入院护理，是指病人经门诊或急诊医生诊查后，根据病情需要住院做进一步的观察、检查和治疗，经医生签发住院证后，由护士为病人提供一系列护理工作。入院护理的目的：是帮助病人了解和熟悉医院环境，并尽快适应环境，以利于疾病康复；观察和评估病人的健康状况，以利于制定护理计划；满足病人身心需要，以调动病人配合治疗、护理的积极性；建立良好的护患关系，为护理工作的顺利开展奠定基础。

一、入院程序

入院程序，是指病人依据医生签发的住院证，到住院处办理住院手续至进入病区的护理过程。

1. 办理入院手续　病人或家属凭医生签发的住院证到住院处填写登记表格，办理入院手续，包括说明保险种类、交纳住院保证金等。住院处通知病区值班护士，做好新病人入院准备工作。

2. 实施卫生处置　根据病人病情及医院条件，对病人进行卫生处理，如沐浴、更衣等。对急、危重症病人，即将分娩的孕妇或体弱者可酌情免浴。传染病病人或疑似传染病的病人，应送隔离室进行卫生处置。将病人换下的衣服和不需要的物品（或贵重钱物）可交给家属带回，或按保管手续暂存在住院处。

3. 护送病人入病区　住院处护士携病历护送病人入病区，根据病人病情酌情选用步行、轮椅、平车或担架护送。护送时要注意安全和保暖，不可停止病人必要的治疗，如输液、给氧等。住院处护士护送病人入病区后，应与病区护士认真交接病人的病情、治疗、护理措施及物品等，并按要求做好记录。

二、入病区后的初步护理

病区值班护士接到住院处的通知后，根据病人病情立即准备病床，一般病人应将备用床改为暂空床；危重病人应安置在危重病室；急诊手术病人应铺好麻醉床。

（一）一般病人的护理

1. 准备床单位　病区护士接到住院处通知后，立即根据病人的病情准备床单位，将备用床改为暂空床，酌情加铺橡胶中单和中单，并备好病人所需用物，如：热水瓶、脸盆、便器等。

2. 迎接新病人　护士应以亲切的语言，热情迎接新病人，并将病人安置在指定的床位，向病人做自我介绍、介绍主管医生、同病室的病友，增强病人的安全感以及对护士的信任。协助病人卧床休息，并为病人佩戴标识腕带。

3. 通知医生诊疗　通知负责医生诊查病人，必要时协助医生为病人做体检。

4. 测量生命体征　为新入院病人测量体温、脉搏、呼吸、血压及体重，必要时测身高，并记录在体温单上（记录方式详见医疗文件书写）。

5. 准备膳食　通知营养室为病人准备合理膳食。

6. 建立病历资料，填写有关表格

（1）排列住院病案顺序为：体温单、医嘱单、入院记录、病史及体格检查单、病程记录（手术、分娩记录单等）、各种检验检查报告单、护理病案、住院病案首页、门诊或急诊病历。

（2）用蓝、黑色笔逐页填写住院病历及各种表格的眉栏部分。

（3）用红色笔在体温单 40℃ ~42℃ 横线之间相应入院时间栏内纵行填写入院时间。

（4）填写入院登记本、诊断小卡、床头（尾）卡，插在病人住院一览表及床尾卡槽里（图 3 -7）。

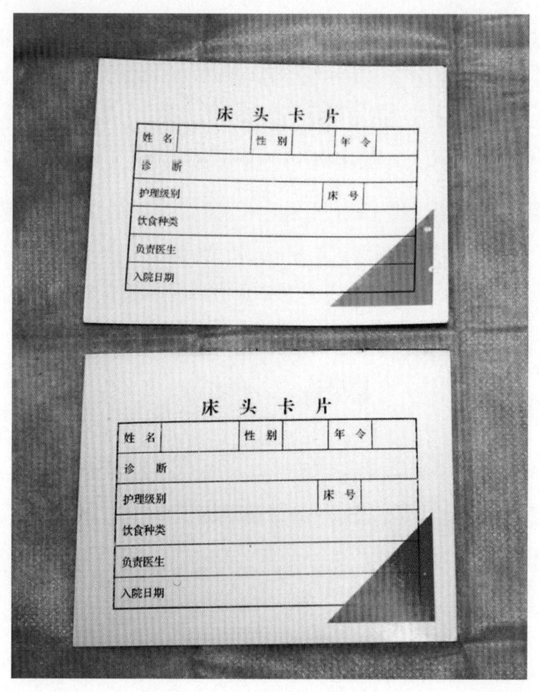

图 3 -7　床头（尾）卡

7. 介绍与指导 向病人及家属介绍病区环境、作息时间及有关规章制度、床单位及设备的使用方法等，如：床头呼叫器的使用。指导常规标本留取的时间、方法及注意事项。

8. 执行医嘱 遵医嘱执行各项治疗、护理措施，并按“分级护理”实施护理工作。

9. 入院护理评估 收集病人有关健康资料，进行入院护理评估并记录。

（二）急诊病人的护理

1. 准备床单位 病区护士接到通知后，如为急、危重病人，应立即在危重病室或抢救室准备好床单位，按需要加铺橡胶中单、中单；如为急诊手术病人应备好麻醉床。

2. 做好抢救准备 准备好急救器材和药品，如急救车、氧气、吸引器、输液物品及各种无菌包等。通知医生并做好抢救准备。

3. 认真进行交接 病人入病区后，护士应立即与护送人员就病人的病情、治疗、护理措施及有关物品进行认真交接。对有语言障碍、意识不清的病人或婴幼儿等，要求暂留陪送人员，以便询问病史。

4. 积极配合抢救 病人入病室后，护士应密切观察病情变化，积极配合抢救，并做好护理记录。

❖知识链接：腕带标识的应用

腕带标识（图3-8）是医院病人标识手段之一，是对在医院接受治疗的病人进行的身份标记。采用腕带标识管理，就是在病人手腕上戴上一根注明病人重要识别信息的腕带。病人被收住院时，应戴上，一直到病人出院。腕带标识上应标明：病人的姓名、病区、床号、住院号、性别、年龄、诊断等。护士在执行各项治疗护理操作前，必须核对腕带标识以确定病人身份，保证治疗、护理安全。

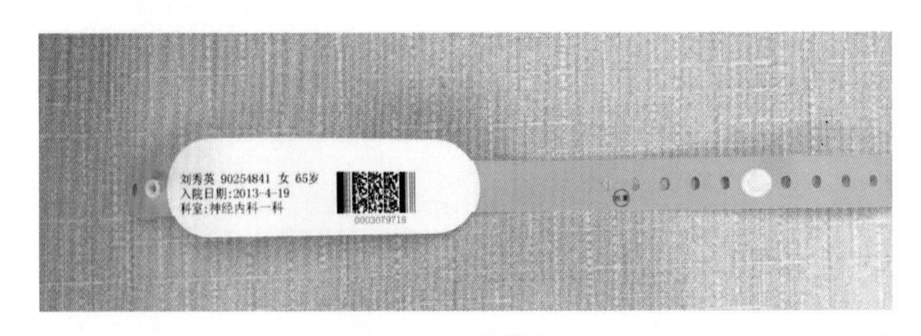

图3-8 腕带标识

三、分级护理

分级护理是指病人在住院期间，医护人员根据病人病情的轻重缓急以及自理能力的不同，给予不同级别的护理措施。临床护理中，一般将护理级别分为以下4级。

（一）特级护理

是指病情危重，需要随时观察，进行抢救的病人。如严重创伤、复杂疑难病、大手术后、器官移植、大面积烧伤以及呼吸机辅助呼吸者等。其护理要点如下：

1. 安排专人 24 小时护理，严密观察病情变化及监测生命体征。
2. 根据医嘱准确实施治疗、护理措施。
3. 根据病人病情，制订护理计划，严格执行各项诊疗及护理措施，及时、准确、逐项填写特别护理记录单。
4. 备齐急救药品及用物，以便随时取用。
5. 认真细致地做好基础护理，如口腔护理、皮肤护理、气道护理等，预防各种并发症，确保病人安全。

（二）一级护理

是指病情危重，需绝对卧床休息的病人。如各种大手术后、休克、昏迷、瘫痪、高热、大出血、肝衰竭、肾衰竭、早产儿等。其护理要点如下：

1. 每小时巡视病人 1 次，观察病情变化，监测生命体征。
2. 根据医嘱准确实施治疗、护理措施。
3. 根据病人病情，制订护理计划，严格执行各项诊疗及护理措施，及时、准确、逐项填写特别护理记录单。
4. 按需要准备急救药品和急救物品，以便于急用。
5. 认真细致地做好基础护理，如口腔护理、皮肤护理、气道护理等，预防各种并发症的发生。加强病情观察和沟通，满足病人身心两方面的需要。

（三）二级护理

是指病情较重，生活不能自理的病人。如大手术后病情稳定，年老体弱、慢性病不宜多活动者等。其护理要点如下：

1. 观察病情变化，每 2 小时巡视病人 1 次。
2. 根据医嘱准确实施治疗、护理措施。
3. 按护理常规进行护理。
4. 给予必要的生活及心理支持，了解病情动态，满足病人身心两方面的需要。

（四）三级护理

病情较轻，生活基本能自理的病人。如一般慢性病、疾病恢复期、手术前准备阶段等。其护理要点如下：

1. 观察病情变化，每日巡视病人两次。
2. 根据医嘱准确实施治疗、护理措施。
3. 按护理常规进行护理。

4. 给予卫生保健指导，督促病人遵守医院各项规章制度，保证正常医疗秩序，满足病人身心两方面的需要。

知识链接：传染病病人出入院方式

传染病科有专门的接诊室，传染病病人由该室处理。

1. 在隔离室按隔离技术处理。

2. 向病人说明隔离的意义，以消除病人的疑虑。接诊护士必须严格执行隔离技术操作，以防交叉感染，按隔离病人运送法送病人至指定单位。

3. 送出病人后立即消毒隔离室及用具。

4. 虱传斑疹伤寒及回归热，病人入院时应注意灭虱。

第六节　病人出院护理

出院护理，是指住院病人在出院前后护士所进行的一系列护理活动。出院的方式基本分4种，即病人经过住院治疗及护理，病情好转、稳定、痊愈同意出院；病人死亡出院；转院；不愿继续治疗而自动出院。出院护理的目的是：做好出院准备，帮助病人尽快适应环境，回归社会；通过健康知识宣教及教育，提高病人的自护能力和自我保健意识；整理病人的医疗文件，清洁、消毒病人用过的物品和床单位，整理好病室环境。

一、出院前护理

医生根据病人康复情况，决定出院的时间并开具出院医嘱，护士接到出院医嘱后，应做好以下护理工作。

1. **通知病人及家属**　护士根据出院医嘱，通知病人及家属出院的日期、时间，并协助病人及家属做好出院前的准备工作。

2. **进行健康教育**　护士根据病人的康复情况，进行恰当的健康教育，如饮食、休息、用药、功能锻炼、定期复查及心理调节等方面的注意事项。必要时向病人及家属提供出院指导的有关资料，教会病人及家属相关的护理知识和技能等。

3. **做好心理护理**　评估病人的身心需要，进行有针对性的安慰和鼓励，从而减轻病人离开医院时产生的恐惧和焦虑。

4. **征求病人意见**　征求病人及家属对医院各项工作的意见和建议，以便改进工作方法，不断提高医疗、护理质量。

二、出院时护理

护士在病人出院当天应完成的护理工作有：

（一）执行出院医嘱

1. 停止一切医嘱，用红笔在各种卡片或有关表格上填写“出院”字样，注明时间并签名，如服药卡、治疗卡、饮食卡等。

2. 撤去“病人一览表”上的诊断小卡和床头（尾）卡。

3. 病人出院后需要继续服药者，护士应遵医嘱领取病人的出院带药，并将药物交给病人或家属，同时给予用药知识指导。

4. 填写病人出院登记本。

5. 在体温单40℃～42℃之间相应的时间栏内，用红笔纵行填写出院时间。

6. 填写病人出院护理记录。

（二）协助整理用物

协助病人及家属整理及消毒用物，收回病人所借物品并消毒处理，归还寄存的物品，开具物品带出证。

（三）护送病人出院

协助办理出院手续，根据病人病情，采取不同的护送方式护送病人出病区。

三、出院后护理

当病人离开病床后，护士方可整理床单位，以避免过早整理给病人带来心理上的不适感。

1. **床单位的处理**　撤去病床上的污被服，放入污物袋，由洗衣房收回。根据出院病人病种类别决定清洗和消毒的方法。用消毒液擦拭床、床旁桌及床旁椅。非一次性痰杯、脸盆须消毒浸泡。将床垫、床褥、棉胎、枕芯等可选择日光下曝晒、紫外线照射或臭氧机消毒等方法。传染病病人的床单位应按传染病终末消毒法处理。

2. **病室处理**　对病室进行清扫、消毒，然后打开门窗通风换气。传染病病人的病室应按传染病终末消毒法处理。

3. **准备床单位**　铺好备用床，准备迎接新病人。

4. **整理出院病历**　按出院病历顺序整理病历资料，出院病历排列顺序为：住院病案首页、住院证、出院记录或死亡记录、入院记录、病史及体格检查、病程记录、会诊记录、各种检验及检查报告、护理病案、医嘱单、体温单。在病人办完出院手续后，病案资料交病案室保存。

知识链接：出院种类

1. 出院：病人经治疗病情好转或痊愈，医生主动通知病人出院或由病人建议，经过医生同意出院。

2. 自动出院：疾病未痊愈仍需住院治疗，但因经济、家庭等因素，病人或亲属要求出院。在这种情况下，病人或亲属需填写“自动出院”字据，然后医生开“自动出院”的医嘱。

3. 转院：病人需转往其他医院继续诊治，在这种情况下，医生需告知病人及亲属，并开出院医嘱。

4. 死亡：指病人因病情或伤情过重抢救无效而死亡，需由医生开“死亡”医嘱，并办理出院手续。

第七节　病人运送法

对于活动功能受限的病人，在入院、出院、外出检查和治疗、手术或室外活动时，护士可根据病人病情选择轮椅、平车或担架等工具运送病人。护士应掌握运送病人的技术，并在操作中正确运用人体力学原理，以减轻护患双方疲劳，确保运送安全。

一、人体力学在护理工作中的运用

人体力学是运用力学原理研究维持和掌握身体的平衡，以及人体从一种姿势变成另一种姿势时身体如何有效协调的一门科学。

护士在护理活动中正确运用力学原理，可帮助病人采取正确的姿势和体位，以减轻病人肌肉紧张、增进舒适感和安全感，促进病人疾病康复。同时，护士在执行各项护理操作过程中，可以运用人体力学原理，保护自身安全及提高工作效率。人体力学在护理活动中应用的基本 原则如下：

1. 扩大支撑面　护士在站立或操作时，应根据实际需要两脚前后或左右分开，以扩大支撑面，增加稳定性。在为病人安置卧位时，应尽量扩大支撑面，如侧卧位的姿势要求。

知识链接：人体力学相关概念

重心：重量的中心称为重心。物体的重量与稳定度成正比；物体的重心高度与稳定度成反比。重力线：是重量的作用线，是一条通过重心的假想的垂直线。支撑面：物体与地面接触的面积称为支撑面。重力线必须通过支撑面才能保持人或物体的稳定；支撑面的大小与稳定度成正比。

2. 降低重心 护士在进行低平面的护理操作或取位置较低的物品时，应尽量降低重心，双下肢应前后或左右分开，同时屈膝屈髋下蹲，维持身体的稳定性，减轻肌肉的紧张疲劳。如铺大单折角时的姿势。

3. 减少重力线偏移 护士在提拿物品时，应尽量将物体靠近自己的身体，保证物体重力线落在支撑面内，减少重力线偏移，增加稳定性。如搬运病人时的姿势。

4. 利用杠杆作用 护士用两臂持物时，两肘应紧靠身体两侧，前臂和所持物体靠近身体，这样可因缩短了物体的阻力臂而省力。在必须提取重物时，最好把重物分成相等的两部分，分别由两手提拿，这样可更好的保持身体平衡。如端治疗盘的姿势。

5. 使用大肌肉群 护士在进行护理操作时，应尽量使用大肌肉群或多肌群做功，以减轻疲劳。根据肌肉的生理特点，肌力大小与肌纤维的数目及横断面积成正比，同样重量被多束肌肉分散，不易疲劳。因而，在能使用整只手时，就不只用手指进行操作；能使用手臂力量时，就不要只用手腕力量；能使用躯干和下肢肌肉的力量时，就不只使用上肢。如铺床时，打开大单或被套时，用上臂带动手腕甩开大单或被套，由于多肌群用力，故不易疲劳。

以上原则需要护士经常有意识地实践、体会、掌握，使之成为自己自觉的动作习惯，从而做到节时省力，提高工作效率，同时还可促进患者的安全、舒适。

二、轮椅运送法

【操作目的】

运送不能行走但能坐起的病人；帮助病人离床活动，促进血液循环和体力恢复。

【告知病人】

1. 上下轮椅及运送过程中，要配合护士操作。
2. 坐入轮椅后，身体应尽量向后靠，双手抓紧扶手。
3. 在轮椅运送过程中，如有任何不适，应及时向护士反映。

【操作准备】

1. 护士准备 衣帽整齐、洗手、戴口罩；评估病人，告知病人有关事项。
2. 用物准备 轮椅（需检查其性能），根据室外温度备外套或毛毯、夹子等。
3. 环境准备 通道通畅，无障碍物。
4. 病人准备 协助病人穿好衣裤，病人了解使用轮椅的目的及配合方法。

【操作步骤】

见实践5。

实践5 轮椅运送法

操作步骤	要点说明
1. 核对解释	携用物至床旁，核对床头卡及病人腕带，向病人及家属解释
2. 固定轮椅	(1) 移轮椅至床沿，椅背与床尾平齐，面向床头，翻起脚踏板 (2) 拉起车闸以固定车轮，如无车闸，则护士站在轮椅后面固定，防止轮椅移动
3. 移动病人	(1) 放下床档，盖被四折于床尾（暂空床） (2) 护士一手伸入病人颈肩下，另一手伸入病人的膝盖及小腿下，移病人的双腿垂下床沿并坐起，让病人以手掌撑住床面维持坐姿 (3) 协助病人穿外衣及鞋，请病人双手放于护士的肩膀上，护士双手环抱病人的腰部，协助病人下床站立，嘱病人扶住轮椅扶手，转身坐入轮椅中，尽量后靠（图3-9） (4) 翻下脚踏板，让病人双脚踏于脚踏板上。病人如有下肢水肿、溃疡或关节疼痛，可将脚踏板抬起，垫以软枕，双脚踏于软枕上
4. 包裹毛毯	将毛毯上端边向外翻折10cm，围在病人颈部，用别针固定；用毛毯围包双臂做成两个袖筒，各用别针固定在腕部；再用毛毯围好上身，用毛毯将双下肢和双脚包裹（图3-10）
5. 推扶轮椅	(1) 嘱病人手扶轮椅扶手，尽量向后靠，坐稳 (2) 打开车闸。嘱病人身体勿向前倾或自行下车；下坡时要减速，并嘱病人抓紧扶手，运送中注意观察病情
6. 扶下轮椅	(1) 推轮椅至床尾，面向床头，将闸制动，固定轮椅，翻起脚踏板 (2) 扶病人下轮椅，慢慢坐回床沿，协助脱去鞋子和外衣
7. 整理用物	协助病人取舒适卧位，盖好盖被，把轮椅放回原处

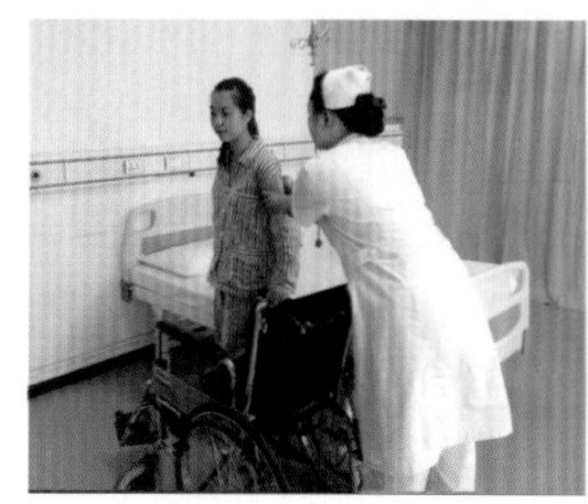
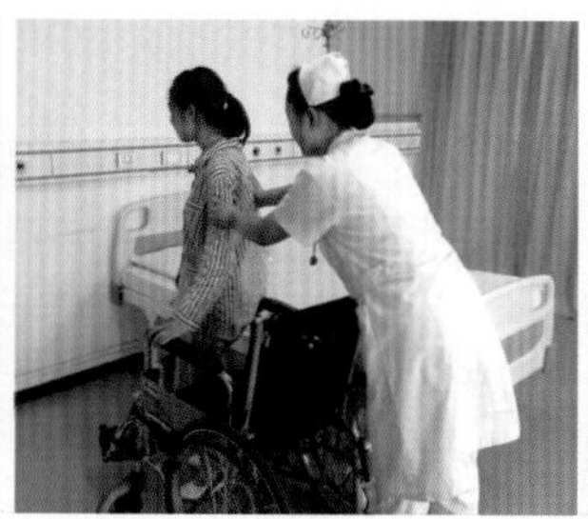
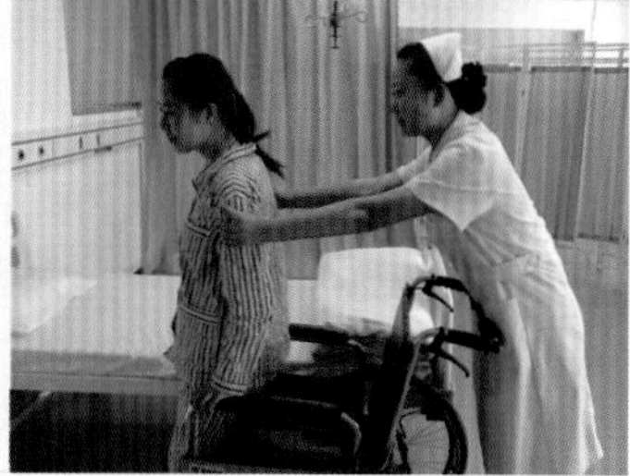

图3-9 协助病人坐入轮椅

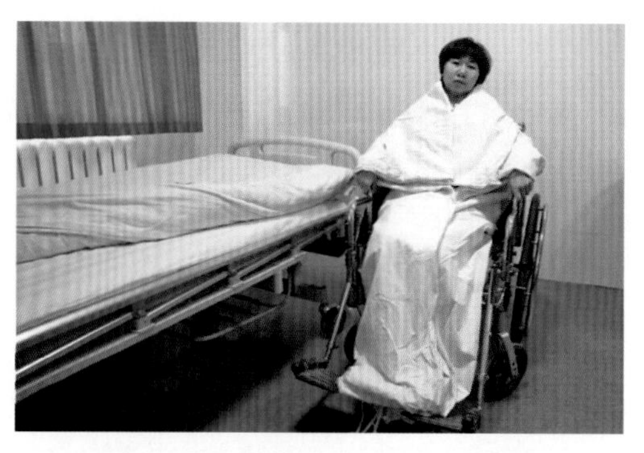

图3-10 轮椅上病人包盖保暖法

【注意事项】

1. 使用轮椅前应检查性能是否完好，确保病人安全。
2. 在运送病人时应控制车速，保持平稳，使病人舒适。
3. 运送过程中注意观察病人病情，注意保暖，防止受凉。

三、平车运送法

【操作目的】

运送不能起床的病人入院，做各种特殊检查、治疗、手术或转运等。

【告知病人】

1. 上下平车及运送过程中，要配合护士操作。
2. 在运送过程中不得随意坐起、翻身。
3. 在平车运送过程中，如有任何不适应及时告知护士。

【操作准备】

1. 护士准备　衣帽整齐、洗手、戴口罩；评估病人，根据病人体重、病情等情况决定护士人数。

2. 用物准备　平车、枕头、毛毯或棉被，大单和橡胶中单包好的垫子，必要时备帆布中单、木板。

3. 环境准备　通道通畅，地面平坦，无障碍物，光线充足。

4. 病人准备　清醒病人要告知其平车运送的目的、方法及注意事项，取得病人配合。

【操作步骤】

见实践6。

实践6　平车运送法

操作步骤	要点说明
挪动法	适用于病情允许，且病人能在床上配合者
1. 解释指导	携用物至床沿，移开床旁桌椅，向病人或家属解释，说明方法以取得病人合作
2. 固定平车	将病人移向床沿，推平车紧靠床沿，大轮靠床头，车闸固定
3. 移动病人	（1）离床上车：协助病人或病人将上身、臀部、下肢依次向平车挪动，此时病人头部卧于大轮端，使病人躺好，用盖被包裹病人，先盖脚部，然后两侧，露出头部，上层边缘向内折叠（图3-11，3-16） （2）离车回床：先移动下肢，再移动上半身
单人搬运法	适用于病情允许，体重较轻者
1. 固定平车	将病人移向床沿，将平车推至床尾，使平车头端与床尾呈钝角，将车闸制动
2. 搬运病人	（1）搬运者一臂自病人腋下伸至肩部外侧，一臂伸入病人大腿下；病人双臂交叉于搬运者颈后（图3-12） （2）搬运者托起病人移步转身，将病人轻放于平车上，盖好盖被

续表

操作步骤	要点说明
两人搬运法	适用于病情较轻，但自己不能活动而体重又较重者
1. 固定平车	同单人搬运法
2. 搬运病人	（1）操作者甲乙站在床沿，将病人双手交叉于胸前 （2）甲一手托住病人头、颈、肩部，另一手托住病人腰部；乙一手托住病人臀部，另一手托住病人腘窝处。两人同时抬起，使病人身体同时向护士倾斜（图3-13） （3）转身移步将病人放于平车上，盖好盖被
三人搬运法	适用于病情较轻，但自己不能活动而体重又较重者
1. 固定平车	同单人搬运法
2. 搬运病人	（1）甲托住病人的头、肩及背部，乙托住病人腰、臀部，丙托住病人腘窝和腿部（图3-14） （2）三人同时抬起，使病人身体稍向护士倾斜，移步向平车 （3）将病人放于平车上，盖好盖被
四人搬运法	适用于颈椎、腰椎骨折病人或病情较重的病人
1. 固定平车	移开床旁桌椅，调整病床或平车使之同高，平车紧靠床沿，大轮靠床头，将车闸固定
2. 搬运病人	（1）将病人的双手交叉于胸前，在病人腰、臀下铺中单或大单 （2）甲站于床头，托住病人头及颈肩部；乙站于床尾，托住病人两腿；丙站于平车侧，紧握中单两角；丁站于床另一边紧握中单另两角（图3-15） （3）四人合力同时抬起，轻放于平车上，盖好盖被，运送病人（图3-16）

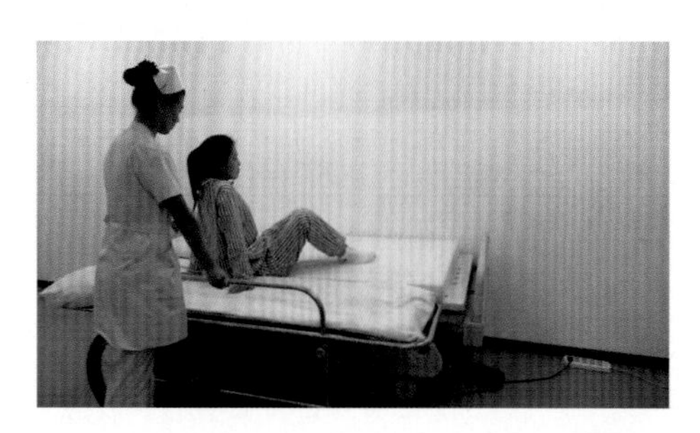
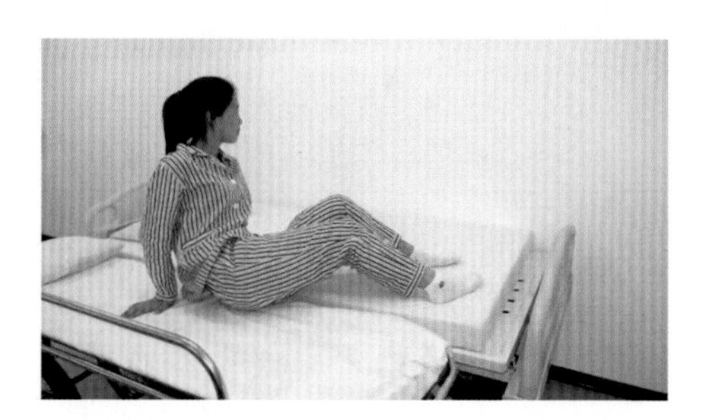

图3-11 挪动法

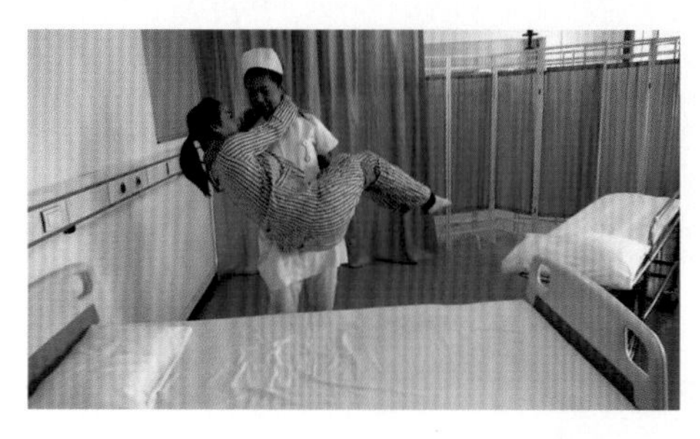
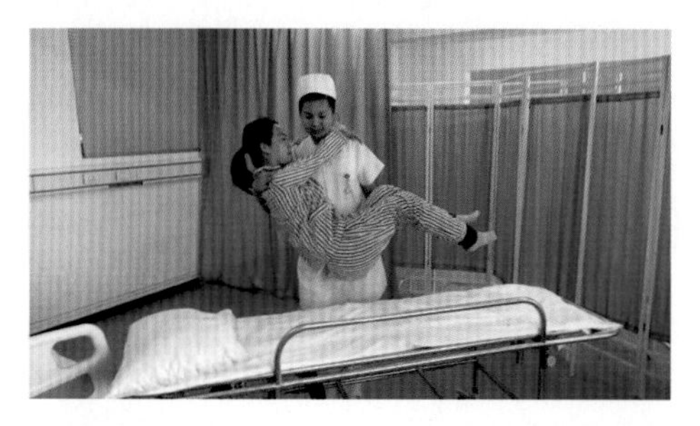

图3-12 单人搬运法

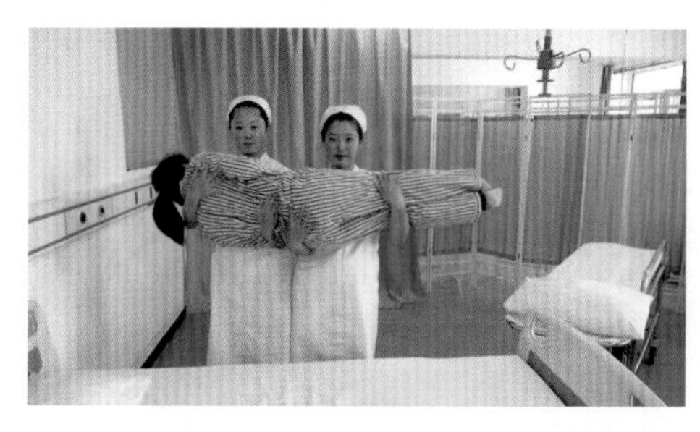
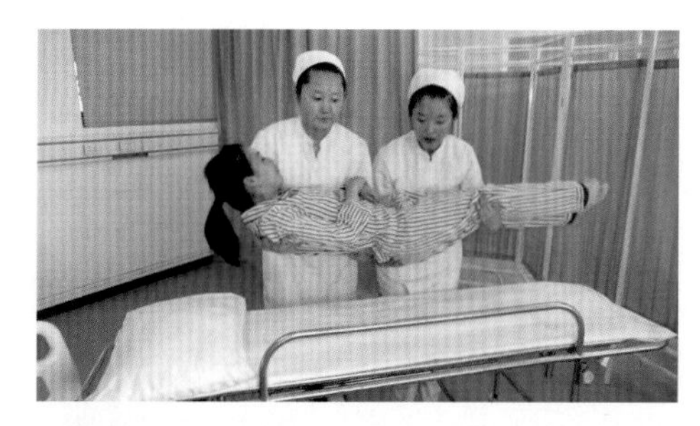

图3－13　二人搬运法

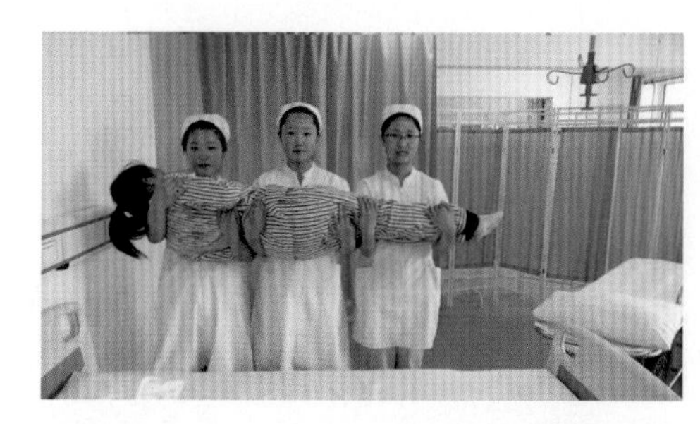
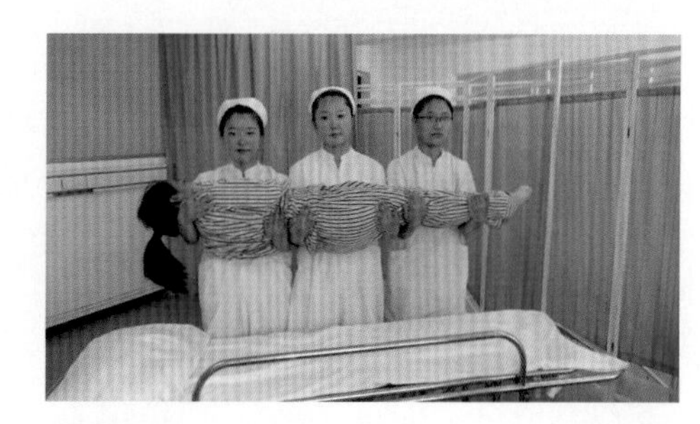

图3－14　三人搬运法

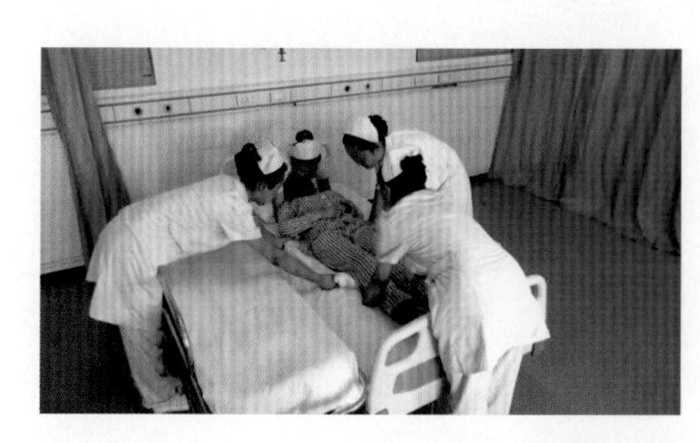
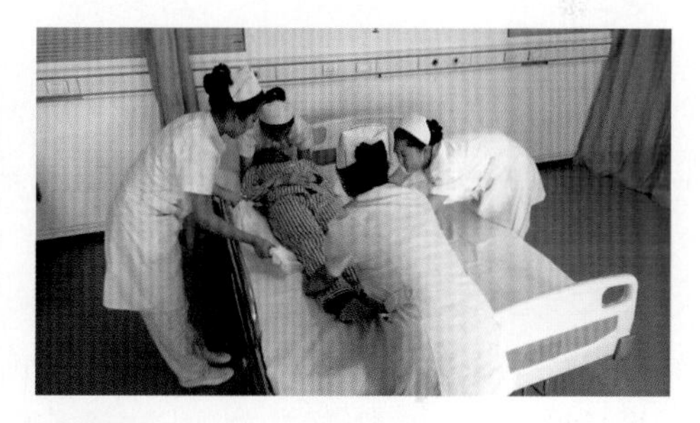

图3－15　四人搬运法

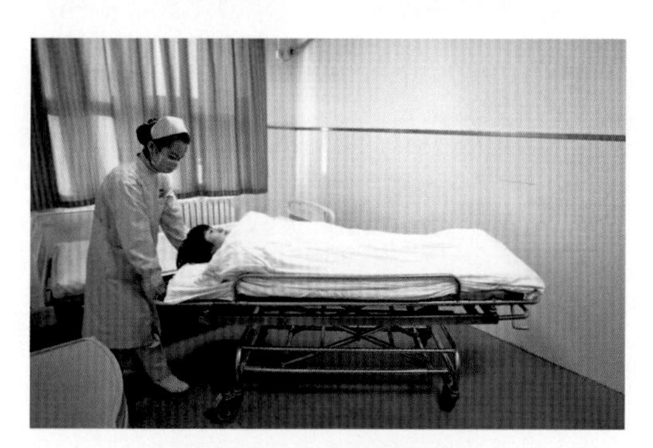

图3－16　平车运送病人

【注意事项】

1. 搬运前要仔细检查平车，以确保病人安全。

2. 搬运时要注意节力。身体尽量靠近病人，使重力线尽可能落在支撑面内，同时两腿分开，以扩大支撑面，增加稳定性。搬运动作要轻稳。多人搬运时动作应协调一致，以确保病人的安全、舒适。

3. 运送过程中应注意：①病人头部应卧于大轮端，以减轻由于车轮转动过多或颠簸所引起的不适；②护士站在病人头侧，以利于观察病情。③平车上、下坡时，病人的头部应在高处，以防引起病人不适；④有引流管及输液管时，要固定妥当并保持通畅；⑤运送骨折病人，平车上要垫木板，并将骨折部位固定好；⑥运送过程中要保持车速平稳；⑦进出门时，应先将门打开，再推平车，不可用车撞门，以免震动病人或损坏建筑物。

4. 冬季要注意保暖，以免受凉。

知识链接：医用过床器

医用过床器是利用高科技材料之间的平滑移动，来实现医护人员将病人非常平稳安全的过床或移位，常用于手术台、平车、病床、CT 台、X 线检查台之间移位，也使用在康复或重病人的移位、侧身、清洁等病人的护理中。其优点有：

1. 有效地节省了人力，提高了护理服务质量。一名护士也可轻松将重达 80 多公斤的卧床病人移位，将过去需要 3 ~4 名医护人员搬运减少至现在 2 人甚至 1 人操作，使医护人员搬移病人不再困难。

2. 使病人安全舒适无痛。保证病人颈部及脊背以正常姿态移动，避免因不当搬运而导致病者受伤或意外，确保病人的各项生命指征稳定。

3. 易于清洗和消毒。若在移位时被血或其他分泌物玷污了过床器，其外罩可先用清水清洗或用湿布抹洗，晾干后再用稀释的健之素溶液抹洗消毒，灰色材质可采用抹洗的方法清洁及消毒。

4. 保管时节省空间。不需使用时可将其对折后放入保护外套内，不需占用过多空间，而且外表美观，轻便易携，外出操作方便。

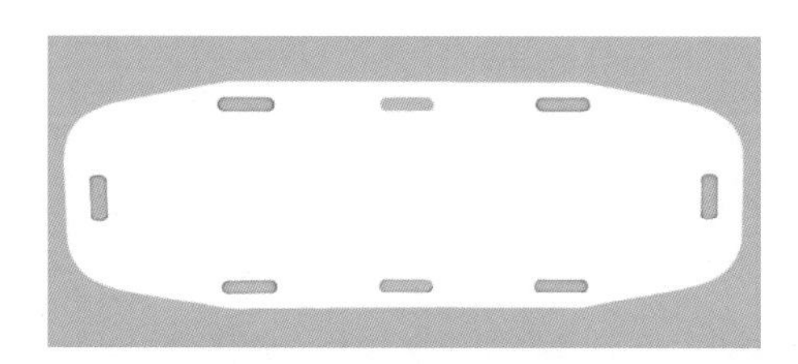

图 3 –17　医用过床器

四、担架运送法

用于搬运不能起床的病人做检查、治疗等。特别是在急救过程中，担架是运送病人最基本、最常用的交通工具。其特点是运送病人舒适平稳，乘各种交通工具时上下方便，对体位影响较小。使用时由于担架位置较低，故应先由两人将担架抬起，使之与床平齐，便于搬动病人。

第四章　环　　境

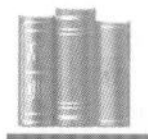

知识要点

1. 掌握：清洁、消毒、灭菌、无菌技术概念，物理和化学消毒灭菌法、无菌技术和隔离原则、隔离技术、护理职业安全与防护。
2. 理解：医院环境的总体要求、清洁法、隔离基本知识、种类和措施、病人的安全环境、常用物品的保养。
3. 了解：供应室的设置和布局、供应室的工作内容。

人的生存、发展、繁衍都离不开环境，有利于健康的环境应随时维持着动态平衡。人与环境相互作用、相互影响。良好的环境能促进人的健康，不良环境则会给人带来危害。环境作为现代护理学 4 个基本概念之一，对支持人类生命、生存及其活动十分重要。作为人类健康卫士的护士，必须充分认识到环境与健康之间的关系，努力为病人营造健康舒适的环境，不断改善人们的健康环境。护理工作的重要内容之一就是调整环境以利于健康。

案例

1998 年 4 月至 5 月某市妇儿医院爆发严重的医院感染事件。在该院手术的 292 例病人，166 例术后伤口出现分枝杆菌感染，切口感染率为 56.84%。追究其原因：①浸泡手术器械的戊二醛浓度只有 0.005%，是因为工作人员将 1% 浓度戊二醛误认为 20% 戊二醛，稀释 200 倍造成的。②各工作环节都没有检测戊二醛浓度，使用该浓度达半年之久。

问题：

1. 为什么这家医院会发生院内感染？
2. 工作人员错在哪里？
3. 如何保证住院病人的安全？

第一节　医院对环境的要求及其调节

医院是医务人员为病人提供医疗服务的场所，良好的医院环境有利于病人治疗、休养和康复。医院环境应能满足所有在院人员的需要，应能为人们提供安全、温馨、舒适的就医场所，并有利于住院病人的休养和门诊病人的就诊。

一、医院环境的总体要求

1. 安全舒适的心理社会环境　从人的整体观出发，为病人提供医疗卫生保健的同时，应提供心理社会方面的支持和帮助。医护人员具备良好的医德医风，重视心理护理，使病人在医院内感受温暖和得到安慰，满足受尊重、爱与归属等心理、社会需要。

2. 质量合格的物理环境　病人的安全舒适感首先来源于医院的物理环境。医院的物理环境指的是医院的诊疗空间，包括诊室、病房、走廊等一切与病人治疗与休养有关的设施。医院应为病人提供合理且优良的空间、诊疗设备、令人舒适的温湿度、清新的空气、明亮的光线、安静并且整洁的卫生环境。医院的环境设置还包括质量合格的安全设施，如用电安全、火警安全系统，化学性和辐射的防护设施等，应齐备完好。

3. 安全的生物环境　在医院环境中，大部分病人的免疫功能都受到疾病严重影响，对各种传染病致病菌和条件致病菌普遍易感，而且部分病人是带有致病菌的感染源，如果没有严格控制感染的管理制度及措施，极易发生医院感染和传染性疾病的传播。为了减少医院感染的发生，保护病人和医务人员免受感染，医院应该建立完备的感染控制制度、消毒隔离制度、感染监控体系，以保证医院生物环境的安全。

二、医院环境的调节与控制

（一）医院的社会环境

医院是社会的一个组成部分，病人身处其中，面对医院的环境、人员、规章制度，会产生陌生、恐惧等不良心理反应。护士应与病人建立融洽的护患关系，创设和谐的气氛，帮助病人尽快适应医院环境。

1. 人际关系

（1）建立良好的护患关系　病人来到医院这样一个陌生的环境，首先要让他们感受到是受欢迎与被关心的，护士要维护他们的自尊，并根据病人的具体情况，给予恰当的身心护理。护士端庄的仪表、得体的言谈、和蔼的态度、娴熟的技术、丰富的专业知识、良好的医德医风都会给病人带来心理上的安慰，从而产生安全感和信赖感。建立良好的护患关系，有助于增强病人战胜疾病的信心。

（2）建立良好的群体关系　同一病室的病人构成了一个特殊的群体，护士是这个群体的协调者，有责任引导病人相互关心、帮助、鼓励，共同遵守医院各项规章制度，积极配合治疗和护理。良好的群体关系，可使病友间呈现愉快、和谐的气氛。

（3）协调与病人家属的关系　家属是病人重要的支持系统，家属的关心和支持可增强病人战胜疾病的信心和勇气，解除病人的后顾之忧。因此，护士应加强与病人家属的沟通，相互配合，共同做好病人的身心护理，以促进病人身心健康的恢复。

2. 医院的管理制度　医院实施各项管理制度，如入院须知、探视制度、陪护制度等，一方面是为了保证医院治疗、护理等工作的顺利进行，另一方面也是病人获得良好休养环境的必要条件，但是管理制度在某种程度上，又是对病人的一种约束，难免对一些病人产生消极影响，如家属不能随意来医院陪伴自己，容易产生孤独感，这些不良的心理反应在新入院病人身上表现得更为突出。因此，护士应主动向病人解释管理制度的目的和内容，及时向病人提供检查、治疗、护理等相关信息，并鼓励病人参与护理计划的制订，尊重病人的隐私，尽量满足病人的各种合理要求，使病人能够逐渐适应医院环境并遵守医院的管理制度。

（二）医院的物理环境

医院的物理环境是影响病人生理和心理舒适的重要因素，环境的优劣决定病人的心理状态，同时关系着治疗效果及疾病的康复。护士应对病室环境进行适当的调节，为病人提供一个整洁、安静、舒适、安全的治疗和护理环境，满足病人休养、生活、治疗的需要，促进病人疾病的痊愈和健康的恢复。

1. 空间 病人在医院要有一定的活动空间，在医院条件许可的情况下，尽可能满足病人的需要，同时也方便治疗和护理，为了保证病人有适当的活动空间，每个病区设30～40张病床为宜，每间病室设2～4张病床，尽量配有卫生间，病床之间的距离不得少于1m。ICU每床至少应占地15m^2，病区内应设会客室，儿科病区应设游戏室，以满足不同病人的特殊需求。

2. 温度 适宜的温度有利于病人的休息、治疗及护理工作的进行。一般病室适宜的温度为18℃～22℃，婴儿室、手术室、产房、ICU、CCU等室温应调高至22℃～24℃为宜。室温过高不利于体热的散发，使人烦躁，影响体力恢复；室温过低，冷的刺激可使病人肌肉紧张，接受诊疗护理时容易受凉。因此病室应备有室温计，随时观察室温并给予调节，可根据季节和条件采用不同的措施，如夏天可用风扇使病室内空气流通，或使用空调设备调节温度；冬天可采用取暖设备保持室温。此外，应根据气温变化适当增减病人的衣服和盖被，在执行护理操作时，应尽量避免暴露病人。

3. 湿度 湿度会影响皮肤蒸发散热的速度，从而影响病人的舒适感。病室的相对湿度以50%～60%为宜。湿度过高空气潮湿，细菌易于繁殖，同时水分蒸发减少，病人感到气闷不适，对患有心、肾疾病的病人尤为不利；湿度过低时，室内空气干燥，人体会蒸发大量水分，引起口干、咽痛、烦渴等，尤其对呼吸道疾患或气管切开的病人不利。因此，病室应备有湿度计，以便对湿度观察和调节，可根据季节和条件采用开窗通风、地面洒水、暖气上放置湿毛巾、使用加湿器或利用空调设备等措施调节室内湿度。

4. 通风 通风换气不仅可以调节室内温度和湿度，而且可以增加空气中的含氧量，降低二氧化碳浓度和微生物的密度，使病人感到舒适，有利于病人康复。一般每次通风时间为30分钟左右。冬季时应注意保暖。病室为无烟区，应告知病人及家属不得在室内吸烟。

5. 光线 病室采光有自然光源和人工光源。充足的阳光使人心情舒畅，阴暗的光线令人沉闷、忧郁，而且病室内充足的光线也有利于治疗和护理工作，自然光源主要指的是日光，其中的红外线能使病人温暖舒适，紫外线则有杀菌作用，还可促进体内维生素 D 的生成。因此，应经常开启病室门窗，让阳光直接射入，或协助病人到户外晒太阳，以增进病人身心舒适。为了夜间照明及满足一些特殊诊疗、护理工作的需要，病区内应备好各种人工光源，光线不应直射病人的眼睛，以免引起目眩。对于病人的特殊需求如破伤风、子痫和其他畏光病人应采取避光措施。病人休息、睡眠时光线应较弱，夜间睡眠时，应开地灯便于夜间巡视病人。楼梯、药柜、抢救室、监护室内的灯光要明亮。

6. 装饰　医院中装饰包括整体和局部的装饰。医院的绿化、建筑的结构与色彩、室内的装饰等都应从人的健康的和谐发展的角度进行人性化设计。病室应整洁美观、陈设简单。重视色彩环境对人的生理、心理的影响，按科室需要安排，如儿科可按儿童需求设计得色彩丰富，成人病房可家居化装饰。这样可使病人心情放松，身心舒适。儿科护士服常采用淡粉色，给人温馨亲切的感觉，减轻儿童的恐惧感；手术室选用绿色或蓝色，给人安静舒适的感觉，增加病人的安全感。

7. 音响　音响是指声音存在的情况，音响过大即可成为噪音。病室内应避免噪声，保持安静。安静的病室环境可使病人减轻焦虑，得到充分的休息和睡眠，促进其早日康复。根据 WHO 规定的噪声标准，白天病区的噪声强度应控制在 35dB～40dB，以保持病区环境安静，具体的措施有：

（1）病区的桌椅脚应钉上橡胶垫，推车、治疗车的轮轴、门窗合页应定期注油润滑。

（2）医护人员应做到“四轻”，走路轻、说话轻、操作轻、关门轻。

（3）加强对病人及家属的宣传工作，共同保持病室安静。

知识链接：色彩与联想、情绪的关系

色彩	联想	情绪
红色	血液	热情、活泼
红黄色	蜜橘	快活、爽朗
黄色	太阳	希望、光明
绿色	绿叶	安静、和平
蓝色	海洋	恬静、冷淡
紫色	葡萄	优美、温和

（三）医院的生态环境

医院的生态环境通常指由微生物构成的环境。医院是各种病人集中的场所，病原微生物种类繁多，加之抗生素和免疫抑制剂的广泛使用，以及新的医疗技术的广泛应用等，导致医院感染不断增多。医院感染的发生不仅直接影响医疗质量，成为医疗活动的严重障碍，而且还给社会及家庭带来严重危害。有效控制医院感染的关键措施是做好清洁、消毒、灭菌、无菌技术、隔离技术、监测等工作。因此，制定有关医院生物环境的管理制度和采取有效的预防控制措施，减少医院感染的发生，确保医院生物环境的安全性，是医院环境的调节和控制的重要组成部分。

1. 医院感染的概念及分类

（1）医院感染　又称医院获得性感染，是指病人、探视者和医院工作人员在医院内受到的感染。包括病人在住院期间发生的感染和在医院内获得出院后发生的感染，但不包括入院前已开始或入院时已处于潜伏期，而出院后发病的感染。

（2）医院感染的分类　医院感染按其病原体来源分为内源性感染和外源性感染。①内源性感染（自身感染）：指寄居在病人体内的正常菌群或条件致病菌，在其机体免疫功能低下时引起的感染。②外源性感染（交叉感染）：指病原体来自于病人体外，通过直接或间接感染途径而引起的感染。如病人与病人，病人与探视者，病人与工作人员之间的直接感染，或通过水、空气、物品等之间的间接感染。

2. 医院感染的形成　必须具备 3 个环节，即感染源、传播途径和易感宿主。当三者同时存在，并互相联系时，就构成了感染链，感染链的存在导致医院感染的发生。

（1）感染源　感染源是指病原微生物生存、繁殖及排出的场所或宿主（人或动物）。医院感染中主要的感染源有：①已感染的病人是最重要的感染源。病原微生物从病人感染部位的脓液、分泌物中不断排出，这些病原微生物往往具有耐药性，而且容易在另一易感宿主体内生长和繁殖。②病原携带者体内的病原微生物不断生长繁殖并排出体外，是另一主要的感染源。可见于病人、病人家属、探视者和医院工作人员。③病人自身的特定部位如皮肤、胃肠道、上呼吸道及口腔黏膜等处寄生的正常菌群，在一定条件下可引起病人自身感染或向外界传播。

（2）传播途径　传播途径是指病原微生物从感染源传至易感宿主的途径和方式。主要的传播途径有：

1）接触传播　是医院感染的主要传播途径。包括：①直接接触传播：已感染的病人与易感宿主直接接触，将病原微生物传递给易感宿主，如母婴间疱疹病毒、沙眼衣原体等的感染。②间接接触传播：病原微生物通过传播媒介传递给易感宿主，如医护人员的手、医疗器械、水和食物等都是最常见的传播媒介。

2）空气传播　易感宿主通过吸入感染源排出的飞沫及飞沫降落前形成的飞沫核，或吸入带菌的灰尘而感染疾病。

3）饮水、饮食传播　病原微生物通过污染水、食物而造成疾病的传播，常可导致医院感染暴发流行。

4）注射、输液、输血传播　通过使用污染的注射器、输液器、输血器、药液、血制品等而造成疾病的传播，如输血导致的丙型肝炎等。

5）生物传播　指动物或昆虫携带病原微生物作为人体传播的中间宿主，如蚊子传播疟疾、流行性乙型脑炎，鼠传播流行性出血热等。

（3）易感宿主　易感宿主主要指对感染性疾病缺乏免疫力而易感染的人。将易感宿主作为一个总体，称为易感人群。医院是易感人群相对集中的地方，容易发生感染和感染的流行。

3. 造成医院感染的主要因素　①控制医院感染的规章制度不健全；②易感人群增多；③由于医务人员认识不足导致消毒灭菌和无菌技术不严格；④医院布局不合理、隔离设施不完全或不配套；⑤侵入性操作过多、抗生素滥用。

4. 预防和控制医院感染　防控医院感染应做到控制感染源、切断传播途径、保护易感人群。为此要做到：

（1）建立三级监控体系　在医院感染管理委员会的领导下，建立由专职医生、护士为主体的感染监测网，评估医院感染发生的危险性，以做到早发现、早控制。

（2）健全各项规章制度

1）管理制度　如清洁卫生制度、消毒隔离制度、供应室物品消毒制度，病人入院、住院、出院3阶段的日常、终末和预防性消毒制度及管理报告制度。

2）监测制度　定期监测医院内空气及各种物品表面的细菌总数、种类及其变化，包括对灭菌效果、消毒剂使用效果、对一次性医疗物品生产企业资格及质量的监控；对门急诊、手术室、供应室、分娩室、换药室、重症监护室（ICU）、血透室等重点科室的消毒卫生标准的监测。

3）消毒质控标准　按照国家卫生行政部门颁布的《医院消毒技术规范》执行，如医护人员手的消毒、空气消毒、物体表面消毒、各种管道装置的消毒、医院污水污物的处理与消毒等。

（3）医院建筑布局应合理　各种设施应有利于消毒隔离规范的要求，如门诊各部门的设置应使就诊人群保持单向流动，避免病人之间来回交叉接触；门诊和病区应设置足够数量的洗手设备，便于医务人员和病人随时洗手。

（4）加强医院感染知识教育　医院感染管理科应定期对全院各级各类人员进行预防和控制医院感染知识和技能的培训、考核，提高其理论技术水平，增强预防和控制医院感染的自觉性，并认真履行在医院管理中的职责。

（5）合理使用抗生素　严格掌握抗生素的使用指征，根据药敏试验结果选择抗生素，采用适当的剂量、给药途径和疗程，尽量避免使用广谱抗生素，不宜预防性使用抗生素。

第二节　清洁、消毒及灭菌

清洁、消毒、灭菌是预防和控制医院感染的重要措施，消毒、灭菌的质量是评价医院服务质量、管理水平、预防和控制医院感染能力的重要尺度，也是保证医院生物环境安全的关键。因此必须熟练掌握正确的清洁、消毒和灭菌的方法。

一、概念

1. 清洁　指清除物体表面上的一切污秽，如尘埃、油脂、分泌物等。适用于医院地面、墙壁、家具、医疗护理用品等物体表面的处理，也是物品消毒、灭菌前的必要步骤。

2. 消毒 指清除或杀灭物体上除细菌芽孢外的所有病原微生物。凡接触皮肤、黏膜的医疗器械、器具和物品必须达到消毒水平。

3. 灭菌 指杀灭物体上全部微生物，包括细菌芽孢。凡进入人体组织、无菌器官的医疗器械、器具和物品必须达到灭菌水平。

知识链接：清洁与消毒双手的时机

在医院或其他医疗场所进行医疗活动时，应该在下列情况下对手进行清洁与消毒：直接接触病人或处理同一病人不同感染部位前后；接触两个病人之间；进行侵入性操作或其他无菌操作前；进入隔离室、传染病房等重点感染区前与离开后；接触传染病房等污染区物品表面及其他污染表面和仪器设备，接触病人排泄物、分泌物及其他污染物之后；穿戴与脱下工作服之后；向病人发送药物、食品及生活用品前后等，均应对手进行清洁与消毒。

二、清洁法

先将物品用清水冲洗，再用洗涤剂刷洗，最后用清水洗净。医院常用的清洁方法有水洗、机械去污和去污剂去污等。适用于医院地面、墙壁、家具、医疗护理用品等物体表面的处理以及物品消毒灭菌前的处理。

物品如沾有污渍，清洁前应先进行相应处理。如碘酊污渍用乙醇擦拭；甲紫污渍用乙醇或草酸擦拭；高锰酸钾污渍用维生素 C 溶液或 0.2% ~0.5% 过氧化氢溶液浸泡后洗净；陈旧血渍用过氧化氢溶液浸泡后洗净；墨水污渍用维生素 C 溶液擦洗，或用盐酸或草酸溶液清洗，也可用氨水或过氧化氢溶液退色等。

三、物理消毒灭菌法

物理消毒灭菌法是利用物理因素如热力、辐射、电离辐射等，将微生物清除或杀灭的方法。

（一）热力消毒灭菌法

利用热力破坏微生物的蛋白质、核酸、细胞壁和细胞膜，从而导致其死亡。分为干热法和湿热法。前者由空气导热，传热较慢，效果较差；后者由空气和水蒸气导热，传热快，穿透力强，效果较好。

1. 燃烧法 是一种简单、迅速、彻底的灭菌法。

（1）适用范围 ①无保留价值的污染物品，如污染的废弃物、病理标本、特殊感染（如破伤风、气性坏疽、铜绿假单胞菌感染）的敷料的处理；②急用的某些金属和搪瓷类物品；③培养用的试管或烧瓶在开启和关闭瓶塞时使用。

（2）方法　①无保留价值的污染物品，可用焚烧法，即将污染物品置焚化炉内焚毁；②金属器械可在火焰上烧灼20秒；③搪瓷容器倒入少量95%乙醇，慢慢转动容器，使乙醇分布均匀，然后点火燃烧至熄灭；④培养用的试管或烧瓶，在开启或关闭塞子时，将试管（瓶）口和塞子在火焰上来回旋转2～3次。

（3）注意事项　①注意安全，操作时远离氧气、汽油、乙醚等易燃、易爆物品；②在燃烧过程中不得添加乙醇，以免引起烧伤或火灾；③贵重器械及锐利刀剪禁用燃烧法，以免锋刃变钝或器械损坏。

2. 干烤灭菌法　是利用特制烤箱进行灭菌，其热力传播与穿透主要靠空气对流和介质的传导，灭菌效果可靠。

（1）适用范围　适用于高温下不易变质、损坏和蒸发物品的灭菌，如玻璃器皿、油剂、粉剂及金属制品的灭菌。

（2）方法　干烤灭菌所需的温度与时间（表4－1），应根据被灭菌物品的种类及烤箱的类型来确定。

表4－1　干烤消毒灭菌的温度及时间

消毒灭菌效果	温度	时间
消毒	120℃～140℃	10～20分钟
灭菌	160℃	2小时
	170℃	1小时
	180℃	30分钟

（3）注意事项　①物品干热灭菌前应洗净，以免灭菌失败或污物炭化；②玻璃器皿干烤前洗净并完全干燥；③物品包装不宜过大，装箱不超过箱高的2/3；④灭菌时物品勿与烤箱底部及四壁接触；⑤灭菌的中途不宜打开烤箱重新放入物品；⑥灭菌后要待温度降至40℃以下再打开烤箱以防炸裂。

3. 煮沸消毒法　是一种简单、经济、实用、效果可靠、应用最早的湿热消毒方法。

（1）适用范围　适用于耐湿、耐高温的物品，如金属、搪瓷、玻璃、橡胶类等的消毒，但不能用于外科手术器械的灭菌。

（2）方法　将物品刷洗干净，全部浸没在水中，然后加热煮沸，从水沸后开始计时，经5～10分钟达到消毒效果，即杀灭细菌繁殖体。若中途加入物品，则在第二次水沸后重新计时。若将碳酸氢钠加入水中，配成1%～2%的浓度时，沸点可达到105℃，除增强杀菌作用外，还可去污防锈。

（3）注意事项　①玻璃类物品用纱布包裹，在冷水或温水时放入；②橡胶类物品用纱布包裹，待水沸后放入，消毒后及时取出；③器械的轴节及容器的盖要打开，大小相同的容器不能重叠，有空腔的物品要将腔内灌满水，以使物品各面都能与水接触；④较小、较轻的物品用纱布包裹，使其沉入水中。

4. **压力蒸汽灭菌法**　是临床上最常用的一种湿热灭菌法，是利用高压及饱和蒸汽杀灭所有微生物及其芽孢，在物理灭菌法中效果最佳。目前，医院使用的灭菌器可分为下排气式压力蒸汽灭菌器和预真空压力蒸汽灭菌器两类，下排气式压力蒸汽灭菌器又包括手提式和卧式。当压力在 103 ~ 137kPa（预真空 205. 8kPa），温度达 121℃ ~126℃（预真空 132℃）经 20 ~30 分钟（预真空 5 ~10 分钟），即能达到灭菌目的。

（1）适用范围　适用于耐高温、耐高压、耐潮湿物品的灭菌，如敷料、手术器械（手术刀、剪除外）、搪瓷、橡胶、玻璃、细菌培养基及溶液等。

（2）方法　手提式压力蒸汽灭菌器（图 4 –1），操作流程见表 4 –2。

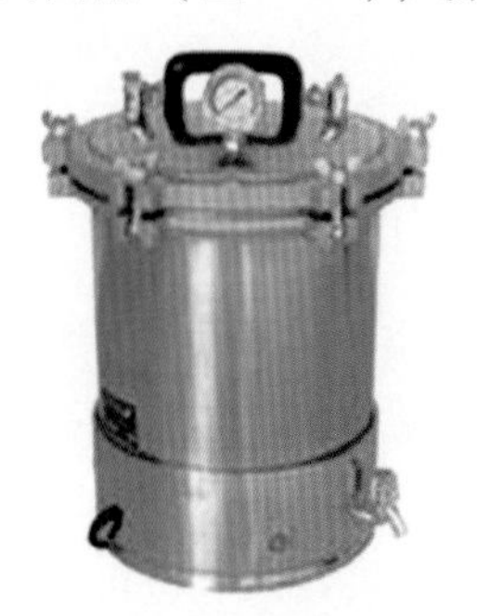

图 4 –1　手提式压力蒸汽灭菌器

表 4 –2　手提式压力蒸汽灭菌器操作流程

操作流程		流程说明
使用前	准备	·在外层锅腔中加入一定量的水，内层锅腔装上物品后加盖旋紧
使用	排冷空气	·接通电源加热，开放排气阀，待冷空气排尽后，再关闭排气阀
	物品灭菌	·继续加热，待压力升至所需数值，维持 20 ~30 分钟，关闭热源
使用后	排蒸汽 取物品	·开放排气阀，待压力降至“0”时，慢慢打开盖子（突然开盖，会使冷空气大量进入，蒸汽凝成水滴，使物品潮湿；玻璃物品则因骤然降温而易发生爆裂），取出物品

卧式压力蒸汽灭菌器（图 4 –2）：灭菌器的结构原理同手提式压力蒸汽灭菌器，不同之处为容量较大，输入蒸汽。主要用于医院供应室大批量物品的灭菌，操作人员要经过专业培训，合格后才能上岗。

预真空压力蒸汽灭菌器（图 4 –3）：配有抽气机，在灭菌前先将内部抽成真空，形成负压，然后输入蒸汽，在负压吸引下蒸汽迅速透入物品而达到灭菌目的。

（3）注意事项　①灭菌包不宜过大，体积不超过 30cm ×30cm ×25cm，包扎不宜过紧，放置时各包之间留有空隙，以利于蒸汽进入，排气时蒸汽能迅速排出，保持物品干燥；②盛装物品的容器有孔，应将通气孔打开，灭菌完毕后再关闭；③布类物品应放在金属和搪瓷类物品之上，以免蒸汽遇冷凝成水珠，使包布受潮，影响灭菌效果；④随时观察压力及温度情况。

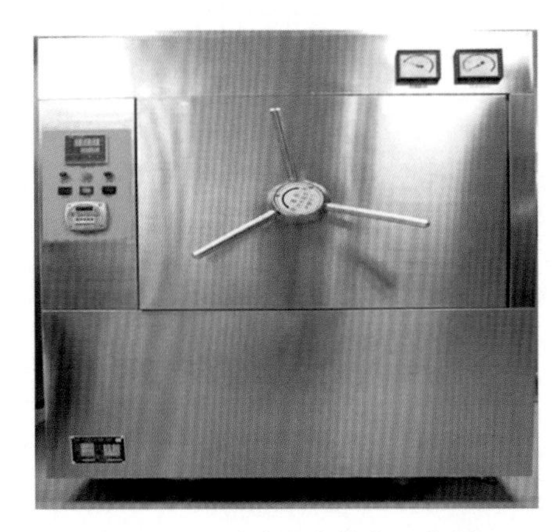

图 4-2　卧式压力蒸汽灭菌器

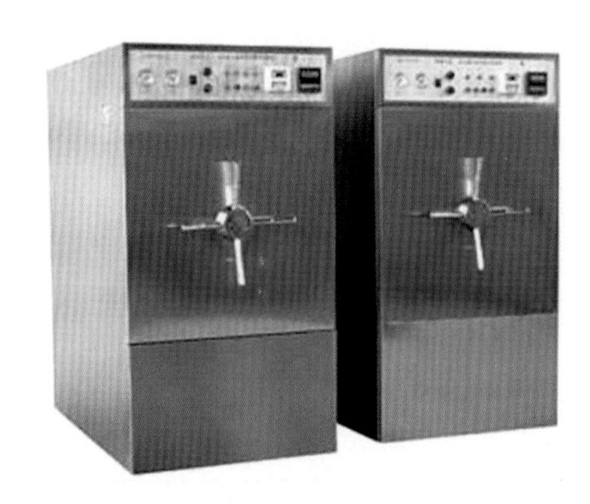

图 4-3　预真空压力蒸汽灭菌器

（4）灭菌效果的监测　①物理监测法：用 150℃或 200℃的留点温度计。使用前将温度计汞柱甩至 50℃以下，放入包裹内，灭菌后，检视其读数是否达到灭菌温度。②化学监测法：常用化学指示胶带（图 4-4），使用时将其粘贴于待灭菌物品包外，灭菌后，通过观察其颜色变化来判断灭菌效果。也可用化学指示卡（图 4-5），使用时将其放于待灭菌物品包的中央部位，灭菌后，通过观察其颜色及性状的变化来判断灭菌效果。③生物监测法：是最可靠的监测法，其指示剂为对热耐受力较强的非致病性嗜热脂肪杆菌芽孢，将其制成菌纸片，使用时将 10 片菌片分别放于灭菌器四角及中央，待灭菌结束，用无菌持物钳取出放培养基内，在 56℃温箱中培养 48 小时至 1 周，若全部菌片均无细菌生长则表示灭菌合格。

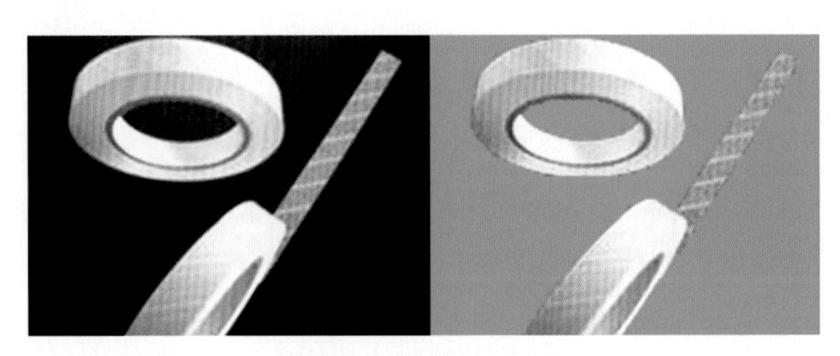

图 4-4　化学指示胶带

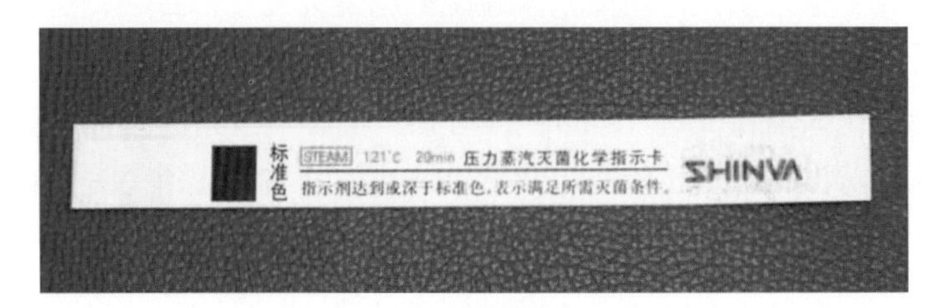

图 4-5　化学指示卡

知识链接：一种快速压力蒸汽灭菌法

是一种用于紧急情况下对物品进行灭菌处理的方法。灭菌时要求物品裸露，使用卡式盒或专用灭菌器盛放。其灭菌时间和温度因灭菌器类别、灭菌物品材料是否带孔、裸露而定。灭菌温度132℃时，下排气式压力蒸汽灭菌器所需最短灭菌时间3分钟（不带孔物品）、10分钟（带孔物品）；预真空式灭菌时间3分钟（不带孔物品）、4分钟（带孔物品）。灭菌后的无菌物品须在4小时内使用，不能储存。

（二）光照消毒法（辐射消毒）

利用紫外线照射使微生物的蛋白质发生光解、变性，从而导致其死亡的方法。对杆菌杀菌力强，对球菌较弱，对真菌则更弱，对生长期细菌敏感，对芽孢敏感性差。

1. 日光曝晒法 利用日光的热、干燥和紫外线的作用杀菌，但杀菌能力较弱。

（1）适用范围 常用于床垫、床褥、棉胎、枕芯、毛毯、衣服、书籍等物品的消毒。

（2）方法 将物品放在直射日光下曝晒6小时

（3）注意事项 照射时间不得少于6小时，注意定时翻动，使物品各面均受到日光照射。

2. 紫外线灯管消毒法 紫外线灯管是低压汞石英灯管，通电后，汞气化放出紫外线，经5~7分钟，使空气中的氧气电离产生臭氧，可增强杀菌作用。紫外线杀菌能力与其波长有密切关系，最佳杀菌波长为253.7nm用紫外线灯管有15W、20W、30W、40W四种，其装置有悬吊式和移动式。

（1）适用范围 常用于室内空气消毒和物品消毒。

（2）方法 ①空气消毒：室内每10m^{2}应安装30W紫外线灯管1支，照射时，先湿式清洁室内（紫外线易被灰尘微粒吸收），关闭门窗，人员停止走动，有效照射距离不超过2m，照射时间不少于30分钟，照射后病室应通风换气；②物品消毒：应选用30W的紫外线灯管，最好用移动式。照射时，先将物品摊开或挂起（增加照射面积），有效照射距离不超过1m，照射时间不少于30分钟，照射过程中应定时翻动物品，使物品的各表面均能被紫外线直接照射。两种方法的计时均从灯亮5~7分钟后开始。

（3）注意事项 ①照射时注意保护病人的眼睛及皮肤，可戴墨镜或用纱布遮住双眼，肢体用被单遮盖；②保持灯管清洁，至少每两周用无水乙醇棉球擦拭灯管表面一次；③紫外线消毒时，室内的适宜温度为20℃~40℃，相对湿度为40%~60%；④关灯后如需再开启，应间歇3~4分钟；⑤定期检测灯管照射强度（一般3~6个月测定一次），如灯管照射强度≤70μW/cm^{2}时应更换，或记录使用时间，凡使用时间超过1000小时，需更换灯管；⑥定期进行空气培养，以监测灭菌效果。

3. 臭氧灭菌灯消毒法 灭菌灯内装有臭氧发生管，在电场作用下，将空气中的氧气转换成高纯度臭氧，臭氧在常温下为强氧化剂，主要依靠其强大的氧化作用杀菌。

（1）适用范围　常用于室内空气、医院污水、诊疗用水、物品表面（饮食用具、衣物等）的消毒。

（2）方法　使用灭菌灯时，关闭门窗，以确保消毒效果。

（3）注意事项　臭氧对人有毒，空气消毒时，人员须离开现场，消毒结束后20～30分钟方可进入。

（三）电离辐射灭菌法

利用放射性核素钴-60发射的γ射线或电子加速器产生的高能电子束（阴极射线）的穿透性来杀死微生物的低温灭菌法。由于此法是在常温下进行，故又称“冷灭菌”。

适用于不耐高温物品的灭菌，如橡胶、塑料、高分子聚合物（一次性注射器、输液器、输血器等）、精密医疗器械、生物医学制品及节育用具等。

（四）微波消毒灭菌法

微波是一种波长短、频率高的电磁波。适用于食品及餐具的消毒，化验单据及票证的消毒，医疗药品、耐热非金属材料及器械等消毒灭菌。

微波对人体有一定的伤害，应避免小剂量长期接触或大剂量照射；微波无法穿透金属面，故不能以铁罐等容器盛放消毒物品；水是微波的强吸收介质，用湿布包裹物品或在炉内放一杯水会提高消毒效果。

（五）生物净化法（层流净化法）

生物净化法是在送风口安装高效过滤器，当空气通过空隙小于0.2～0.5μm的过滤器时，由于合理的气流方式，使室内产生的尘埃或微生物随气流方向排出房间，使空气中细菌总数≤10cfu/cm³，空气的洁净度达到99.98%。适用于手术室、烧伤病房、器官移植室、无菌药物制剂室和ICU等。

知识链接：无菌病房（层流护理室）

无菌病房（层流护理室）的工作原理就是使通过高效过滤器（HEPA）过滤后的无尘无菌的空气，水平或者垂直地在室内通过，创造出没有尘埃、没有微生物的洁净空间，以期达到防止感染的目的。主要用于预防性隔离，如用于白血病、恶性肿瘤、免疫功能不全、脏器移植、放射线伤害造成的白细胞减少、严重烧伤等病人的病房，其目的在于预防感染。

四、化学消毒灭菌法

化学消毒灭菌法是利用化学药物杀灭病原微生物的方法，其原理是使菌体蛋白凝固变性，酶蛋白失去活性，抑制细菌代谢和生长，或破坏细菌细胞膜的结构，改变其通透性，使细胞破裂、溶解，从而达到消毒灭菌的作用。常用的方法有擦拭、浸泡、喷雾及熏蒸法。

（一）化学消毒剂的使用原则

1. 根据物品的性能及微生物的特性，选择合适的消毒剂。

2. 严格掌握消毒剂的有效浓度、消毒时间及使用方法。

3. 消毒剂应定期更换，易挥发的要加盖，并定期检测以确保其有效浓度。

4. 待消毒的物品必须洗净、擦干，全部浸没在消毒液内；管腔内应注满消毒液，并打开器械的轴节和容器的盖。

5. 消毒液中不能放置纱布、棉花等物。因这类物品易吸附消毒剂而降低消毒能力。

6. 浸泡消毒后的物品在使用前应用无菌等渗盐水冲洗，气体消毒后的物品应待气体散发后使用，以免消毒剂刺激人体组织。

（二）化学消毒剂的使用方法

1. 浸泡法　将物品洗净、擦干后浸没在消毒溶液中，在规定的浓度和时间内达到消毒灭菌作用。常用于耐湿不耐热的物品、器械的消毒，如人的体表、锐利器械、精密仪器、化学纤维制品等。

2. 擦拭法　用易溶于水、穿透力强、无显著刺激的化学消毒剂擦拭物品表面或人体体表，在规定的浓度内达到消毒作用。常用于地面、家具、墙壁等的消毒及皮肤消毒。

3. 喷雾法　用喷雾器将化学消毒剂均匀喷洒在空气中或物体表面，在规定的浓度内达到消毒作用。常用于地面、墙壁等的消毒。

4. 熏蒸法　将消毒剂加热或加入氧化剂，使其呈气体，在规定的浓度和时间内达到消毒灭菌作用。常用于室内空气、不耐高温物品的消毒。用于熏蒸法的常用消毒剂有：

（1）纯乳酸　0.12ml/m^3 加等量水，加热熏蒸，密闭门窗 30～120 分钟后打开通风换气。用于室内空气消毒，如手术室、换药室等。

（2）过氧乙酸（2%）　8ml/m^3 熏蒸，密闭门窗 30～120 分钟后打开通风换气。用于室内空气消毒。

（3）食醋　5～10ml/m^3 加热水 1～2 倍，加热熏蒸，密闭门窗 30～120 分钟后打开通风换气。用于流行性感冒、流行性脑脊髓膜炎病室的消毒。

（4）环氧乙烷　用环氧乙烷气体置于密闭容器内，经标准的浓度、温度和时间达到消毒、灭菌作用。环氧乙烷是广谱气体杀菌剂，能杀灭细菌繁殖体和芽孢，以及真菌和病毒等。穿透力强，对大多数物品无损害，消毒后可迅速挥发，适用于精密仪器、医疗器械、书籍、皮毛、棉、化纤、塑料制品、陶瓷、金属、橡胶类制品、一次性使用的诊疗用品等。灭菌时须使用专用的灭菌设备，操作人员须经专业培训，合格后方能上岗。

（三）常用的化学消毒剂（表4－3）

表4－3　常用化学消毒剂

名称	效力	使用范围	注意事项
碘酊	高效	①2%碘酊：皮肤消毒，擦后待干，再用70%乙醇脱碘 ②2.5%碘酊用于断脐，干后用70%乙醇脱碘	①不能用于黏膜的消毒 ②对金属有腐蚀性 ③对碘过敏者禁用
过氧乙酸	高效	①0.2%溶液：手的消毒，浸泡1～2分钟；物体表面擦拭消毒或浸泡10分钟 ②0.5%溶液：餐具消毒，浸泡30～60分钟 ③1%～2%溶液：室内空气消毒，8ml/m³加热熏蒸，密闭门窗30～120分钟 ④1%溶液：体温计消毒，浸泡30分钟	①易氧化分解，应现配现用 ②对金属有腐蚀性 ③高浓度有刺激性及腐蚀性，配制时须戴口罩和橡胶手套 ④存放于避光、阴凉处，防高温引起爆炸
戊二醛	高效	2%碱性戊二醛：浸泡不耐高温的金属器械、医学仪器、内镜等，消毒需10～30分钟，灭菌需7～10小时	①每周过滤一次，每2～3更换消毒液一次 ②浸泡金属类物品时，应加入0.5%亚硝酸钠防锈 ③内镜连续使用，需间隔消毒10分钟，每天使用前后各消毒30分钟，消毒后用冷开水冲洗 ④碱性戊二醛稳定性差，应现配现用
含氯消毒剂（常用的有漂白粉、漂白粉精、氯胺T、二氯异氰脲酸钠等）	中、高效	①0.5%漂白粉溶液、0.5%～1%氯胺溶液：餐具、便器等浸泡30分钟 ②1%～3%漂白粉溶液、0.5%～3%氯胺溶液：喷洒或擦拭地面、墙壁及物品表面 ③干粉：消毒排泄物，如漂白粉与粪便以1∶5用量搅拌后，放置2小时；尿液100ml加漂白粉1g，放置1小时	①保存在密闭、阴凉、干燥、通风处，以减少有效氯的丧失 ②配制的溶液性质不稳定，应现配现用 ③对金属有腐蚀性 ④有腐蚀及漂白作用，不宜用于有色衣服及油漆家具的消毒
乙醇	中效	①70%～75%乙醇：皮肤消毒 ②95%乙醇：燃烧灭菌 ③75%乙醇用于物品表面和某些医疗器械的消毒	①易挥发，需加盖保存，并定期测试，保持有效浓度 ②有刺激性，不宜用于黏膜及创面消毒 ③易燃，应加盖置于阴凉、避火处
碘伏	中效	①0.5%～1.0%有效碘溶液：注射部位皮肤消毒，涂擦2遍 ②0.1%有效碘溶液：体温计消毒，浸泡30分钟后用冷开水冲净擦干即可 ③0.05%有效碘溶液：黏膜及创面消毒	①应避光密闭保存，放阴凉处，并防潮 ②稀释后稳定性较差，宜现配现用 ③消毒皮肤后不用乙醇脱碘
苯扎溴铵（新洁尔灭）	低效	①0.01%～0.05%溶液：黏膜消毒 ②0.1%0～0.2%溶液：皮肤消毒；也可用于浸泡、喷洒、擦拭污染物品，作用时间15～30分钟	①阴离子表面活性剂如肥皂、洗衣粉等对其有拮抗作用，不宜合用 ②不能用作灭菌器械保存液 ③应现配现用 ④对铝制品有破坏作用，不可用铝制品盛装
氯己定（洗必泰）	低效	①0.02%溶液：手的消毒，浸泡3分钟 ②0.05%溶液：创面的消毒 ③0.05%、0.1%溶液：冲洗阴道、膀胱或擦洗外阴部	①不与肥皂、洗衣粉等阴离子表面活性剂混合使用 ②冲洗消毒时，若创面脓液过多，应延长冲洗时间

注：高效：能杀灭一切微生物，包括芽孢。

中效：能杀灭除芽孢外的细菌繁殖体、结核杆菌、病毒。

低效：能杀灭细菌繁殖体、部分真菌和亲脂性病毒，不能杀灭结核杆菌、亲水性病毒和芽孢。

高浓度的碘、含氯消毒剂属高效消毒剂，低浓度时属中效消毒剂。

❖知识链接：纳米皮肤消毒乳剂

结合生物技术、纳米技术与消毒技术研制而成的一种新型皮肤消毒乳液，主要成分为醋酸氯己定、纳米氧化锌，它克服了传统的化学消毒杀菌时效短、产生微生物耐药性、对人体和环境有副作用等问题，可在3～5分钟内杀灭已知的各种病毒、细菌、真菌、衣原体、立克次体等有害微生物，广谱杀菌特征显著，对冠状病毒和艾滋病毒杀灭率均达100%。由于纳米级抗菌材料（乳滴直径为10～30纳米）的长效性和缓释性，在人体皮肤具有长达48小时以上的抑菌功效。

这种消毒乳液可用于医务人员皮肤特别是手部的消毒；还可用于防疫、检疫、环卫、海关、边防、银行、邮政、宾馆、饭店等行业的工作人员手部和皮肤消毒。

第三节 无菌技术

一、概念

1. 无菌技术 是指在医疗护理操作中，防止一切微生物侵入人体和防止无菌物品、无菌区域被污染的操作技术。

2. 无菌物品 是指经过灭菌处理后未被污染的物品。

3. 无菌区域 是指经过灭菌处理后未被污染的区域。

4. 非无菌区域 是指未经过灭菌处理，或虽经过灭菌处理但又被污染的区域。

二、无菌技术的操作原则

（一）操作前准备

1. 环境准备 环境应清洁、宽敞、定期消毒。操作台应清洁、干燥、物品布局合理。无菌操作前30分钟应停止清扫、铺床等工作，减少走动以避免尘埃飞扬。

2. 操作人员准备 无菌操作前，操作人员应衣帽整洁、修剪指甲，洗手、戴口罩，必要时穿无菌衣、戴无菌手套。

（二）无菌物品管理原则

1. 无菌物品 和非无菌物品应分开放置，并有明显标志，以利于区分。无菌物品必须存放于无菌容器或无菌包内；无菌包或无菌容器外应注明物品的名称、灭菌日期、粘贴化学指示胶带，并按失效期先后顺序存放。

2. 无菌包放置 应在清洁、干燥处，定期检查，在未被污染的情况下有效期为7

天，一经使用、过期或包布受潮应重新灭菌。

（三）无菌物品使用原则

1. 进行无菌操作时，操作者应面向无菌区，身体与无菌区保持一定距离，不可面对无菌区讲话、咳嗽、打喷嚏；手臂需保持在腰部或操作台面以上，不可跨越无菌区。

2. 取放无菌物品时，应使用无菌持物钳；无菌物品一经取出，即使未用，也不可再放回无菌容器内；无菌物品使用后，必须重新灭菌后方可再用。

3. 无菌操作中，无菌物品潮湿、被污染或怀疑有污染即不可再用，应予以更换或重新灭菌。

4. 一套无菌物品仅供一位病人使用一次，以防止交叉感染。

三、无菌技术的基本操作

（一）无菌持物钳的使用法

【操作目的】

用于取放和传递无菌物品。

【操作准备】

1. 护士准备　衣帽整洁，修剪指甲、洗手，戴口罩。

2. 用物准备　无菌持物钳及容器。

（1）无菌持物钳的种类（图 4 -6）

1）三叉钳　常用于夹取较大或较重物品，如瓶、罐、盆等。

2）卵圆钳　常用于夹取刀、剪、镊、治疗碗、弯盘等无菌物品，分直头和弯头。

3）镊子　适于夹取针头、棉球、纱布等较小的无菌物品，分长短 2 种。

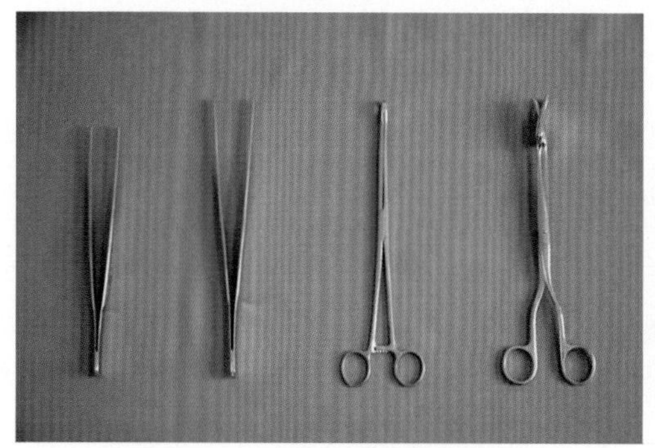

图 4 -6　无菌持物钳的种类

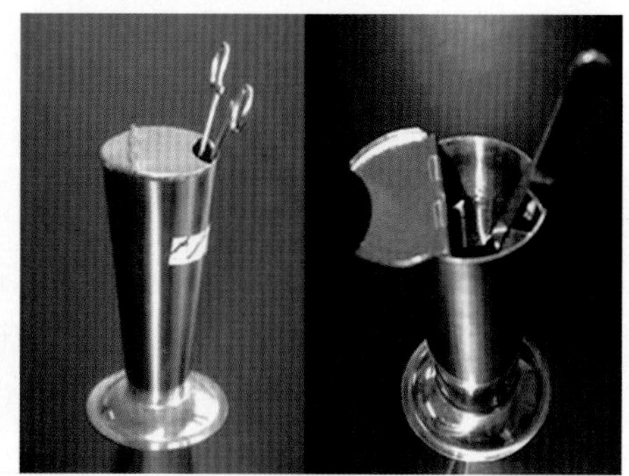

图 4 -7　无菌持物钳的浸泡

（2）无菌持物钳的保存

1）消毒液浸泡法　经过灭菌后浸泡于内盛消毒液的广口有盖无菌容器内。消毒液液面应浸过无菌持物钳轴节以上 2 ~3cm 或镊子的 1/2 处；每个容器内只放一把持物钳（图 4 -7），以免使用时互相碰撞污染；浸泡时应将钳端打开，以便持物钳与消毒液充分接触；无菌持物钳及盛放容器应保持无菌，每周消毒灭菌 1 ~2 次，同时更换消毒液，手术室、门诊、换药室等使用较多的部门应每日灭菌1次。

2）干燥保存法 干燥保存法是将持物钳及盛放容器经高压蒸汽灭菌后保存在无菌包内，于使用前开包取出，4~8小时更换一次。目前临床上主要使用此种方法。

3. 环境准备 环境整洁、宽敞、明亮，操作台面清洁、干燥、平坦，物品放置合理，避免不必要的人员走动。

【操作步骤】

见实践1。

实践1 无菌持物钳使用法

操作步骤	操作要点
操作准备	护士着装整洁，洗手，戴口罩；根据操作目的准备环境及用物
取持物钳	打开无菌持物钳的容器盖，手持无菌持物钳移至容器中央，闭合钳端，垂直取出，使用时保持钳端向下，不可倒转（图4-8）
放持物钳	使用后闭合钳端，立即垂直放回容器

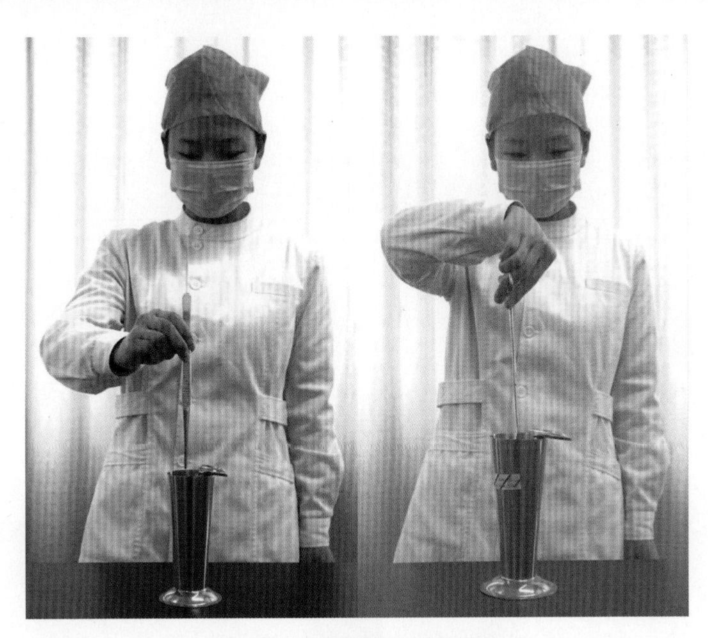

图4-8 无菌持物钳的取用

【注意事项】

1. 无菌持物钳只能用于夹取无菌物品，不可接触非无菌物品。

2. 无菌持物钳不能用来夹取无菌油纱布等，防止油粘于钳端，形成保护层，影响消毒效果。也不可用于换药或者消毒皮肤以防污染。

3. 如到远处夹取无菌物品，应同容器一起移至操作处使用，减少无菌持物钳在空气中暴露的时间，防止污染。

4. 无菌持物钳在使用时应保持在操作者腰部水平以上，不可过高或者过低，以免超出视线范围造成污染。

5. 无菌持物钳如被污染或者怀疑被污染均应重新灭菌。

（二）无菌容器使用法

【操作目的】

用于盛放无菌物品，使其保持无菌状态。

【操作准备】

1. 护士准备　衣帽整洁，修剪指甲，洗手，戴口罩。

2. 用物准备　无菌持物钳及容器，无菌容器（无菌敷料缸、贮槽等）、笔。

3. 环境准备　环境整洁、宽敞、明亮，操作台面清洁、干燥、平坦，物品放置合理，避免不必要的人员走动。

【操作步骤】

见实践2。

实践2　无菌容器使用法

步骤	操作要点
操作准备	护士着装整洁，洗手，戴口罩；根据操作目的准备环境及用物
查对用物	检查无菌容器名称、灭菌日期及灭菌效果
打开容器	取物时，打开容器盖，内面向上置于稳妥处或拿在手中，手勿触及盖的内面及边缘
取用物品	用无菌持物钳从无菌容器内夹取无菌物品（图4-9），取物后，立即将盖盖严。手托持无菌容器（如治疗碗）时，手不能进入容器内面（图4-10）

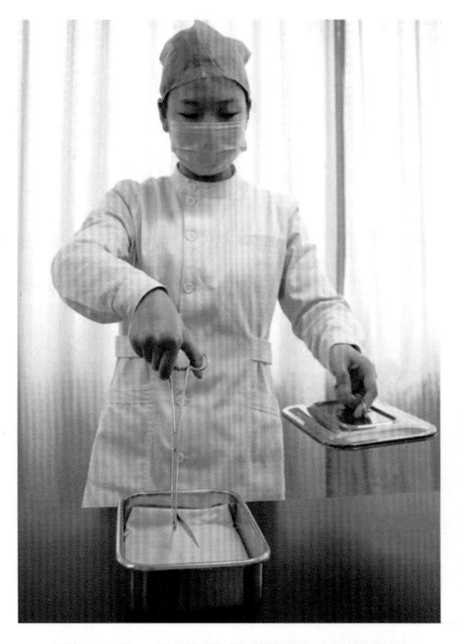

图4-9　无菌持物钳取用无菌物品

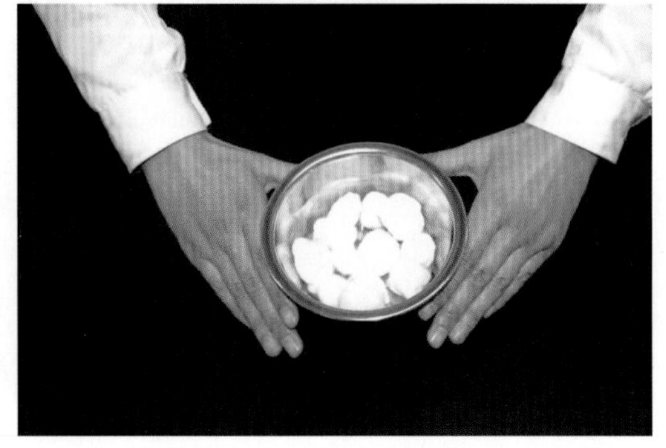

图4-10　托持无菌容器

【注意事项】

1. 使用无菌容器过程中手不可触及容器及盖的边缘及内面。

2. 无菌物品一旦从无菌容器内取出即使未用，也不得再放回无菌容器内。
3. 无菌容器一经打开，使用时间最长不得超过 24 小时。
4. 无菌容器应定期消毒灭菌，一般有效期为一周。

（三）无菌包使用法

【操作目的】

用于包裹无菌物品，使包内物品处于无菌状态。

【操作准备】

1. **护士准备** 衣帽整洁，修剪指甲，洗手，戴口罩。
2. **用物准备** 无菌包，无菌持物钳及容器，笔等。

无菌物品应放置在质地致密、厚实的未脱脂双层纯棉布所制成的包布内，包装妥当，经高压灭菌处理后，即为无菌包。

无菌包包扎法：将需灭菌的物品放于包布中央，用包布一角盖住物品，左右两角先后盖上，并将角尖向外翻折，盖上最后一角后，用系带以“十”字形扎妥，用化学指示胶带贴妥，贴上注明物品名称及灭菌日期的标签（图 4－11）。

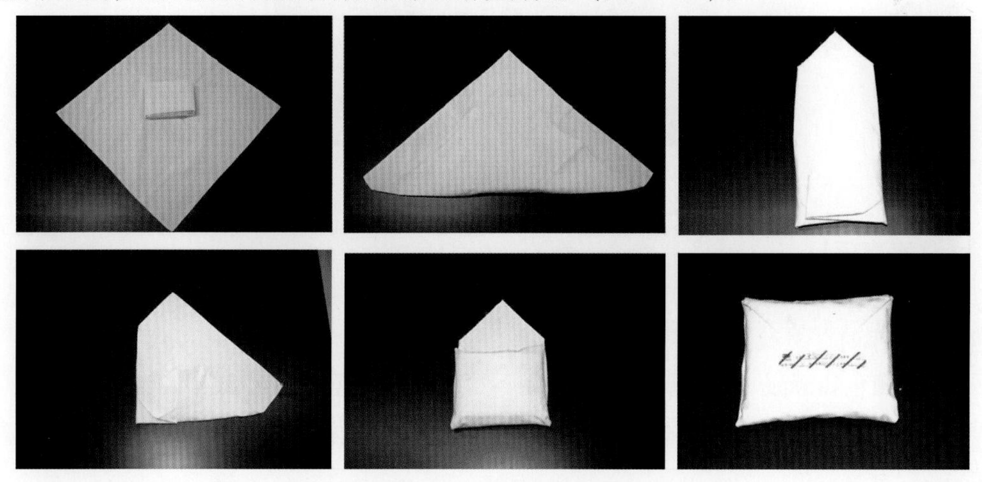

图 4－11 无菌包包扎法

3. **环境准备** 操作环境宽敞整洁，操作台面清洁、干燥、平坦，物品布局合理，避免不必要的人员走动。

【操作步骤】

见实践 3。

实践 3 无菌包使用法

操作步骤	操作要点
操作准备	护士着装整洁，洗手，戴口罩；根据操作目的准备环境及用物
检查核对	核对无菌包名称、灭菌日期，检查灭菌效果及有无潮湿破损
开无菌包	将无菌包放在清洁、干燥、平坦的操作处，解开包系带，卷放于包布下，按原折顺序逐层打开无菌包

续表

操作步骤	操作要点
夹取物品	用无菌持物钳夹取所需物品，放在准备好的无菌区内
手上开包	如需将包内物品全部取出，也可将包托在手上打开，另一手将包布四角抓住，稳妥地将包内物品放在无菌区内（图4－12）

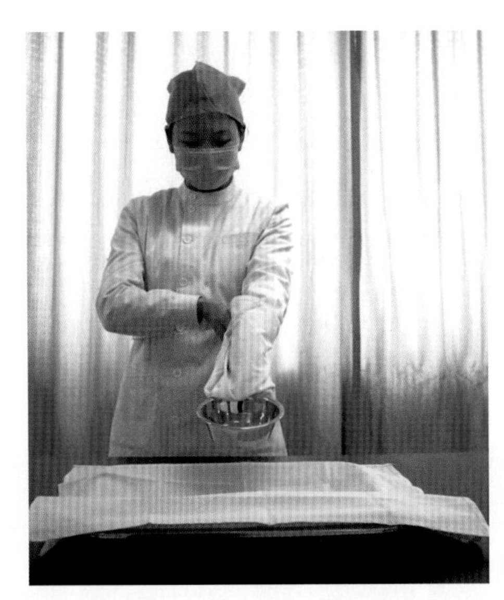

图4－12 递送无菌物品

【注意事项】

1. 无菌包有效期一般为7天。如果包内物品一次未用完，剩余物品未污染情况下有效期24小时。

2. 无菌包如潮湿、破损、超过有效期不可使用，需重新灭菌。

3. 打开无菌包时，手和其他非无菌物品均不可触及包布内面，亦不可跨越无菌区域。

4. 一次性无菌包有效期以包装上标注时间为准，打开前核对物品名称及灭菌日期，检查包装是否完整、有无漏气，打开时从包装的启封口处撕开，根据物品的种类和投放区域用手或无菌持物钳取出。

（四）铺无菌盘法

【操作目的】

1. 将无菌治疗巾铺在洁净、干燥的治疗盘内，形成一无菌区。

2. 无菌盘可放置无菌物品，保持无菌物品在一定时间内不被污染，以供治疗使用。

【操作准备】

1. **护士准备** 衣帽整洁，修剪指甲，洗手，戴口罩。

2. **用物准备** 无菌持物钳及容器，无菌治疗巾包，清洁干燥的治疗盘，记录纸

(铺盘时间卡)、笔。

治疗巾折叠方法：将治疗巾先横折一次，再纵折一次，后重复一次。

3. 环境准备 操作环境宽敞整洁，操作台面清洁、干燥、平坦，物品布局合理，避免不必要的人员走动。

【操作步骤】

见实践4。

实践4 铺无菌盘法

操作步骤	操作要点
操作准备	护士着装整洁，洗手，戴口罩；根据操作目的准备环境及用物
查对用物	检查包的名称、灭菌日期及灭菌效果
取治疗巾	打开无菌包，用无菌持物钳取一块无菌巾放在治疗盘内
铺治疗盘	双手捏住无菌巾一边外面两角，轻轻抖开，双折铺于治疗盘上（双层底铺法是从远到近，3折成双层底），将上层折成扇形，边缘向外，治疗巾内面构成无菌区（图4－13）
遮盖物品	放入无菌物品后，拉开扇形折叠层遮盖于物品上，上下层边缘对齐，将开口处向上折两次，两侧边缘分别向下折一次，露出治疗盘边缘
书写标签	注明铺盘日期、时间，签名

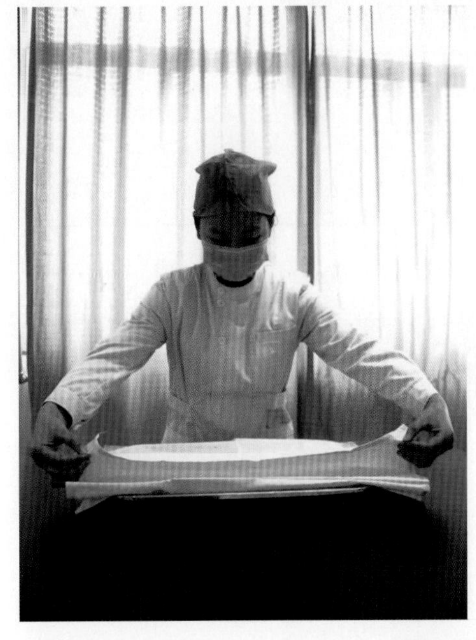

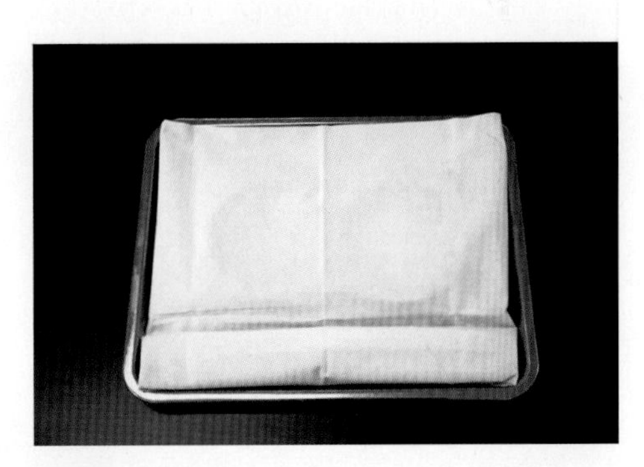

图4－13 铺无菌盘

【注意事项】

1. 已铺好的无菌盘，在未污染的情况下有效期为4小时。

2. 不跨越无菌区，操作过程中，夹取、放置无菌物品时，保持无菌治疗巾内面未被污染。

3. 物品放置有序，方便取用。

（五）取用无菌溶液法

【操作目的】

将无菌溶液从无菌密封瓶中倒入无菌容器，供无菌操作使用。

【操作准备】

1. 护士准备　衣帽整洁，修剪指甲，洗手，戴口罩。

2. 用物准备　无菌溶液、启瓶器、弯盘、无菌容器（盛装无菌溶液）、消毒液、棉签、敷料缸（内装无菌纱布）、无菌持物钳及容器、笔。

3. 环境准备　操作环境宽敞整洁，操作台面清洁、干燥、平坦，物品布局合理，避免不必要的人员走动。

【操作步骤】

见实践5。

实践5　取用无菌溶液法

操作步骤	操作要点
操作准备	护士着装整洁，洗手，戴口罩；根据操作目的准备环境及用物
查对溶液	取无菌溶液瓶，查对溶液名称、浓度、有效期及溶液质量，检查瓶盖有无松动，瓶身有无裂纹，以及溶液有无沉淀、混浊或变色
消毒开瓶	消毒瓶塞，用启瓶器打开瓶盖，以无菌纱布包裹瓶塞并打开
冲洗瓶口	另一手掌心朝向瓶签握瓶，倒少量溶液旋转冲洗瓶口
倒取溶液	再由冲洗处倒出溶液至无菌容器中，备用（图4－14）
消毒盖好	如瓶内溶液未用完，按规定保存（一般24小时内有效）
计时保存	在瓶签上注明开瓶日期、时间，签名，按规定保存

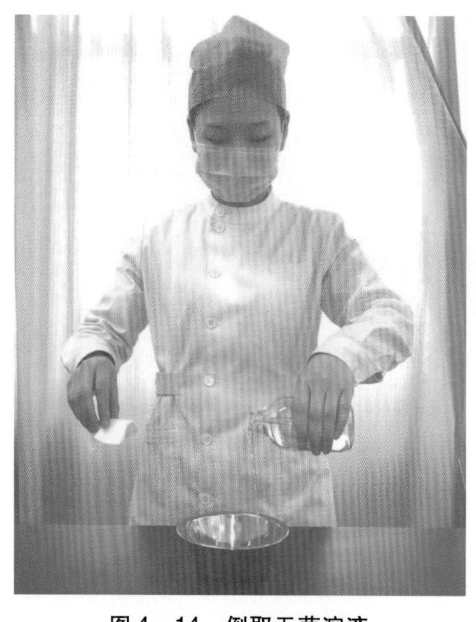

图4－14　倒取无菌溶液

【注意事项】

1. 打开溶液瓶时，手不可触及瓶口及瓶塞内面，防止瓶塞被污染。倒溶液时勿将瓶签沾湿，瓶口不可接触其他物品。

2. 已开启的溶液瓶一次未用完，倒后立即盖好瓶塞，注明开瓶日期、时间、签名，瓶内的溶液在24小时内有效。

3. 不可将物品伸入无菌溶液瓶内蘸取溶液，已倒出的溶液即使未用也不可再倒回瓶内。

4. 一次性封口的无菌溶液一经打开即使未用完也不可再用。

（六）戴、脱无菌手套

【操作目的】

进行无菌操作或取拿无菌物品时，用于保持物品的无菌，起到保护病人，避免感染的目的。

【操作准备】

1. 护士准备　衣帽整洁，修剪指甲，洗手，戴口罩。

2. 用物准备　无菌手套。

3. 环境准备　操作环境宽敞整洁，操作台面清洁、干燥、平坦，物品布局合理，避免不必要的人员走动。

【操作步骤】

见实践6。

实践6　戴脱无菌手套法

操作步骤	操作要点
操作准备	护士着装整洁，修剪指甲，洗手，戴口罩；根据操作目的准备环境及用物
检查手套	核对无菌手套袋号码、灭菌日期及灭菌效果
打开手套	按打开无菌包的方法，打开手套包，取出手套袋
涂滑石粉	用包内滑石粉涂抹双手，注意避开无菌区
取出手套	两手同时掀开手套袋开口处，分别捏住两只手套的反折部分，取出手套
戴手套法	将两手套五指对准，先戴一只手，再以戴好手套的手指插入另一只手套的反折内面，同法戴好。双手调整手套位置，将手套的反折部分套在工作服衣袖外面（图4－15）
脱手套法	操作完毕后，先洗去手套外面的污渍，一手捏住另一手套腕部外面，翻转脱下，再以脱下手套的手插入另一手套内，将其向下翻转脱下（图4－16）
整理用物	将手套放入指定容器内，按规定处理，洗手

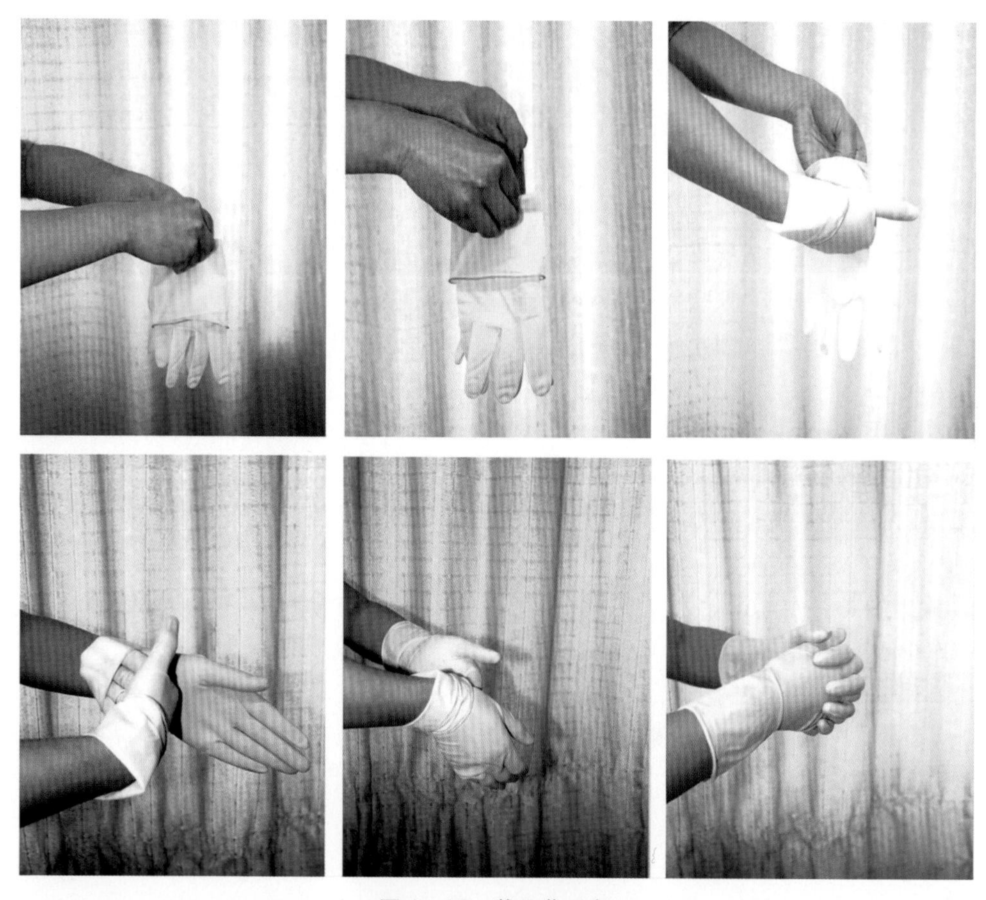

图4－15　戴无菌手套

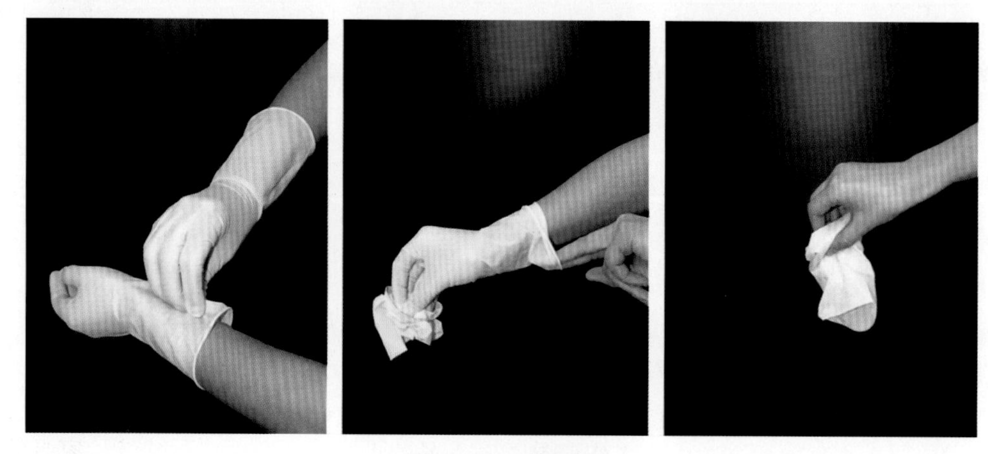

图4－16　脱手套

【注意事项】

1. 戴手套时指甲不宜过长，以防刺破手套，手套如有破损，应立即更换。
2. 戴好手套的手应始终保持在腰部以上、视线范围以内。
3. 如手套有血迹或严重污染，应在消毒液中清洗，勿使手套污染面接触皮肤。

4. 戴手套时要防止手套外面（无菌面）接触任何非无菌物品。

5. 已戴手套的手不可触及未戴手套的手及另一手套的内面（非无菌面），未戴手套的手不可触及手套的外面。

第四节 隔离技术

隔离是将传染源传播者和高度易感人群安置在指定的地点或特殊的环境中，暂时避免接触周围人群，对前者采取的是传染源隔离，达到控制传染源、切断传播途径的目的；对后者采取的是保护性隔离，达到保护此类人群免受感染的目的。

一、隔离基本知识

（一）隔离区域的设置

隔离区域应与普通病区分开，且远离食堂、水源及其他公共场所。相邻病房楼之间间隔大约30m，侧面防护距离为10m，以防止空气对流传播。病区应设置两条通道，分别供工作人员和病人进出，还应设立缓冲区并配备必要的卫生、消毒及隔离设备。

病人的安置：

1. 以病人为隔离单位。每个病人有独立的环境和用具，与其他病人及不同病种病人之间进行隔离。

2. 以病室为隔离单位。同病种病人安置在同一病室内，但病原体不同的病人应分开收治。

3. 凡尚未确诊或发生混合感染、病情危重、具有强烈传染性的病人，应安排单独隔离室。

（二）隔离区域的划分及隔离要求

1. 清洁区　未被病原微生物污染的区域。包括医护人员的值班室、男女更衣室、浴室及库房、配餐室等。

隔离要求：病人及病人接触过的物品不得进入清洁区；工作人员接触病人后应刷手、脱去隔离衣和鞋方可进入清洁区。

2. 半污染区　也称潜在污染区。指有可能被病原微生物污染的区域。包括医生办公室、护士站、检验室、病室内走廊等。

隔离要求：①身穿隔离衣的工作人员和病人通过走廊时，不得接触墙壁、家具等；②各类检验标本应按要求放置在指定区域的存放架和存放盘内，检验完的标本及容器应严格按要求分别处理。

3. 污染区　被病原微生物污染的区域。包括病室、病人浴室及卫生间、处置室、污物间、病人出入院处理室等。

隔离要求：①污染区的物品未经消毒处理，不得带到他处；②工作人员进入污染区时，应按隔离种类穿隔离衣、戴口罩、帽子，必要时换隔离鞋；③离开前脱隔离衣、鞋，并消毒双手。

二、隔离原则

（一）一般消毒隔离

1. 工作人员的要求　工作人员进入隔离区时，应按照规定戴口罩、帽子、穿隔离衣，并在规定范围内活动；穿隔离衣前，必须将所需物品备齐，各种护理操作应有计划并尽可能集中执行，以减少穿脱隔离衣的次数和刷手的频率；一切操作要严格遵守隔离规程，接触病人或污染物品后必须消毒双手，离开隔离病区前，要脱掉隔离衣，消毒双手后再去掉口罩、帽子。

2. 病人的要求　病人应严格遵守隔离要求，未解除隔离前不得离开病室。传染性分泌物3次培养结果均为阴性或已渡过隔离期，医生开出医嘱后，方可解除隔离。

3. 病室的要求　病室门前及病床床尾均应悬挂不同颜色的隔离标识，以明确隔离的性质；门口放置用消毒液浸湿的脚垫；门外设立隔离衣悬挂架（柜或壁橱），备隔离衣、口罩、鞋套以及手消毒设备（流水洗手池、洗手液、干手设备、避污纸）等；病室每日可用紫外线照射或消毒液喷雾进行空气消毒；每日晨间护理后，用消毒液擦拭病床及床旁桌椅。

4. 污染物品的处理要求　污染区内的任何物品不得带入清洁区内，所有物品必须先经过消毒后再处理；病人接触过的物品或落地的物品应视为污染，消毒后方可给他人使用；病人的衣物、信件、钱币等经熏蒸消毒后方可交家人带回；病人的排泄物、分泌物、呕吐物须经消毒处理后方可排放；需送出病区处理的物品，置污物袋内，袋外应有明显标记。

（二）终末消毒处理

是指对出院、转科或死亡病人及其所住病室、用物、医疗器械等进行的消毒处理。

1. 病人的终末处理　病人出院或转科前应沐浴、更衣，个人用物须消毒后方可带出。如病人死亡，衣物原则上一律焚烧，遗体须用中效以上消毒液擦拭，用消毒液浸湿的棉球填塞口、鼻、耳、阴道、肛门等孔道后用一次性尸单包裹。

2. 病室的终末处理　关闭病室门窗、打开床旁桌、摊开棉被、竖起床垫，消毒液熏蒸或紫外线照射消毒，消毒后开窗通风换气；家具、地面等用消毒液擦拭；体温计用消毒液浸泡；血压计及听诊器用消毒液擦拭或熏蒸消毒；被服类消毒处理后再清洗；其他物品根据其特性选择相应的消毒方法。

三、隔离种类和措施

根据病原体传播途径不同可将隔离种类分为以下几种，见表4-4。

表4-4　隔离种类和措施

隔离种类	适用范围	隔离措施
严密隔离	适用于经飞沫、分泌物、排泄物直接或间接传播的烈性传染病。如霍乱、鼠疫、SARS（传染性非典型性肺炎）等	1. 病人应住专用隔离室、单人单间，通向过道的门窗需关闭，室内用具宜简单、耐消毒，室外悬挂明显标识，病人不得离开病室，禁止探视和陪护 2. 进入病隔离室前必须戴好口罩、帽子，穿隔离衣、隔离鞋，戴手套。接触病人或被污染物品后、护理另一位病人前、离开隔离病室前均须消毒双手 3. 病人的分泌物、呕吐物、排泄物应严格消毒处理，污染敷料应装袋标记后，送出焚烧处理 4. 室内空气及地面每日用消毒液喷洒或紫外线照射消毒
接触性隔离	适用于经体表或伤口直接或间接接触而感染的疾病。如破伤风、气性坏疽、狂犬病、新生儿脓疱病、铜绿假单胞菌感染等	1. 病人应住专用隔离室，单人单间，室外悬挂明显标志 2. 进入病室之前，应戴好口罩、帽子，穿隔离衣；接触病人或被污染物品后、护理另一位病人前、离开隔离病室前均须消毒双手。工作人员的手或皮肤有破损者应避免接触病人，必要时应戴双层手套 3. 病人更换的衣服、被单等布类及使用后的器械等，均应先行灭菌，再进行清洁、消毒、灭菌处理，污染敷料应装袋标记后，送出焚烧处理
呼吸道隔离	适用于经空气飞沫短距离传播的感染性疾病。如肺结核、流脑、百日咳、腮腺炎、麻疹等	1. 病人应住专用隔离室，相同病原菌感染的病人可同住一室，通向过道的门窗需关闭，室外悬挂明显标识。有条件时尽量使隔离室远离其他病室 2. 进入隔离室前必须戴好帽子、口罩，并保持口罩清洁干燥，必要时穿隔离衣、戴手套。接触病人或被污染物品后、护理另一位病人前、离开隔离病室前均须消毒双手 3. 为病人准备专用痰杯，口鼻分泌物须经消毒后方可排放病人离开病室，必须戴口罩 4. 室内空气用紫外线照射或消毒液喷洒消毒，每日一次
肠道隔离	适用于经消化道分泌物及排泄物直接或间接污染了水源或食物的经粪-口传播的疾病，如细菌性痢疾、伤寒、甲型肝炎、戊型肝炎、脑膜炎、脊髓灰质炎等	1. 相同病原菌感染的病人可同住一室，条件受限时，不同病种的病人亦可同住一室，但应严格遵循床沿隔离原则，床间距1m以上，病人之间禁止交换任何物品，每一病床应加隔离标识 2. 接触不同病种的病人时，应按病种分别穿隔离衣，接触污染物品时应戴手套。接触病人或被污染物品后、护理另一位病人前、离开隔离病室前均须消毒双手 3. 病人的食具、便器均为各自专用，严格消毒，剩余食物及排泄物、分泌物、呕吐物均须消毒处理后方可倒掉 4. 病室内应有防蝇、防蟑、防鼠设备，做到无蝇、无蟑螂、无鼠

续表

隔离种类	适用范围	隔离措施
血液－体液隔离	适用于直接或间接接触带有传染性血液或体液而感染的疾病。如艾滋病、病毒性肝炎、梅毒、登革热、疟疾等	1. 相同病原菌感染的病人可同住一室，必要时应单独隔离，隔离病室外应有明显标识 2. 接触血液或体液时，应戴口罩、手套；如有可能发生血液体液飞溅时，应穿戴防渗透的隔离衣和口罩，戴护目镜。操作过程中，应防止被注射针头等利器刺伤，操作结束，脱去手套后应立即洗手。如手被血液、体液污染或可能被污染，应立即用消毒液洗手。护理另一位病人前、离开隔离病室前均须消毒双手 3. 被血液、体液污染的物品，应装袋标记后送消毒或焚烧处理；被血液、体液污染的室内物品表面，应立即用消毒剂擦拭或喷洒消毒；病人使用过的注射针头等利器应放入有标记的利器盒内，直接送焚烧处理
昆虫隔离	适用于以昆虫为媒介而传播的疾病。如疟疾、乙型脑炎、流行性出血热、斑疹伤寒等	1. 隔离措施根据昆虫类型确定，病室内应有防蚊、防鼠设备，定期进行有效的杀蚊、灭鼠处理 2. 流行性出血热、斑疹伤寒等病人入院时，应先进行灭虱、灭螨处理，彻底清洁、更衣后，方能入住同病种病室
保护性隔离	又称反向隔离。适用于抵抗力低下或极易感染的病人，如早产儿、大面积烧伤、白血病、器官移植、免疫缺陷等病人	1. 病人住专用隔离室，单人单间。病室内空气应保持正压通风，定时换气，地面、家具等应每天严格消毒。凡患呼吸道疾病及咽部带菌者，包括工作人员均应避免接触病人；原则上不予探视，探视者进入隔离病室也应采取相应隔离措施 2. 进入隔离病室内，应穿戴灭菌后的口罩、帽子、隔离衣手套及拖鞋，未经消毒的物品不得带入隔离区。接触病人或被污染物品后、护理另一位病人前、离开隔离病室前均须消毒双手 3. 病人的排泄物、引流物及被血液、体液污染的物品，应及时分装密闭，标记后送往指定处理地点

知识链接：标准预防

标准预防是指认为病人的血液、体液、分泌物、排泄物均具有传染性，需进行隔离，不论是否有明显的血迹、污染，是否接触非完整的皮肤与黏膜，接触上述物质者，必须采取预防措施。

标准预防是将普遍预防和体内物质隔离的许多特点进行综合，认定病人血液、体液、分泌物、排泄物均具有传染性，需进行隔离。不论是否有明显的血迹污染或是否接触非完整的皮肤与黏膜，接触上述物质者必须采取防护措施。根据传播途径采取接触隔离、飞沫隔离、空气隔离，是预防医院感染成功而有效的措施。①隔离对象：将所有病人血液、体液、分泌物、排泄物视为有传染性，需要隔离。②防护：实施双向防护，防止疾病双向传播，即防止疾病从病人传至医护人员，也防止疾病从医护人员传至病人。③隔离措施：根据传播途径建立接触隔离、空气隔离、飞沫隔离措施。

四、常用隔离技术

（一）口罩、帽子的使用

【操作目的】

1. 防止工作人员的头屑脱落、头发散落或被污染。
2. 阻止有害物质吸入呼吸道，防止飞沫污染无菌物品或清洁物品或伤口。

【操作准备】

1. 护士准备 衣帽整洁，修剪指甲，洗手，戴口罩。
2. 用物准备 帽子、口罩。
3. 环境准备 清洁、宽敞。

【操作步骤】

见实践7。

实践7 帽子、口罩使用法

操作步骤	操作要点
	护士着装整洁，洗手，戴帽子，使帽子罩住全部头发
戴好口罩	取出干净口罩，罩住口鼻（图4－17）
摘下口罩	摘口罩时先洗手，再取下口罩并将污染面向内折叠，放入胸前小口袋或小塑料袋内。一次性口罩取下后弃于污物桶内

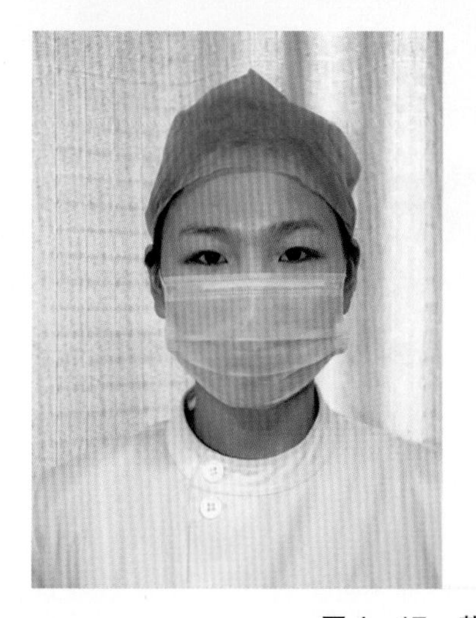
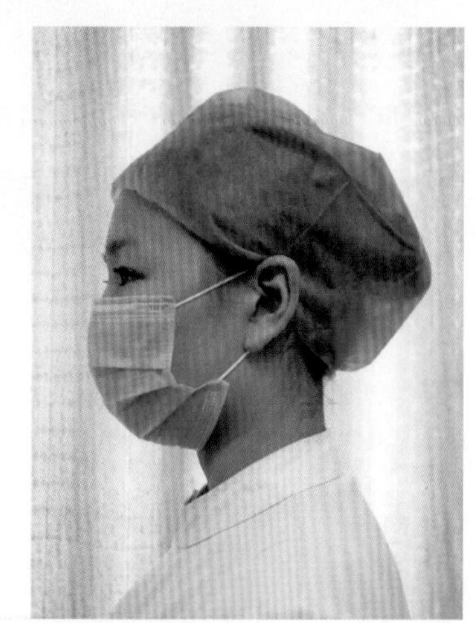

图4－17 戴口罩、帽子

【注意事项】

1. 戴、摘口罩前均应洗净双手；口罩应盖住口鼻，不可用污染的手触摸口罩。
2. 口罩暂时不用时应取下，不能挂在胸前。始终保持口罩的清洁干燥，一旦潮湿或被污染，应立即更换；接触严密隔离的病人后应立即更换口罩。

（二）避污纸的使用

【操作目的】

用清洁的避污纸遮盖物品，进行简单的操作，保护双手或物品不被污染，可省略消毒、洗手程序。

【操作准备】

1. 护士准备　衣帽整洁，修剪指甲，洗手，戴口罩。
2. 用物准备　避污纸、污物桶。
3. 环境准备　清洁、宽敞、安全。

【操作步骤】

见实践8。

实践8　避污纸使用法

操作步骤	要点说明
操作准备	帽子大小合适，应将头发完全罩住
正确取用	从页面上方抓取避污纸（图4－18），不可掀页撕取
用毕归置	使用后，将避污纸弃入污物桶内，集中焚烧处理

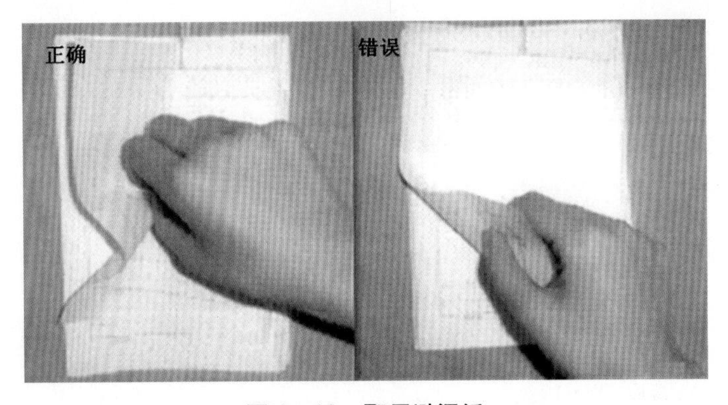

图4－18　取用避污纸

【注意事项】

取避污纸时不可掀页撕取，以保护避污纸清洁。

（三）穿脱隔离衣

【操作目的】

1. 保护工作人员和病人不受到病原微生物的威胁。
2. 防止病原微生物播散，避免交叉感染。

【操作准备】

1. 护士准备　穿好工作衣、裤，戴好口罩、帽子，取下手表，将衣袖卷至肘关节以上（冬天卷过前臂中段），修剪指甲，洗手。

2. 用物准备　隔离衣、挂衣架、手消毒设备、污物袋。

3. 环境准备　清洁、宽敞、安全。

【操作步骤】

见实践9。

实践9　穿脱隔离衣法

操作步骤	操作要点
穿隔离衣法	
操作准备	护士着装整洁，洗手、戴口罩、戴帽子，取下手表，卷袖过肘
取隔离衣	手持衣领取下隔离衣（衣领和隔离衣内面为清洁面），将隔离衣污染面向外，衣领两端向外折齐，对齐肩缝，露出袖癃，使清洁面向着操作者
穿上衣袖	一手持衣领，另一手伸入袖内，举起手臂，将衣袖穿上，换手持衣领，依上法穿好另一袖
扣上扣子	两手由衣领中部开始，由前向后理顺领边，扣上领扣，系上袖带
系上腰带	从腰部自一侧衣缝向下约5cm处将隔离衣后身向前拉，见到衣边则捏住，再依法将另一边捏住；两手在背后将边缘对齐，向一侧折叠，按住折叠处，将腰带在背后交叉，回到前面打一活结（图4－19）
脱隔离衣法	
解开腰带	在前面打一活结
解开袖口	在肘部以上将部分衣袖塞入工作衣袖内
消毒双手	按刷手法消毒双手
解开领扣	双手消毒后，解开领扣
脱去衣袖	一手伸入另一侧袖口内，拉下衣袖过手（用清洁手拉袖口内的清洁面），再用衣袖遮住的手在外面拉下另一衣袖，并将腰带活结松开，两手在袖内使袖子对齐，双臂逐渐退出，脱去隔离衣
整理衣物	双手持衣领，将隔离衣两边对齐，挂在衣钩上（挂在污染区时污染面朝外，挂在半污染区时清洁面朝外）（图4－20）。不再穿的隔离衣，脱下后清洁面向外，卷好投入污物袋中

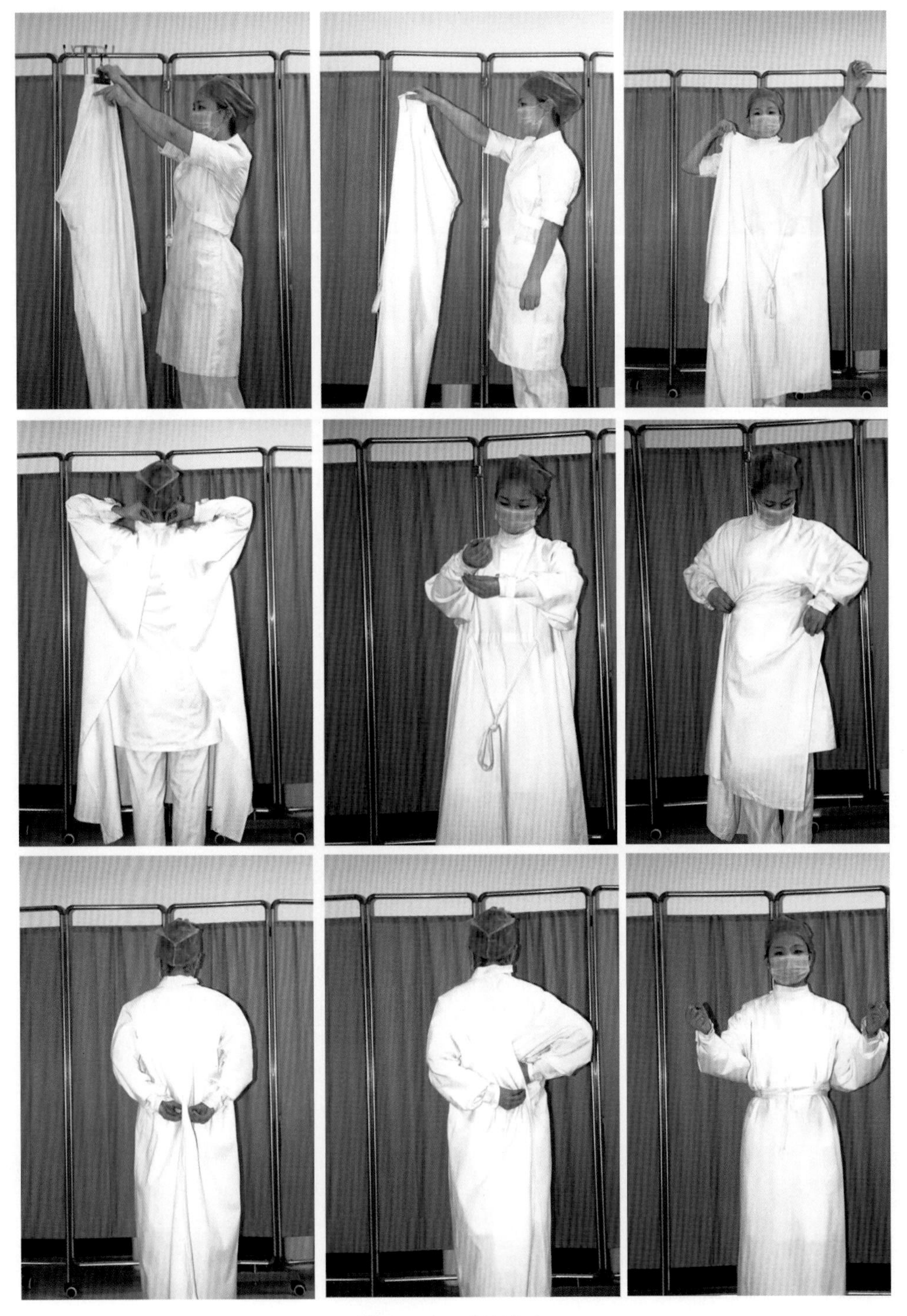

图 4－19 穿隔离衣

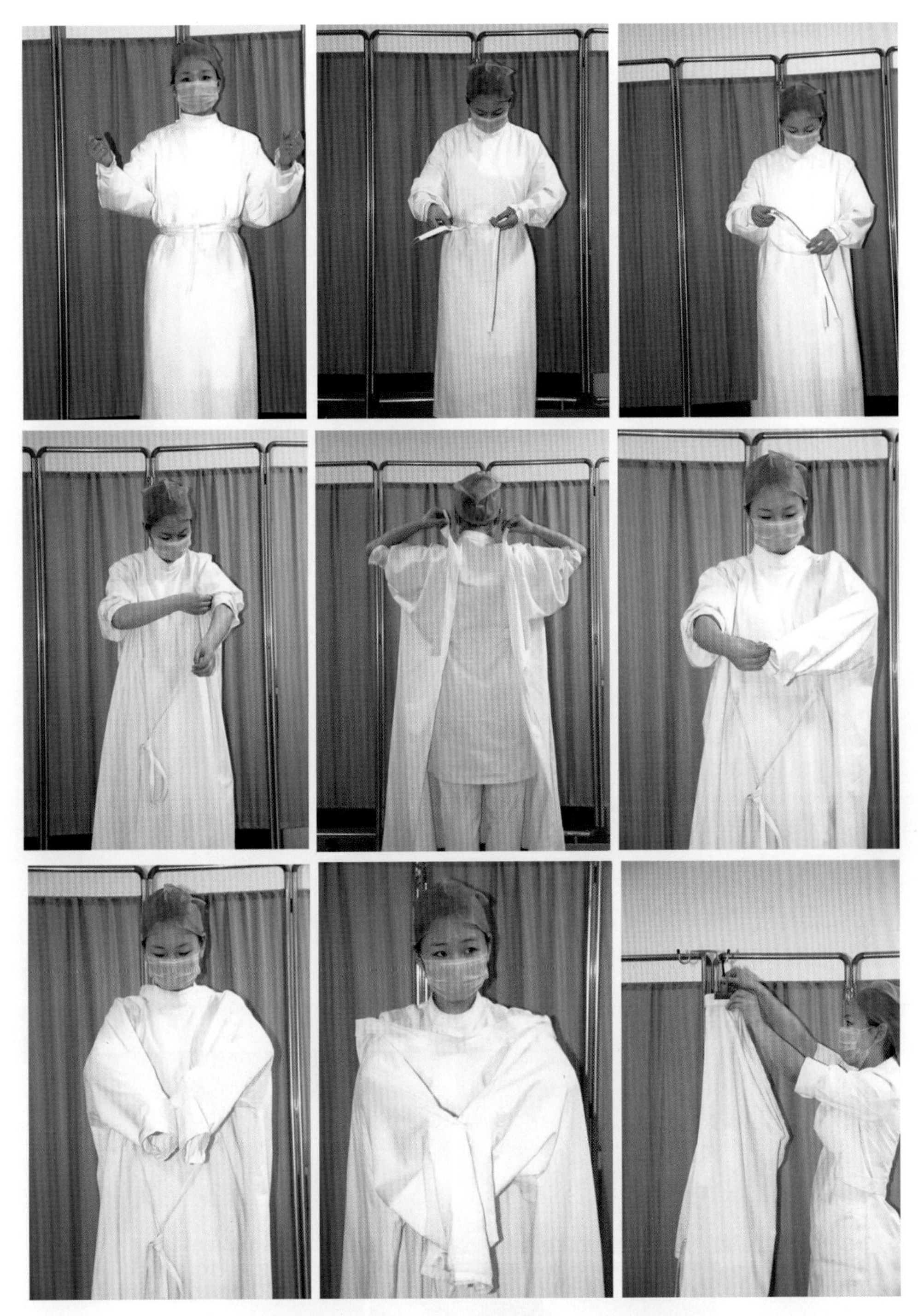

图 4-20 脱隔离衣

【注意事项】

1. 穿隔离衣前，应准备好工作中所需的所有物品。
2. 检查隔离衣。隔离衣要完整无破损、无潮湿，长短合适，须全部遮盖工作服。

3. 隔离衣应每日更换，如有潮湿或污染应立即更换。

4. 穿脱隔离衣过程中，清洁的手不能触及隔离衣的污染面，系领扣时污染的袖口不可触及衣领、面部、帽子；注意保持衣领清洁。

5. 穿好隔离衣后，双臂保持在腰部以上、视线以内，避免接触清洁物品，不得进入清洁区。

6. 脱下的隔离衣如挂在半污染区则应清洁面朝外，如挂在污染区，则应污染面朝外。

（四）卫生洗手

【操作目的】

清除医护人员手部皮肤上的污垢和大部分致病微生物，减少通过手部接触传播为途径的感染方式。

【操作准备】

1. 护士准备　衣帽整洁，修剪指甲，取下手表，卷袖过肘。
2. 用物准备　洗手池、洗手液（皂液）、干手物品。
3. 环境准备　清洁、宽敞。

【操作步骤】

见实践10。

实践10　卫生洗手法

操作步骤	操作要点
卷袖过肘	取下手表，卷袖过肘
涂抹肥皂	流水湿润双手后，取皂液或洗手液涂抹在手上
顺序洗手	按顺序揉搓双手（图4－16），持续15秒，范围为双手至腕上10cm
冲洗双手	打开水龙头，流水冲净
擦干双手	以纸巾包裹水龙头关水，用纸巾擦干或用干手机烘干双手

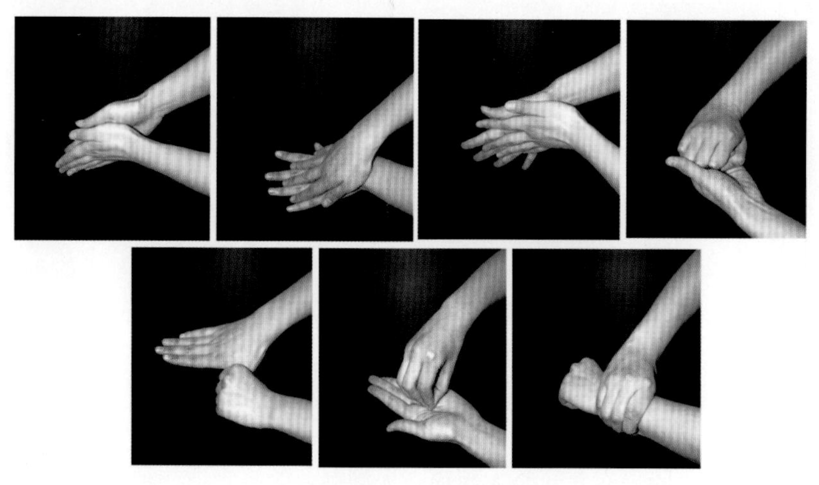

图4－21　七步洗手法

【注意事项】

1. 进行各种治疗、操作前后及接触下一位病人前护士均应用流水洗手。为特殊病人检查、护理之前，应戴好一次性手套。每接触一位病人应更换一副手套，操作结束进行卫生洗手。

2. 连续治疗和操作时每接触一位病人前均应洗手或消毒手。注意清洁指甲、指缝、指蹼、关节皱褶处等易污染部位。

3. 污染的手接触水龙头开关时，应使用避污纸。

4. 注意保护自己的工作服，避免将衣服溅湿或接触水池。

5. 适用于接触感染源后手的消毒。

知识链接：全球洗手日

2008 年是国际环境卫生年，国际知名健康促进组织——促进用肥皂洗手公私伙伴组织（PPPHW）、联合国儿童基金会、美国国际开发署、美国疾病防治中心等机构，共同倡议发起“全球洗手日”活动。它的标志是一滴水、一块肥皂盒、一只手掌，号召各国从 2008 年起，每年 10 月 15 日开展用肥皂洗手活动。

此活动旨在培养并支持全球和区域用肥皂洗手的文化，关注各个国家洗手的状况，加大对用肥皂或洗手液洗手好处的宣传。正确洗手被认为是最价廉、最简单的健康干预，通过此活动促使人们改善卫生行为，倡导政府和社区改善环境卫生包括洗手设施。

（五）消毒刷手

【操作目的】

避免感染和交叉感染，避免污染无菌及清洁物品。

【操作准备】

1. 护士准备 取下手表，卷袖过肘。

2. 用物准备 洗手池、皂液，盛装消毒液的容器，盛装清洁手刷和用过手刷的容器各一个，避污纸、干手物品。

3. 环境准备 环境清洁、宽敞，物品安置合理，方便取用。

【操作步骤】

见实践 11。

实践11 消毒刷手操作规程

操作步骤	操作要点
湿润双手	用流水湿润双手
刷洗双手	手刷蘸消毒液，按前臂、腕部、手背、手掌、手指、指缝、指甲顺序彻底刷洗。同法换刷另一手，反复刷洗两次，共刷2分钟
流水冲洗	使污水从前臂流向指尖
擦干双手	用小毛巾自上而下擦干双手，或用烘干机吹干

【注意事项】

1. 刷洗范围应超过被污染的范围。流水洗手时腕部要低于肘部，使污水从前臂流向指尖。刷洗时间应达到要求时间。

2. 操作中应注意保持水龙头的清洁。

3. 注意与外科手术人员手的清洁与消毒技术的区别。

4. 消毒手时防止污水溅到隔离衣上，隔离衣也不要接触水池。

第五节 医院的安全环境

一、病人的安全环境

安全环境是指平安而无危险、无伤害的环境。安全需要是人的基本需要，对病人而言尤为重要。病人在住院期间，由于对医院环境不熟悉，对住院生活不习惯，对自身疾病及某些治疗护理手段不理解，往往会感到安全受到威胁。护士应及时正确地评估影响病人的安全因素，并积极给以防范，为病人提供一个安全的生物、心理、社会环境，以满足病人的安全需要。

（一）影响个人自我保护能力的因素

1. **感觉障碍** 良好的感觉功能可以帮助人们了解周围环境，识别和判断自身行动的安全。任何一种感觉障碍，都会使人因无法辨清周围环境中存在或潜在的危险因素而受伤害，如白内障的病人由于视物不清，可能发生撞伤、跌倒等意外伤害。

2. **健康状态** 患病使人容易发生意外和伤害，如行动不便，易发生撞伤、跌倒。同时疾病严重时可影响人的意识程度，从而易致伤害。如昏迷病人不能进行自我保护，精神障碍病人容易发生自伤等。

3. **对环境的熟悉度** 不熟悉环境易使人产生陌生、恐惧、焦虑等心理反应，因而缺乏安全感，熟悉的环境使人能够较好地与他人进行沟通交流，从中获得信息和帮助。

4. **年龄** 年龄可影响人们对周围环境的感知和理解，因而也影响个人所采取的自我保护行为。如新生儿、婴幼儿需依赖他人保护；儿童在成长期，由于好奇、喜欢探索新事物而易发生意外伤害；老年人由于器官功能的逐渐老化及感觉功能的减退，也易发生意外伤害。

5. 诊疗方法 在诊断与治疗疾病的过程中，常需要使用一些特殊的诊疗方法，虽然这些诊疗方法主要是用于帮助诊断与治疗疾病，但也可能给病人带来一定的伤害。如一些侵入性的诊断检查、外科手术治疗等。

（二）医院常见的不安全因素及防护措施

1. 医院常见的不安全因素

（1）物理性因素 ①跌倒和坠床：肢体功能障碍者、视力减退者、服用镇静药和麻醉药者、年老体弱及婴幼儿等均易发生坠床意外；②温度性损伤：用热、冷疗法时，操作不慎可致烫伤、冻伤；医院内存放的易燃易爆物品（乙醇、乙醚、氧气、布类、纸张）较多，若处置不当极易造成火灾；③其他：触电、微波、X线及放射线物质等。

（2）化学性因素 药物使用不当或错用，化学消毒剂使用不当，吸入有害气体等。

（3）生物学因素 包括微生物及昆虫等伤害。微生物可致医院内感染的发生，给病人带来不应有的痛苦甚至造成严重的后果；昆虫的叮咬爬飞，不仅影响病人休息、干扰睡眠，还可致过敏性伤害，更严重的是传播疾病，直接威胁病人的生命。

（4）医源性因素 医源性因素是指由于医务人员语言、行为上的不慎，或操作不当、失误造成病人心理或生理上的损害。如有些医务人员对病人不够尊重，缺乏耐心，语言欠妥当，使病人心理上难以承受而造成痛苦；还有个别医务人员责任心不强，工作态度不严谨，导致医疗差错事故的发生，轻者加重病情，重者危及生命。

2. 防护措施

（1）避免各种原因导致的躯体损伤 如浴室、厕所地面应有防滑设备；昏迷病人应加床档或使用约束带；小儿或意识障碍者热疗时应注意温度控制及保护皮肤，防止烫伤；护上应掌握药物的保管原则及药疗原则；注意易燃物品、消毒剂的安全使用和保管；有完好的防火设施；有消灭蚊、蝇等措施。

（2）避免医院内感染 病区应有严格的管理系统和措施，预防医院内感染，如操作中严格执行无菌技术操作原则和消毒隔离制度，定期对病室及各种设备进行清洁、消毒、灭菌等。

（3）避免医源性损伤 医院需重视医务人员的职业品德教育，加强素质培养，并严格遵循操作规程和查对制度，防止差错事故发生；加强工作责任心，语言、行为符合职业规范，以免造成病人生理和心理上的损伤，保障病人的安全。

二、护理职业安全与职业防护

（一）护理安全控制

护理安全是护理质量的基础，是优质护理服务的关键，直接影响到医疗质量、病人安危、医院声誉。因此，做好护理安全管理，对于保证病人在诊疗护理过程中的安全发挥着至关重要的作用。

1. 有利于提高护理质量 临床护理工作中的不安全因素不仅会使病人的病情加重，还会给病人造成器官功能的障碍，甚至导致残疾或死亡。可见，护理安全与护理质量密切相关，护理安全措施的落实，有利于提高护理质量。

2. 创造和谐的医疗环境 护理安全措施的实施是否有效，直接反映医院护理管理水平，影响护士的公众形象。护理不安全因素容易引发护患之间的矛盾和争执，其后果常常会造成医疗护理纠纷，甚至导致法律纠纷。因此，监督护理安全措施执行，控制护理差错及事故发生，保障护理安全制度落实，不仅可以有效减少差错、事故的概率，为病人提供安全可靠的护理服务，同时还可创造和谐的医疗环境。

3. 保护护士的自身安全 护理安全措施的有效实施，不仅可以为病人提供高质量的护理服务、保护病人的合法权益不受侵害，同时也保护着护士的自身安全。

（二）护理职业防护

1. 概念

（1）*护理职业暴露* 指护士由于职业的关系，在为病人提供护理服务时，经常暴露于感染病人的血液、体液及排泄物污染的环境中，有感染某种疾病的危险，同时各种理化因素及工作压力也会对护士造成影响，这些统称为护理职业暴露。

（2）*护理职业防护* 指护士在工作中采取多种有效措施，保护其免受职业暴露中的危险因素的侵袭，或将其所受伤害降到最低程度。

（3）*普及预防* 在为病人提供医疗服务时，无论是病人还是医务人员的血液和深层体液，也不论其是阳性还是阴性，都应当作为具有潜在传染性加以防护。

（4）*标准预防* 假定所有人的血液等体内物质都有潜在的传染性，接触时均应采取防护措施，是防止职业感染经血液传播疾病的策略。

2. 职业损伤的危险因素 护理工作场所是一个特殊的高危环境，护士面临着多种威胁健康与安全的因素，其中主要的危险因素包括：生物因素、化学因素、物理因素和心理－社会性因素。

（1）*生物性因素及防护*

1）生物性职业危害因素 是指护理工作中病原微生物对护士身体的伤害。护士工作在医院的特殊环境中，每天与病人的分泌物、排泄物、衣物和用具等密切接触，很容易受到各种生物性有害因素的侵害，如细菌和病毒的侵袭。

2）防护措施 生物性危害因素的防护属于医院感染控制的范畴。其基本防护措施在于进行标准预防，主要包括戴手套、洗手、戴口罩、戴防护目镜或眼罩、避免锐器伤、规范处置医疗标本及废弃物等。此外，疫苗接种对预防职业感染有着积极的意义，如接种乙肝疫苗的预防率可达96%～99%。

（2）*物理性因素及防护*

1）物理性危害因素 ①锐器伤：锐器伤是护士最常见的职业损伤之一，包括针头、刀片所致的刺伤、切割伤等，多发生在分离注射器、双手回套针帽、处置用过的针头、拔针时误伤到自己，以及侵入性操作不熟练等。②机械损伤：护士在工作中，体力劳动较多，劳动强度也较大，负重过度，特别是ICU、骨科、急诊精神科等，需要搬运病人的机会多，用力不当，容易形成扭伤；过多的不正确的弯腰动作会引起腰椎间盘脱出；长期在病房来回奔走，可致腰肌劳损、静脉曲张。③温度损伤：常见的有使用热水袋时所致的烫伤；易燃易爆物品，如乙醇所致烧伤；理疗时烤灯及高频电刀所致的烧伤等。④放射损伤：护士在日常工作中，常需定期消毒治疗室、病室，不可避免会接触到紫外线，造成不同程度的皮肤红斑、紫外线性眼炎。在进行放射性诊断和治疗过程中，如果护士自我保护不当，可导致人体白细胞计数下降、抵抗力降低、放射性皮炎、皮肤溃疡、坏死，甚至会引起皮肤癌。⑤噪声等。

2）防护措施　以锐器伤防护为主，主要措施包括：①加强护士职业安全教育及整体素质教育，强化职业安全防护意识。②制定合理的防护措施，规范操作程序，以减少和防止职业损伤的发生，如安全处理使用过的针头等。③创造安全健康的工作环境，改进医疗器具，完善监测系统和防护设施，是减少医护人员职业损伤的有效途径。如采用安全采血器和锐器收集箱，严格遵守临床废弃垃圾管理规定。④对职业损伤者及时上报主管部门，按要求治疗处理。⑤建立护士健康档案，定期体检。⑥定期组织学习，分析总结经验，为质量管理部门改进管理提供依据。⑦加强高危科室的管理和高危人群的预防接种，提高机体免疫力。

（3）化学性因素

1）化学性危害因素　是指在护理工作中，护士经常会通过多种途径接触到各种化学消毒剂而使自身受到不同程度的污染，如过氧乙酸、含氯消毒剂、戊二醛、甲醛等。这些化学消毒剂在极微量的接触中即可刺激皮肤、呼吸道和眼睛，引起皮肤过敏、恶心、呕吐、气喘、流泪等症状。长期接触可造成肝脏损害和中枢神经系统的损害，表现为头痛、记忆力衰退以及肺的纤维化。

护上还会接触到各种药物特别是化疗药物。现阶段所用的化疗药物大多数为细胞毒性药物，对正常组织及肿瘤组织均有抑制作用。最严重的毒性反应是骨髓抑制，主要表现为：白细胞下降，血小板和红细胞也会受到不同程度的影响；远期毒性是生殖系统毒性，主要表现为：对生殖细胞致突变作用以及对胎儿致畸作用。护士可通过配药或注射等操作使皮肤直接接触或吸入而受到低剂量化疗药物的影响，长期接触可导致畸形、肿瘤及脏器损伤等。因此，化疗药物不仅使化疗病人出现毒性反应，而且对于经常接触化疗药物的护士也会带来一定潜在危害。

2）防护措施　①规范、正确地保存、使用各种消毒剂、麻醉剂、药品等。必要时戴防护手套、呼吸防护装置、护目镜，穿防护罩袍等，及时、彻底洗手。②正确配制、保存、应用可产生化学性危害的药物，尤其是抗肿瘤药物，如保存时应保持包装的完整性和安全性，采取措施防止有害物质的泄漏，制定书面的防护指导原则和操作规程，开展对相关人员的培训，避免怀孕或哺乳期护士接触这些药物。③采取适当的工程技术进行防护，以防止护士遭受潜在的药物危害，如配备具有垂直层流装置的Ⅱ级生物安全柜。④建立和遵循非注射剂型有害药物的调配和分发规程。⑤制定急救预案以确保在化学性损伤发生时及时干预。

（4）心理－社会性因素

1）心理－社会性危害因素　护理工作是为千差万别的人服务，人际关系的特殊性与复杂性影响着护士的身心状态。护士长期面对疾病、意外伤害、死亡，忧伤情绪会影响精神状况和生活态度。社会对医护工作者的要求不断提高，公共突发事件以及酗酒、吸毒、医疗纠纷等社会问题都增加了护理工作的风险性和紧张感。长期的上夜班，造成护士心理压力加重，角色及生物钟紊乱。这些因素不仅影响护士身体健康，而且还影响着护士的心理健康，及护理队伍的稳定性。

2）防护措施　①积极构建良好的护患关系：尽量避免因护患关系紧张导致的心理－社会危害。②树立积极的应激应对理念：采取积极、正性的应对方式有效应对心理－社会因素所致危害。③培养良好的性格特征：积极、乐观、开朗的性格特征有利于护士以积极的心态去应对各种可能面临的困难。④努力争取社会支持：护士帮助病人和自身争取社会支持，有利于构建良好的护患关系和工作关系。⑤注重劳逸结合：护士应合理安排自己的生活和工作，注意劳逸结合，经常性精神放松，有利于身心健康。⑥寻求专业帮助：护士在应对应激，应积极寻求专业人员的帮助，如专业指导、心理支持等。

3. 常见护理职业防护的管理措施

（1）完善组织管理　职业安全组织管理分为三级管理，即医院职业安全管理委员会、职业安全管理办公室、科室职业安全管理小组三级管理，分别承担相应的职业安全管理工作。

（2）推广和强化标准预防　美国疾病控制中心提出的标准预防进行护理职业防护，有3项基本内容：

1）隔离对象　是所有病人的血液、体液、分泌物、排泄物及其被污染的物品等都具有传染性。

2）防护　坚持对病人和医护人员共同负责的原则，强调双向防护，防止疾病双向传播。

3）隔离措施　根据疾病主要传播途径，采取相应的隔离措施，其重点是洗手和洗手的时机。

标准预防技术包括洗手、戴手套、穿隔离衣、戴护目镜和面罩等，通过采取综合性防护措施，减少感染的机会。护士必须正确掌握各级防护标准、防护措施及各种防护物品的使用方法，以避免防护不足或防护过度。

（3）强化职业安全意识，加强职业安全教育

1）加强医院管理部门的干预　首先，医院要提供一个安全的工作环境，要以人为本，勿以利为本。其次，医院在建立血源性职业暴露报责制度的同时，也要建立完整的反馈制度，医院领导要及时对护士的报告进行分析总结，加以改进。最后，建立医务人员健康档案，定期为医务人员健康体检，对高危科室工作人员进行接种疫苗。

2）加强职业安全教育培训，提高防护意识　职业暴露的防护关键在于安全意识的培养。目前，对医务人员进行职业防护教育已被多数国家认为是减少职业暴露的重要

措施。

3）树立防护观念，规范操作行为　所有病人的血液、体液无论是否具有传染性，在实际操作中应自觉采取防护措施，遵守操作规程，认真执行消毒隔离制度及规范。

4）丰富业余生活，增强体质　丰富业余生活是消除身心疲劳的主要方法。积极参加健康向上的学习、娱乐和文化活动，以减轻工作压力，促进对工作的承受能力；合理饮食，适当运动，以增强自身免疫力。

（4）*建立健全规章制度，提高整体防护能力*　制定与完善各项规章制度，并认真遵守执行是保障护士职业安全的基本措施。健全职业防护管理制度、职业暴露上报制度、处理程序、风险评估标准、消毒制度、隔离制度、转诊制度、各种有害因素监测制度及医疗废物处理制度等。

（5）*改进护理防护设备*　医院管理者要充分认识到职业暴露的危害性，创造安全健康的工作环境、完善检测系统、医疗设备和职业防护措施，为护士提供全方位的安全保障。

1）常用的防护设备、设施　如生物安全柜、层流手术室及感应式洗手设施；安全注射装置和符合国际标准的一次性锐器回收盒等；一般用品，如手套、面罩、护目镜、防护罩及脚套等。

2）建立静脉药物配置中心　根据药物特性，建立符合国际标准的操作环境，并配备经过严格培训的药剂师和护士。严格按照操作程序配制全静脉营养液、化疗药物及抗生素等药物，以保证临床用药的安全性和合理性，减少药物对护士的伤害。

（6）*及时制定新的隔离指南，重视护士的个人保健*　随着医学科技的发展，根据临床现有情况，组织相关专家，定期对各种指南、管理规定等进行更新和改进，并对各医疗机构内医院感染管理人员进行培训，及时更新观念，以适应临床需要、满足临床需求。同时定期对护士进行健康查体和免疫接种。

总之，护士应以理性和健康的心态对待职业暴露、采取正确措施。调查发现，年龄轻、经验少、条理性差的护士发生职业暴露的比例大。因此护士只有在工作中不断学习，丰富自己的理论知识，养成沉着冷静、有条不紊的工作作风，真正认识到职业暴露的危害，才能自觉执行预防措施。同时，护士在工作中还要善于总结经验、汲取教训、互相学习，才能有效预防同样原因的职业暴露，提高整体防护水平。

第六节　消毒供应中心

消毒供应中心是指医院内承担各科室所有诊疗器材、器具和物品的清洗、消毒、灭菌以及无菌物品供应的部门。按照规定，医院所有可以重复消毒使用并需要清洗、消毒、灭菌的诊疗器材、器具、物品等，都必须集中由消毒供应中心处理。因此，消毒供应中心人员必须掌握现代科学的消毒灭菌方法，严格执行消毒供应中心的各项规章制度，以保证医疗器械的绝对无菌和各种治疗物品的齐全完好，保证全院急救、治疗、护理工作的顺利进行。

一、消毒供应中心的布局与设置

消毒供应中心的设置和布局应根据医院的条件决定。一般要求靠近院部和门诊部之间，周围环境清洁、无污染源，为一个相对独立的区域。室内应有足够的照明、通风、净化和污水排放设施，墙面、地面应光滑，便于冲洗。消毒供应中心一般可分为 3 个区，即污染区、清洁区和无菌区。清洁、消毒物品的路线不可逆行，应做到物品流向从污→洁→无菌，空气流向从洁→污，人员流向有专用通道，采取强制性通过方式，不得交叉和逆行。

二、消毒供应中心的工作内容

消毒供应中心的主要任务是对全院的医用品、医疗器械进行回收、清洁、包装、灭菌、存放和供应，以及各种敷料的加工、物品的保养等。

（一）污染区

1. 回收室　负责回收各种用过的污染物品，进行分类，并做好职业防护。

2. 洗涤室　负责清洗各种回收物品，清洗方法包括机械清洗和手工清洗。机械清洗适用于大部分常规机械的清洗；手工清洗适用于精密、复杂器械的清洗和有机物污染较重器械的初步处理；精密器械的清洗应遵循生产厂家提供的使用说明或指导手册。清洗步骤包括冲洗、洗涤、漂洗、终末漂洗。

（二）清洁区

1. 包装室　将已清洗的物品进行包装、封包、标明名称，送灭菌处理。器械与敷料应分室包装。灭菌包外设有灭菌化学指示胶带，并应注明物品名称、数量、灭菌日期、包装者等内容。

2. 敷料室　负责加工各种敷料。

3. 贮藏室　贮藏各种器械和未加工的原料，如棉花、纱布等。

4. 装载、灭菌及卸载　根据物品的性质选择适宜有效的灭菌方法，按照不同的灭菌器要求装载灭菌包，放置方法恰当，核查、放置化学指示卡、明细卡。

（三）无菌区

1. 高压蒸汽灭菌室　应单独设置，由专人负责将包装好的物品进行灭菌处理。

2. 发放室　负责给灭菌的物品标明失效期，存放已灭菌物品和分发各种无菌物品。仔细检查有无潮湿包、破损包、过期包以及观察指示带变色情况。根据发放清单，按照先灭菌先发放、后灭菌后发放的原则准确发放。

三、常用物品的保养

为了延长物品的使用期限，节约资源，应做好物品的保养工作。

1. 搪瓷类 搪瓷类物品应避免碰撞，轻拿轻放；勿与强酸、强碱接触，勿与粗糙物摩擦，以防脱瓷生锈。

2. 玻璃类 玻璃类物品应轻拿轻放，防止磕碰，可放置盒内或用纸包裹保存；避免骤冷、骤热导致突然收缩、膨胀而炸裂。

3. 橡胶类 橡胶类物品应避免与挥发性液体或酸碱物质接触，以免侵蚀变质；存放环境过冷过热都会损害物品的质量；要防止与锐利物品相碰而被刺破。橡胶类应晾干后撒上滑石粉卷起保存；橡胶导管晾干，存放时防止过度扭曲；橡胶袋类倒置晾干，吹入少量空气后拧紧塞子，以防粘连。

4. 金属类 金属器械类物品应涂油保护，以防锈蚀；锐利器械应分别放置，刃面用棉花包裹，以防碰撞损伤锋刃。

5. 布类及毛织品 布类物品应防火、防霉、防钩破。毛织品应防蛀，要勤晒，并放防虫蛀的制品保存。

6. 高分子化合物 高分子化合物（尼龙、涤纶、腈纶、塑料等）应用温水擦洗，以防变硬；硅胶管应避免与乙醇、碘酊接触，以免脆化折断。

四、消毒供应中心的管理

消毒供应中心的管理应纳入医院建设规划，将其工作管理纳入医疗质量管理体系。

消毒供应中心在管理体制上应明确为护士长负责，由相应业务副院长分管，在护理部的直接领导下、相应监测部门的指导下开展工作，确保医疗安全。消毒供应中心应建立健全岗位职责、操作规程、消毒隔离、质量管理、设备管理、器械管理及职业安全防护等管理制度和突发事件的应急预案。建立质量管理追溯制度，完善质量控制过程的相关记录，同时建立与相关科室联系制度。

医院应根据消毒供应中心的工作量及岗位需求合理配备具有职业资格的护士、消毒员和其他工作人员。消毒供应中心的工作人员应接受与岗位职责相应的岗位培训，正确掌握以下知识与技能：各类诊疗器械、器具与物品的清洗、消毒、灭菌的知识与技能；相关清洗、消毒、灭菌设备的操作规程；职业安全防护原则和方法；医院感染与控制的相关知识。同时根据专业进展，开展继续教育培训，更新知识。

五、使用一次性无菌医疗用品管理制度

1. 统一采购 一次性使用的医疗无菌用品必须由医院统一采购，使用科室不得自行购入，消毒供应中心应设专人管理。

2. 验证 接收一次性使用的医疗无菌用品时，必须验证是否具备省级以上卫生或药监部门颁发的《医疗器械生产企业许可证》。

3. 接收 接收一次性使用的医疗无菌用品时，认真检查每批产品外包装是否严密、清洁、有无破损、污渍、霉变、潮湿；检查每箱产品的检验合格证、灭菌标识、产品标识和失效期，检查后建账登记。每批产品需由生产厂家提供质量检测报告并加盖生产厂家红色公章。

4. 计划 申购要求有计划申购，不可积压太多太久，储存于专用库房内，放置在距离地面大于等于20cm、距离墙壁5cm、离天花板50cm的货架上。室内保持洁净、阴凉、干燥、通风。每日空气消毒器消毒一次。

5. 建立质量登记本 使用过程中发生不良事件时，必须立即停止使用，详细登记时间、种类、事件经过、结果、产品批号及生产厂家，及时上报护士长和相关部门，立即封存取样送检，不得擅自处理。

第五章　舒　　适

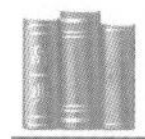

知识要点

1. 掌握：不舒适的原因、观察与护理，疼痛病人的护理，卧位的分类，常用卧位的种类，变换卧位的方法。
2. 理解：舒适的概念；疼痛的类型、原因和影响因素；舒适卧位的要求；保护具的应用。

日常生活中，当人们的各种生理需要得到满足时，常常能体验到舒适的感觉，但是，当机体受病理、心理等因素的影响时，往往处于不舒适的状态，住院病人几乎都处于不舒适的状态。因此，护士在工作中应有针对性的帮助病人缓解不适，指导病人正确的休息与睡眠，增进舒适，促进康复。

案例

王阿姨，39岁，以左胫骨粉碎性骨折卧床两周为主诉。现骶尾部麻木触痛。护理体检：骶尾部皮肤局部红肿，T：36.3℃，P：76次/分，R：18次/分，BP：116/76mmHg。当班护士给王阿姨做了骶尾部皮肤护理，建议王阿姨每2小时翻身1次。

问题：

1. 什么原因导致王阿姨不舒适？
2. 王阿姨目前处于何种卧位？
3. 如何帮助王阿姨更换卧位？

第一节　概述

一、概念

1. 舒适　指处在轻松、安宁的环境状态下个体所具有的身心健康、满意、没有疼痛、没有焦虑、轻松自在的自我感觉。

2. 不舒适　指个体身心不健全或有缺陷、周围环境的不良刺激、对生活不满、负荷极重的一种感觉。

舒适和不舒适之间没有明显的分界线，个体每时每刻都处在舒适和不舒适之间的某一点上并不断地变化着。当个体体力充沛、精神舒畅、感觉安全、完全放松，一切生理、心理需要都得到满足，表明处于最高水平的舒适；而当生理、心理需求不能得到满足时，舒适的程度则逐渐下降，直到被不舒适所替代。

二、不舒适的原因

影响病人舒适的因素主要包括病理、心理、护理等方面的因素。

（一）病理因素

对病人来说主要是疾病症状的影响。

1. 口渴　由于手术后禁食或体液丢失过多，特别是高渗性脱水造成口干舌燥、口腔异味，引发病人强烈的不适。

2. 饥饿　因病理原因病人不能正常进食或需禁食，而引发的急切希望得到食物的不适，常常是难以忍受的。

3. 咳嗽　剧烈、持续的咳嗽会使病人疲乏，并引起胸痛等不适症状。

4. 呼吸困难　呼吸道阻塞时，呼吸费力，可造成身体疲乏，或伴有窒息感而产生濒死的恐惧感。

5. 恶心　指想呕吐的感觉，多伴有腹胀或头晕等，常令病人很不舒适。

6. 呕吐　呕吐物常为胃内容物，甚至胆汁、肠液通过食道反流到口腔，并吐出。呕吐的酸性物质不仅对食物、口腔等造成轻度腐蚀，而且常伴有难闻的气味，令病人感到不适。

7. 膨胀　一些炎症反应或体液、气体不能正常排出引起不适的膨胀感，如尿潴留、肠胀气等。

8. 疼痛　疼痛是一种与实际或潜在的组织损伤有关的不愉快的主观感觉或情绪体验，或是对这种损害的描述，是最常见、最严重的一种不适。疼痛不仅可以消耗人的精力使人疲乏，还能影响个体的人际关系及其对生活的信心。

9. 头晕　头晕时常伴有呕吐或定向力减弱，严重时可导致平衡功能下降，易发生跌倒、受伤等意外。

10. 肌肉紧张　不正确的体位或疾病常造成肌肉紧张、挛缩或强直，使人疲乏、疼痛，甚至影响呼吸。

（二）心理因素

主要是由于社会角色及环境变化，需要未能得到满足引起的个人郁闷、失落、不愉快。

1. 害怕或焦虑　担心疾病造成的后果、对疾病及死亡的恐惧等均会使病人产生紧张、失眠、暴躁等表现。

2. 面对压力　担心必须应对的事件，如手术、医疗费用等，表现为心事重重、欲言又止、失眠、易激惹、情绪无法自控。

3. 不受关心与尊重　由于医护人员或家属的疏忽、照顾或关心不周全而引起病人心理不愉快，如某些护理操作时身体暴露过多或缺少遮挡。病人可以表现为面部表情紧张、愤怒等。

（三）护理因素

1. 病室环境　病室光线、温湿度不适宜、通风不良、室内访客过多等均会加重病人的不适感。

2. 床单元　床单位杂乱无章，床垫的软硬度不当，床单潮湿、不平整等会影响病人的休息和睡眠。

3. 卧位不适　关节过度屈曲或伸展、肢体缺乏适当的支撑物、局部长期受压等可引起麻木、疼痛等不适。

4. 其他　如约束带过紧，更换卧位方法不当等均可引起病人不适。

三、观察与护理

舒适与不舒适都属于自我感觉，客观估计比较困难。护士可以通过认真有效地与病人家属沟通，细致地观察，结合病人的表情和行为，如面部表情、姿势、活动能力、皮肤颜色等进行分析，初步判定病人不舒适的程度，从而有针对性地采取一些有效护理措施。

1. 去除诱因　在护理活动中，护士应密切观察病人的各种表现，及时发现不舒适并找出原因，做到预防在先并进行针对性护理。例如对卧床病人，应评估病人肢体是否处于功能位置并且有利于疾病的康复、床单位是否平整。发现存在不舒适的诱因，应及时采取相应的护理措施。如对尿潴留病人，可运用适当的方法解除膀胱高度膨胀引起的不适；对腹部手术后的病人应及时改变卧位或提供必要的支撑物以缓解切口疼痛。

2. 角色尊重　护士对病人角色的尊重，除了用恰当的称呼、亲切的语言外，还应不断地听取病人对治疗、护理的意见及建议，鼓励他们积极主动地参与护理活动，使病人认识到自己有责任、有义务、有能力尽快得到康复。

3. 创建优良环境、加强生活护理　优良的环境和良好的生活护理能有效地促进舒适的程度。护士应准确评估病人的身体状况、自我护理能力及其病室环境。根据评估结果，提供必要的健康教育和护理协助。如重症病人由于疾病的影响，不能准确及时反映其清洁方面的需要，护士应根据病人的情况协助或完全替代其进行生活护理，做好病人的个人卫生，建立良好病室环境，让病人感觉安全、舒适。

4. 心理支持　护士应采取有效的沟通方法与病人及家属进行沟通，使病人内心的压抑能得以宣泄，情绪得到有效的调整。

第二节 疼痛病人的护理

疼痛是最常见的临床症状之一，它不仅是一种复杂的主观感觉，而且伴有一系列生理变化及心理行为的反应。疼痛不仅不利于疾病治疗，也给病人增加了痛苦，降低了病人的生存质量。因此长期以来，疼痛一直是人们研究和探索的重要课题。

一、疼痛的类型

临床工作中，将疼痛分为3种：急性疼痛、慢性疼痛和癌性疼痛。慢性疼痛又常称为慢性非恶性疼痛或慢性良性疼痛。单一性的或混合性的疼痛都很常见。

1. 急性疼痛 急性疼痛常发生于急性外伤、疾病或外科手术后，发作迅速且程度由中至重度不等。其持续时间较短，通常少于6个月。在受伤部位痊愈后，疼痛可经治疗消失，也可自愈。

2. 慢性疼痛 慢性疼痛的特征是持续时间较长（超过6个月）且程度不一，这类疼痛中有很多是慢性非恶性疼痛，如关节炎、腰背痛、韧带痛、头痛和周围神经病变，它们多是由于原因不清的非致死性因素引起。疲乏、失眠、食欲减退、体重下降、抑郁、无助和愤怒是慢性疼痛的症状，但这些症状常不明显，因而病人常经受体力和精力耗竭的折磨。

3. 癌痛 癌痛是由肿瘤的生长、相关病理变化浸润过程、治疗毒性、感染和躯体受限引起。癌痛的性质可以是急性的和（或）慢性的，躯体的和（或）神经性的。疼痛的部位可在癌变处，也可远离癌变处，远离癌变处的疼痛又称牵扯痛。许多癌症病人可以没有癌痛。

二、疼痛的原因及影响因素

（一）疼痛的原因

1. 物理刺激 如烫伤、冻伤、刀割伤、针刺伤、肌肉受到挤压等可直接刺激游离神经末梢引起疼痛。

2. 化学刺激 如强酸、强碱等可直接刺激神经末梢引起疼痛或损伤组织释放致痛物质引起疼痛。

3. 病理因素 某些疾病造成机体组织缺血缺氧，空腔脏器的过度牵拉、平滑肌痉挛等均可造成疼痛，如胃痉挛所致的疼痛。

4. 心理因素 有学者认为，疼痛是感觉和情绪两种成分组成，任何原因的负性心理活动往往首先产生情绪反应。生活中，经常体会到在恐惧、悲伤的时候，可以加重疼痛，而愉快、兴奋、有信心时，则会使疼痛减轻。

（二）疼痛的影响因素

从疼痛的刺激阈值来看，人与人之间并没有显著的差异。人们对疼痛的反应主要取决于刺激的大小，但在现实生活中，同样性质、同样强度的刺激对不同的个体也可引起明显不同的反应，其主要原因是由于疼痛反应还受很多因素的影响，如年龄、经历、文化、体质、情绪、注意力等。

1. 刺激大小　刺激的大小是决定疼痛反应的主要因素。刺激大，则疼痛反应强烈，刺激小，则疼痛反应轻微。

2. 年龄差异　个体对疼痛的敏感程度随年龄的不同而不同。一般来说，婴儿对疼痛的敏感性比成人低，随着年龄的增长，疼痛敏感性也随之增加，成年人会稳定在一定的水平，而老年人对疼痛的敏感性又逐步下降，通常因老年人对疼痛的反应低、出现的时间晚、不容易引起注意而延误病情。

3. 个人经历　一个人对疼痛的态度，很大程度上来源于幼年时父母和周围环境的影响。例如，孩子幼年时，如果父母或周围的人对孩子的疼痛过度关注，孩子对疼痛的敏感度就会增强，反之，如果父母或周围的人对孩子的疼痛保持相对镇静的态度，不给予过度的关注，则孩子对疼痛的耐受程度就会增强，幼年时对疼痛的记忆会直接影响成年以后的疼痛体验。

4. 社会文化　社会文化价值观在个人对疼痛的反应中起着重要的作用。例如，一个人生活在一个推崇勇敢和忍耐精神的文化背景下，往往更能耐受疼痛。

5. 注意力　个体对疼痛的注意力会影响对疼痛的感受程度。当注意力集中于疼痛刺激时，疼痛的感觉会增强；反之，如果分散或转移对疼痛刺激的注意力，则疼痛可以缓解，例如当运动员将注意力高度集中在比赛上时，往往感觉不出或忘记自己已经存在的伤痛。

6. 个体差异　疼痛的程度和表达方式因人而异。意志力坚强、体质好的人对疼痛的耐受程度较高，而意志力薄弱、体质差的人对疼痛的耐受程度较低。外向性格的人更容易表述自己的疼痛，而内向性格的人则不善于表达自己的感受而不易被人关注。

7. 情绪影响　情绪会影响一个人的疼痛反应。积极的情绪如愉快、高兴、快乐、开心、自信等可使疼痛减轻，而消极的情绪如悲伤、失望、恐惧、焦虑、紧张可使疼痛加剧。

三、疼痛病人的护理

早期的疼痛比较容易控制，疼痛时间越长，病人对疼痛的感受越深，越难以用药物解除。因此，一旦确定病人存在疼痛，应及时做出护理计划，采取措施减轻疼痛。

（一）疼痛的评估

加强病人疼痛的护理，最好先了解病人疼痛的程度。下面介绍评估病人疼痛常用的两种方法：

1. 视觉模拟评分法　是最常用的疼痛评估工具，该方法灵活，有可比性。简单的做法是在纸上画一条10cm的横线，一端表示无痛，一端表示剧痛，中间部分表示不同程度的疼痛，让病人根据自己的感觉在线上画记号，表示疼痛的程度。

2. Wong-Banker 面部表情量表法（FPS-R） 该方法1990年开始用于临床评估，是用6种面部表情从微笑、悲伤至痛苦得哭泣的图画来表达疼痛程度的（图5－1），疼痛评估时要求病人选择一张最能表达其疼痛的脸谱。此法适合于任何年龄，尤其适用于3岁以上人群。这种评估方法简单、直观、形象，易于掌握，特别适用于急性疼痛者、老人、小儿、文化程度较低者、表达能力丧失者及认知功能障碍者。

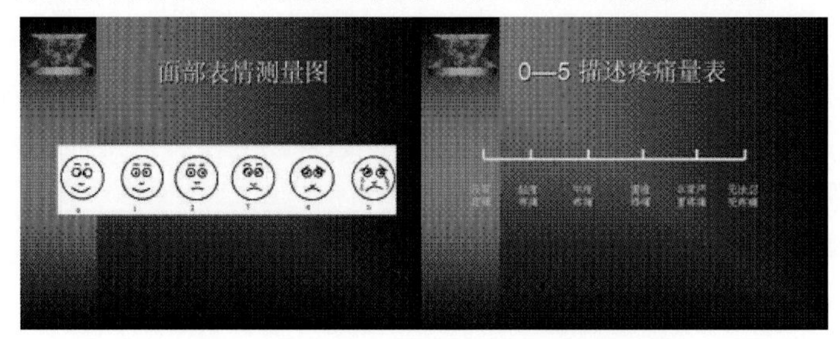

图5－1 Wong-Banker 面部表情量表法

（二）心理护理

疼痛是一种主观感觉，受心理因素影响，加强心理护理至关重要。

1. 接受并尊重病人对疼痛的反应，建立良好护患关系 护士不能以自己的体验来评判病人的感受。护士首先予以病人同情和安慰，让病人有节奏地深呼吸，告知病人不良情绪对疼痛的影响，使病人情绪稳定，精神放松，增强对疾病的耐受程度，病情许可向病人讲解疼痛的相关知识，树立病人战胜疼痛的信心。

2. 转移注意力 转移注意力可减少病人对疼痛的关注，用以减轻或缓解疼痛。护士可围绕病人感兴趣的话题或活动展开，例如与病人交谈、下棋、做游戏，或让病人听音乐、读报、回忆一次有趣的活动等。

3. 提供舒适的环境 给病人提供一个舒适体位，一个安静、整洁、安全、舒适的环境，减少或消除环境中不良因素对病人的刺激。

（三）对症护理

1. 去除原因，对症处理 应减少或消除引起疼痛的原因，解除疼痛的刺激源。对于外伤引起的疼痛应先给予止血、包扎等处理，再采取止痛措施。对于因胸腹部手术后引起的伤口疼痛，在术前应对病人进行健康教育，指导病人有效咳嗽、深呼吸、协助病人按压伤口等以缓解伤口疼痛。

2. 止痛 止痛是临床解除疼痛的主要手段。

（1）药物止痛 护士应掌握药理知识，了解病人身体状况和有关疼痛治疗的情况，正确使用镇痛药物。在诊断未明确前不应随意使用镇痛药，以免掩盖真实的体征和症状，延误疾病的治疗。对于慢性疼痛的病人，应掌握疼痛发作的规律，最好在疼痛发作前给药，这样，不仅用药量小，而且效果好。同时，应将护理活动安排在药物起效的时间段内进行，使病人容易接受。当疼痛缓解或停止时，应立即停药，以减少和防止副作用和耐药性的产生。对于长期应用可致成瘾性的药物，应慎重使用。

对于癌症疼痛的药物治疗，目前临床普遍推行WHO所推荐的三阶梯疗法，其方法为：①第一阶段：主要针对轻度疼痛者。选用非阿片类药物、解热镇痛药、抗炎类药，如阿司匹林、布洛芬、对乙酰氨基酚。②第二阶段：主要应用于中度疼痛的病人。若用非阿片类药物止痛无效，可用弱阿片类药物，如可待因、氨酚待因和曲马朵。③第三阶段：主要用于重度和剧烈癌痛的病人。选用强阿片类药物，如吗啡、哌替啶和二氢埃托啡。在癌痛治疗中，常采取联合用药的方法，即加用一些辅助药以减少主药的用量和副作用。常用的辅助药有：非甾体类抗炎药、抗焦虑抑郁药，如阿司匹林、地西泮、氯丙嗪和阿米替林等。

（2）中医疗法　根据疼痛的部位，采用不同的穴位行针法或灸法，使人体经脉疏通、气血调和以达到止痛目的

（3）物理止痛　应用冷热疗法可较好地减轻局部的疼痛。推拿、按摩和理疗（电疗、光疗、超声波治疗、磁疗等方法）也有较好的止痛效果。

第三节　卧位与舒适

卧位即病人卧床的姿势。临床上常根据病人的病情与治疗的需要来调整相应的卧位。正确的卧位对增进病人舒适、预防并发症均能起到良好的作用。护士在临床护理工作中应熟悉各种卧位的安置方法与安全要求，协助病人卧于舒适、安全而正确的位置。

一、舒适卧位的基本要求

舒适卧位是指身体的各部位与其四周环境处在轻松或合适的位置。护士应了解舒适卧位的基本要求，并能根据病人的实际需要使用合适的支持物及保护性设备，协助病人维持正确与舒适的卧位。

1. 卧床姿势应尽量符合人体力学的要求，将体重平均分配到身体的负重部位，维持关节处于正常的功能位置。

2. 常更换体位，至少每两小时1次，避免局部长期受压而导致压疮。

3. 病人身体各部位每天均应活动，改变卧位时做关节活动范围练习，禁忌证除外，如关节扭伤、骨折急性期等。

4. 适当的遮盖病人身体，保护隐私，促进病人身心舒适。

5. 加强受压部位的皮肤护理。

二、卧位的分类

按卧位的自主性可分为3种。

1. 主动卧位　指病人活动自如，能根据自己意愿随意改变体位。

2. 被动卧位　指病人自己没有变换卧位的能力，由他人帮助安置的卧位。见于极度衰弱或意识丧失的病人。

3. 被迫卧位　指病人的意识清晰，也有变换卧位的能力，但由于疾病的影响或治疗的需要，被迫采取的卧位。如哮喘急性发作的病人由于呼吸极度困难而被迫采取端坐位。

三、常用卧位

（一）仰卧位

也称平卧位。仰卧位的基本姿势是病人仰卧，头下置软枕，双臂放于身体两侧。临床上根据病情、治疗或检查的需要进行适当调整，可分为：

1. 去枕仰卧位

（1）适用范围　①昏迷或全身麻醉未清醒的病人，需防止呕吐物误入气管而引起窒息或肺部并发症；②椎管内麻醉或脊髓腔穿刺后的病人，预防因颅内压减低而引起的头痛。

（2）安置方法　去枕仰卧，头偏向一侧，两臂放于身体两侧，两腿自然平放，将枕头横置于床头（图5-2）。

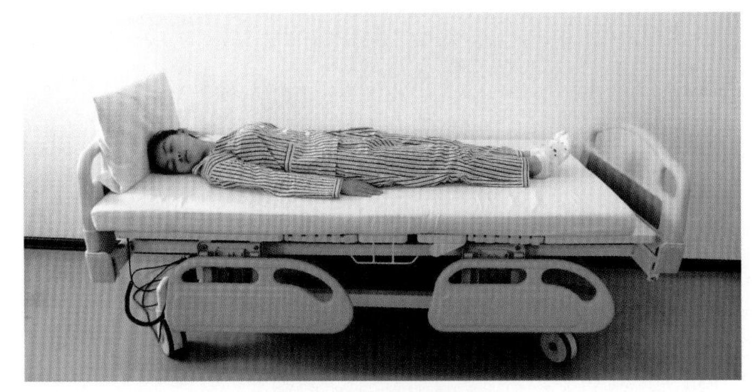

图5-2　去枕仰卧位

知识链接：椎管内麻醉或脊髓腔穿刺后的病人去枕仰卧预防头痛

在脊髓腔穿刺或蛛网膜下腔麻醉后1~3天内，病人会出现头痛。由于蛛网膜和硬脊膜被穿破，脑脊液从穿刺孔漏入硬脊膜外腔，受重力作用出现外漏，导致脑脊液减少（脑脊液的漏失超过了生成速度），颅内压下降，脑组织失去支撑而下沉，引起对脑膜、颅神经和血管的牵拉而产生头痛。病人采取去枕仰卧位，可减少脑脊液外流而引起的术后头痛的发生。一般情况下，蛛网膜下腔麻醉后约12小时，破损的蛛网膜可自行修复，病人可逐步抬高头部。硬膜外麻醉不会发生脑脊液外漏（硬脊膜和蛛网膜未被穿破），但是有些病人也会发生头痛，是因为麻醉阻滞范围内血管扩张，病人直立时引起相对血容量减少、心脏搏出量减少，造成头部供血不足。去枕仰卧约6小时可有效地减少头痛的发生。

2. 中凹卧位（休克卧位）

（1）适用范围 休克病人。抬高头胸部，有利于保持气道通畅，改善呼吸及缺氧症状；抬高下肢，有利于静脉血回流，增加心输出量。

（2）安置方法 用垫枕抬高病人的头胸部 10°～20°，抬高下肢约 20°～30°（图 5－3）。

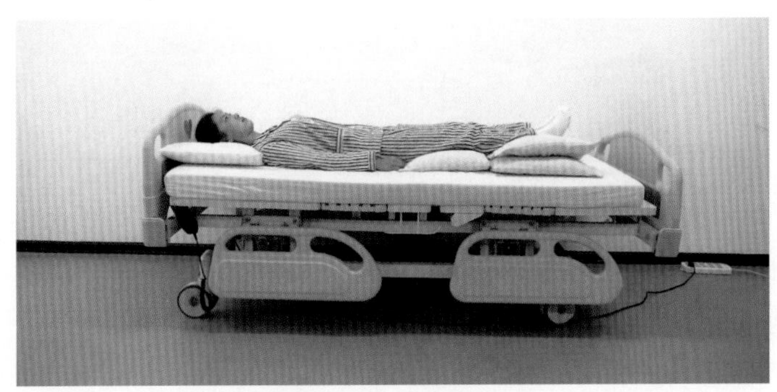

图 5－3 中凹卧位

3. 屈膝仰卧位

（1）适用范围 胸腹部检查、导尿及会阴部冲洗时，此体位可使腹部肌肉放松，便于检查或暴露操作范围。

（2）安置方法 病人平卧，头下垫枕头，两臂放于身体两侧，两膝屈起，稍向外分开（图 5－4）。

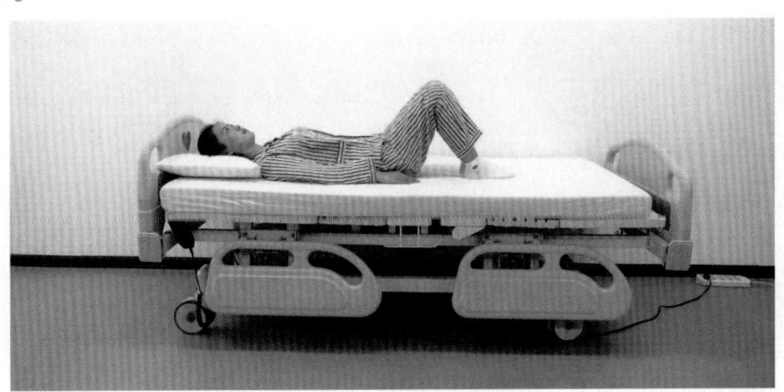

图 5－4 屈膝仰卧位

（二）侧卧位

1. 适用范围

（1）灌肠、肛门检查、臀部肌内注射、配合胃肠镜检查等。

（2）预防压疮。与仰卧位交替，可避免局部长期受压，防止压疮。同时，便于擦洗和按摩受压部位，使病人舒适。

（3）对单侧肺部病变者，视病情采取患侧卧位或健侧卧位。

2. 安置方法 病人侧卧，臀部稍后移，两臂屈肘，一手放于胸前，一手放于枕旁，下腿稍伸直，上腿弯曲（臀部肌肉注射时，应下腿弯曲，上腿伸直，使注射部位肌肉放松）。必要时在两膝之间、后背和胸腹部放置软枕，扩大支撑面，稳定卧位，使病人舒适安全（图5-5）。

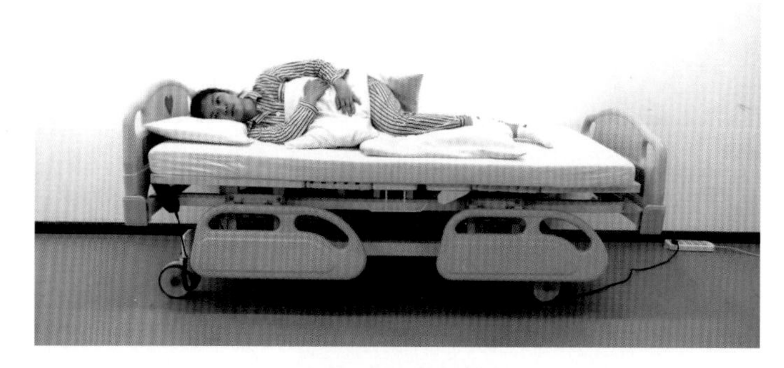

图5-5　侧卧位

（三）半坐卧位

1. 适用范围

（1）胸腔疾病、胸部创伤或心脏病病人。此卧位借助重力使膈肌下降，胸腔容积增大，部分血液滞留在下肢和盆腔脏器内，回心血量减少，减轻肺部瘀血和心脏负担；同时，使膈肌下降，胸腔容量扩大，减轻腹腔脏器对心肺的压力，肺活量增加，有利于气体交换，改善呼吸困难。亦有利于脓液、血液及渗出液的引流。

（2）腹腔、盆腔手术后或有炎症的病人。半坐卧位一方面可减轻腹部切口缝合处的张力、缓解疼痛，有利于切口愈合；另一方面，可使腹腔渗出物流入盆腔，减少炎症扩散和毒素吸收，促使感染局限化和减少中毒反应。因为盆腔腹膜的吸收性较弱，而抗感染性较强。同时，采取半坐卧位，可防止感染向上蔓延引起膈下脓肿。

（3）某些面部及颈部手术后，采取半坐卧位可减少局部出血。

（4）恢复期体质虚弱的病人采取半坐卧位，有利于向站立过渡。

2. 安置方法　病人仰卧，床头支架或靠背架抬高30°~50°，摇高床尾支架或用大单裹住枕芯放于两膝下，将大单两端固定于床沿，使下肢屈曲，以防病人下滑。放平时，先放平膝下支架，后放平床头支架。（图5-6）。

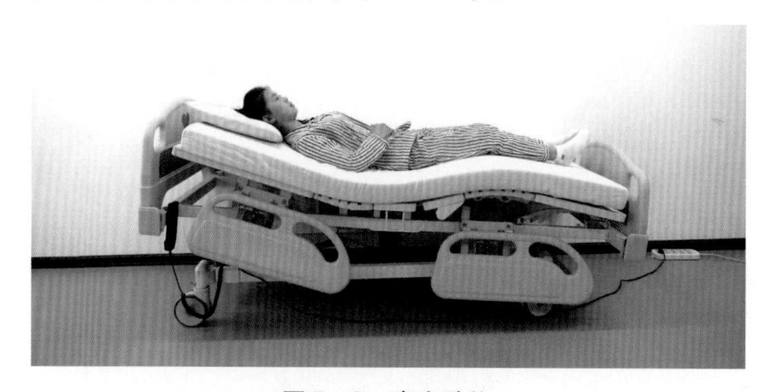

图5-6　半坐卧位

（四）端坐卧位

1. **适用范围** 左心衰竭、心包积液、支气管哮喘发作者。由于极度呼吸困难，病人被迫端坐。

2. **安置方法** 扶病人坐起，抬高床头支架70°～80°。病人身体稍向前倾，床上放一跨床小桌，桌上放一软枕，让病人伏桌休息。病人背部放置一软枕，使病人能依靠，同时，膝下支架抬高15°～20°，防止躯体下滑。必要时加床栏，保证病人安全（图5－7）。

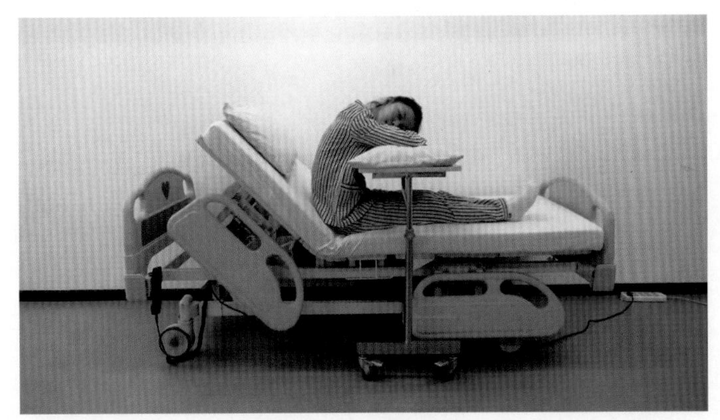

图5－7 端坐卧位

（五）头低足高位

1. 适用范围

（1）肺部分泌物引流，使痰易于咳出。

（2）十二指肠引流术，有利于胆汁引流。

（3）跟骨牵引或胫骨结节牵引时，利用人体重力作为反牵引力，防止下滑。

（4）妊娠时胎膜早破，防止脐带脱垂。

2. **安置方法** 病人仰卧，头偏向一侧，枕头横立于床头以防碰伤头部。床尾用支托物垫高15～30cm。这种体位易使病人感到不适，不可长时间使用，颅内高压病人禁用（图5－8）。

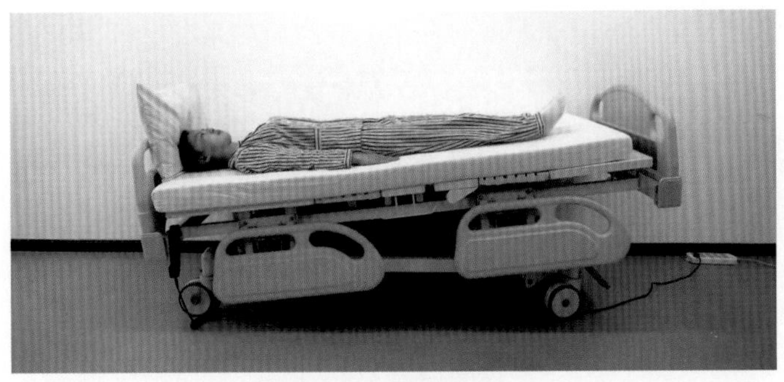

图5－8 头低足高位

（六）头高足低位

1. 适用范围

（1）颈椎骨折时作颅骨牵引。

（2）预防脑水肿、降低颅内高压。

（3）颅脑手术后。

2. 安置方法　病人仰卧，床头用支托物垫高15～30cm或根据病情而定，软枕横立于床尾，防止足部触及床栏杆（图5－9）。

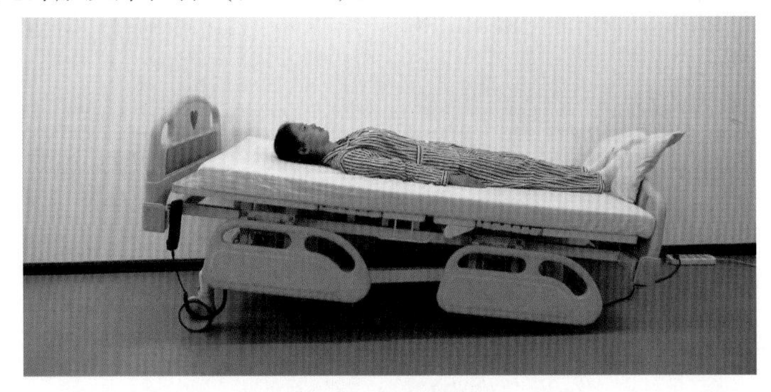

图5－9　头高足低位

（七）俯卧位

1. 适用范围

（1）背部检查或配合胰、胆管造影检查。

（2）脊椎手术后或腰、背、臀部有伤口，不能仰卧或侧卧的病人。

（3）缓解胃肠胀气所致的腹痛。

2. 安置方法　病人俯卧，两臂屈肘放于头部两侧，两腿伸直，头部、腹部及踝部各放一枕，头偏向一侧。如果为俯卧位病人进行臀部肌内注射，病人两足尖相对，足跟分开，使肌肉放松（图5－10）。

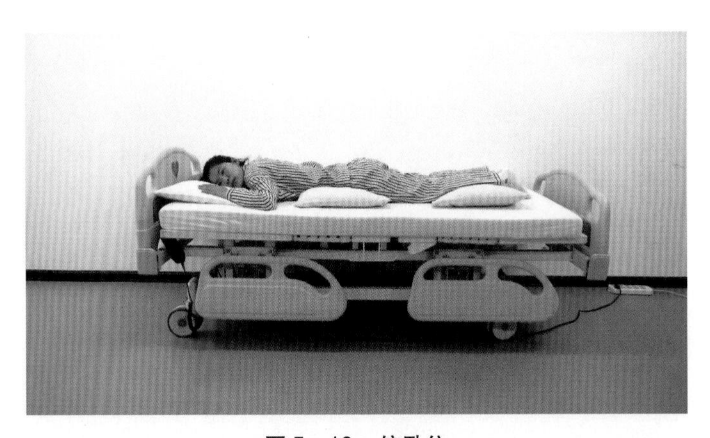

图5－10　俯卧位

（八）膝胸卧位

1. 适用范围

（1）肛门、直肠、乙状结肠镜检查或治疗。

（2）矫正子宫后倾或胎位不正。

2. 安置方法　病人跪卧，两小腿平放床上，稍分开，大腿和床面垂直，胸贴床面，腹部悬空，臀部抬起，头转向一侧，两臂屈肘放于头的两侧（图5-11）。

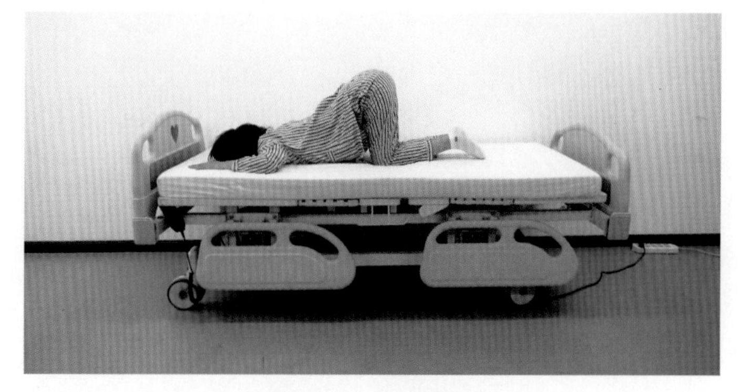

图5-11　膝胸卧位

（九）截石位

1. 适用范围　会阴、肛门部位的检查、治疗或手术。如膀胱镜、妇产科检查或产妇分娩。

2. 安置方法　病人仰卧于检查台上，两腿分开，放在支腿架上，臀部齐床边，两手放在胸前或身体两侧（图5-12）。采用此卧位时，应注意保暖和遮盖。

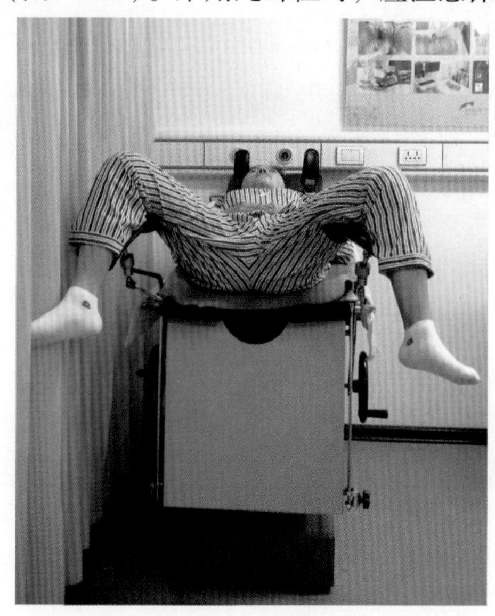

图5-12　截石位

四、变换卧位的方法

（一）协助病人移向床头

【操作目的】

协助滑向床尾而不能自己移动的病人移向床头，使病人感到舒适、安全。

【告知病人】

1. 解释此次操作的目的、配合方法及所需时间。
2. 在操作过程中如有不适，立即告诉护士。

【操作准备】

1. 护士准备　着装整洁，修剪指甲，洗手。
2. 用物准备　根据病情准备枕头。
3. 环境准备　环境整洁、安静，室温适宜。
4. 病人准备　向病人和家属说明移向床头的目的、作用、操作要点，取得合作。

【操作步骤】

见实践1。

实践1　协助病人移向床头法

操作步骤	要点说明
1. 准备工作	衣帽整洁，洗手，戴口罩
2. 核对指导	核对病人身份，指导配合方法
3. 固定装置	（1）固定床脚轮，放下床档，将各种导管及输液装置安置妥当 （2）根据病情放平靠背架，将枕头横立于床头
	一人帮助病人移向床头法：适用于轻症或体重较轻的病人
4. 移动病人	（1）嘱病人仰卧屈膝，双手握住床头栏杆，双脚蹬床面 （2）护士靠近床沿，双腿自然分开，一手托住病人肩背部，一手托住臀部 （3）护士在抬起病人同时，指导病人双脚用力蹬住床面，挺身上移，使其移向床头（图5-13）
	两人帮助病人移向床头法：适用于危重或体重较重的病人
（两侧法）	两人分别站在床的两侧，交叉托住病人颈肩部、背部、腰部和臀部，同时行动，协调地将病人抬起，移向床头（图5-14）
（同侧法）	两人同侧，一人托住病人颈肩部及腰部，另一人托住病人臀部和腿部，同时抬起病人移向床头
5. 整理	（1）放回枕头，视病情需要为病人安置舒适体位 （2）整理床单位，为病人盖好盖被，询问并满足病人需要 （3）交代注意事项，呼叫器放在易取处，如有异常及时呼叫
6. 记录	洗手，记录翻身时间、皮肤情况

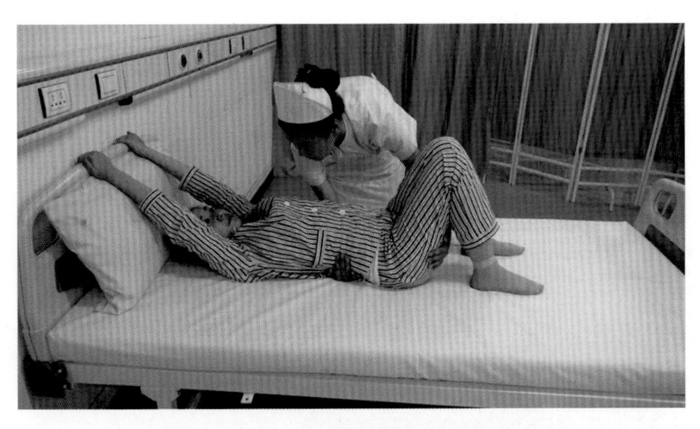

图5－13 一人帮助病人移向床头法

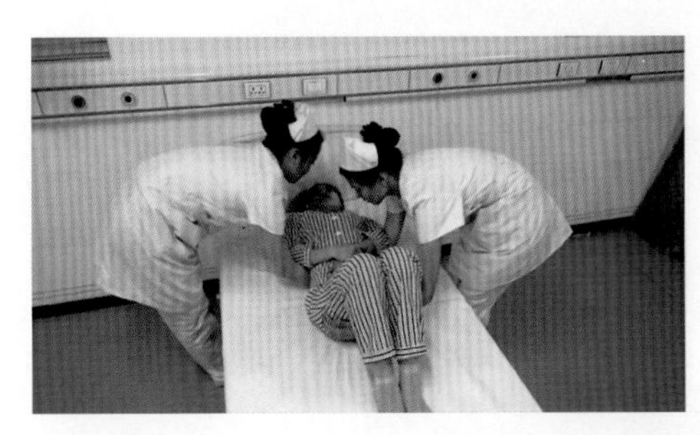

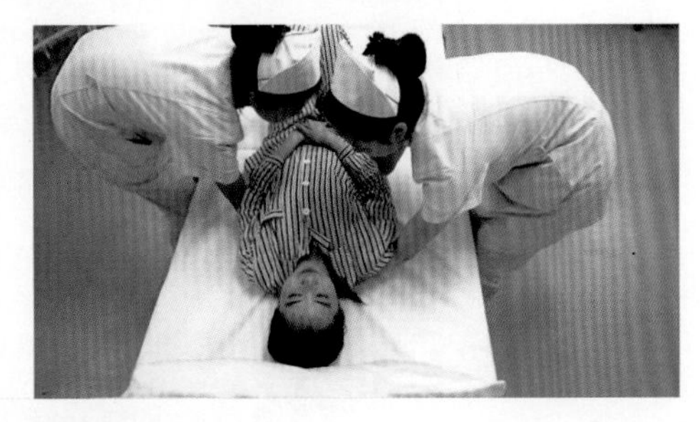

图5－14 两人帮助病人移向床头法

【注意事项】

1. 确认、评估病人，使其建立安全感、取得合作。

2. 避免撞伤病人，移动时不可拖拉，以免擦伤病人皮肤。

3. 移动前将病人身上的各种导管及输液装置安置妥当，移动后检查导管及输液装置是否脱落、受压、移位，保持通畅。

（二）协助病人翻身侧卧

【操作目的】

1. 变换卧位，增进病人舒适。

2. 预防并发症。如改善呼吸状况，促进排痰防止发生如坠积性肺炎；减轻局部组织长期受压，预防压疮发生。

3. 适应治疗护理的需要，如背部皮肤护理、更换或整理床单位、肌内注射。

【告知病人】

1. 解释此次操作的目的、配合方法及所需时间。

2. 在操作过程中如有不适，立即告诉护士。

【操作准备】

1. 护士准备 着装整洁，修剪指甲，洗手。

2. 用物准备 根据病情准备枕头。

3. 环境准备　环境整洁、安静，室温适宜。

4. 病人准备　向病人和家属说明翻身的目的、作用、操作要点，取得合作。

【操作步骤】

见实践2。

实践2　协助病人翻身侧卧

操作步骤	要点说明
1. 准备工作	（1）衣帽整洁，洗手，戴口罩 （2）向病人解释执行这项护理措施的过程、目的 （3）固定床脚轮，将各种导管及输液装置等安置妥当 （4）病人仰卧，两手放于腹部，两腿屈曲
	一人法
	移至床沿：先将病人双下肢移向靠近护士侧的床沿，再将病人肩、腰、臀部向护士侧移动 翻向对侧：一手托肩，一手托膝，轻轻将病人转向对侧，使病人背向护士 安置体位：用枕头将病人背部和肢体垫好，使病人舒适、安全，病人肢体各关节处于功能位置（图5－15）
2. 翻身	两人法
	移至床沿：两人站在床的同一侧，一人托住病人颈肩部和腰部，另一人托住病人臀部，两人同时将病人抬起移向近侧 翻向对侧：分别托扶病人的肩、腰、臀和膝部，轻轻将病人转向对侧。 安置体位：用枕头将病人背部和肢体垫好，使病人舒适、安全，肢体各关节处于功能位置（图5－16）
3. 背部护理	观察背部皮肤，进行背部护理
4. 整理	整理床单位，交代注意事项
5. 记录	洗手，记录翻身时间及皮肤情况

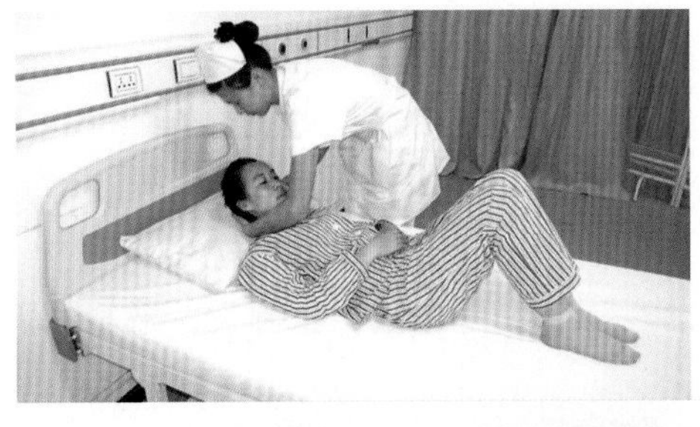
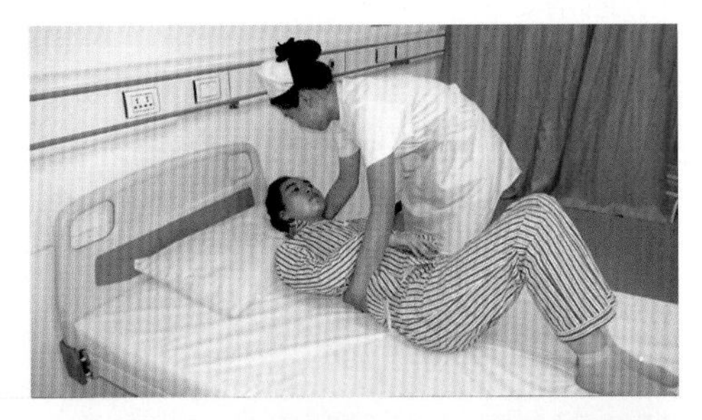
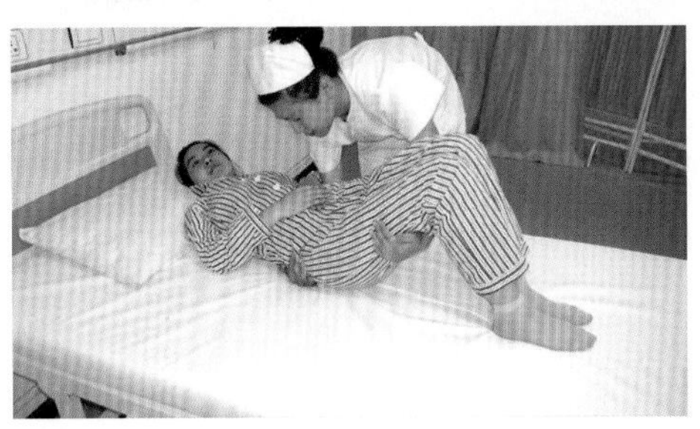
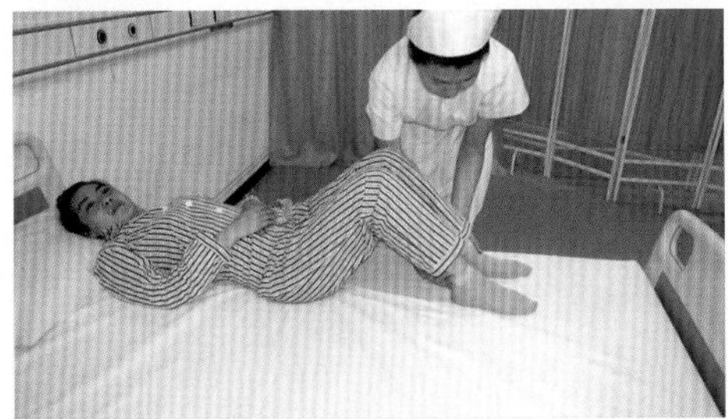

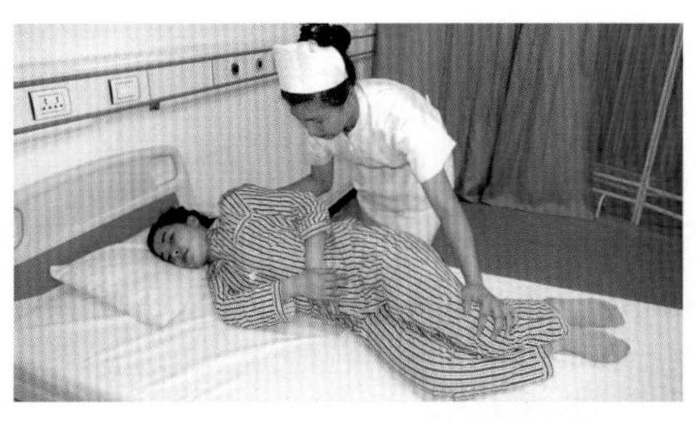
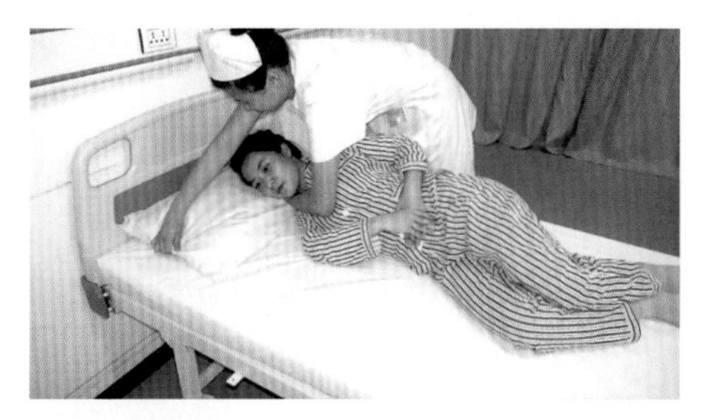

图5－15 一人帮助病人翻身法

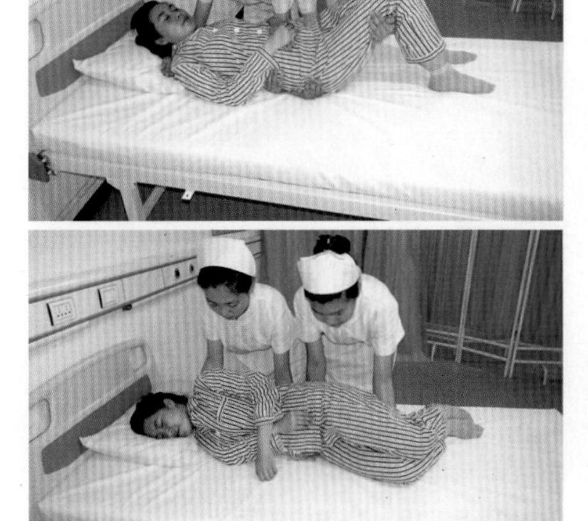
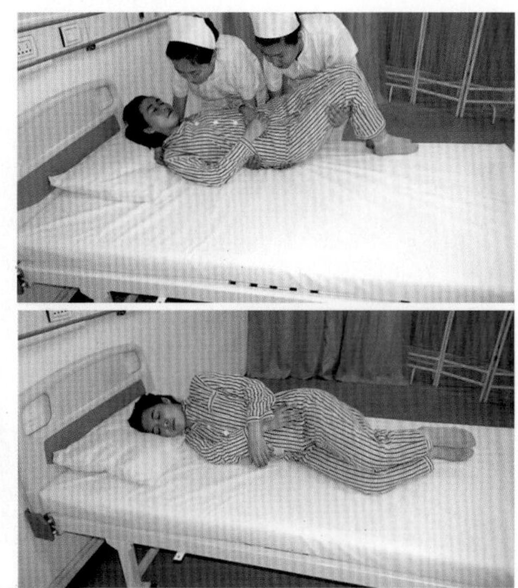

图5－16 两人帮助病人翻身法

【注意事项】

1. 移动时不可拖拉，以免擦伤病人皮肤。

2. 注意应用节力原则帮助病人翻身，让病人尽量靠近护士，以缩短重力臂，达到省力。

3. 协助脊椎受损或脊椎手术后病人改变卧位时，避免翻身时脊柱错位而损伤脊髓。

五、保护具的应用

保护具是为了防止高热、昏迷、躁动及危重病人因虚弱、意识不清而发生坠床、撞伤、抓伤等意外，用来约束病人身体全部或某部位的活动，或为保护受压部位而采取的必要措施，以达到保护病人安全、利于疾病治疗的目的。

【操作目的】

1. 防止谵妄、躁动昏迷及危重病人因意识不清而发生撞伤、抓伤、坠床等意外。

2. 确保病人安全，使治疗、护理工作有序进行。

【告知病人】

1. 解释此次操作的目的、配合方法及所需时间。

2. 在使用保护具过程中如有不适，立即告诉护士。

【操作准备】

1. 环境准备　环境安静、安全、舒适，室温适宜。

2. 护士准备　着装整洁，修剪指甲，洗手。

3. 用物准备　根据需要备床档、各种约束带、约束衣、衬垫、支被架、绷带等。

（1）肩部约束带　肩部约束带是用棉布制成的长带，其宽8cm，长120cm，一端成袖筒状，袖筒近心端有细带（图5－17）；肩部约束带也可以用大单折成长条代替。

（2）膝部约束带　膝部约束带是用棉布制成的长带，其宽10cm，长250cm，宽带中间相距15cm分别钉两条两头带（图5－18）；膝部约束带也可以用大单折成长条，作膝部约束。

4. 病人准备　病人衣着适当，没有进食、饮水、如厕等生理需要。

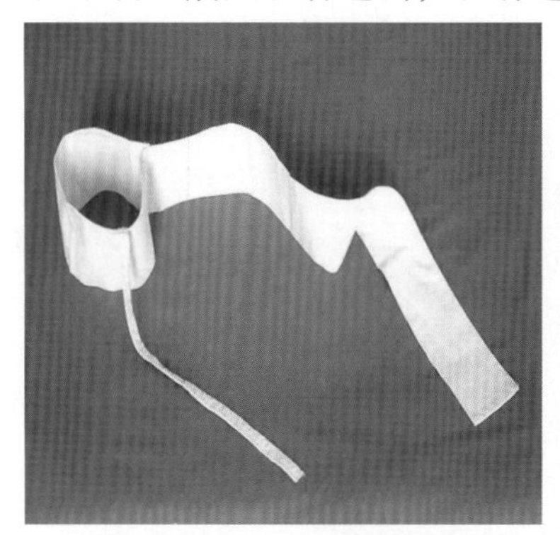

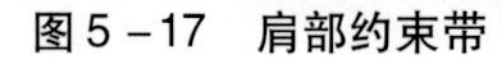

图5－17　肩部约束带

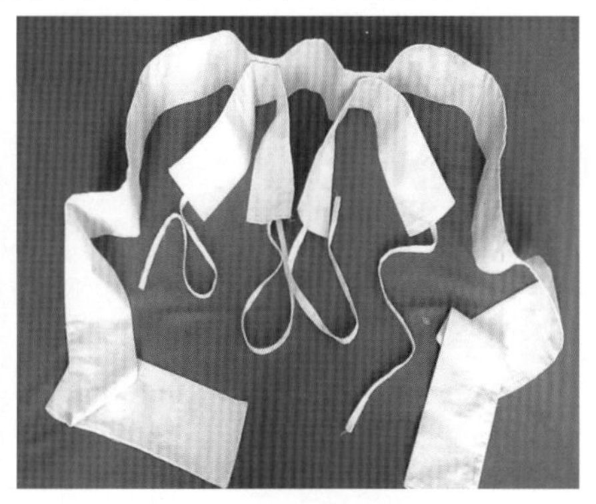

图5－18　膝部约束带

【操作步骤】

见实践3。

实践3　保护具的使用法

操作步骤	要点说明
1. 准备工作	衣帽整洁，洗手，戴口罩
2. 核对解释	（1）核对床号、姓名 （2）向病人及家属解释使用保护具的目的、方法，以取得合作
3. 应用	根据病情选择合适的保护具
（1）约束带的应用	
1）放置衬垫	在需约束的部位放置衬垫，防止皮肤受损
2）固定	用于固定手腕和踝部
宽绷带约束	用宽绷带打成双套结（图5－19A）套在棉垫外，稍拉紧，使之不脱出（图5－19B），松紧度以能容一指不影响血液循环为宜，然后将绷带头端系于床沿
肩部约束带	用于固定病人肩部，防止坐起 ①约束带法：将袖筒套于病人两侧肩部，腋窝衬棉垫，两袖筒上的细带在胸前打结固定，将两条长带子的尾端系于床头（图5－20） ②大单法：将斜折成长条的大单放在病人的肩背部下，将带的两端由腋下经肩前绕至肩后，从横在肩下的单子上穿出，再将两端系于床头横栏上（图5－21）

续表

操作步骤	要点说明
膝部约束带	用于固定膝部，限制病人下肢的活动 ①约束带法：将约束带横放于两膝上，两膝腘窝处衬棉垫，宽带下的两头系带各固定一侧膝关节，然后将宽带两端系于床沿（图5－22） ②大单法：将大单斜折成30cm宽的长条，横放在两膝下，拉着宽带的两端向内侧压盖在膝上，并穿过膝下的横带，拉向外侧使之压住膝部，将两端系于床沿（图5－23）
3）观察	①约束肢体的末梢循环，如皮肤的颜色、温度、感觉等 ②注意倾听病人主诉
（2）床档的应用	多用于儿童、昏迷、烦躁等意识障碍病人，防止坠床 1）多功能床档：从床尾取出床档，插在床的两侧边沿 2）半自动床档：根据需要升降床档，不用时固定在床沿两侧 3）木杆床档：将床档放于床的两侧，用带子分别固定床头和床尾上 进行护理操作时，打开床档中间的活动门，操作结束将门关上
（3）支被架的应用	用于肢体瘫痪的病人，防止盖被压迫肢体而造成足下垂、足尖压疮和不适等，也可用于烧伤病人暴露疗法需保暖时 用法：将架子罩于防止受压的部位，盖好盖被
4. 整理与嘱咐	整理用物，将呼叫器置于病人易取处，并交代注意事项，如有异常及时呼叫
5. 记录	洗手，记录有关内容

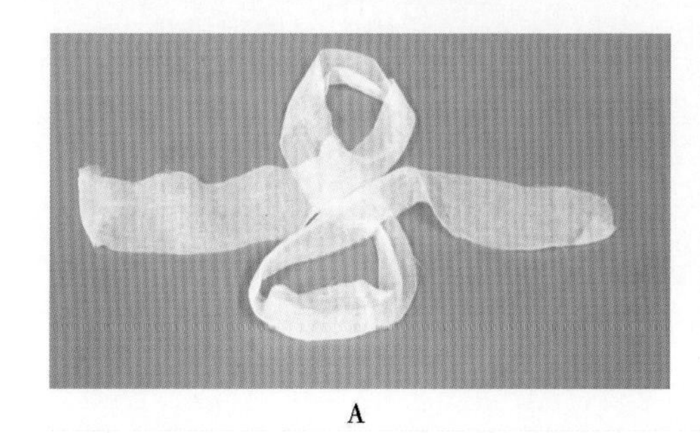
A

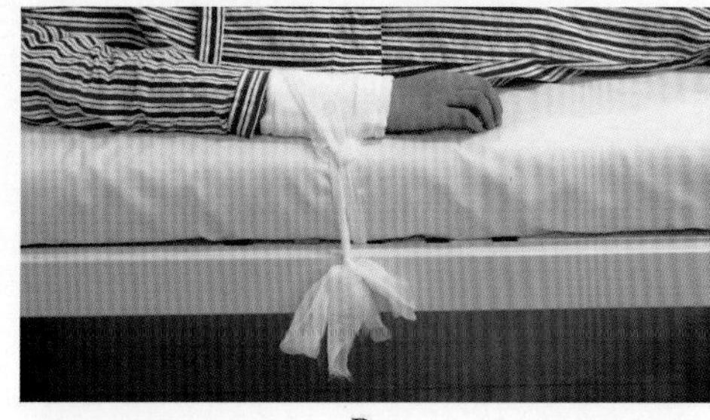
B

图5－19　宽绷带约束

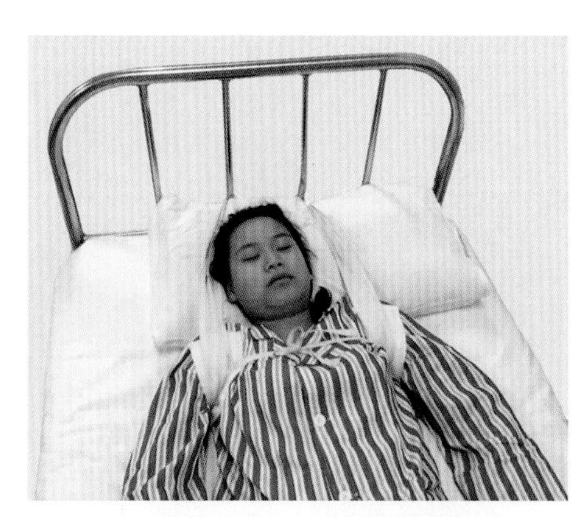

图5－20　约束带肩部约束

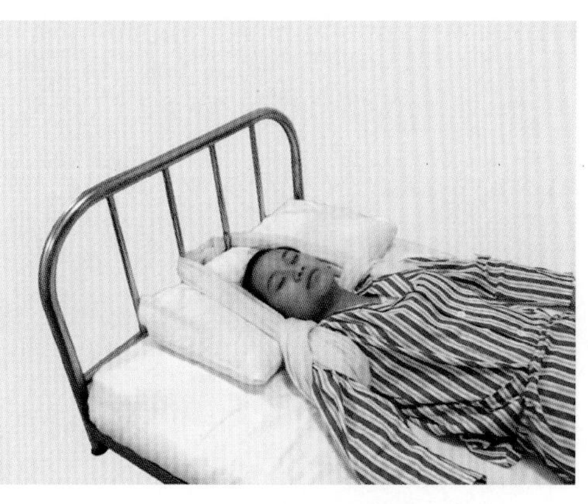

图5－21　大单肩部约束

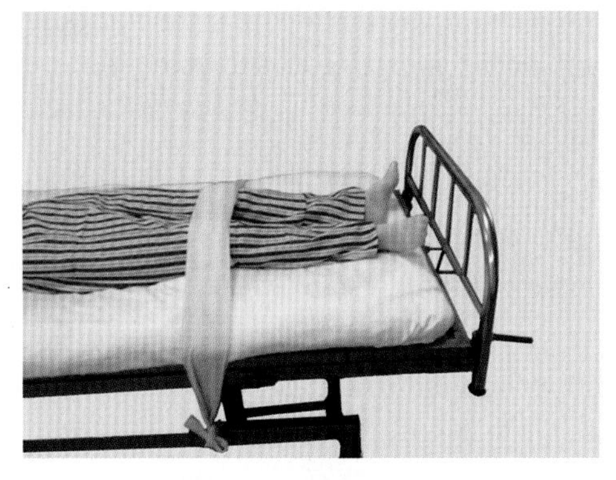

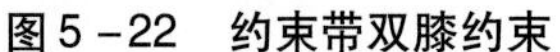
图 5－22　约束带双膝约束

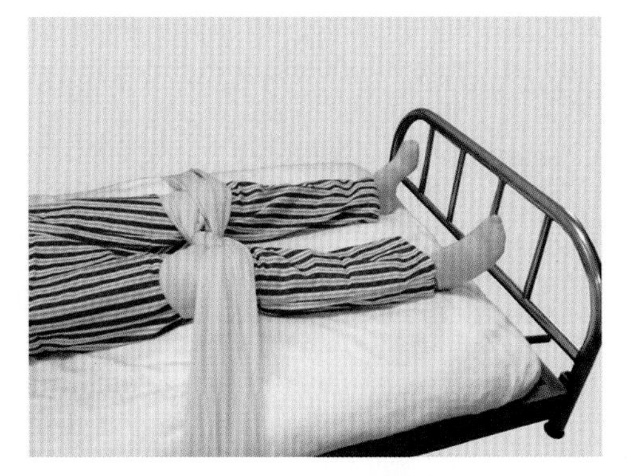

图 5－23　大单双膝约束

【注意事项】

（1）确保病人安全舒适　使用约束带前，应详细检查质量，确保使用安全。使用过程中，应定时放松，每 2 小时放松一次，保证病人安全、舒适。

（2）防止并发症　约束带下应放衬垫，固定时松紧适宜，同时使病人肢体及关节处于功能位，并注意观察约束部位皮肤的颜色、温度、活动及感觉，如果发现皮肤苍白、冰冷时，应立即放松约束带，必要时进行局部按摩，促进血液循环。

（3）维护病人自尊　使用前向病人及家属说明使用保护具的目的及操作要点，以便于理解与配合。

（4）严格交接班　记录使用保护具的原因、部位、时间及相应的护理措施。

第二篇　病人的生活护理

第六章　病人的清洁护理

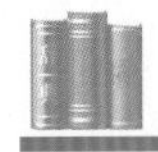

知识要点

1. 掌握：口腔护理评估内容、压疮的预防与护理。
2. 理解：晨晚间护理、头发的清洁护理、皮肤的清洁护理、会阴部的清洁护理。

清洁是人类生活的基本需要之一，保持自身的清洁卫生对确保个体舒适、安全和健康具有十分重要的意义。清洁卫生是指能促进个体生理和心理健康的清洁措施。在日常生活中，健康人具有保持身体清洁的能力和需求，但当人患病时，由于疾病的影响，自我照顾能力降低，往往无法满足自身清洁的需要，这对病人的生理和心理都会产生不良影响。因此，为使病人在住院期间身心获得最佳舒适状态，促进其恢复健康，做好病人的清洁卫生工作是护士的重要职责。病人的清洁卫生内容包括晨晚间护理、口腔护理、头发护理、皮肤护理、会阴部护理、床单位清洁更换等。护士在为病人提供卫生护理时，需与其密切接触，有助于建立治疗性护患关系。同时，护士在卫生护理过程中应努力维护病人良好形象，保护病人的尊严，尊重病人人格，以促进病人的健康。

案例

孙爷爷，72 岁，3 个月前因脑出血致左侧偏瘫，在家卧床不能自理。近日家人送至入院。查体：T：36.9℃，P：78 次/分，R：20 次/分，BP：150/95mmHg，神志清楚，说话口齿不清，体质瘦弱。护士体检发现其骶尾部皮肤紫红色，皮下可触及硬结节，有大小不等的水疱3个，无破溃；右侧足跟皮肤红肿。

问题：

1. 如何做好病人的日常生活护理？
2. 该病人骶尾部、足跟出现了什么问题？应如何护理？
3. 如何预防此种情况的发生？

第一节　晨晚间护理

晨晚间护理是护士为生活不能自理的病人，如危重、昏迷、瘫痪、高热、大手术后及年老体弱病人，于晨间及晚间所进行的生活护理。恢复期病人的晨晚间护理，可在护士的指导与协助下进行。

一、晨间护理

晨间护理是基础护理的一项重要内容，一般于每天清晨诊疗工作开始前完成。病人经过一整夜的睡眠，清晨醒来往往需要进行必要的清洁护理，以使其身心舒适，以愉快的心情迎接新的一天。

（一）晨间护理的目的

1. 促进病人身体受压部位的血液循环，预防压疮、肺炎等并发症的发生，并可保持床单位和病室的整洁美观。
2. 观察和了解病人病情，为诊断、治疗和护理计划的制订提供依据。
3. 提供生活帮助、情感支持增进护患交流，满足病人生理和心理两方面的需要。

（二）晨间护理的内容

1. 对于病情较轻、能离床活动的病人，应鼓励其自行洗漱清洁。内容包括刷牙、漱口、洗脸、梳头、更换清洁衣物等。通过这些活动的完成，既可以促进病人离床活动，使全身的肌肉、关节得到运动，又可以增强其自理能力，树立疾病康复的信心。

另外，护士可用消毒毛巾进行湿式扫床，按清洁程度，更换床单和被套，整理好床单位，并根据室温考虑开窗通风。

2. 对于病情较重、不能离床活动的病人，护士应协助其完成晨间护理。

（1）协助病人排便、刷牙、漱口。必要时给予口腔护理、洗脸、洗手，梳头。

（2）协助病人翻身，检查皮肤受压情况。酌情用湿热毛巾擦洗背部，并用50%乙醇或润滑剂按摩受压的骨隆突处。必要时协助与指导病人有效咳嗽与排痰。

（3）整理床单位，按需要更换清洁衣服和床单。

（4）了解病人晚间睡眠情况及病情变化，给予必要的心理护理。

（5）根据室温适当开窗通风，保持病室空气清新。

❖知识链接：排痰机使用方法

多频体外振动排痰机是根据临床定向体位引流的治疗原理，在人体表面产生特定方向周期变化的治疗力，该定向治疗力穿透性强，可穿透皮肤、肌层和体液等。利用治疗力产生的叩击、震颤促使呼吸道黏膜表面黏液和代谢物松弛、液化，并定向挤推、震颤帮助已液化的黏液按照选择的方向排出体外。临床适用于预防和协助治疗呼吸系统感染。使用前应了解病人病情，严格掌握适应证和禁忌证，根据病人情况及治疗部位选择合适的叩击头。一般治疗应在餐前1~2小时或餐后2小时进行，每次治疗时间10~15分钟，2~3次/日。此种方法较之于传统的人工叩背排痰，不仅省时、省力，而且持续稳定，病人舒适，排痰效果好。

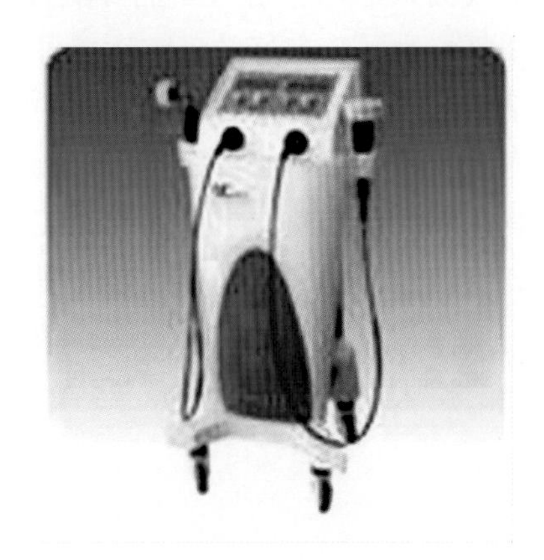

图6－1　多频体外振动排痰机

二、晚间护理

（一）晚间护理的目的

1. 为病人提供良好的睡眠条件，维持机体清洁舒适状态，保持病室内安静、整洁，使病人能自然入睡。
2. 观察病情变化，为治疗方案的制定与调整，提供及时可靠的动态信息。
3. 了解病人的心理需求，与病人良好沟通。

（二）晚间护理的内容

1. 协助病人刷牙、漱口　较重病人给予口腔护理；洗脸、洗手，擦洗背部、臀部，用热水泡脚，女病人应清洗会阴部；观察皮肤受压情况，按摩背部及骨突处。

2. 协助病人排便　使用便器时，护士一手托（扶）住病人的腰和骶尾部，另一手将便器扁平部置于病人臀下，开口向下。

3. 整理床铺　根据情况更换衣服及床单，必要时添加毛毯或盖被。

4. 创造良好的睡眠环境　调节室温和光线，保持病室安静、舒适，护士操作应轻柔，减少噪声。

5. 指导病人养成良好的睡眠习惯　如按时就寝、晚餐不宜过饱、睡前不能过多饮水，不喝浓茶与咖啡等，避免过度兴奋，影响入睡。

6. 加强巡视　了解病人睡眠情况，对失眠病人给予相应护理，促进其进入睡眠状态。

第二节　口腔护理

口腔是病原微生物侵入人体的主要途径之一，口腔内的温度、湿度环境和食物残渣适宜微生物的生长繁殖。正常人的口腔内存有大量的致病性微生物和非致病性微生物，当身体处于健康状态时，机体抵抗力强，良好的口腔环境可促进机体的健康，通过每天饮水、进食、刷牙和漱口等清洁活动，对微生物具有一定的清除作用，通常不会出现口腔健康问题。当个体处于患病状态下，由于机体抵抗力降低，饮水、进食、刷牙、漱口等活动减少，口腔内的微生物得以大量繁殖，常可引起口腔炎症、溃疡，甚至继发腮腺炎、中耳炎等并发症；同时，影响食欲及消化功能，还可引起口臭、龋齿，从而影响病人的自我形象，使病人产生一定的社交心理障碍。因此，护士认真评估并判断病人的口腔卫生状况，保持口腔清洁，对病人恢复健康十分重要。

一、评估

1. 自理能力　评估病人的自理能力，记忆功能减退或丧失的病人可能需要别人的提醒或指导才能完成口腔的清洁活动。对于对自我照顾能力表示怀疑的病人，应鼓励其发挥自己的潜能，减少其对他人的依赖，以达到不断增强自我照顾能力的目的。

2. 口腔状况　观察口唇的色泽、湿润度、有无干裂、出血；口腔黏膜的颜色，有无溃疡、疱疹及不正常的渗出液；牙齿是否齐全，有无义齿、龋齿、牙垢；牙龈颜色是否正常，有无溃疡、肿胀、萎缩或出血；舌及腭部的颜色，有无肿胀、舌面积垢；口腔有无异常气味等。

二、口腔的清洁护理

护士应向病人及家属宣传口腔卫生的重要性，介绍口腔清洁护理的有关知识，使病人及家属能自觉有效地维护口腔健康，预防口腔感染等并发症的发生。

（一）口腔卫生指导

护士要与病人讨论口腔卫生的重要性，定时检查口腔的卫生状况，对病人每日的口腔清洁应给予指导。

1. 养成良好的口腔卫生习惯　指导病人早、晚刷牙，餐后漱口，以减少龋齿的发生；睡前不应进食对牙齿有刺激性或腐蚀性食物，减少食物中糖类的食用量；当病情允许时，鼓励病人多饮水。

2. 口腔清洁用具的选择　口腔清洁用具包括牙刷、牙膏、牙线等。牙刷应尽量选用外形较小、质地较软、表面平滑的毛刷；牙膏不宜常用一种，应轮换使用。

3. 指导正确的刷牙方法　刷牙一般都在早晨起床后或晚上临睡前进行。正确的刷牙方法是：将牙刷的毛面轻放于牙齿及牙龈沟上，并与牙齿成45°，以快速环形震颤来回刷动，每次只刷2～3颗牙，刷完一个部位后再刷相邻部位。门齿的内面可用牙刷毛面的尖端以环形震颤刷洗，刷洗牙齿的咬合面时，牙刷的毛面与牙面平行来回反复刷洗。刷完牙齿后再刷舌面，由里向外刷洗，之后漱口，使口腔完全清洁。每次刷牙时间以3分钟为宜。另一种刷牙方法是上、下竖刷法，即沿牙齿的纵向刷洗，牙齿的内、外、咬合面都应刷洗干净（图6－2）。

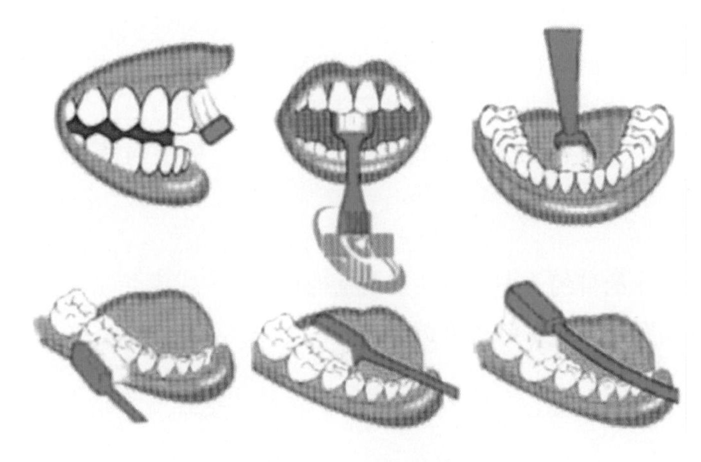

图6－2　正确刷牙方法

4. 牙线剔牙法　牙线可选用尼龙线、丝线、涤纶线作为材料。取牙线40cm，先在中间预留14～17 cm，两端分别绕在两手中指上，以两手的拇指和食指夹住牙线，将牙线以轻锯的动作穿过牙缝的接触面，上下移动，将食物残渣剔出，每个牙缝反复数次，之后漱口。剔牙应在餐后及时进行，不宜用牙签剔牙，防止损伤牙龈。

5. 牙龈保健按摩法　可促进牙龈的血液循环，营养牙床，坚固牙齿，延缓衰老。按摩方法是用一只手的4个指端（拇指除外）轻敲口部四周，先顺时针敲9次，后逆时针敲9次，用力大小以自己感觉适宜为度，再用食指蘸盐按摩牙根，先上后下，从左到右，每天3次。

（二）义齿的清洁护理

义齿与真牙同样需要清洁护理。每次餐后都应及时取下义齿并认真用冷水冲洗干净，病人漱口后戴上（昏迷病人的义齿清醒后方可戴上）；有义齿者白天应佩戴义齿，以增进咀嚼功能，保持良好的口腔外形，晚上将义齿取下，使牙床得到保养；取下义齿前，先观察病人义齿佩戴是否合适，有无义齿连接过紧，说话时义齿是否容易滑下；取下的义齿刷洗干净后放于冷开水杯中，每天换水一次；义齿不可放入乙醇或热水中浸泡、刷洗，以免变色、变形和老化。

义齿餐后应清洁，其清洗方法与刷牙方法相同。每次取下义齿后可用温水漱口，刷洗口腔各处，包括舌面，清洗后协助病人戴上义齿。佩戴义齿前保持义齿湿润，以减少摩擦。

义齿是病人在住院期间的贵重物品，应妥善保管。如遇义齿松动、脱落、破裂、折断，但未变形时，应将损坏部件保存好，请专业人员给予修复。

（三）特殊口腔护理

根据病人状况的不同，临床上对禁食、昏迷、高热、鼻饲、大手术后及口腔疾患等病人常采用特殊口腔护理。每日进行口腔护理 2～3 次，如病情需要，酌情增加次数。

【操作目的】

1. 保持口腔清洁、湿润，使病人舒适，预防口腔感染等并发症的发生。
2. 防止口臭、口垢，增进病人食欲，保持口腔正常功能。
3. 观察口腔黏膜、舌苔的变化及特殊的口腔气味，提供病情变化的信息，协助疾病诊断。

【告知病人】

1. 解释此次操作的目的、配合方法及所需时间。
2. 告诉病人若有不适应及时告诉护士。

【操作准备】

1. 护士准备 衣帽整洁，洗手，戴口罩。

2. 用物准备

（1）*治疗盘内* 治疗碗（内盛含有漱口溶液的棉球不少于 16 个、弯血管钳、镊子）、压舌板、治疗巾、纱布，以上物品可用一次性口腔护理包，漱口溶液临时倒取。还有弯盘、漱口杯、吸水管、棉签、手电筒，需要时备张口器。

（2）*外用药* 按需准备，常用的有液状石蜡、冰硼散、锡类散、西瓜霜、金霉素甘油、制霉菌素甘油等。

（3）*常用漱口溶液* 见表 6－1。

表 6－1 常用漱口溶液

名　称	作　用
0.9%氯化钠溶液	清洁口腔，预防感染
复方硼砂溶液（朵贝尔溶液）	轻度抑菌，除臭
1%～3%过氧化氢溶液	抗菌，除臭
0.02%呋喃西林溶液	清洁口腔，广谱抗菌

续表

名　　称	作　　用
2% ~3% 硼酸溶液	酸性防腐剂，抑菌
1% ~4% 碳酸氢钠溶液	碱性溶液，用于真菌感染
0.1% 醋酸溶液	用于铜绿假单胞菌感染
0.08% 甲硝唑溶液	用于厌氧菌感染
0.01% 氯己定溶液（洗必泰）	清洁口腔，广谱抗菌

3. 环境准备　环境整洁、宽敞，光线充足。

4. 病人准备　明确口腔护理的目的、方法及配合要点，愿意合作。

【操作步骤】

见实践1。

实践1　口腔护理

操作步骤	要点说明
1. 核对解释	携用物至病人床旁，核对病人腕带床号、姓名，并向病人及家属解释操作的目的及配合方法，以取得合作
2. 安置体位	（1）协助病人侧卧或仰卧、头侧向护士，便于操作，防止误吸 （2）铺治疗巾于病人颌下及胸前，置弯盘于口角旁
3. 观察口腔	（1）嘱病人张口，护士一手持手电筒，一手用压舌板轻轻撑开颊部，观察口腔黏膜有无出血、溃疡等现象 （2）昏迷及牙齿紧闭、无法自行张口的病人，可用张口器 （3）用棉球湿润口唇，协助清醒病人用温开水漱口
4. 擦洗口腔	（1）嘱病人张口以弯血管钳夹取含有漱口液的棉球（每次一个，以不滴水为度）放入颊部内侧，咬合上下齿，由内向门齿纵向擦洗牙齿的外侧面。同法擦洗另一侧 （2）嘱病人张开上、下齿，依次擦洗一侧牙齿的上内侧面、上咬合面、下内侧面、下咬合面，再"Z"字形擦洗一侧颊部。同法擦洗另一侧 （3）由内向外横向擦洗硬腭、舌面、舌下，勿触及咽部，以免引起恶心
5. 漱口涂药	（1）意识清醒者，用温开水再次漱口，用治疗巾拭去病人口角处水渍，清点棉球检查口腔，如口腔黏膜有溃疡、真菌感染等，酌情涂药于患处 （2）口唇干裂者可涂液状石蜡
6. 整理记录	协助病人取舒适卧位，整理床单位，清理用物，必要时记录

【注意事项】

1. 擦洗时动作要轻柔，特别是对凝血功能障碍的病人，要防止损伤口腔黏膜及牙龈。

2. 昏迷病人禁忌漱口。需用张口器时，应从臼齿处放入（牙齿紧闭者不可暴力助其张口）；擦洗时需用血管钳夹紧棉球，每次一个，防止棉球遗留在口腔内；棉球不可过湿，以防病人将溶液吸入呼吸道，造成窒息危险。

3. 使用抗生素的病人，应注意观察其口腔内有无真菌感染。

4. 传染病人应按隔离措施进行消毒处理。

第三节　头发护理

头发清洁是每个人日常卫生护理的一项重要内容。头部是人体皮脂腺分布最多的部位。皮脂、汗液伴灰尘常黏附于头发、头皮上，形成污垢，除散发难闻气味外，还可引起脱发和其他皮肤疾病。通过梳发和洗发既可以保持头发的干净整齐，还可以保护头皮，促进毛囊的血液循环，增进上皮细胞的营养，预防感染发生。整洁美观的头发，还能维持良好的个人外观形象，增强自信心。因此，对于病情较重，自理能力下降，无法完成头发护理的病人，护士应予以协助。

一、评估

1. **自理能力**　评估病人是否卧床，有无肢体活动受限，自行梳发或洗发的能力，梳发或洗发时需要部分协助还是完全协助。

2. **头发状况**　观察头发的分布、浓密程度、长度、卫生状况。注意头发有无光泽、发质是否粗糙、尾端有无分叉，询问病人头皮有无瘙痒、有无头皮屑。观察头皮有无抓伤、擦伤等情况。健康的头发应是清洁、有光泽、整齐、浓密适度、分布均匀，无头皮屑，头皮清洁无损伤。头发的生长和脱落常与机体营养状况、内分泌状况、遗传因素、压力、某些药物的使用等因素有关。

3. **卫生知识及生活习惯**　评估病人及家属对头发清洁护理重要性和相关知识的了解程度，如梳发、洗发的正确方法及头发护理用具的选择等。

二、头发的清洁护理

（一）头发卫生指导

健康美丽的头发离不开平时的保养和护理。每个人的头发情况各不相同，护士应根据病人的发质和状态，有针对性地予以指导。

1. **养成定时清洁头发的良好卫生习惯**　通过定期洗发可去除头发及头皮上的污垢，保持头发清洁，促进头皮的血液循环和生理功能的发挥，为头发获取足够的营养创造条件。洗发次数应根据头发的性质及季节灵活掌握，一般每周洗发 1～2 次。

2. **指导正确梳发**　梳发可理顺头发，防止头发断裂和脱落，使头发整洁美观。要选择合适的梳子，以胶木、木质和牛角的较好，梳齿不要太锐利，以钝圆为宜。梳发时动作要轻，一般从发根梳向发梢。长发要从发梢逐段梳理至发根，梳顺为止，每日梳发 2～3 次。

3. **选择洗发护发用品** 洗发护发用品种类较多，洗发剂和护发素应根据个人发质的特点选用。

4. **掌握护发方法** 洗发后最好自然晾干，如用电吹风吹干则温度不宜过高；束发不要过紧；烫发与染发次数不宜过多。冬季应对头发保暖；夏天防止日光曝晒，经常按摩头皮。

5. **注意全身养护** 要使头发健康，饮食要注意营养均衡，适当增加具有美发、护发功能的食物；保证充足的睡眠，合理安排工作与学习，注意劳逸结合，生活有规律，保持心情舒畅，保障身体健康，为头发提供充足的营养。

知识链接：头皮按摩的方法

按摩头皮可促进头皮血液循环，保证头发的健康生长。头部按摩可结合洗发进行，也可单独进行，如能结合穴位按摩则效果更为理想。头部的按摩，主要是用手指对头皮进行揉（摩）、搓（擦）、推（捏）、叩（打）等，使头皮肌肉放松，血液循环流畅，生理功能得以充分发挥。基本方法是：五指分开，手呈弓形，指腹放于头皮上，手掌离开头皮，稍用力向下按，轻轻揉动，每次手指停留在一个部位揉动数次后再换另一个部位。按摩顺序是从前额到头顶，再从颞部至枕部，反复揉搓至头皮发热，每天1～2次。

（二）床上梳发

【操作目的】

1. 去除头皮屑及污垢，保持头发整齐、清洁，减少感染的机会。
2. 刺激头部血液循环，促进头发的生长和代谢。
3. 使病人舒适、美观，增强自尊和自信。

【告知病人】

1. 解释此次操作的目的、配合方法及所需时间。
2. 在操作过程中如有不适，立即告诉护士。

【操作准备】

1. **护士准备** 衣帽整洁，洗手，戴口罩。

2. **用物准备** 治疗盘内备梳子、治疗巾、30%乙醇、纸袋，必要时备发夹和橡皮筋。

3. **环境准备** 环境安静、整洁、明亮。必要时关门窗，调节室温。

4. **病人准备** 了解梳发目的、方法及配合要点，愿意合作。

【操作步骤】

见实践2。

实践2　床上梳发

操作步骤	要点说明
1. 准备工作	(1) 衣帽整洁，洗手，戴口罩 (2) 检查物品
2. 核对解释	携用物至病人床旁，核对病人腕带，并向其解释操作的目的，以取得合作
3. 安置体位	协助病人坐位，铺治疗巾于肩上。如病人不能坐起，可选择平卧位、头偏向一侧，铺治疗巾于枕头上
4. 梳理头发	(1) 将头发从中间梳向两边，左手握住一股头发，右手持梳子由发梢逐段梳至发根 (2) 长发或头发打结时，可将头发绕在食指上慢慢梳理 (3) 如头发黏结成团，可用30%乙醇湿润后，再小心梳顺。同法梳理另一侧 (4) 长发可酌情编辫或扎成束，发型尽量符合病人的要求 (5) 如为短发，也可直接从发根梳至发梢 (6) 询问病人对发型的需求，满足心理需要
5. 整理用物	将脱落的头发置于纸袋中，撤下治疗巾，协助病人取舒适卧位。整理床单位，清理用物

【注意事项】

1. 梳发时避免强行梳拉，以免造成病人不适或疼痛。
2. 尊重病人的习惯，尽可能满足个人喜好。
3. 梳发过程中注意观察病人的反应，作好心理护理。

（三）床上洗发

【操作目的】

1. 去除头皮屑及污物，清洁头发，消除头发异味，减少感染机会。
2. 按摩头皮，促进头部血液循环，利于头发的生长和代谢。
3. 促进病人舒适、美观，维护病人自尊和自信，增进其身心健康。

【告知病人】

1. 解释此次操作的目的、配合方法及所需时间。
2. 在操作过程中如有不适，立即告诉护士。

【操作准备】

1. **护士准备**　衣帽整洁，修剪指甲，洗手，戴口罩。

2. **用物准备**

（1）马蹄形垫洗发法

1）治疗车上备马蹄形垫，有橡胶或充气式（图6－3、6－4），或自制简易马蹄形圈。

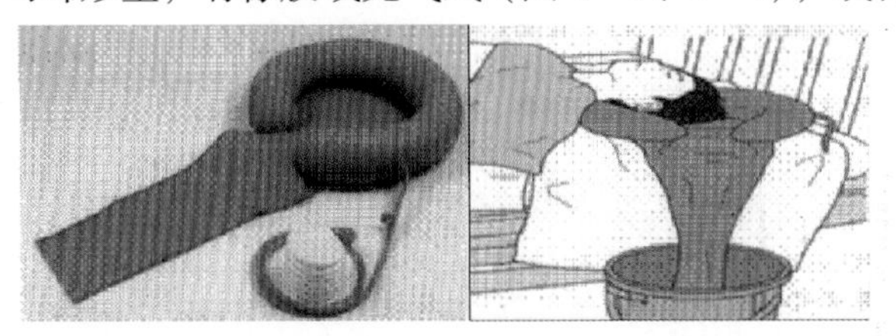

图6－3　床上洗发——橡胶马蹄形垫洗发法

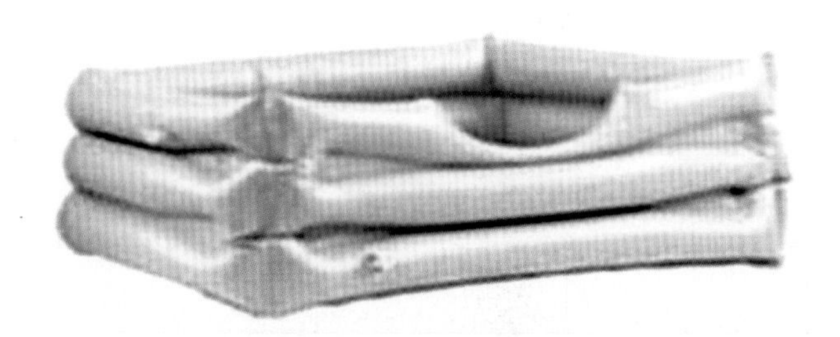

图6-4　充气式马蹄形垫

2）治疗盘内置小橡胶单、毛巾、浴巾、纱布或眼罩、别针、棉球（2只，以不吸水棉花为宜）、洗发液、梳子、镜子、纸袋、护肤品（病人自备）。

3）水壶内盛40℃～45℃热水、量杯、污水盆（桶）。必要时备电吹风。

（2）扣杯洗发法

1）脸盆、搪瓷杯各一只，毛巾两条，橡胶管一根。

2）治疗盘内置小橡胶单、毛巾、浴巾、纱布或眼罩、别针、棉球（2只，以不吸水棉花为宜）、洗发液、梳子、镜子、纸袋、护肤品（病人自备）。

3）水壶内盛40℃～45℃热水、量杯、污水盆（桶）。必要时备电吹风。

（3）洗头车洗发法　洗头车（图6-5）一辆，其他用物同马蹄形垫洗发法。

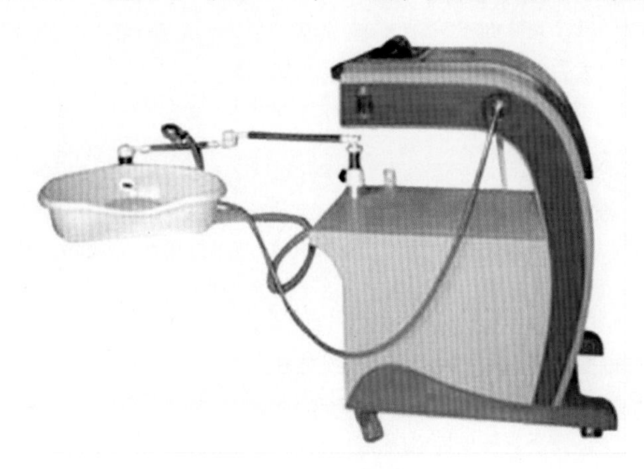

图6-5　洗头车

3. 环境准备　环境安静、整洁、明亮。必要时关闭门窗，调节室温。

4. 病人准备　了解洗发的目的、方法及配合要点，愿意合作。

【操作步骤】

见实践3。

实践3　床上洗发

操作步骤	要点说明
1. 准备工作	（1）衣帽整洁，洗手，戴口罩 （2）检查各项用物是否齐备

续表

操作步骤	要点说明
	马蹄形垫洗发法
2. 核对解释	携用物至病人床旁，核对病人腕带，并解释操作的目的及配合方法，以取得合作
3. 移开桌椅	调节室温 24℃ ±2℃左右，根据季节关门窗，移开床旁桌、椅，用物放于方便取用之处
4. 安置体位	垫小橡胶单及浴巾于枕上，松开病人衣领向内反折，将毛巾围于颈部，用别针固定协助病人斜角仰卧，移枕于肩下，病人屈膝，可垫枕于两膝下，使病人体位舒适
5. 放置垫槽	置马蹄形垫于病人后颈部，头部在槽中，槽口下部接污水盆．也可用大浴巾制成马蹄形卷代替
6. 保护眼耳	用棉球塞两耳，纱布遮盖双眼或嘱病人闭上眼睛
7. 清洗头发	（1）将水壶内的热水倒人量杯内，先用少许热水于病人头部试温，询问病人感觉水温 （2）用热水充分湿润头发，再将洗发液均匀涂遍头发，用指腹反复揉搓头皮和头发，方向由发际向头顶部至枕后 （3）梳去脱落的头发置于纸袋中，用热水冲净头发
	扣杯洗发法
8. 擦干梳发	（1）病人枕头撤离，将橡胶单、治疗巾一起放于病人头下 （2）将面盆放于治疗巾上，盆底放一块毛巾，倒扣一只搪瓷杯，杯上垫一块四折的毛巾，将病人头部枕于毛巾上，脸盆内置一橡胶管，利用虹吸原理，将污水引入下面的污水桶内 （3）清洗头发。松开头发，调试水温，湿润头发，然后用洗发液涂遍头发，轻轻用指腹反复揉搓头皮和头发，热水冲净头发后，用梳子梳理头发 （4）擦干头发。解下颈部毛巾包住并擦去头发滴水，除去耳内棉球及眼罩
	洗头车洗发法
	（1）病人枕头撤离，将橡胶单、治疗巾一起放于病人头下 （2）将洗头车洗头盆放于治疗巾上，颈托处放一毛巾，将病人颈部枕于毛巾上，头部进入盆内，连接洗头车的下水管道，将污水管引入车下的污水桶内 （3）清洗头发。松开头发，调试水温，湿润头发，然后用洗发液涂遍头发，轻轻用指腹反复揉搓头皮和头发，热水冲净头发后，用梳子梳理头发 （4）擦干头发。解下颈部毛巾包住并擦去头发滴水，除去耳内棉球及眼罩 （1）洗发毕，解下颈部毛巾包住头发，一手托住头部，一手撤去马蹄形垫 （2）协助病人仰卧于床正中，将枕头、橡胶单、浴巾一并从肩下移至头部 （3）取下眼部的纱布及耳内棉球 （4）擦干病人面部，酌情使用护肤品 （5）用包头的毛巾揉搓头发，再用浴巾擦干或电吹风吹干头发 （6）梳理成病人喜欢的发型，使病人整洁舒适
9. 整理记录	撤去用物，协助病人躺卧舒适，询问病人感受 整理床铺，还原床旁桌椅，清理用物，记录

【注意事项】

1. 操作中随时与病人交流，观察病情变化，如面色、脉搏、呼吸有异常时应停止操作。

2. 掌握室温与水温，避免病人着凉或烫伤。
3. 防止水流入病人眼及耳内，并保护衣领和床单，避免被水沾湿。
4. 揉搓力量要适中，不可用指甲抓洗，避免造成头皮抓伤或疼痛。
5. 病情危重、身体虚弱的病人不宜洗发。

第四节　皮肤护理

皮肤是身体最大的器官，由表皮、真皮和皮下组织组成。它具有保护机体，调节体温，吸收、分泌、排泄及感觉等功能。完整的皮肤具有天然的屏障作用，可避免微生物的入侵。皮肤的新陈代谢迅速，其排泄的废物如皮脂、汗液及脱落的表皮碎屑与外界微生物及尘埃结合成污垢，黏附于皮肤表面，可刺激皮肤，降低皮肤的抵抗力，破坏其屏障作用，成为微生物入侵的门户，造成各种感染及其他并发症。因此，护士应加强对卧床病人的皮肤护理。

一、评估

（一）自理能力

评估病人是否卧床，有无肢体活动受限、自行沐浴或更换衣物的能力，沐浴或更换时需要部分协助还是完全协助。评估沐浴的范围、方法和需要协助的程度，及病人的活动能力、健康状况、个人喜好等。

（二）皮肤状况

1. 颜色与温度　评估皮肤的颜色与温度，了解皮肤的血液循环情况及有无感染，如有颜色的特殊改变，可提供病情动态变化，为临床诊断、治疗和护理提供依据。如皮肤颜色苍白，温度降低，常见于休克和贫血病人；皮肤发绀常见于各种原因引起的缺氧；皮肤潮红，温度升高，常见于发热病人。

2. 感觉与弹性　当皮肤对温度、压力和触摸存在感觉障碍时，表明皮肤有广泛性或局限性损伤；皮肤有瘙痒感表明皮肤干燥或有过敏反应。一般老年人或脱水病人，皮肤弹性较差。

3. 完整性与清洁度　检查皮肤有无破损、皮疹、水泡、硬结和斑点；皮肤病灶的部位及范围；皮肤的湿润度、污垢和油脂情况，及嗅到病人身体的气味来评估皮肤的完整性和清洁度。

（三）卫生知识及生活习惯

评估病人及家属对皮肤清洁护理重要性和相关知识的掌握程度，如沐浴、擦拭的正确方法及皮肤清洗护理用具的选择及使用等。

二、皮肤的清洁护理

（一）皮肤清洁概述

1．皮肤清洁的意义　油脂积聚会刺激皮肤，阻塞毛孔或在皮肤上形成污垢易引起感染。因此护理人员要指导病人经常沐浴，通过沐浴可清除积聚在皮肤上的油脂、汗液、死亡的表皮细胞和一些细菌。另外，皮肤清洁和沐浴还能刺激皮肤的血液循环。沐浴使人产生健康感，使人感到清新、放松，改善外表和增进自尊，特别是对于出汗较多的病人，经常沐浴并保持皮肤干燥可以防止因皮肤潮湿而致的皮肤破损，但对于皮肤干燥的病人，应酌情减少沐浴次数。

2．皮肤清洁的适用对象　病人沐浴的范围、方法和需要协助的程度取决于病人的活动能力、健康状况及个人喜好等。一般全身状况良好者，可行沐浴或盆浴。对于活动受限的病人可采用床上擦浴的方法，应鼓励病人自行沐浴，如果病人有体力上的依赖性或存在认知方面的障碍，护士在为病人提供全面、有效的皮肤护理时更应注意病人皮肤状况。

给病人进行沐浴，护士应遵循提供私密空间、保证安全、注意保暖、增进病人的自理能力、预计病人的需求，做好提前准备的原则。

3．清洁用品　护士根据病人皮肤的情况、个人喜好及使用目的、效果来选择清洁及保护皮肤的用品。如浴皂、润肤剂、爽身粉等。一般情况下，有 1 或 2 种浴皂或浴液加上润肤剂就可以对病人进行皮肤清洁护理。在考虑病人的喜好时，对于病人不宜使用的清洁用品要劝阻病人不使用。如有病人喜欢使用质地粗糙的去垢肥皂，但这种肥皂会导致皮肤干燥、粗糙，可劝阻病人使用中性或无刺激性的浴皂。

4．其他　观察和了解病人的情况，满足病人的身心需要。

（二）淋浴和盆浴

适用于能自行完成沐浴过程的病人。护士根据其自理能力给予病人协助。

【操作目的】

1．去除皮肤污垢　保持皮肤清洁，促进病人舒适。

2．增进皮肤血液循环　促进排泄及保护功能，预防皮肤感染、压疮等并发症的发生。

3．使紧张的肌肉放松　增强皮肤对外界刺激的敏感性。

4．其他　观察和了解病人的情况，满足病人的身心需要。

【告知病人】

1. 解释此次操作的目的、配合方法及所需时间。
2. 告知病人沐浴的室温、水温，注意防滑，取得病人的理解与信任。
3. 如有不适，停止沐浴，门未闩，呼喊或用信号铃叫护士。

【操作准备】

1. 护士准备　衣帽整洁，洗手，戴口罩。

2. 用物准备　毛巾两条、浴巾、浴皂或浴液、清洁衣裤、防滑拖鞋。

3. 环境准备　调节浴室温度24℃ ±2℃，水温40℃ ~45℃为宜，浴室内有信号铃、扶手、浴盆；地面有防滑设施。必要时备椅子。

4. 病人准备　了解淋浴和盆浴的目的、方法及注意事项，贵重物品妥善存放。

【操作步骤】

见实践4。

实践4　淋浴或盆浴

操作步骤	要点说明
1. 准备工作	（1）衣帽整洁，洗手，戴口罩 （2）检查各种用物
2. 核对解释	核对病人腕带，并向病人说明有关事项，告知信号铃使用方法、勿用湿手接触电源开关等
3. 送入浴室	携带用物送病人入浴室，并安置好病人
4. 协助入浴	（1）如为盆浴，先调好水温40℃ ~45℃。浴盆中的水位不可超过心脏水平，以免引起胸闷 （2）协助病人进出浴盆，防止滑倒 （3）注意入浴时间，浸泡时间不超过20分钟，防止意外发生
5. 观察记录	浴后观察病人情况，若遇病人发生意外，应迅速救治和护理 协助病人回病室休息，必要时做好记录

【注意事项】

1. 沐浴应在进餐1小时后进行，以免影响消化功能。

2. 浴室不应闩门，可在门外挂牌示意，以便出现意外及时入室处理。

3. 沐浴中防止病人受凉、晕厥、烫伤、滑倒等意外情况发生，教会病人使用信号铃。

4. 妊娠7个月以上的孕妇禁用盆浴。衰弱、创伤和患心脏病需要卧床休息的病人不宜淋浴或盆浴。

5. 传染病病人，根据病种、病情，按隔离消毒原则进行。

（三）床上擦浴

适用于病情较重、卧床、活动受限，以及无法自行沐浴的病人。

【操作目的】

1. 去除皮肤污垢，保持皮肤清洁，促进病人舒适。

2. 增进皮肤血液循环，促进排泄及保护功能，预防皮肤感染、压疮等并发症的发生。

3. 使紧张的肌肉放松，增强皮肤对外界刺激的敏感性。

4. 协助病人活动肢体，做功能锻炼，防止关节僵硬和肌肉挛缩等并发症的发生。

5. 观察和了解病人的情况，满足病人的身心需要。

【告知病人】

1. 解释此次操作的目的、配合方法及所需时间。

2. 明确病人沐浴的水温，如感觉不适立即告诉操作护士。

【操作准备】

1. 护士准备　衣帽整洁，洗手，戴口罩。

2. 用物准备　治疗车上备脸盆、足盆各一只，水桶两只（一桶盛50℃～52℃热水，一桶盛接污水）；治疗盘内置毛巾（两条）、浴巾、小橡胶单、浴皂或浴液、梳子、小剪刀、50%乙醇、润滑剂（不主张使用爽身粉）、清洁衣裤和被服。另备便器、便器巾、屏风。

3. 环境准备　关好门窗，调节室温24℃±2℃，用屏风或床帘遮挡。

4. 病人准备　了解床上擦浴的目的、方法、注意事项及配合要点；病情稳定，全身皮肤情况较好。

【操作步骤】

见实践5。

实践5　床上擦浴

操作步骤	要点说明
1. 准备工作	（1）衣帽整洁，洗手，戴口罩 （2）检查物品齐全
2. 核对解释	携用物至病人床旁，核对病人腕带，并解释操作目的及步骤．以取得合作
3. 调节温度	（1）关门窗，调节室温24℃±2℃，用屏风遮挡，按需要给予便器 （2）调整病床高度，根据病情放平床头及床尾支架，放下或移去近侧床档，松开床尾盖被，将病人身体移向床沿，靠近护士 （3）将脸盆放于床旁椅上，倒入热水约2/3满，调试水温50℃～52℃
4. 清洗面部	将微湿的热毛巾包在右手上成手套式擦拭 （1）洗眼部：由内眦擦向外眦，揉洗毛巾后同法擦洗另一侧 （2）洗脸、鼻、颈部：手套式持巾，依“3”字形擦洗一侧额部、面颊部、鼻翼、人中、耳后、下颌直至颈部。同法擦洗另一侧。然后用较干毛巾再擦洗一遍
5. 擦洗上肢	为病人脱去上衣，先脱近侧，后脱对侧。如肢体有外伤，先脱健侧，后脱患侧。暴露一侧上肢，将浴巾铺于一侧上肢下，一手支托病人肘部及前臂，另一手由远心端向近心端擦洗。同法擦洗另一侧上肢
6. 泡洗双手	将病人双手浸泡于盆内热水中，洗净、擦干
7. 擦洗胸腹	将浴巾铺于病人胸腹部，一手掀起浴巾，一手依次擦洗胸部及腹部
8. 擦洗背部	（1）协助病人侧卧，背向护士，浴巾铺于病人背侧下，依次擦洗后颈部、背部和臀部，擦洗后根据情况用50%乙醇按摩受压部位 （2）协助病人穿上清洁上衣，先穿对侧后穿近侧，如肢体有外伤，先穿患侧后穿健侧 （3）安置病人平卧

续表

操作步骤	要点说明
9. 擦洗下肢	（1）为病人脱裤，将浴巾一半铺于一侧腿下，另一半覆盖腿上，依次擦洗髋部、大腿、小腿，并以浴巾轻拍或拭干。同法擦洗另一侧下肢 （2）擦洗时，一般用热水擦净，浴巾擦干即可。如皮肤污垢较多，可先用热水湿润皮肤，用涂有浴皂或浴液的毛巾擦洗，然后用湿毛巾拭净浴液，最后用浴巾擦干（即一湿、二皂、三净、四干）。同时要及时换水，洗净毛巾
10. 泡洗双足	（1）协助病人两腿屈膝，置小橡胶单、浴巾于病人脚下，足盆放于小橡胶单之上 （2）护士一手把稳足盆，一手将病人两脚分别轻放于盆内热水中浸泡、洗净 （3）移去足盆及小橡胶单，两脚放于浴巾上擦干
11. 擦洗会阴	（1）铺浴巾于病人臀下，协助或指导病人清洗会阴部，女病人由耻骨联合向肛门方向清洗 （2）为病人换上清洁裤子
12. 整理记录	（1）根据病人需要，给病人梳发、修剪指（趾）甲，50%乙醇按摩足跟、内外踝，更换床单等 （2）安置病人躺卧舒适 （3）清理用物，做好记录

【注意事项】

1. 擦浴中注意节力原则。护士操作时，应使病人尽量靠近自己，站立时，两脚稍分开重心应在身体的中央或稍低处。

2. 要关心体贴病人，保护病人自尊，减少翻动次数和暴露，防止着凉。动作要轻柔、敏捷。

3. 注意特殊部位的清洁，擦净脐部、腋窝、腹股沟、腘窝等皮肤皱褶处。

4. 密切观察病人的情况。如病人出现寒战、面色苍白等应立即停止擦洗，并给予适当处理。如观察皮肤有异常，应及时处理和记录。

（四）背部按摩

背部按摩可以刺激皮肤和肌肉组织，促进血液循环，提高皮肤组织的抵抗力，增进舒适，预防压疮的发生。

【操作目的】

1. 促进背部血液循环，预防压疮等并发症的发生。
2. 观察病人的一般情况，满足病人的身心需要。
3. 促进病人的舒适，减轻病人体位性疲劳。

【告知病人】

1. 解释此次操作的目的、配合方法及所需时间。
2. 在操作过程中如有不适，立即告诉护士。

【操作准备】

1. **护士准备**　衣帽整洁，洗手，戴口罩。

2. 用物准备　浴巾、毛巾、脸盆（内盛50℃～52℃热水）、50%乙醇、润滑剂、清洁衣裤（视需要而定）、屏风，按需备便器及便器巾。

3. 环境准备　关好门窗，调节室温24℃±2℃，屏风或窗帘遮挡。

4. 病人准备　了解背部护理的目的、方法及配合要点。

【操作步骤】

见实践6。

实践6　背部按摩

操作步骤	要点说明
1. 准备工作	（1）衣帽整洁，洗手，戴口罩 （2）检查物品
2. 核对解释	携用物至病人床旁，核对病人腕带，并向病人解释操作的目的及方法，以取得病人合作
3. 调节温度	关门窗，调节室温24℃±2℃，用屏风遮挡病人。放下或移去近侧床档，松开床尾盖被，按需要给病人使用便器
4. 翻身观察	（1）协助病人俯卧或侧卧（背向护士），病人身体靠近床沿，露出背部，观察受压情况 （2）铺浴巾于病人背部（侧卧时铺浴巾于背侧下，未铺压的部分浴巾则遮盖背部）
5. 清洁背部	（1）将面盆放于床尾椅上，倒入热水2/3满，调试水温 （2）将浸湿的毛巾拧成半干包在手上，掀起浴巾，依次擦洗颈部、肩部、背部及臀部，至擦净为止
6. 按摩背部	用50%乙醇或润滑剂以各种方法促进血液循环，如按摩法、揉捏法、叩击法，同一部位每个动作执行3～5次，时间4～6分钟
7. 按摩法	护士站于病人右侧，双手掌蘸少许50%乙醇或润滑剂，从骶尾部开始，沿脊柱两侧向上按摩，至肩部时手法稍轻，以环形动作向下按摩至腰部、骶尾部，如此反复按摩，再用拇指指腹由骶尾部开始沿脊柱按摩至第七颈椎处
8. 揉捏法	用大拇指及其余四指抓起或捏起大块肌肉，采取有节律地抓起或压缩动作，先揉捏病人的一侧背部及上臂，由臀部往上至肩部
9. 叩击法	用两手掌小指侧，轻轻叩敲臀部、背部及肩部
10. 擦干穿衣	按摩完毕，用浴巾拭去皮肤上过多的湿气，涂上润滑剂，移去浴巾，协助病人穿衣，取舒适卧位
11. 整理记录	整理床单位，拉起床档。清理用物，做好记录

【注意事项】

1. 操作中保护病人隐私，注意保暖，避免着凉。
2. 背部护理前应了解病人病情。如为背部手术或肋骨骨折的病人应禁止背部按摩。
3. 注意节力原则，根据按摩部位的变化，调整身体姿势。

三、会阴部护理

会阴部局部温暖、潮湿、通气不良，因此常可导致细菌通过会阴部的孔道进入体内繁殖。因此有必要做好会阴部的清洁护理以预防感染。会阴部护理包括清洁会阴部及其周围的皮肤部分。会阴部护理往往与常规的沐浴操作结合进行，有自理能力的病人可自行完成会阴部护理，对生活不能自理的病人需由护士协助其完成。

（一）评估

1. 自理能力　了解病人日常会阴部清洁情况，确定病人是自行完成还是需要他人协助完成，以及需要他人协助的程度。

2. 会阴部状况　观察病人会阴部有无感染症状，皮肤完整性及分泌物情况。

3. 卫生知识及生活习惯　评估病人对会阴部清洁卫生重要性的了解程度，自我保健知识的掌握以及会阴部清洁方法是否正确。

（二）会阴部的清洁护理

对于有泌尿生殖系统感染、大小便失禁、会阴部分泌物过多，或尿液浓度过高导致皮肤刺激或破损、有留置导尿管、产后以及各种类型的会阴部手术后的病人，护士应对其进行会阴部的清洁护理。

由于会阴部的各个孔道彼此很接近，容易发生交叉感染。会阴部尿道口是最清洁的部位，肛门是相对最不清洁的部位。因此，进行会阴部清洁时，首先应清洁尿道口周围，最后擦洗肛门。

1. 床上使用便器法　便器应清洁、无破损，用便器巾覆盖。金属便器使用前需倒入少量热水加温，避免太凉引起病人不适。有些病人不习惯于躺卧姿势排便，在病情允许时可适当抬高床头。

使用便器（图6－6）前，将橡胶单及中单置于病人臀下，帮助病人脱裤，嘱病人屈膝。护士一手托起病人的腰骶部，另一手将便器置于病人臀下使便器开口端朝向病人足底。对于不能自主抬高臀部的病人，护士先帮助病人侧卧，放置完便器后，一手扶住便器，另一手帮助病人恢复平卧位，或俩人合力抬起病人臀部放置便器。检查病人是否坐于便器中央。护士在离开前，应将卫生纸、呼叫器等放于病人身边易取处。

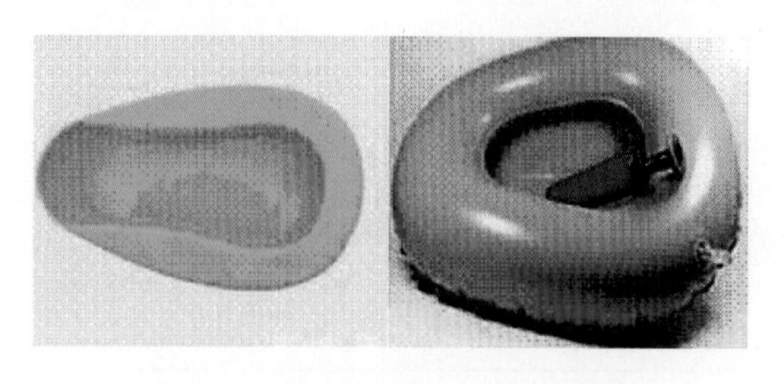

图6－6　成人普通型和充气式便器

排便完毕，嘱病人双腿用力，将臀部抬起，护士一手抬高病人的腰和骶尾部，一手取出便器，遮上便器布。处理和清洁便器，注意观察病人大、小便情况，以协助诊断和治疗。

2. 会阴部护理

【操作目的】

（1）去除会阴部异味，预防和减少感染。

（2）防止皮肤破损，促进伤口愈合。

（3）增进舒适，指导病人清洁的原则。

【告知病人】

（1）解释此次操作的目的、配合方法及所需时间。

（2）病人配合的方法，指导会阴部清洁。

【操作准备】

（1）*护士准备*　衣帽整洁，修剪指甲，洗手，戴口罩。

（2）*用物准备*

1）治疗盘内　毛巾、浴巾、清洁棉球、无菌溶液、大量杯、镊子、橡胶单、中单、一次性手套、浴毯、卫生纸。

2）治疗盘外　水壶（内盛50℃～52℃的温水）、便器、屏风。

（3）*环境准备*　拉上窗帘或使用屏风遮挡，操作时予以遮挡，减少暴露

（4）*病人准备*

1）告诉病人会阴部护理的目的、方法、注意事项及配合要点。

2）病人取仰卧位。

【操作步骤】

见实践7。

实践7　会阴部的清洁护理

操作步骤	要点说明
1. 准备工作	（1）衣帽整洁，洗手，戴口罩 （2）检查用物
2. 核对解释	备齐所需用物，携至床旁。核对病人腕带、床号和姓名
3. 遮挡病人	拉好隔帘，或使用屏风，关闭门窗
4. 摆放体位	协助病人取仰卧位。将盖被折于会阴部以下，将浴毯盖于病人胸部 （1）戴好一次性手套，防止交叉感染 （2）协助病人暴露会阴部，便于操作 （3）脸盆内倒入温水，将脸盆和卫生纸放于床头桌上，毛巾放于脸盆内

续表

操作步骤	要点说明
5. 擦洗会阴部	男性病人会阴部护理 (1) 擦洗大腿上部：将浴毯的上半部返折，暴露阴茎部位，用病人的衣服盖于胸部，清洗并擦干两侧大腿的上部 (2) 擦洗阴茎头部：轻轻提起阴茎，将浴巾铺于下方，由尿道口向外环形擦洗阴茎头部，更换毛巾，反复擦洗，直至擦净阴茎头部 (3) 擦洗阴茎体部：沿阴茎体由上向下擦洗，应特别注意阴茎下面的皮肤 (4) 擦洗阴囊部：小心托起阴囊，擦洗阴囊下面的皮肤皱褶处 女性病人会阴部护理 (1) 体位：协助病人取仰卧位，屈膝，两腿分开 (2) 擦洗大腿上部：将浴毯的上半部返折，暴露会阴部，用病人的衣服盖于病人胸部，清洗并擦干两侧大腿的上部 (3) 擦洗阴唇部位：左手轻轻合上阴唇部位，右手擦洗阴唇外的黏膜部分，从会阴部向直肠方向擦洗（从前向后） (4) 擦洗尿道口和阴道口部位：左手分开阴唇，暴露尿道口和阴道口。右手从会阴部向直肠方向轻轻擦洗各个部位。彻底擦净阴唇、阴蒂和阴道口周围的部分
6. 会阴冲洗	如果病人使用便器，先铺橡胶单、中单于病人臀下，再置便器于病人臀下冲洗；护士一手持装有温水的大量杯，一手持夹有棉球的大镊子，边冲边擦洗会阴部，从会阴部冲洗至肛门部，冲洗后，将会阴部彻底擦干。撤去便器、中单和橡胶单，协助病人放平腿部，取舒适卧位
7. 取侧卧位	将浴毯放回原位，盖于会阴部位，协助病人侧卧位
8. 擦洗肛门	用毛巾擦净肛门及周围皮肤，整理床单位，拉起床档，清理用物
9. 涂软膏	如果病人有大小便失禁造成皮肤功能不良，可在肛门和会阴部位涂一层凡士林或氧化锌软膏
10. 穿好衣裤	脱去一次性手套，协助病人穿好衣裤
11. 整理记录	(1) 协助病人取舒适卧位，整理床单位；撤去浴毯和污染大单，将用物放回原处；清洗后观察会阴部及其周围部位的皮肤状况 (2) 洗手，记录

【注意事项】

1. 进行会阴部擦洗时，每擦洗一处均需变换毛巾的部位。如用棉球擦洗，每擦洗一处均应更换棉球。

2. 护士在操作时应符合人体力学原则，保持良好的身体姿势，注意节时节力。

3. 如病人为会阴部或直肠手术者，应使用无菌棉球轻轻擦净手术部位及会阴部周围。

四、压疮的预防与护理

压疮是由于身体局部组织长期受压，血液循环障碍，发生持续缺血、缺氧、营养不良而导致的组织破损和坏死。

压疮本身不是原发疾病，而是因其他原发病未得到很好的护理而引起的并发症。一旦发生压疮，不仅会增加病人痛苦、延长康复时间，严重时还可继发感染引起败血症，甚至危及生命。因此，预防压疮是护理工作的一项重要任务。护士必须加强对卧床病人的护理，减少压疮的发生。

（一）原因

1. 局部组织持续受压

（1）卧床病人长时间不改变体位，局部组织受压过久，出现血液循环障碍。引起压疮发生的力学因素主要是垂直压力、摩擦力和剪切力引起，通常是2～3种力联合作用所致。

（2）使用石膏绷带、夹板固定时衬垫不当、松紧不适宜，致使局部血液循环不良。

2. 潮湿对皮肤的刺激 皮肤经常受到汗液、尿液、各种渗出液、引流液等物质的刺激，致使表皮角质层的抵抗力下降，皮肤组织破损后发生继发感染。

3. 全身营养不良 全身营养不良和水肿者，皮肤变薄，抵抗力减弱，受力后容易破损；营养摄入不足，蛋白质合成减少，皮下脂肪减少，肌肉萎缩，受压处缺乏肌肉和脂肪组织的保护引起血液循环障碍，因而易发生压疮。过度肥胖者卧床时体重对皮肤的压力较大，也容易发生压疮。机体脱水时皮肤弹性差，在压力或摩擦力的作用下容易损伤；而水肿的皮肤由于弹性、顺应性下降，更容易受损伤，同时组织水肿使毛细血管与组织间距离增加，氧和代谢产物在组织细胞的溶解和运送速度减慢，皮肤出现营养不良，容易导致压疮发生。

知识链接：压疮的力学因素（图6－7）

1. 垂直压力：是引起压疮的最主要原因。由于局部组织持续受压，导致局部长时间承受超过正常毛细血管压的压迫，从而引起压疮。一般情况下，当毛细血管压超过16mmHg，即可阻断毛细血管对组织的灌注；压力超过30～35mmHg，持续2小时以上，即可引起压疮。单位面积承受的压力越大，组织发生坏死所需要的时间就越短。

2. 摩擦力：当病人长期卧床，皮肤可受到床错表面的逆行阻力摩擦，如皮肤被擦伤后受到汗液、尿液、粪便等浸渍时，易发生压疮。

3. 剪切力：是由两层组织相邻表面间的滑行，产生进行性的相对移位所引起，由摩擦力和压力相加而成，与体位有密切关系。如当病人取半坐卧位时，可使身体下滑，皮肤与床铺之间出现平行的摩擦力，加上皮肤垂直方向的重力，从而导致剪切力的产生，引起局部皮肤血液循环障碍而发生压疮（图6－7）。

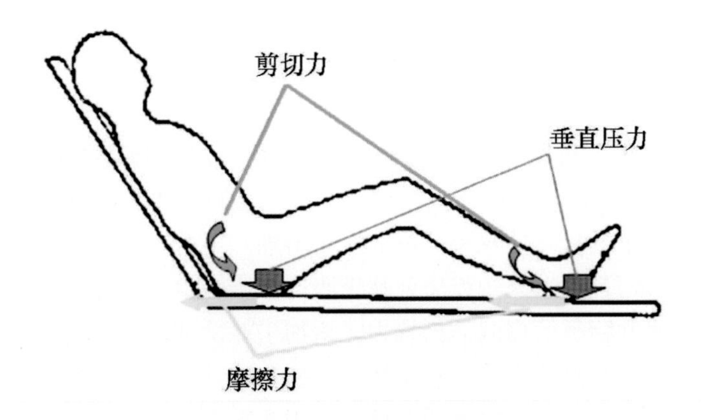

图6－7 压疮力学因素

（二）易发部位（图6－8）

压疮好发于受压和缺乏脂肪组织保护，无肌肉包裹或肌层较薄的骨骼隆突处。卧位不同，受压点及好发部位也不同。

仰卧位：好发于枕骨粗隆、肩胛部、肘部、脊椎体隆突处、骶尾部、足跟部。

侧卧位：好发于耳郭、肩峰部、肘部、髋部、膝关节的内外侧、内外踝处。

俯卧位：好发于耳郭、面颊部、肩部、女性乳房、男性生殖器、髂嵴、膝部、脚趾处。

坐位：好发于坐骨结节。

压疮发生常见部位为：坐骨（24%）、骶尾骨（23%）、足跟（11%）、外踝（7%）、髂前上棘（4%）。

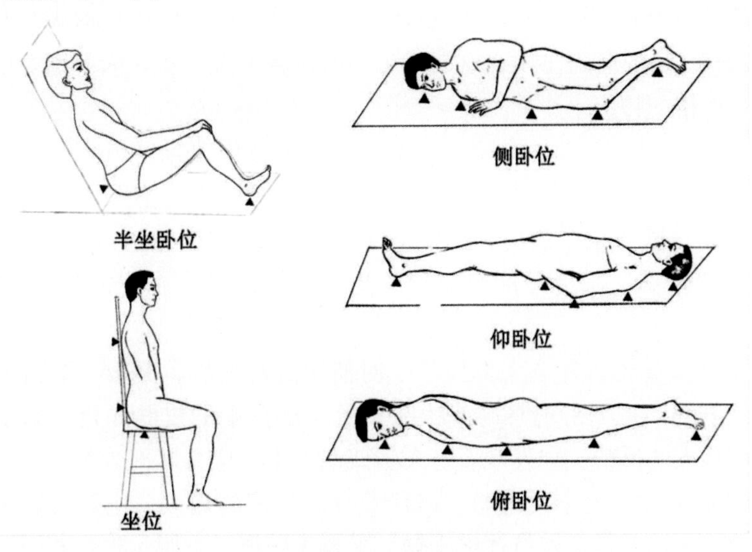

图6－8 压疮易发部位

（三）易发人群

1. 精神系统疾病病人　如昏迷、瘫痪者，自主活动能力丧失，长期卧床，身体局部组织长期受压。

2. 老年病人　老年人皮肤松弛、干燥、缺乏弹性，皮下脂肪萎缩、变薄，皮肤易损性增加。

3. 肥胖病人　过重的机体使承重部位的压力增加。

4. 身体衰弱营养不良的病人　受压处缺乏肌肉、脂肪组织的保护。

5. 水肿病人　水肿降低了皮肤的抵抗力，增加了对承重部位的压力。

6. 疼痛病人　为避免疼痛而处于强迫体位，机体活动减少。

7. 石膏固定病人　石膏固定或矫形器使用不当，病人翻身、活动受限。

8. 大、小便失禁病人　皮肤经常受到污物、潮湿的刺激，使皮肤抵抗力下降。

9. 发热病人　体温升高可致排汗增多，刺激皮肤，使皮肤抵抗力下降。

10. 使用镇静剂病人　自主活动减少，下垂部位受压。

（四）压疮的预防

绝大多数的压疮是能够预防的，护士应针对易发人群和形成因素充分评估，科学预防，将压疮的发生率降低到最低。预防压疮的关键在于消除诱发因素，确保病人得到及时护理。因此要求做到“六勤一好”，即勤观察、勤翻身、勤擦洗、勤按摩、勤整理、勤更换、营养好。交接班时护士要严格细致地交接皮肤受压情况及护理措施的执行情况。

1. 避免局部组织长期受压

（1）*定时翻身，解除局部组织持续受压*　间歇性解除压力是有效预防压疮的关键。经常翻身是最简单而有效地解除压力的方法。翻身间隔的时间应根据病情及局部受压情况而定。一般每 2 小时翻身 1 次，必要时 1 小时翻身 1 次，建立床头翻身记录卡，翻身后及时记录，严格交接班。

（2）*保护骨隆突处，支持身体空隙处*　将病人体位安置妥当后，可在身体空隙处垫软枕或海绵垫。需要时可垫海绵垫褥、气垫褥、水褥等，使支撑体重的面积增大，从而降低骨突处皮肤所承受的压强。此外还可使用电动翻转床、电动压力轮替床垫等用来分散病人的体重，避免局部组织持续受压，但这些措施不能替代定时翻身（图 6－9）。

（3）*正确使用石膏绷带及夹板固定*　对使用石膏绷带、夹板、牵引的病人，衬垫应平整、松软适度，并严密观察局部状况及指（趾）端的皮肤颜色、温度、运动及感觉；认真听取病人的反映。如发现石膏绷带凹凸不平，应立即报告医生，及时处理。

2. 避免潮湿刺激　大小便失禁、出汗及分泌物多的病人，应及时擦洗干净，保护皮肤免受刺激；床铺要经常保持清洁干燥、平整无碎屑；被服污染要及时更换；不可让病人直接躺卧于橡胶单或塑料布上；小儿要勤换尿布。

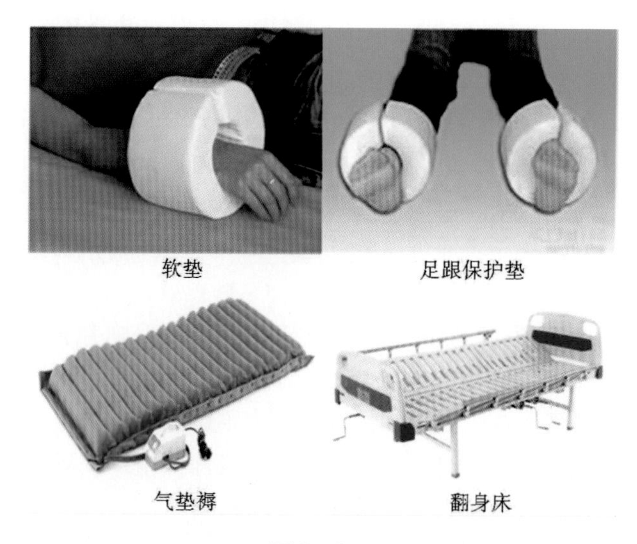

图 6-9

3. 避免摩擦力和剪切力 摩擦易损伤皮肤角质层，使皮肤抵抗力下降，所以应防止病人身体滑动。协助病人翻身、更换床单及衣服时，一定要抬起病人的身体，避免拖、拉、推等动作，以免形成摩擦力而损伤皮肤，有条件可使用电动翻转床帮助病人翻身；半卧位时，注意防止身体下滑；使用便器时，应协助病人抬高臀部，不可硬塞、硬拉，必要时在便器边缘垫以软纸、布垫或撒上滑石粉，防止擦伤皮肤；不可使用破损的便器。

4. 促进局部血液循环 对易发生压疮的病人，要经常检查受压皮肤的情况，用温水擦浴并行局部按摩或红外线照射。

（1）手法按摩

1）全背按摩 协助病人俯卧或侧卧，露出背部，先以热水进行擦洗，再以两手蘸50%乙醇或润滑剂按摩。可采用按摩法、揉捏法、叩击法等。

2）局部按摩 蘸少许50%乙醇或润滑剂，以手掌大小鱼际肌紧贴受压皮肤，做向心按摩，力量由轻到重，由重到轻，每次3~5分钟。

（2）电动按摩器 电动按摩器是依靠电磁作用，引导按摩器头振动，以代替各种手法按摩。操作者应根据不同部位选择合适的按摩头，并将按摩器头紧贴皮肤进行按摩。

（3）红外线灯照射 可达到消炎、干燥作用，利于组织的再生和修复，如婴幼儿易发生红臀可采用臀部烤灯法。

5. 增进营养的摄入 营养不良既是导致压疮的原因之一，又可影响压疮的愈合。良好的营养是创面愈合的重要条件。因此，在病情允许的情况下，应给予高蛋白、高维生素及富含锌元素的饮食，以增强机体抵抗力和组织修复能力。不能正常进食的病人，应考虑胃肠外营养。

（五）压疮的分期

根据压疮的发展过程和轻重程度不同，压疮可分3期。

1. 瘀血红润期（Ⅰ期） 此期为压疮的初期，局部皮肤受压或潮湿刺激后，出现暂时性血液循环障碍。表现为红、肿、热、麻木或有触痛，解除压力30分钟后，皮肤颜色不能恢复正常。此期皮肤的完整性未受到破坏，为可逆性改变。若能及时去除原因，可阻断压疮的发展。

2. 炎性浸润期（Ⅱ期） 红肿部位如继续受压，血液循环仍得不到改善，静脉血流受阻，局部静脉瘀血，受压表面可呈紫红色，皮下产生硬结，表皮水泡形成，极易破溃。病人有疼痛感。

3. 溃疡期（Ⅲ期） 静脉血液回流严重障碍，局部瘀血致血栓形成，组织缺血、缺氧。主要表现为表皮水泡逐渐扩大、破溃，真皮创面有黄色渗出物，感染后脓液流出，浅层组织坏死，溃疡形成，疼痛加重。如压力不解除，坏死组织侵入真皮层，脓性分泌物增多，坏死组织发黑，有臭味；感染向周围及深部组织扩展形成窦道，可深达骨骼，甚至可引起败血症，危及病人生命（图6－10）。

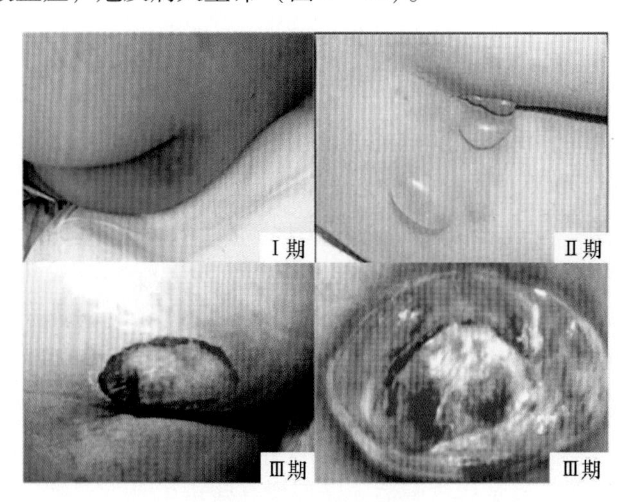

图6－10 压疮分期

（六）压疮的治疗与护理

压疮发生后，应在积极治疗原发病的同时，实施全身治疗，增加营养摄入，增强机体抵抗力，并加强局部治疗和护理。

1. 全身治疗 积极治疗原发病，增加营养和全身抗感染治疗等。良好的营养是创面愈合的重要条件。给予平衡饮食，增进蛋白质、维生素和微量元素的摄入。遵医嘱抗感染治疗，预防败血症的发生，加强心理护理。

2. 局部治疗与护理

（1）瘀血红润期 此期护理原则是及时“去除诱因，控制进展”，防止压疮继续发展。如增加翻身次数，避免局部组织受压过久；避免潮湿、摩擦的刺激；改善全身营养状况等。

（2）炎性浸润期 此期护理原则是“保护皮肤，避免感染”，除继续加强上述措施外，对未破的小水泡要减少摩擦，防止破裂感染，使其自行吸收；大水泡可在无菌操作下用注射器抽出泡内液体（不可剪去表皮），然后涂以消毒液，用无菌敷料包扎。另外配合使用红外线或紫外线照射治疗，可起到消炎、干燥、促进血液循环的作用。

（3）溃疡期　护理原则是“控制感染，促进愈合”。溃疡面较浅时，先清洁创面，可用无菌等渗盐水或0.02%呋喃西林溶液清洗疮面，再用无菌凡士林纱布及敷料包扎，1～2天更换1次；溃疡较重时去除坏死组织，保持引流通畅，促进疮面愈合。还可用甲硝唑湿敷或等渗盐水清洗疮面后涂以磺胺嘧啶银或呋喃西林治疗。对于溃疡较深引流不畅者，应用3%的过氧化氢溶液冲洗，抑制厌氧菌生长，然后按外科无菌换药方法处理。还可用保湿敷料为疮面的愈合创造一个适宜的环境，便于新生的上皮细胞覆盖在伤口上，逐渐使疮面愈合。理想的保湿敷料透气性好，如透明膜、水凝胶、水胶体等。感染的疮面应定期采集分泌物做细菌培养及药物敏感试验，每周1次，根据检查结果选用药物。

知识链接：治疗压疮的其他方法

1. 纯氧治疗　采用空气隔绝后局部持续吹氧法。方法是用塑料袋罩住疮面并固定4周，通过一小孔向袋内吹氧，氧流量为3～5L/min，每日2次，每次15分钟。治疗完毕，用无菌纱布覆盖或暴露疮面均可。对分泌物较多的疮面，可在湿化瓶内加75%乙醇，使氧气通过湿化瓶时带出一部分乙醇，抑制细菌生长，减少分泌物，起到加速疮面愈合的作用。

2. 胰岛素加维生素C湿敷　胰岛素溶液8U开始起用，均匀喷洒于创面，如创面较大且深，以每次4U递增，逐渐加量，并加用维生素C 0.5～1.0克敷于创面，外用封闭敷料封闭，初次使用和每次加用胰岛素的最初2天需在敷用后30分钟监测血糖，并食入含糖食物，对糖尿病病人需根据血糖结果采取措施，以确保安全有效。

3. 皮瓣移植　对大面积深度压疮或久治不愈者，使用手术清除坏死组织后，进行带血管蒂的肌皮瓣或筋膜皮瓣转移修复压疮伤口，缩短了伤口愈合时间，治疗效果满意。

近年来，高压氧疗、高频电疗、直流电药物离子导入、氦－氖激光照射等治疗手段也用于压疮治疗。

4. 现代敷料选用

透明薄膜敷料：如3M薄膜、IV3000等

水胶体敷料：如康惠尔透明贴、溃疡贴/粉、安普贴、多爱肤、德湿可等

水凝胶：清创胶、清得佳、得湿舒等

藻酸盐敷料：优赛、液超妥、藻酸钙钠盐、德湿康等

泡沫类敷料：如渗液吸收贴、痊愈妥、得湿舒等

亲水性纤维：如爱康肤

银离子敷料：如德湿银、爱康肤银、泡沫银、优拓SSD等

岛状敷料、油纱敷料

第五节　卧床病人更换床单法

一、评估

1. 自理能力　了解病人日常皮肤清洁情况，评估病人对皮肤清洁知识的掌握和运用方法。掌握病人更衣换单的能力，确定病人是自行完成还是需要他人协助完成，以及需要他人协助的程度。

2. 皮肤状况　观察病人皮肤有无红肿、皮疹、瘢痕、水肿、外伤及感染等症状，判断皮肤完整性及分泌物情况。

二、操作方法

【操作目的】

1. 保持床铺的清洁、干燥、平整，使病人感觉舒适。
2. 观察病人的病情变化，预防压疮等并发症的发生。
3. 保持病室的整洁美观。

【告知病人】

1. 解释此次操作的目的、配合方法及所需时间。
2. 询问是否需要使用便器，撤被套时病人配合手握被头的位置，取得病人理解与信任。

【操作准备】

1. 护士准备　衣帽整洁，洗手，戴口罩。

2. 用物准备　清洁大单、中单、被套、枕套，需要时备清洁衣裤、扫床巾、污物袋。

3. 环境准备　根据病人需要调节室温、关门窗，以屏风或窗帘遮挡。

4. 病人准备　病情允许，病人了解操作的目的和配合方法。

【操作步骤】

见实践8。

实践8　卧有病人床更换床单法

操作步骤	要点说明
1. 准备工作	（1）衣帽整洁，洗手，戴口罩 （2）检查物品齐全
2. 核对解释	携用物至病人床旁，核对病人腕带、解释操作目的及配合方法，询问病人是否需要使用便器。酌情关门窗
3. 安置用物	移开床旁桌椅，病情许可，放平床头及床尾支架，将清洁被服按使用顺序放于床尾椅上

续表

操作步骤	要点说明
4. 更换大单	
	方法一 适用于卧床不起，病情允许翻身侧卧的病人
松被扫单	(1) 拉起对侧床档，松开床尾盖被，协助病人侧卧于床对侧，背向护士，枕头和病人一起移向对侧 (2) 松开近侧各层床单，将中单卷入病人身下，扫净橡胶中单，搭于病人身上，将大单卷入病人身下，扫净床褥
铺洁撤污	(1) 将清洁大单的中线和床的中线对齐，一半塞入病人身下，靠近侧半幅大单，自床头、床尾、中间按铺床法顺序铺好 (2) 放平橡胶中单，铺上清洁中单，一半塞于病人身下，半幅中单连同橡胶中单一起塞于床垫下 (3) 助病人侧卧于铺好的一边，面向护士，拉起床档 (4) 转至对侧，放下床档，松开各层床单，撤去污中单放于污大单上扫净橡胶中单，搭于病人身上 (5) 将污大单卷起连同污中单一起放于污物袋中或床尾架上 (6) 扫净床褥，将清洁大单、橡胶中单、中单逐层拉平，同上法铺好 (7) 协助病人平卧，放下床档
	方法二 适用于病情不允许翻身侧卧的病人，如下肢牵引的病人
取枕卷单	(1) 一手托起病人头部，另一手迅速取出枕头，放于床尾椅上 (2) 松开床尾盖被，将床头污大单横卷成筒状
铺单撤单	(1) 清洁大单横卷成筒状铺在床头，叠缝中线和床中线对齐，铺好床头大单，然后抬起病人的上半身（骨科病人可利用牵引床上的拉手抬起身躯），将污大单、中单及橡胶中单一起从床头卷至病人臀下，同时将清洁大单随着污单从床头托至臀部 (2) 放下病人上半身，抬起臀部迅速撤去污大单、中单及橡胶中单，同时将清洁大单拉至床尾，将污大单及中单放于污物袋中或床尾架上，橡胶中单放在床尾椅背上
展平铺好	(1) 展平铺好清洁大单 (2) 先铺好一侧橡胶中单及中单，将余下半幅塞于病人身下，转至床对侧，将橡胶中单、中单拉平铺好
5. 更换被套	
	方法一
	(1) 取出棉胎：松开被筒，解开被尾系带，将污被套自被尾翻卷至被头，取出棉胎，平铺于床上。 (2) 套被套：将正面向内的清洁被套铺于棉胎上，翻转拉出被套和棉胎的被角，套清洁被套同时卷出污被套，直至床尾 (3) 污被套放入污物袋中或床尾架上 (4) 整理盖被，系好被套尾端带子，叠成被筒，尾端向内折叠与床尾齐
	方法二
	(1) 棉胎在污被套内竖折3折后按“S”形折叠拉出，放于床尾椅上 (2) 将清洁被套正面向外成S形折叠成3×3共9层，然后两边各1/4向里对折，再对折一次，中线在边缘，被头在下，被尾在上，污被套下移至胸部，将叠好的被套对齐中线，在病人胸部打开，请病人协助拉住被头，双手持被尾与污被套被头，向床尾方向拉，至床尾停止，将污被套卷折，取下放入污衣袋，展平清洁被套，其尾端向上打开1/3，将棉胎套入清洁被套内 (3) 拉平棉胎和被套，系好被套尾端带子。余同上

续表

操作步骤	要点说明
6. 更换枕套	一手托起病人头部，另一手迅速取出枕头，撤下污枕套，换上清洁枕套，枕头整理松软后开口背门，放于病人头下
7. 整理用物	（1）支起床上支架，协助病人取舒适卧位，必要时拉起床档，还原床旁桌椅 （2）整理床单位，清理用物

【注意事项】

1. 操作时动作轻稳，注意节力，若两人配合应动作协调。

2. 保证病人舒适与安全，不宜过多翻动和暴露病人，维护病人隐私，必要时可用床档，保护病人。

3. 病人的衣服、床单、被套等一般每周更换 1 ~ 2 次，如被血液、便液等污染时，应及时更换。

4. 病床应湿式清扫，一床一巾一消毒，禁止在病区走廊地面上堆放更换下来的衣物。

第七章　饮食与营养

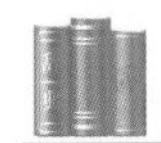

知识要点

1. 掌握：基本饮食、治疗饮食、试验饮食的适用范围和饮食原则；病人一般饮食护理的内容。熟练掌握鼻饲法。
2. 理解：饮食指导的要求、影响饮食与营养的因素、胃肠功能的观察、要素饮食的内容。
3. 了解：人体对营养物质的需求，营养与健康的关系，胃肠外营养。

营养是健康的根本，良好的营养与饮食是维持机体正常生长发育、促进组织修复、提高机体免疫力等生命活动的基本条件。饮食与营养在人类预防疾病和维持健康方面起着重要作用。在饮食护理中，护士应具有较全面的营养和饮食知识，正确评估病人的营养与饮食状况，给予合理的饮食指导，满足病人对营养的需要。

案例

刘叔叔，49 岁，BP：210/120mmHg，因脑血管意外而昏迷 3 天，治疗期间正常执行用药医嘱。

问题：

1. 该病人目前需要何种饮食来满足机体需要？
2. 如果病人需要插胃管，护士应该如何操作？
3. 根据病情，护士在为病人进行饮食护理操作时应注意哪些事项？

第一节　营养与健康

营养是维持健康的基础，合理营养的基础是合理膳食，它不但能提供足够数量的热能和各种营养素满足人体的正常需要，而且还可以保证各种营养素之间的数量平衡，以利于机体的吸收和利用，以期达到合理营养的目的。

一、人体对营养物质的需求

人体所需的营养素有蛋白质、脂肪、碳水化合物、无机盐、维生素、水和膳食纤维等。人体每天都会摄取不同的营养物质，这些营养物质承担着不同的作用。

二、营养与健康的关系

当人们的膳食结构合理，营养平衡时，必能满足机体对热能和各种营养素的需要，提高机体的抗病能力，提高工作与劳动效率，而且还能预防和治疗某些疾病。当膳食结构不合理，摄入的热能和营养素不平衡，即营养失调时，或因某个或某些营养素摄入不足，不能满足机体的需要，体内的营养储备严重消耗，则出现相应的病理性改变，继而发生临床上可见的营养缺乏病。反之，过量摄入热能和某些营养素，则可导致肥胖、心血管疾病、肿瘤等发生，或因某些营养素过量而发生中毒，有碍健康。因此，平衡膳食、合理营养，是维持人体健康与生存的重要条件。

三、营养指导

（一）相关知识指导

针对病人不同的知识水平和接受能力可给予以下相关知识的指导，协助病人及其家属合理选择食物：

1. 食物多样，谷类为主，粗细搭配。
2. 多吃蔬菜水果和薯类。
3. 每天吃奶类、大豆或其制品。
4. 常吃适量的鱼、禽、蛋和瘦肉。
5. 减少烹调油用量，吃清淡少盐膳食。
6. 食不过量，天天运动，保持健康体重。
7. 三餐分配要合理，零食要适当。
8. 每天足量饮水，合理选择饮料。
9. 饮酒应限量，每日可饮用少量红酒，不可酗酒。
10. 吃新鲜卫生的食物。

（二）平衡膳食宝塔

中国居民平衡膳食宝塔是根据中国居民膳食指南，结合我国居民的膳食结构，把平衡膳食的原则转化成各类食物的重量，便于大家在日常生活中实施。平衡膳食宝塔提出了一个营养上比较理想的膳食模式。它所建议的食物量，特别是奶类和豆类食物的量可能与大多数人当前的实际膳食还有一定的距离，但应把它看作是一个奋斗目标，努力争取，逐步达到。对于住院病人来讲，没有饮食禁忌的病人都可以按其中的要求使用。

油脂类
油脂类
奶类及豆类
鱼、禽、肉、蛋类
蔬菜水果类
蔬菜水果类
五谷类
五谷类
五谷类食物每天300~500克
蔬菜每天400~500克
水果每天100~200克
鱼、禽、肉、蛋等每天125~200克
豆类及豆制品50克
油脂类每天不超过25克

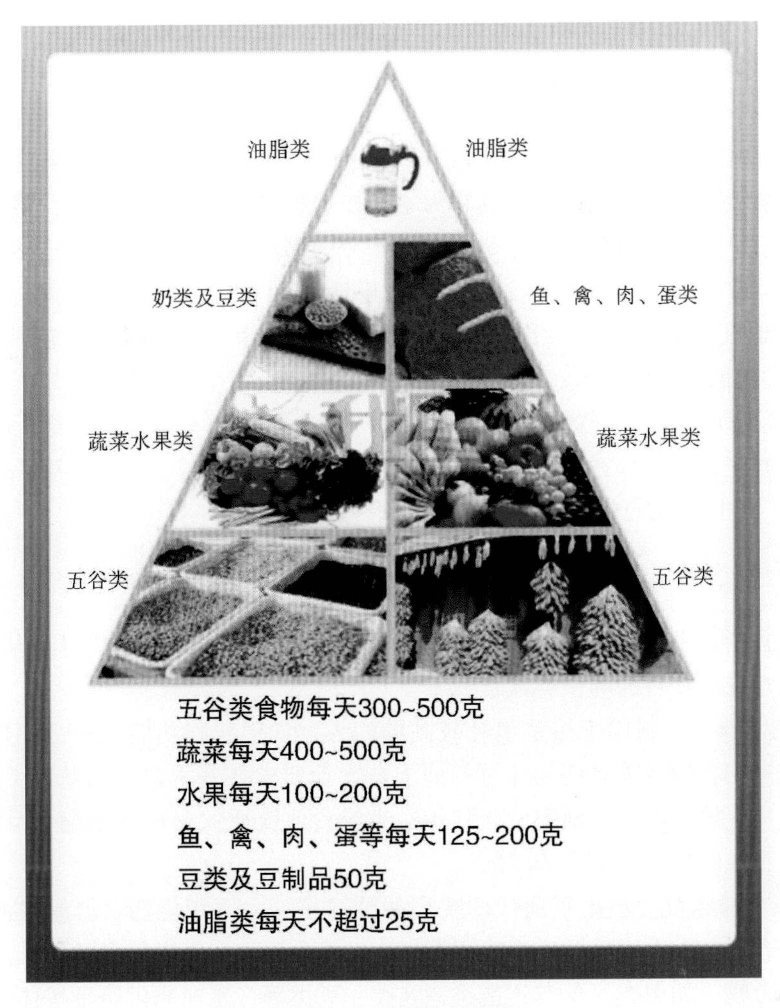

图7-1 平衡膳食宝塔

第二节 医院饮食

当机体患病时，合理的饮食调配和恰当的供给途径对解决病人的健康问题可以起到直接或间接的作用。因此，护士必须掌握有关营养学方面的知识，如各种饮食治疗原则、实验饮食的意义、饮食护理的相关理论与技术，以满足治疗和诊断的需要，促进病人早日康复。由于病人疾病和营养状况的不同，所需的营养素也有差异，因此为适应不同病情的需要，适当地对某些营养素进行必要的调整，以达到诊断、治疗、促进健康的目的，故将医院饮食分为基本饮食、治疗饮食和试验饮食 3 大类。

一、基本饮食

医院基本饮食适合一般病人的需要，包括普通饮食、软质饮食、半流质饮食、流质饮食。

1. 普通饮食 适用于无消化道疾患、病情较轻或疾病恢复期的病人。要求进食易消化、无刺激性食物，对油煎、强烈调味品及易胀气食物应限制。每日进餐3次，其中蛋白质70～90g，总热量9.5～11MJ。

2. 软质饮食 适用于老、幼病人、口腔疾患、低热、手术后和胃肠道疾病恢复期的病人。饮食要求以软烂无刺激的食物为主，如软饭、面条、煮烂的肉、菜等。每日进餐3～4次，其中蛋白质60～80g，总热量8.5～9.5MJ。

3. 半流质饮食 适用于消化道疾患、吞咽咀嚼困难、发热和术后病人。饮食要求以无刺激易于咀嚼和吞咽膳食纤维少的食物为主，如粥、蒸鸡蛋、馄饨等。每日进餐5～6次，其中蛋白质50～70g，总热量6.5～8.5MJ。

4. 流质饮食 适用于急性消化道疾患、高热、各种大手术后、全身衰竭和危重病人。要求食物呈液状，易吞咽、易消化，如乳类、豆浆、米汤、肉汤、菜汤等。每日进餐6～7次，其中蛋白质40～50g，总热量3.5～5.0MJ。

二、治疗饮食

治疗饮食指在基本饮食的基础上，据病情的需要，适当调整总热量和某些营养素，达到辅助治疗或治疗目的的一类饮食。

1. 高热量饮食 适用于热量消耗较高的病人，如甲状腺功能亢进、高热、大面积烧伤病人及产妇，以及需要增加体重的病人。饮食要求在基本饮食的基础上加餐两次，在三餐之间加牛奶、鸡蛋、藕粉、蛋糕等；半流食或流质饮食可加浓缩食品如巧克力、奶油等。每日供给的总热量为12.5MJ。

2. 高蛋白质饮食 适用于高代谢疾病如肺结核、大面积烧伤、严重贫血、营养不良、肾病综合征、大手术后及癌症晚期等病人。饮食要求在基本饮食的基础上，增加富含蛋白质的食物，如肉类、鱼类、蛋类、乳类、豆类等，蛋白质供给量按体重计每日每公斤体重1.5～2g，成人每日蛋白质总量不超过120g，总热量10.5～12.5MJ/d（2500～3000kcal/d）。

3. 低蛋白饮食 适用于限制蛋白质摄入的病人，如急性肾炎、尿毒症、肝昏迷等病人。饮食要求限制蛋白质摄入，成人每日蛋白质总量不超过40g，应多补充蔬菜和含糖量较高的食物。

4. 低脂肪饮食 适用于肝、胆、胰疾病的病人，以及高脂血症、动脉硬化、冠心病、肥胖症及腹泻病人。饮食要求限制动物脂肪的摄入，成人摄入量每日脂肪用量不超过50g，肝、胆、胰病人低于40g。

知识链接：冠心病病人的饮食原则

1. 少吃含胆固醇高的食物。如蛋黄、鱼子、鱿鱼等。

2. 低热量、少食多餐。少吃含饱和脂肪酸高的食物，如肥肉。进食不能过饱，易引起急性心肌梗死。

3. 禁饮浓茶和烈性酒。茶有吸附脂肪、降低胆固醇的功能，但浓茶可兴奋大脑，影响睡眠，对冠心病病人无益；酒精浓度大于50度的烈性酒能刺激心脏使心跳加快，对冠心病病人不利，浓度较低的啤酒、红酒也应该少喝。

4. 多吃对冠心病病人有益的食品。如冬瓜、萝卜、豆腐、鱼、蜂蜜等。

5. 低盐饮食　适用于急慢性肾炎、心脏病、肝硬化腹水、重度高血压但水肿较轻病人。饮食要求限制食盐的摄入，成人每日不超过2g（含钠0.8g），但不包括食物内自然存在的氯化钠。禁止一切腌制食物，如咸菜、咸肉、香肠、火腿、皮蛋等。

6. 无盐低钠饮食　适用范围同低盐饮食，但病情较重者饮食要求除食物内自然含钠量外，烹调时不放食盐。低钠饮食，除无盐外还要控制食物中自然存在的含钠量（控制在0.5g/d），禁用腌制食品。还应禁止含钠多的食品和药物，如油条、挂面、汽水和碳酸氢钠等。

7. 少渣饮食　适用于伤寒、痢疾、腹泻、肠炎、食管静脉曲张等病人。饮食要求选择膳食纤维含量少的食物，如蛋类、嫩豆腐等，并注意少油，不食用刺激性强的食物。

8. 高膳食纤维饮食　适用于便秘、肥胖症、高脂血症、糖尿病等病人。饮食要求选择膳食纤维含量多的食物，如韭菜、芹菜、豆类及粗粮等。

9. 低胆固醇饮食　适用于高胆固醇血症、动脉硬化、冠心病等病人。饮食要求成人胆固醇摄入量应在每日300mg以下，禁用或少用含胆固醇高的食物，如动物内脏、脑、蛋黄、鱼子、饱和脂肪酸等。

三、试验饮食

试验饮食指在特定的时间内，通过对饮食内容的调整来协助疾病的诊断和确保实验检查结果正确性的一种饮食。常用的试验饮食有以下5种。

1. 胆囊造影饮食　用于检查有无胆囊、胆管及肝胆管疾病。实验方法：①造影前1天中午餐进高脂肪饮食，刺激胆囊收缩排空。②造影前1天晚餐进无脂肪、低蛋白、高糖类、清淡饮食，以减少胆汁分泌。晚饭后口服造影剂，禁烟、禁水、禁食。③检查当日，禁食早餐，第1次摄X线片，如果胆囊显影好，再让病人进高脂肪餐（2个油煎鸡蛋），脂肪量不低于50g。待30分钟后第二次摄X线片，观察胆囊收缩情况。

2. 潜血试验饮食　用于配合大便潜血试验，以协助诊断消化道有无出血。试验前3天禁食肉类、动物肝脏、血类食物、含铁药物及绿色蔬菜，以防止产生假阳性反应。可以食用牛奶、豆制品、冬瓜、白菜、土豆、粉丝、马铃薯等。

3. 吸碘试验饮食　适用于进行甲状腺功能检查的病人，协助放射性核素^{131}I检查，以明确诊断。检查或治疗前7~60天，禁食含碘高的食物，需禁食60天的有海带、海蜇、紫菜、苔菜、淡菜、干贝等；禁食14天的有海蜓、毛蚶、干贝、蛏子等；需禁食7天的有带鱼、黄鱼、鲳鱼、虾等。禁用含碘消毒剂作局部消毒。

4. 肌酐试验饮食　适用于协助检查、测定肾小球的滤过功能，试验期3天，试验期间禁食肉类、禽类、鱼类，忌饮茶和咖啡，每日主食在300g以内，限制蛋白质摄入（蛋白质供给量小于40g/d），以排除外援性肌酐的影响；蔬菜水果、植物油不限，热量不足可以添加含糖点心。

5. 尿浓缩功能试验饮食　用于检查肾小管的浓缩功能，试验期1天。饮食要求控制全天饮食中的水分，总量在500～600ml。可进食含水量很少的食物，如馒头、面包、米饭、炒菜、豆干等，烹调时尽量不加水或少加水；避免食用过甜、过咸或含水量高的食物。蛋白供应量为每天每千克体重1g。

第三节　一般饮食护理

对病人进行合理的饮食护理，是满足病人最基本生理需要的重要护理措施之一，是体现整体护理观念的重要组成部分。护士应通过对病人饮食与营养的全面评估，确认病人在营养方面存在的问题，并采取适宜的护理措施，帮助维持和恢复病人良好的营养状态。

一、影响饮食与营养的因素

（一）生理因素

1. 年龄　年龄不同，对食物的喜好不同，所需的食物量和营养素也不同，如生长发育期的儿童、青少年所需的热量和营养素较高。老年人由于新陈代谢减慢，每日所需的热量和营养素较低。另外年龄不同，对食物质地的选择也不同，在进行饮食护理时应加以考虑。

2. 活动量　由于每人的职业和性格的各不相同，活动量也不同，平时活动量大的病人所需的热量和营养素高于活动量小的人。

3. 特殊生理状况　如女性在妊娠期和哺乳期对营养素的需求量较高，并有饮食习惯的改变。

4. 身高和体重　身高与体重综合反映了蛋白质、热能及矿物质的摄入、利用和储存情况，在一定程度上也反映机体肌肉、内脏的发育情况和潜在能力。测量病人的身高体重值，按照公式计算标准体重值，实测体重占标准体重的百分数计算。标准体重是衡量营养状况的参照值，目前常有的标准体重的计算公式为：

男性的标准体重（kg）＝身高（cm）－105

女性的标准体重（kg）＝身高（cm）－100

超出或低于标准体重10%以内为正常范围，超过10%～20%为过重，超过20%为肥胖；低于标准体重10%～20%为消瘦，低于20%以上为明显消瘦。一般情况下，体格高大强壮的人热量和营养素的需求量较高。

（二）病理因素

1. 疾病　某些高代谢疾病。如发热等，由于代谢增加，所需营养素也高于日常所需；危重病人自理能力下降导致食物摄入困难；口腔黏膜、牙齿病变可造成咀嚼困难影响食物的摄入；胃肠道疾病可影响食物的消化吸收。

2. 药物　治疗疾病过程中某些药物的使用可促进或抑制食欲，如非肠溶性红霉素可降低食欲。有些药物可影响营养素的吸收，如苯妥英钠可干扰维生素 D 的吸收和代谢。

3. 饮酒　长期饮酒也可导致食欲减退，对营养的摄入造成影响。长期大量饮酒的危害几乎波及全身各个脏器，如肝脏、心脏等，可造成酒精性肝病、心肌病等。

4. 食物　某些病人对特定的食物会发生过敏反应或不耐受，如虾、鱼等海产品过敏，可引起腹泻、哮喘、荨麻疹等。人不能耐受某种食物的一般是由于体内特定酶的遗传缺陷，如对食物、色素、添加剂或者某些天然成分，如乳糖酶缺乏，可引起机体不能耐受乳制品，一旦食用可引起腹泻。

（三）心理社会因素

如不良情绪、恐惧等可使病人食欲减退，经济状况、饮食习惯、营养知识、宗教信仰及地域环境等也可影响人们对食物的选择。

二、营养状况及胃肠功能的评估

（一）营养状况的评估（表 7－1）

表 7－1　不同营养状况的躯体征象

评估项目	营养良好	营养不良
体重	正常范围	肥胖或者低于正常体重
皮肤	有光泽、弹性好	无光泽、干燥、弹性差、肤色过淡或过深
毛发	浓密有光泽	干燥、稀疏、无光泽
黏膜	红润	粗糙、无光泽
指甲	粉色、饱满	反甲，易断
肌肉和骨骼	结实、皮下脂肪丰满而有弹性	肌肉松弛无力，皮下脂肪薄，肋间隙、锁骨上窝凹陷、肩胛骨和髂骨突出

（二）胃肠功能的评估

胃肠道的基本功能是摄取食物，经过一系列复杂的分解和代谢过程，其分解后的营养物质被肠道吸收，变为体内营养物质，供人体组织利用，将未被吸收的残渣形成粪便排出体外。

1. 影响胃排空的因素　食物由胃排入十二指肠的过程称为胃排空。一般食物在进入胃内5分钟后即有部分食糜被排入十二指肠。不同的食物排空速度不同，流质饮食的排空速度比半流质饮食、软质饮食排空速度快；体积小、碎的食物排空速度比大块食物快；等渗溶液比非等渗的溶液排空快；糖类的排空时间较蛋白质短，脂肪类食物排空最慢。混合食物由胃完全排空需要4～6小时。胃排空受胃内和十二指肠内两方面的因素影响：胃内因素促进排空、十二指肠内因素抑制排空。

（1）胃内因素　胃运动是产生胃内压的根源，也是促进胃排空的动力。能使胃运动加快的因素能促进排空，如胃内食物量对胃壁机械刺激通过壁内神经反射或迷走神经反射，可引起胃运动加强；胃内容物刺激胃窦黏膜释放促胃蛋白酶使得胃运动增强、幽门舒张促进胃排空。

（2）十二指肠内因素　食糜的充盈作用以及酸、脂肪、渗透压等刺激十二指肠肠壁上感受器，通过肠－胃反射可抑制胃运动，延缓胃排空；酸和脂肪进入十二指肠，还可引起十二指肠黏膜释放促胰酶抑制胃运动。

2. 胃肠活动的异常　胃肠活动的异常主要是指恶心、呕吐，恶心、呕吐的原因可分为中枢性与反射性两大类。

（1）中枢性呕吐　是指直接刺激呕吐中枢而引起的呕吐。如中枢神经病变引起颅内压增高使呕吐中枢直接受刺激引起的呕吐，多呈喷射状，吐后不感到轻松。与精神因素有关的呕吐，如愤怒、悲哀、紧张等，此类呕吐无器质性病变，个体差异比较大。

（2）反射性呕吐　是指刺激脏器神经引起的呕吐。如消化道疾病中的急慢性胃炎、食管狭窄等。另外迷路的过度刺激及前庭神经受刺激传入延髓的呕吐中枢而引起的恶心、呕吐，常见于中耳炎、晕动症等。

（三）其他内容的评估

对存在营养问题的病人还应评估其饮食习惯、食欲增减情况和其他影响营养摄入的因素。必要时进行相关的实验室检查，确定缺乏的营养素，对症进行必要的补充。

针对上述评估资料，整理分析后评价机体的营养状况和营养需要，并据此制定出符合病人个体需要的饮食营养计划。

三、病人一般饮食的护理

病人入院后，由医生开出饮食医嘱，确定病人所需饮食的种类，护士填写饮食通知单（表7－2），送交订餐人员，并将饮食医嘱的内容填写在病区饮食单上，同时在病人的床头或床尾卡上注明相应的标记，作为分发饮食的依据。因病情需要更改饮食时，由医生开出医嘱，护士按照医嘱更改或停止饮食医嘱，并通知订餐人员，由营养室做出相应处理。

表7-2 饮食通知单

病区 二病区	床号 17床	姓名 徐娜	住院号 3328506
民族 回	身高 170cm	体重 50kg	年龄 20岁
活动量	宗教信仰	营养状况	胃肠功能
临床诊断 股骨骨折		饮食医嘱内容 流质饮食	
食物过敏 无		其他	
		护士签字 王晨	
		日 期 2013年6月16日	

1. 进餐前护理

(1) 进餐前30分钟去除一切干扰性的因素，必要时给予止痛剂、降温护理措施。

(2) 尊重病人的饮食习惯，提供良好的就餐环境。

(3) 督促并协助病人漱口或口腔护理、洗手。

(4) 协助病人取舒适的进食姿势。对不能下床者，取坐位或半坐卧位，床上置小桌，可放餐具。卧床病人取侧卧或仰卧，头转向一侧，并给予适当支持。

(5) 检查探视者带来的食物，符合病人的治疗原则方可食用。

2. 进餐时护理

(1) 督促并协助配餐员，及时将热饭、热菜正确无误地送给每位病人。

(2) 巡视、观察病人进餐。检查治疗饮食、试验饮食的实施情况，鼓励病人自行进食。

(3) 协助进食。对不能自行进食者，应耐心喂食，要根据病人对食物的喜好顺序和习惯行事，宜小口喂，以便咀嚼和吞咽。速度宜适中，温度要适宜，固态和液态食物应轮流喂食；对进流质饮食者，可用吸管或水壶吸吮；对双目失明或双眼被遮盖的病人，喂食前先告知喂食的内容，以增加进食的兴趣及促进消化液的分泌，如病人要求自己进食，可设计时钟平面图（图7-2）安放食物，告知方向、食品名称，利于顺序摄取。

12点（汤）
9点（菜） 3点（菜）
5点（餐具）
6点（饭）

图7-2 食物放置时钟平面图

3. 进餐后护理 尽快取走食盘，协助病人洗手、漱口或口腔护理，整理床单位，根据需要做好记录。对禁食、延迟进食的病人做好交接班。

第四节　特殊饮食护理

一、管饲饮食

管饲法是通过导管将营养丰富的流质饮食或营养液、水和药物注入消化道内的方法。根据导管插入的途径，可分为口胃管、鼻胃管、鼻肠管、胃造瘘管、空肠造瘘管5种方法。本节主要以鼻胃管为例，介绍管饲法的操作方法，即鼻饲法。

鼻饲法是将导管经鼻腔插入胃内，从管内灌注流质食物、营养液、水和药物的方法。其目的是保证病人摄入足够的热能和蛋白质等多种营养素，满足机体对营养的需求，以利于早日康复。

1. 适应证　各种神志不清或昏迷病人、口腔疾患或口腔手术后、破伤风、早产儿、病情危重、拒绝进食、某些精神疾病吞咽困难的病人等。

2. 饮食原则

（1）饮食一般采用混合奶。可采用牛奶、鸡蛋、奶粉、豆浆、豆粉、糖、米汤、果汁、菜汤、植物油、食盐等，按照病情需要选择几种食物混合配制而成。

（2）除胃肠造瘘病人外，一般管喂病人多采用鼻饲流质饮食。

（3）采用少食多餐的原则，每隔2～3小时喂食一次，每天3～7次。

（4）对乳制品不能适应的病人，可使用防腹泻的奶粉或浓缩鱼蛋白粉进行配制，提高蛋白质含量，满足病人需要。

（5）满足治疗饮食的需要。根据病情需要及医嘱调整蛋白质、糖类、脂肪的含量。

3. 方法

【操作目的】

维持不能经口进食病人的营养和治疗的需要。

【告知病人】

（1）鼻饲法的目的、配合方法及所需时间。

（2）在操作过程中如有不适，立即告诉护士

【操作准备】

（1）护士准备　衣帽整洁，修剪指甲，洗手，戴口罩。

（2）用物准备　鼻饲包（棉签1根、小镊子、胃管或1次性胃管加纱布、压舌板、10ml注射器、50ml注射器、治疗碗2个）、治疗巾、液状石蜡、棉球、胶布、别针、纸巾、弯盘、听诊器、温开水（38℃～40℃）、流质饮食200ml、小药杯（加清水）、夹子或橡皮圈、水温计（图7－3）。

（3）环境准备　环境整洁，光线充足，安静，无异味。

（4）病人准备　病人了解鼻饲的目的、注意事项，愿意配合操作。询问病人是否有鼻部手术史或鼻息肉，检查鼻腔黏膜是否完好。如活动义齿的病人应为其取下，妥善放置。

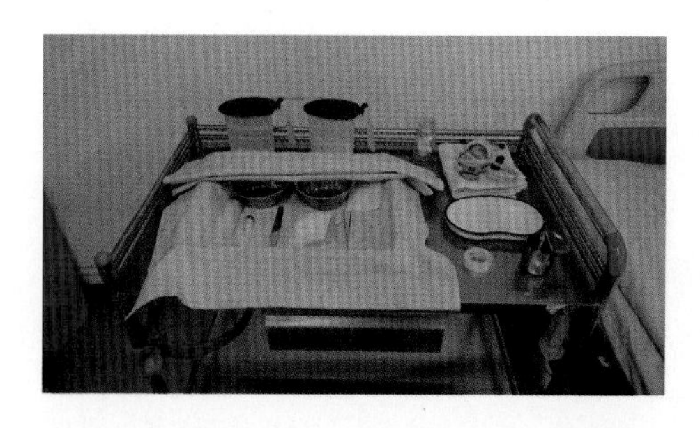
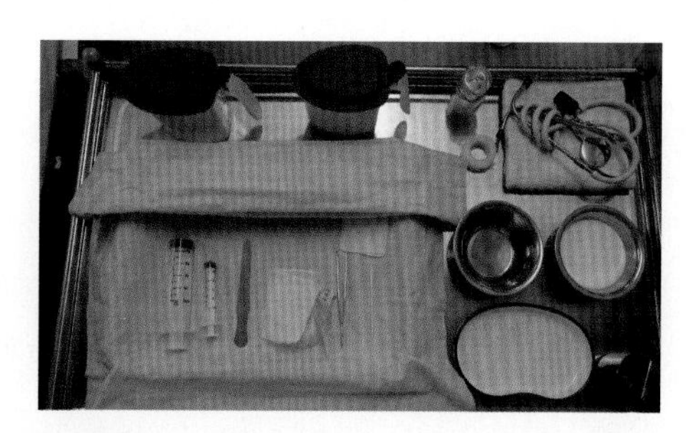

图7-3 鼻饲用物

【操作步骤】

见实践1。

实践1 鼻饲法

操作步骤	要点说明
备好用物	备齐所有用物，摆放合理
核对解释	携用物至床旁，核对病人床号、姓名及腕带，并向病人解释操作目的、需配合事项，以取得合作
安置卧位	（1）取坐位、半坐卧位或者仰卧位 （2）昏迷病人取去枕仰卧位，头后仰
清洁鼻腔	（1）铺治疗巾于病人颌下，放弯盘于病人口角旁，准备好2条胶布 （2）打开鼻饲包，检查鼻腔黏膜，用棉签蘸清水清洁鼻腔
润滑测长	（1）用镊子夹出石蜡油棉球，左手拿起纱布包裹的胃管，置棉球于纱布上，润滑胃管前端10~20cm （2）用镊子夹住胃管前端约3~4 cm，顺势测量插管长度（鼻尖经耳垂至剑突，或前额发际至剑突的距离），用手垫纱布掐住量好的长度位置或看胃管上标记的长度位置，成人45~55cm
插入胃管	（1）一手持纱布托住胃管，一手持镊子夹住胃管前端沿一侧鼻孔缓缓插入 （2）当胃管前端到达咽喉部时（约插入15cm），嘱病人做吞咽动作，插入约25cm时，嘱咐病人张口，用压舌板检查胃管前端是否盘曲在口腔中，后将胃管插入至指定长度 （3）昏迷病人插管时，取去枕仰卧位，头后仰，当胃管插入至15cm左右时，托起病人头部，使下颌紧贴胸骨，增加咽喉部的弧度，以提高插管的成功率
验证固定	（1）胃管插至指定长度，使用3个方法验证胃管在胃内 ①将胃管末端连接注射器可抽出胃液 ②胃管末端在病人呼气时放入盛有清水的药杯中无气泡溢出，如有气泡证明胃管误入气管。 ③将听诊器的胸件放在病人胃部，同时用注射器注入10ml空气，听到有气过水声 （2）用胶布固定胃管于鼻翼和面颊部
灌注食物	先注入约30ml温开水，然后灌入流质饮食或者药物，再注入30ml温开水冲净胃管，避免胃管内食物变质导致腹泻
反折固定	盖好胃管尾端的盖子，反折，用纱布包好，橡皮圈系紧或用夹子夹紧，用别针固定于病人衣领上或枕旁

续表

操作步骤	要点说明
整理记录	(1) 协助病人清洁口腔、鼻腔，整理床单位，嘱病人维持原卧位 20～30 分钟。清洗注射器，放于治疗碗内，用纱布盖好备用，所有用物每日消毒一次 (2) 洗手，记录插管时间、病人反应、鼻饲液的种类及量
拔管擦拭	(1) 核对病人信息，做好解释工作，将弯盘放置于病人颌下，夹紧胃管末端放于弯盘内，揭去固定胃管的胶布及别针 (2) 用纱布包裹近鼻孔处的胃管，嘱咐病人深呼吸，在病人呼气时，反折胃管拔管，边拔边用纱布擦拭胃管，至咽喉处迅速拔出，以免液体进入气管内 (3) 用纱布包裹拔出的胃管，盘好放入弯盘内，擦净病人口鼻及面部，擦去胶布痕迹，必要时协助病人漱口或者做口腔护理
整理记录	(1) 清理用物，整理好床单位，协助病人取舒适卧位 (2) 洗手，记录拔管时间和病人反应

【注意事项】

(1) 向病人解释鼻饲的目的及配合方法，消除病人的疑虑和不安全感。

(2) 操作时动作易轻，特别是在通过食管 3 个狭窄处时：环状软骨水平处、平气管分叉处、食管通过膈肌处（图 7－4），以免损伤食道黏膜。

(3) 插管长度应从病人前额发际到剑突的距离或从鼻尖经耳垂再到剑突的距离（图 7－5）。成人插入胃内的长度 45～55cm。

(4) 当导管插至咽喉部（14～16cm 处），嘱病人做吞咽动作（图 7－6）。昏迷病人此时可将病人头部托起，使其下颌靠近胸骨柄，可增大咽喉部的弧度，便于插管（图 7－7）。

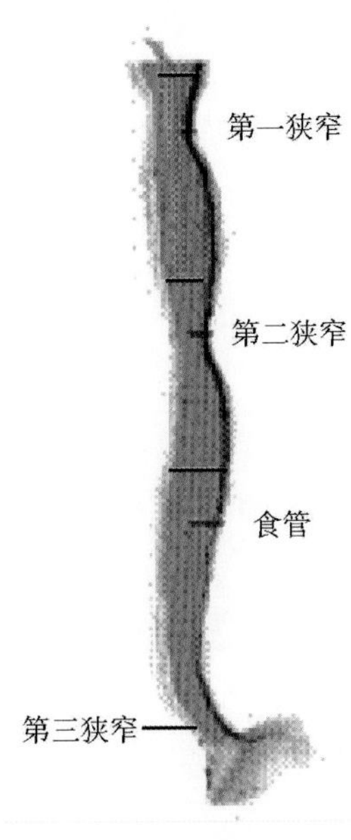

图 7－4　食管的 3 个狭窄

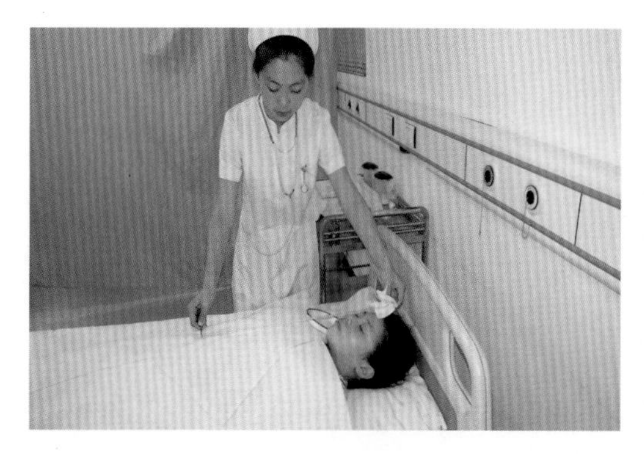

图7－5　测量胃管长度

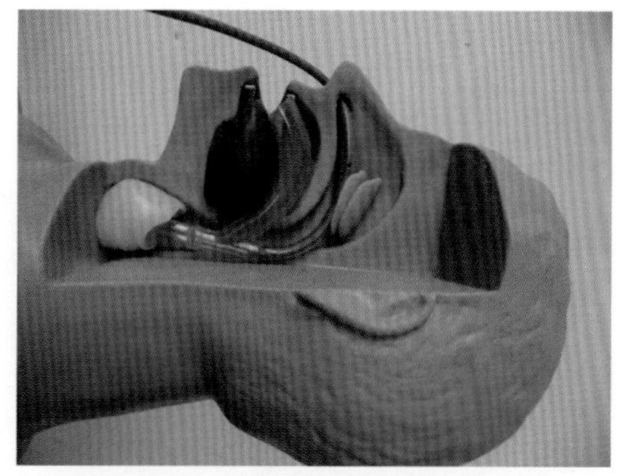

图7－6　插管至咽喉部

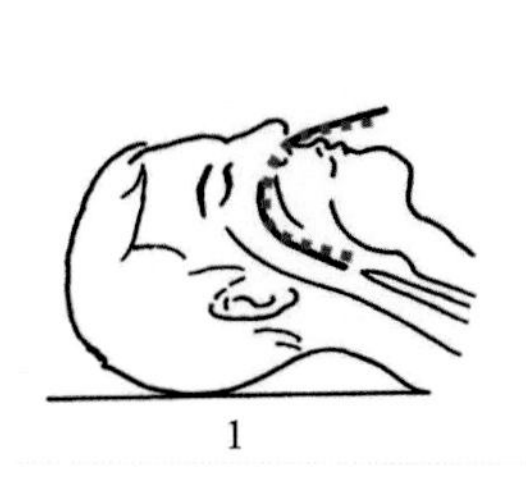

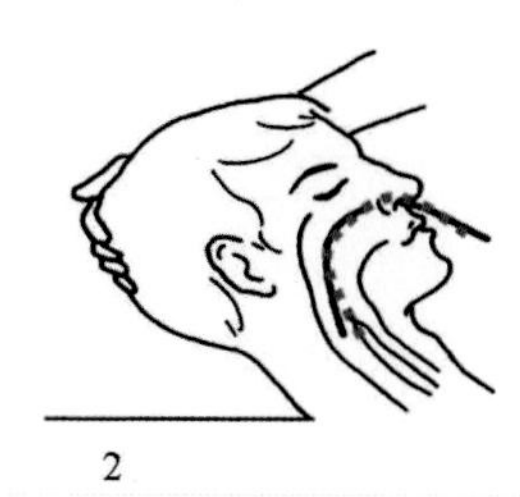

图7－7　为昏迷病人插胃管示意图

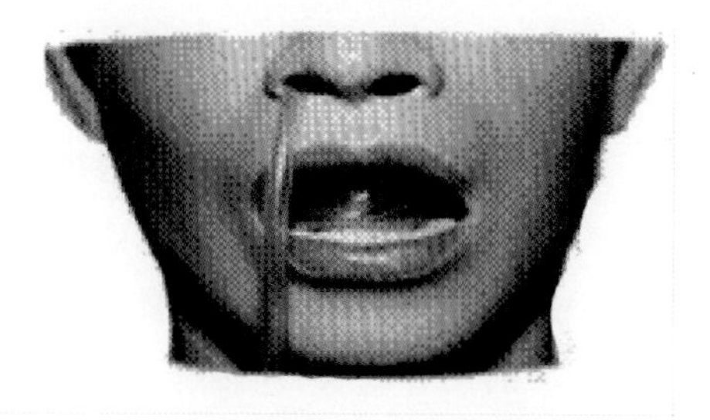

图7－8　胃管盘曲在口腔内

（5）插管时如病人出现恶心，应停止插管，嘱病人做吞咽动作或深呼吸；如插入不畅，应检查口腔，观察胃管是否盘曲在口中（图7－8）；如出现呛咳、呼吸困难、发绀等现象，表示误入气管，应立即拔出胃管，休息片刻后重新插入。

（6）每次鼻饲量不超过200ml，间隔时间不少于2小时，温度38℃～40℃。须服药者，应将药片研碎，溶解后再灌入。

（7）长期鼻饲者应每天进行口腔护理，胃管应每周更换（晚上拔出），翌晨再由另一鼻孔插入。

（8）禁忌证：上消化道出血、食管静脉曲张或者梗阻，以及鼻腔、食道手术后的病人禁用鼻饲法。

二、要素饮食

要素饮食又称为要素膳、化学膳、元素膳。它是一种用化学方法精制而成、含有全部人体生理需要的各种营养成分，不需要消化或很少消化即可吸收的无渣饮食。主要包含人体所需的氨基酸、单糖、主要的脂肪酸、维生素、无机盐和微量元素，适用于低蛋白血症、严重烧伤、胃肠造瘘、大手术前后等。主要特点是不含纤维素，无需消化过程，可直接被肠道吸收，营养价值高，营养全面。干粉制剂还具有便于方便携带，易于保存的优点。

（一）适应证

1. 重度烫伤、严重感染和脑外伤。
2. 各种消耗性疾病，如慢性肠炎、脂肪泻等。
3. 急性坏死性胰腺炎。
4. 胃肠造瘘和短肠综合征。
5. 手术前或手术后恢复期。
6. 严重营养不良或血浆蛋白低下。
7. 化学治疗、放射治疗的病人及各种癌症。
8. 各种肝病和肝硬化。

（二）饮食要求

1. **用量** 要素饮食的用量可根据病情需要而定。

2. **方法** 可通过口服、鼻饲或胃肠造瘘管滴入体内。

3. **逐渐调整** 使用要素饮食时，开始先用低浓度，然后按病情与适应状况逐步调整浓度，对消化道疾病的病人，可根据病情适当限制脂肪乳的剂量。

4. **注意观察** 当滴注过程较长时，注意保温的同时还要关注滴速。

（三）方法

根据病人病情需要以及对营养素的需求，供给适宜浓度和剂量的要素饮食。可通过口服、鼻饲或胃肠造瘘口滴入等途径供给。

1. **口服法** 首次剂量为每次 50ml，逐渐增至每次 100ml，每日 6～8 次，可添加果汁、菜汤调味。

2. **鼻饲或胃肠造瘘口滴入**

（1）分次注入 又称间隔喂饲，将配置好的要素饮食或成品用 50ml 注射器通过管道注入，每天 4～6 次，每次 250～400ml，两餐间隔期间供水 100～150ml，以免发生脱水，主要用于非危重病人、经鼻饲管或造瘘管胃内喂养的病人。此法操作简便，费用低廉，但易引起恶心、呕吐、腹胀、腹泻等胃肠道症状。

（2）间歇滴注 将配置好的要素饮食或成品放入有盖吊瓶中，经输注管缓慢注入，每天 4～6 次，每次 400～500ml，每次输入持续时间约 30～60 分钟，多数病人可以耐受。

（3）连续滴注 装置同间歇滴注，在 12～24 小时内持续滴入，浓度从 5% 开始逐渐调至 20%～25%，速度由每小时 40～60 滴开始逐渐增至每小时 120ml，最高可达每小时 150ml。温度保持在 38℃～42℃，多用于空肠滴注的危重病人。

（四）注意事项

1. **配制** 应严格执行无菌操作原则，所有配制用物均需严格消毒灭菌后使用。

2. 病情和营养评估 应根据病人的具体病情和营养评估资料，经临床医生、责任护士和营养师共同研究而定。一般原则是由低（浓度低）、少（量少）、慢（速度慢）开始，逐步增加，待病人可以耐受，未出现反应后，再确定配制要素饮食的标准（营养成分、浓度、用量）和注入速度。长期应用要素饮食者需补充维生素和矿物质。

3. 保存 已配制好的溶液应放在4℃以下的冰箱内保存，防止被细菌污染，并应于当日用完，避免因放置过久而变质。

4. 操作前后 要素饮食滴注前后均应用温开水或生理盐水冲净管腔，防止食物积滞于管腔中而腐败变质。

5. 经常巡视 滴注过程中应经常巡视病人，如出现恶心、呕吐、腹胀、腹泻等症状时应及时查明原因，根据病人反应原因与轻重程度适当调整速度、温度及量。反应严重者可暂停滴入。

6. 定期检查生化指标 在应用要素饮食期间应定期检查血糖、尿糖、血尿素氮、电解质、肝功能等指标，注意观察尿量，大便次数及性状，并记录体重，做好营养评估。

7. 停用 要素饮食停用时应逐渐减量，不可骤停，以免引起低血糖反应。

三、胃肠外营养

胃肠外营养又称全胃肠外营养支持。是指口服或管饲有困难、消化与吸收功能障碍的病人，用静脉途径输入生理需要的全部营养要素。其途径可用周围静脉营养和中心静脉营养。周围静脉营养适宜于在2周以内或因肠内营养不能满足需要，同时辅以静脉营养的病人；中心静脉营养适用于预计2周内不能应用肠内营养的病人，可连续滴注。

（一）适应证

凡病人不能进食、不该进食或进食量严重不足，均可应用胃肠外营养。常见的适应证有胃肠道外瘘、胰腺外瘘或大部分胰腺切除术后、全肠或小肠大部分切除术后营养障碍、营养不良病人的术前准备；严重烧伤、创伤及严重感染病人，婴儿先天性肠道闭锁，胃肠道梗阻；顽固性小儿腹泻、炎性肠病、肾功能衰竭、肝功能衰竭；恶性肿瘤接受化疗而全身情况较差者；大手术后较长时期不能进食者。

（二）方法

1. 高能营养液的配制与输入 高能营养液的基础是高渗葡萄糖、脂肪乳剂与氨基酸（AA）。前者供给热能，后者供给蛋白质。在供给足够热能条件下，输入的氨基酸能转变成机体蛋白质，以修复组织。遵医嘱将配置好的高能营养液通过静脉输注给病人。

2. 用法 根据病人的不同情况，遵医嘱选择高能营养液，并通过中心静脉或周围静脉输入体内，如病人肺功能不好，选不含脂肪乳剂的营养液，并且在开始应用胃肠外营养时，其剂量应由少而多，第一天用全日剂量的1/4，而后逐渐增加，在一周内调整到全日用量。

（三）注意事项

1. 胃肠外营养液的输入速度一般不宜过快，应保持恒定，并注意有无异性蛋白输入引起的过敏反应。

2. 严格无菌操作条件。将胃肠外营养液的高渗葡萄糖、氨基酸与脂肪乳剂等混合装入营养大袋内经静脉滴入。也可用双滴管，将氨基酸溶液与高渗葡萄糖等同时滴入双滴管中，混合后再进入静脉。输液装置中，由进气管进入的空气，应经75%乙醇溶液过滤消毒。

3. 输液完毕可用3.84%枸橼酸钠溶液2～3ml注入中心静脉导管内，用无菌肝素帽封闭导管，然后用无菌纱布包裹、固定。次日输液时，去除肝素帽，接上滴管装置，可根据液体总量在24小时内持续滴入。

4. 胃肠外营养输液导管，不宜作抽血、输血、输血浆、输血小板等用，并应防止回血，避免堵塞导管。

5. 病人如发高热，应寻找病因，如怀疑为静脉导管引起，或找不到其他病因，均应拔除导管，并将末端剪去一段，送细菌培养及药敏试验，同时全身应用抗生素，周围静脉补充适量液体。

6. 定期监测血液指标。输液过程中，每2～3天测定血电解质1次，必要时每天测定。如有条件，应测定每天氮平衡情况。最初几天应每6小时测定尿糖1次，每天测血糖1次，以后每天测尿糖1次，定期复查肝、肾功能。

7. 注意观察有无高渗性非酮性昏迷症状，如血糖＞11.2mmol/L（200mg/dl）或尿糖超过（+++），应增加胰岛素用量，并减慢滴速。

8. 需要时可输血。长期全胃肠外营养疗法中，如病情需要，应每周输血或血浆1～2次。

第八章　排泄护理

知识要点

1. 掌握：无尿、少尿、多尿、膀胱刺激征、尿潴留、尿失禁、腹泻、便秘、灌肠法、导尿术的概念，排尿及排便异常的护理。
2. 理解：排尿及排便的评估内容，识别正常尿液（粪便）与异常的变化。
3. 了解：影响排尿及排便的因素、膀胱冲洗的操作。

排泄是机体将新陈代谢的产物排出体外的生理过程，是人体的基本生理需要之一，也是维持生命的必要条件。人体排泄的途径有皮肤、呼吸道、消化道及泌尿道，其中消化道和泌尿道是主要的排泄途径。许多因素直接或间接地影响人体正常的排泄功能，使机体出现健康问题。每个个体的排泄形态及影响因素也不尽相同。因此，护士应掌握与排泄有关的护理知识和技术，帮助或指导人们维持正常的排泄功能，满足其排泄的需要，使之获得最佳的健康和舒适状态。

案例

何爷爷，76岁，因高血压、前列腺炎住院，神志清楚，T：36.4℃，P：96次/分，R：20次/分，BP：145/100mmHg。遵医嘱降压、消炎治疗。今晨病人主诉住院以来食欲不振，感觉全身乏力，下腹胀痛，已经4天未排大便。护理体检：腹部软、无压痛及反跳痛，肝脾肋下未触及，移动性浊音阳性，肠鸣音减弱。

问题：

1. 病人目前出现了什么情况？
2. 该采取哪些护理措施？
3. 如何为该病人进行健康教育？

第一节　排尿护理

机体代谢产生的终末产物和某些有害物质，大部分经肾脏滤过后，以尿液的形式通过肾盂、输尿管流入膀胱储存，达到一定量时，由膀胱经尿道排出体外。人体通过排尿活动调节体内水、电解质及酸碱平衡，从而维持正常的功能状态。当泌尿系统有疾患时，可直接或间接地影响排泄功能，尿液的质和量以及排尿活动均可出现异常变化。因此，护士在护理工作中，应加强观察，评估病人的身心需要，应用恰当的护理措施，解决病人存在的排泄问题，促进身心康复。

一、排尿的评估

（一）正常尿液的观察

正常情况下，排尿受意识控制，无痛苦，无障碍，可自主随意进行。

1. 尿量与次数 成人 24 小时排出尿量约 1000 ~ 2000ml，平均尿量约 1500ml ，一般 200 ~ 400ml/次。日间排尿 3 ~ 5 次，夜间 0 ~ 1 次，尿量多少与饮水、饮食、气温、运动、精神因素等有关。

2. 颜色与透明度 正常新鲜尿液呈淡黄色、澄清、透明，静置后因磷酸盐的析出沉淀，可出现微量絮状物。

3. 比重 成人正常情况下，尿比重为 1.015 ~ 1.025。尿比重的高低主要取决于肾脏的浓缩功能。

4. 酸碱度 成人尿液 pH 值为 5 ~ 7，平均值为 6，呈弱酸性。

5. 气味 新鲜尿液有特殊气味，其来源于尿中的挥发性酸，静置后尿素分解产生氨，故有氨臭味。

（二）异常尿液的观察

1. 尿量与次数

（1）*多尿* 24 小时尿量超过 2500ml 者为多尿。常见于糖尿病、尿崩症等病人。

（2）*少尿* 24 小时尿量少于 400ml 或每小时尿量少于 17ml 者为少尿。常见于心脏、肾脏疾病等病人。

（3）*无尿或尿闭* 24 小时尿量少于 100ml 或 12 小时内无尿，称无尿或尿闭。常见于严重的心脏、肾脏疾病病人。

2. 颜色与透明度

（1）*血尿* 是指尿液里含有一定量的红细胞。血尿颜色的深浅与尿液中所含红细胞多少有关，一般肉眼血尿呈淡红色或棕色（洗肉水样）。常见于输尿管结石、急性肾小球肾炎及肿瘤等病人。

（2）*血红蛋白尿* 大量红细胞在血管内破坏，形成血红蛋白尿，尿液呈酱油色或浓茶色，隐血试验阳性。常见于溶血性贫血或溶血反应等病人。

（3）*胆红素尿* 尿液呈深黄色或黄褐色。常见于阻塞性黄疸及肝细胞性黄疸病人。

（4）*脓尿* 尿液呈白色絮状浑浊。常见于泌尿系结核、非特异性感染等病人。

（5）*乳糜尿* 尿液中含有大量淋巴细胞而呈乳白色。常见于丝虫病病人。

3. 比重　尿比重经常固定在1.010左右的低水平，提示严重肾功能障碍。

4. 酸碱度　酸中毒的病人尿液可呈酸性，严重呕吐病人的尿液可呈碱性。

5. 气味　新鲜尿液有氨臭味，往往提示有泌尿道感染。糖尿病酮症酸中毒的病人，因尿中含有丙酮，故尿液呈烂苹果气味。

6. 膀胱刺激征　主要表现尿频、尿急、尿痛症状。常见于膀胱及泌尿系统感染的病人。

（三）影响排尿的因素

1. 年龄与性别　老年人因膀胱肌张力减弱，易出现尿频；婴儿因神经系统发育不完善，排尿活动不受意识控制，2～3岁后才能自我控制；老年男性前列腺肥大压迫尿道，可出现排尿困难；妇女在妊娠期和月经周期中可出现排尿形态的改变。

2. 饮食与气候　饮食中食物含水量或液体摄入量增多，尿量也会随之增多；饮咖啡、浓茶及酒类饮料有利尿作用；进食含钠量多的食物可导致机体水钠潴留，使尿量较少；夏季炎热，身体出汗量多，可致尿液浓缩和尿量减少；反之，冬季寒冷可致尿量增加。

3. 治疗与检查　某些药物直接影响排尿，如利尿剂可增加尿量，止痛剂、镇静剂影响神经传导而干扰排尿；手术中使用麻醉剂可致尿潴留；某些诊断性检查前要求病人禁食禁水，可使液体量减少影响尿量；某些泌尿系统检查可能会造成尿道损伤、水肿与不适，导致排尿形态的改变。

4. 个人习惯　长期的生活习惯使个体形成各自的排尿习惯，如时间、环境、姿势等，这些因素的改变也会影响排尿活动的完成。

5. 疾病因素　肾脏的病变可使尿液生成障碍，出现少尿或无尿；泌尿系统的肿瘤、结石或狭窄可导致排尿障碍，出现尿潴留；神经系统的损伤和病变，可导致尿失禁或尿潴留；泌尿系统感染可引起膀胱刺激征。

6. 心理因素　心理因素对正常排尿影响较大，如情绪紧张、焦虑、恐惧可引起尿频、尿急，有时也会出现尿潴留；此外，排尿还受暗示影响，任何听觉、视觉或其他感觉的刺激均可引起排尿反射的增强或抑制，如有的人听到流水声就有排尿感。

二、排尿异常的护理

（一）尿潴留病人的护理

尿潴留是指膀胱内滞留大量尿液而不能自主排出。当尿潴留时，膀胱容积可增至3000～4000ml，膀胱高度膨胀，可至脐部。病人主诉下腹部胀痛，排尿困难。体检可见耻骨上膨隆，可扪及囊性包块，叩诊呈实音，有压痛。

1. 心理护理　给予解释和安慰，消除病人的焦虑和紧张，鼓励病人树立战胜疾病的信心，积极配合治疗和护理。

2. 提供排尿环境　关闭门窗，屏风遮挡，适当调整治疗和护理时间，使病人安心排尿。

3. 调整体位和姿势　根据病情协助卧床病人取合适的体位排尿，如协助病人抬高上身或坐起；对需要绝对卧床休息或某些手术病人，应事先有计划的训练床上排尿，以免因不适应排尿姿势的改变而导致尿潴留。

4. 诱导排尿　利用某些条件反射，如听流水声，或用温水冲洗会阴，以诱导排尿。

5. 热敷、按摩　热敷、按摩下腹部可解除肌肉紧张，促进排尿。病情允许，可用手掌自膀胱底部向尿道方向推移按压，逐渐加力，切不可强力按压，防止膀胱破裂。

6. 药物或针灸治疗　必要时根据医嘱注射卡巴胆碱等药物或针灸中极、三阴交、曲骨穴等，以刺激排尿。

7. 健康教育　指导病人养成及时、定时排尿的习惯，教会病人正确的自我放松方法。

8. 导尿术　经上述措施处理无效时，可根据医嘱采取导尿术。

（二）尿失禁病人的护理

尿失禁是指排尿失去控制，尿液不由自主流出。根据发生原因不同，尿失禁常分为：①真性尿失禁（完全性尿失禁）：是指膀胱完全不能贮存尿液，处于空虚状态，持续发生滴尿现象，多见于昏迷病人；②假性尿失禁（充溢性尿失禁）：是指膀胱内尿液充盈达到一定压力时，尿液不由自主的溢出或滴出；③压力性尿失禁（不完全性尿失禁）：是指腹部压力增加（如咳嗽、打喷嚏、大笑等）时出现不由自主的排出少量尿液，多见于中老年妇女。

1. 心理护理　任何原因引起的尿失禁，都会给病人带来很大的压力，常表现为自卑、忧郁、丧失自尊等，病人期望得到他人的帮助和理解。护士应理解、尊重病人，给予安慰和鼓励，使其树立恢复健康的信心，积极配合治疗和护理。

2. 皮肤护理　保持局部皮肤的清洁和干燥，经常清洗会阴部，勤换衣裤、床单、衬垫等；根据皮肤情况，定时按摩受压部位，预防压疮的发生。

3. 外部引流　必要时应用接尿装置引流尿液。女病人可用女式尿壶紧贴外阴部接取尿液；男病人可用尿壶接尿，也可用阴茎套连接尿袋，接取尿液，但此法只宜短时间使用。

4. 留置导尿管引流　长期尿失禁的病人，必要时可采用留置导尿管持续引流或定期放尿，避免尿液浸湿床褥、刺激皮肤。

5. 室内环境　定期开门窗通风换气，保持室内空气清新。

6. 健康教育

（1）摄入适量液体　在病情允许的情况下，指导病人每日白天摄入 2000 ~ 3000ml 液体，以促进排尿反射，预防泌尿系统感染，入睡前限制饮水，以减少夜间尿量。

（2）训练膀胱功能　定时使用便器，开始白天每 1 ~ 2 小时送 1 次便器，让病人自行排尿，并指导病人以自己手掌柔和地自膀胱上方持续向下压迫，使膀胱内尿液被动排出，以后逐渐延长排尿时间，以训练有意识的排尿，促进排尿功能恢复。

（3）训练盆底肌肉力量　指导病人进行收缩和放松盆底肌肉的锻炼，以增强控制排尿的力量。具体方法：病人取立、坐或卧位，试进行排尿（排便）动作，先慢慢收缩盆底肌肉，再缓缓放松，每次10秒左右，连续10遍，每日进行数次，以不感觉疲乏为宜。病情许可时，可适当做抬腿运动或下床走动，增强腹部肌肉的力量。

三、导尿术

（一）一次性导尿术

导尿术是在严格无菌操作下，将无菌导尿管插入膀胱引出尿液的方法。

【操作目的】

1. 为尿潴留病人引流出尿液，以减轻痛苦。

2. 协助临床诊断。如留取无菌尿标本，做细菌培养；测量膀胱容量、压力，检查残余尿量；进行尿道或膀胱造影等。

3. 治疗膀胱和尿道的疾病，为膀胱肿瘤病人进行化疗等。

【告知病人】

1. 向病人及家属解释导尿的目的及注意事项，告诉病人在导尿过程中配合护士的方法；生活自理者告知自行清洗外阴的方法及注意事项，嘱咐其自行清洗干净外阴，不能自理者可由护士协助完成，以减少外阴微生物的数量，为导尿做好准备。

2. 操作过程中如有不适，立即告诉护士。

【操作准备】

1. 护士准备　衣帽整洁，修剪指甲，洗手，戴口罩。

2. 用物准备

（1）外阴消毒用物　弯盘1个、手套1只（或指套2只）、治疗碗1个（内有新洁尔灭消毒棉球若干个）、弯血管钳（或镊子）1把。男病人导尿时需多准备纱块2块。

（2）无菌导尿包　内有弯盘2个、尿管2根（粗细各1根）、小药杯1个（内有棉球4个）、血管钳2把、润滑油棉签或棉球瓶1个、标本瓶1个、纱布2块、洞巾1块、治疗巾1块、包布1块。

（3）其他物品　无菌持物钳、无菌手套、小橡胶单、治疗巾（一次性垫巾）、便器、便器巾，必要时备屏风、浴巾，男病人导尿需加纱块2块。

3. 环境准备　环境清洁，调节室温，酌情关闭门窗，用屏风遮挡病人。

4. 病人准备　能自理者自行清洁外阴部，不能自理者，护士给予协助。

【操作步骤】

1. 女病人导尿　女性尿道特点：尿道长约4～5cm，且富扩张性，尿道外口呈矢状裂，位于阴蒂下方，阴道上方（图8－1）。

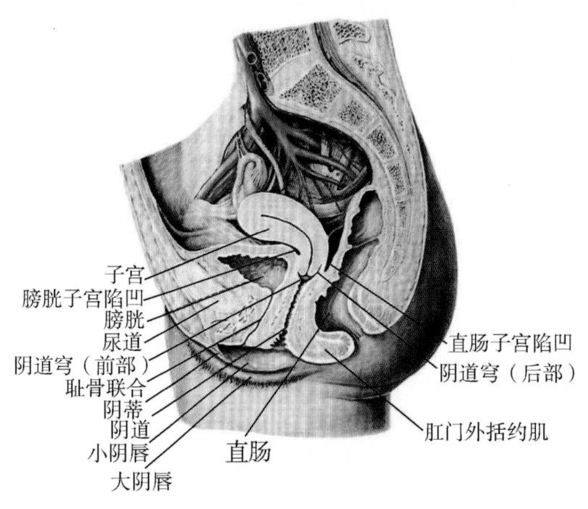

图8－1 女性尿道特点

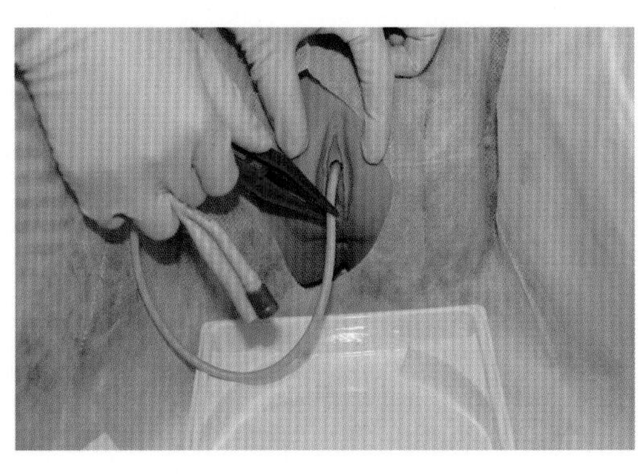

图8－2 女病人导尿法

操作步骤及说明见实践1。

实践1 女病人导尿法

操作步骤	要点说明
1. 准备工作	(1) 护士衣帽整洁，洗手，戴口罩，备齐用物，携至床旁 (2) 关闭门窗，屏风（或围帘）遮挡病人
2. 核对解释	核对病人床号、姓名、腕带，并向病人及家属解释操作目的和需要配合事项，以取得合作
3. 安置体位	(1) 护士站病人右侧，松开床尾盖被 (2) 帮助病人脱去对侧裤腿盖在近侧腿上，必要时盖上浴巾，上身和对侧腿用盖被遮盖，注意保暖 (3) 协助病人取屈膝仰卧位，双腿略外展，露出外阴部 (4) 小橡胶单和治疗巾或一次性尿垫铺于病人臀下
4. 首次消毒	(1) 置弯盘于近会阴处，治疗碗置弯盘后，左手戴手套或指套 (2) 右手持血管钳夹取消毒液棉球，依次消毒阴阜、大阴唇，左手分开大阴唇，消毒小阴唇及尿道口（消毒顺序：由外到内，自上而下，先对侧再近侧，每个棉球限用一次），将污棉球置弯盘内 (3) 消毒毕，脱下手套或指套置于弯盘内，将弯盘和治疗碗移至床尾（或治疗车下层）
5. 开包铺巾	(1) 导尿包置病人两腿之间，按无菌操作要求打开导尿包，并倒消毒液于小杯内 (2) 戴无菌手套，铺洞巾，使洞巾与包布内面形成一无菌区 (3) 按操作顺序分置用物，选择合适的导尿管，润滑导尿管的前端
6. 再次消毒	(1) 左手分开并固定小阴唇，右手持血管钳夹取消毒液棉球依次消毒尿道口、两侧小阴唇，再次消毒尿道口（消毒顺序：由内向外，自上而下，先对侧再近侧，每个棉球限用一次） (2) 左手仍固定小阴唇，右手用血管钳将污棉球及弯盘移至床尾
7. 插管导尿	(1) 右手将无菌弯盘移至洞巾口旁，嘱病人张口呼吸，使尿道括约肌松弛 (2) 用另一血管钳夹持导尿管前端对准尿道口轻轻插入4～6cm，见尿流出再插1cm（图8－2） (3) 左手下移固定导尿管，将尿液引入弯盘内

续表

操作步骤	要点说明
8. 执行医嘱	（1）放尿：尿液盛满弯盘时，及时夹住导尿管末端，倾倒尿液于便器或容器内，再打开导尿管继续放尿 （2）留取无菌尿标本：用无菌标本瓶接取中段尿液5ml，盖好瓶塞
9. 拔管撤物	（1）导尿完毕，夹住导尿管末端，用纱布包裹轻轻拔出 （2）撤下洞巾，擦净外阴，脱下手套，撤去导尿包、治疗巾和小胶单等，移至治疗车下层
10. 整理记录	（1）协助病人穿裤，取舒适卧位，整理床单位、清理用物（垃圾分类处理） （2）洗手，记录导尿时间、引流量、尿液性质和病人情况 （3）尿标本贴上标签，及时送检

2. 男病人导尿　男性尿道特点：成人男性尿道长约18～20cm，有两个弯曲（耻骨前弯和耻骨下弯），3个狭窄（尿道外口、膜部和尿道内口）。

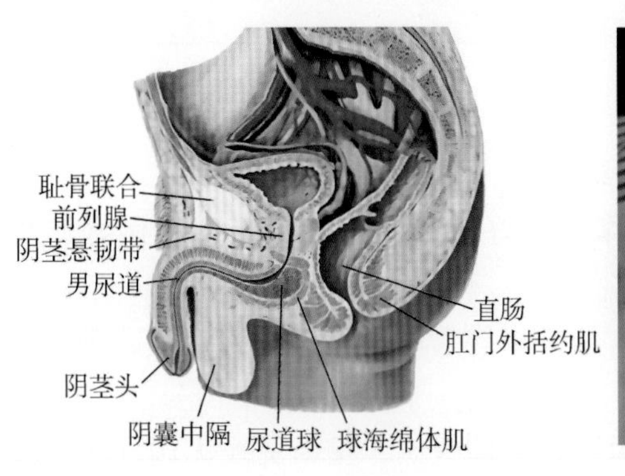

图8－3　男病人尿道的特点

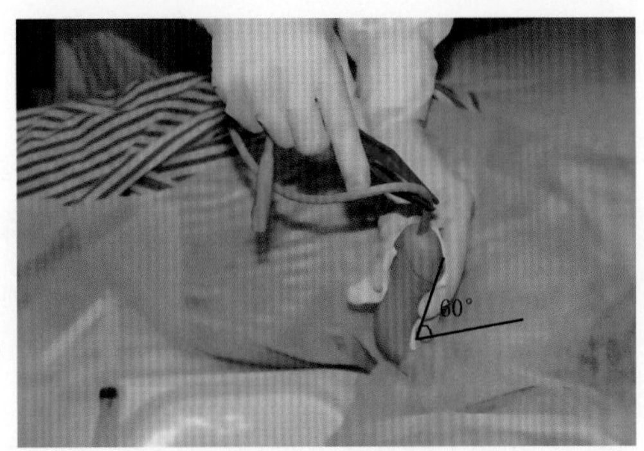

图8－4　男病人导尿法

操作步骤及说明见实践2。

实践2　男病人导尿法

操作步骤	要点说明
1. 准备工作	（1）护士衣帽整洁，洗手，戴口罩，备齐用物，携至床旁 （2）关闭门窗，屏风遮挡病人
2. 核对解释	核对病人床号、姓名、腕带，并向病人及家属解释操作目的和需要配合事项，以取得合作
3. 安置体位	（1）护士站病人右侧，松开床尾盖被 （2）协助病人取仰卧位，双腿略外展，脱下裤子至大腿中部，露出外阴部，其余部分用盖被遮盖，注意保暖 （3）将小橡胶单和治疗巾铺于病人大腿上
4. 首次消毒	（1）置弯盘于近会阴处，治疗碗置弯盘后，左手戴手套 （2）右手持血管钳夹取消毒液棉球，左手戴手套，右手持血管钳夹取消毒棉球进行初步消毒，顺序依次为阴阜、阴茎背侧、阴茎两侧，左手用纱布裹住阴茎消毒腹侧，最后消毒阴囊。然后左手裹住阴茎将包皮向后推，暴露尿道口，右手自尿道口向外向后旋转擦拭尿道口、龟头、冠状沟数次，至无污物为止，用过纱布置弯盘内 （3）消毒毕，脱下手套置于弯盘内，将弯盘和治疗碗移至治疗车下层或床尾

续表

操作步骤	要点说明
5. 开包铺巾	在病人大腿上打开导尿包，余法同女病人
6. 再次消毒	左手持无菌纱块裹住阴茎将包皮向后推，露出尿道口，右手持血管钳夹取消毒棉球再次消毒若干次至无污物为止，方法同前
7. 插管导尿	（1）左手在保持原有姿势的基础上，提起阴茎与腹壁呈60°角，使耻骨前弯消失，拉直尿道便于导尿管插入 （2）嘱病人张口呼吸，使尿道括约肌松弛。右手持血管钳夹导尿管前端，对准尿道口轻轻插入20～22cm，见尿流出再插2cm（图8－4） （3）左手固定导尿管，将尿液引入弯盘内
8. 执行医嘱	放尿及留取无菌尿标本同女病人导尿术
9. 拔管撤物	同女病人导尿术
10. 整理记录	同女病人导尿术

【注意事项】

1. 严格执行无菌操作原则，防止泌尿系统感染。

2. 维护病人自尊，保护病人隐私。操作前做好解释和沟通，操作中做好遮挡和保暖。

3. 选择光滑、粗细适宜的导尿管，插入和拔出导管时动作轻柔、准确，避免损伤尿道黏膜。

4. 为女病人导尿时，如导尿管误入阴道，应立即拔出，重新更换无菌导尿管后重新插入。

5. 为男病人插管时，因膀胱颈部肌肉收缩产生阻力，应稍停片刻，嘱病人做深呼吸后，再缓慢插入。

6. 对膀胱高度膨胀且又极度虚弱的病人，第一次导尿量不可超过1000ml，以防大量放尿，导致腹腔内压突然降低，大量血液滞留于腹腔血管内，造成血压下降，产生虚脱；亦可防止因膀胱内突然减压，导致膀胱黏膜急剧充血，引起血尿。

（二）留置导尿术

留置导尿术是在导尿后，将导尿管保留在膀胱内持续引流出尿液的方法。

【操作目的】

1. 抢救休克、危重病人时能准确记录尿量、测量尿比重，密切观察病情变化。

2. 盆腔器官手术前的病人引流尿液，以排空膀胱，避免术中误伤。

3. 某些泌尿系统疾病的病人手术后留置导尿管，便于持续引流和冲洗，并可减轻手术切口的张力，有利于愈合。

4. 昏迷、瘫痪、会阴部有伤口的病人留置导尿管可引流尿液，以保持会阴部清洁、干燥，预防因尿液刺激导致压疮。

【告知病人】

1. 向病人及家属解释留置导尿的目的及注意事项以取得病人的理解与配合。告诉病人在导尿过程中如何配合护士的操作，生活自理者告知自行清洗外阴的方法及注意事项，嘱咐其自行清洗干净外阴，不能自理者可由护士协助完成，以减少外阴微生物的数量，为导尿做好准备。

2. 在操作中如有不适，立即告诉护士。

【操作准备】

1. 护士准备　衣帽整洁，修剪指甲，洗手，戴口罩。

2. 用物准备　无菌球囊导尿管1根（16～18号）、10ml注射器1副、无菌0.9%氯化钠溶液10～40ml，无菌集尿袋1个，安全别针1个，如为普通导尿管需备宽胶布1块，备皮用物1套，其余用物同导尿术用物。

3. 环境准备　环境清洁，调节室温，酌情关闭门窗、遮挡病人。

4. 病人准备　病人和家属知道导尿管留置的目的及注意事项，能自理者自行清洁外阴部；不能自理者，护士给予协助，必要时进行备皮。

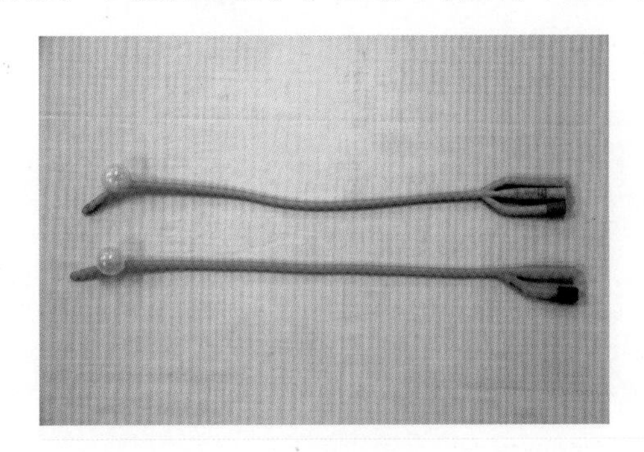

图8－5　球囊导尿管

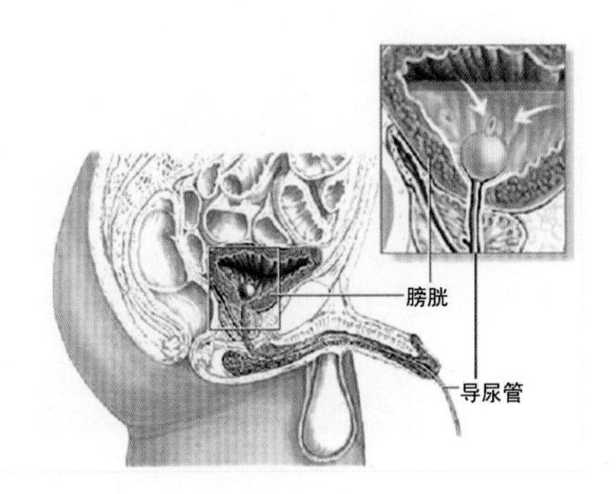

图8－6　带球囊导尿管留置法

【操作步骤】

见实践3。

实践3　导尿管留置法

操作步骤	要点说明
1. 准备工作	（1）护士衣帽整洁，洗手，戴口罩，备齐用物，携至床旁 （2）关闭门窗，屏风（或围帘）遮挡病人
2. 核对解释	核对病人床号、姓名、腕带，并向病人及家属解释操作目的和需要配合事项，以取得合作
3. 行导尿术	（1）同男、女病人导尿法。注意在插管前检查气囊的安全性 （2）引流排空尿液后，夹住导尿管末端
4. 固定尿管	用带球囊导尿管（图8－5），见尿后再插入5～7cm。再根据导管上注明的球囊容积，向气囊注入等量的无菌0.9%氯化钠溶液，轻拉导管有阻力感，可证实导尿管已固定于膀胱内（图8－6）再向里送入约1cm

续表

操作步骤	要点说明
5. 接集尿袋	(1) 将导尿管末端与集尿袋的引流管接头处相接，开放导尿管 (2) 用安全别针将集尿袋的引流管固定在床单上，固定时引流管应留出足够的长度，以免翻身时导管脱出 (3) 将集尿袋固定于床沿低于膀胱的高度，以防尿液逆流引起泌尿系统感染（图8－7）
6. 整理记录	(1) 协助病人穿裤，取舒适卧位，整理床单位，清理用物 (2) 观察尿液引流情况、尿液的质和量、病人情况 (3) 洗手，记录

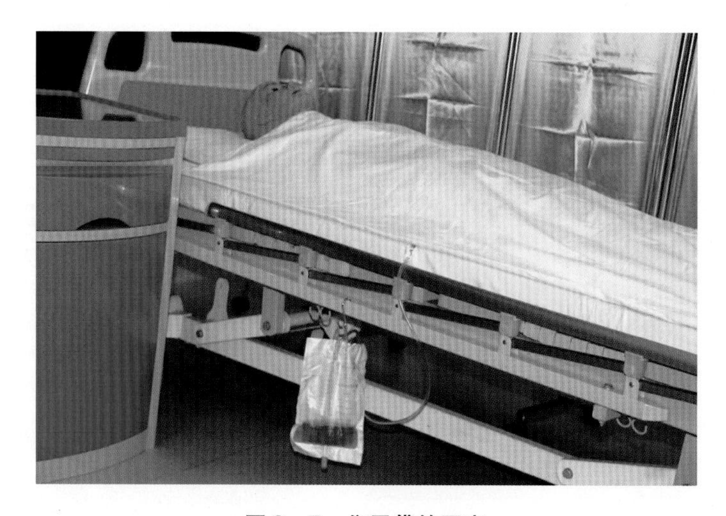

图8－7 集尿袋的固定

【注意事项】

1. 保持引流通畅 引流管放置妥当，避免扭曲、受压、堵塞等造成引流不畅。

2. 防止逆行感染 保持尿道口清洁，每日用消毒棉球消毒1～2次；每日更换集尿袋，每周更换尿管一次，硅胶导尿管可酌情延长更换时间；及时放出集尿袋内尿液，并记录；病人离床活动时，引流管和集尿袋应放置妥当，不可高于耻骨联合，以防尿液逆流。

3. 鼓励病人多饮水 病情允许多饮水，可达到自然冲洗尿道的目的。

4. 经常观察尿液 每周查尿常规一次，若发现尿液浑浊、沉淀或出现结晶，应及时进行膀胱冲洗。

5. 训练膀胱功能 拔管前采用间歇式引流夹管方式，一般每3～4小时开放一次，使膀胱定时充盈、排空，以促进膀胱功能的恢复。

6. 抽液后拔管 当不需要继续留置尿管时，应拔管。拔管时应注意要先将球囊内的液体用注射器抽出再拔管，以防将尿道黏膜擦伤，造成病人疼痛和形成血尿。

四、膀胱冲洗

膀胱冲洗是利用三通的导尿管，将溶液灌入膀胱内，利用虹吸原理将灌入的液体引流出来的方法。

【操作目的】

1. 留置导尿管的病人，保持其尿液引流通畅。
2. 治疗某些膀胱疾病。如膀胱炎、膀胱肿瘤等。
3. 泌尿外科的术前准备和术后护理。

【告知病人】

1. 向病人及家属解释膀胱冲洗的目的、配合方法及所需时间。
2. 在操作过程中如有不适，立即告诉护士。

【操作准备】

1. 护士准备　衣帽整洁，修剪指甲，洗手，戴口罩。

2. 用物准备

（1）无菌膀胱冲洗装置　消毒液及棉签、手套1副、开瓶器1个、输液架1个，必要时备输液瓶套1个，便盆及便盆巾。

（2）常用冲洗溶液　0.9%氯化钠溶液，0.02%呋喃西林溶液，3%硼酸溶液，0.1%新霉素溶液等。

（3）温度　灌入溶液的温度一般为38℃～40℃，若为前列腺肥大摘除术后病人，用4℃ 0.9%氯化钠溶液灌洗，以减少出血量。

3. 环境准备　环境清洁，调节室温，酌情关闭门窗，遮挡病人。

4. 病人准备　病人体位舒适，留置尿管固定稳妥。

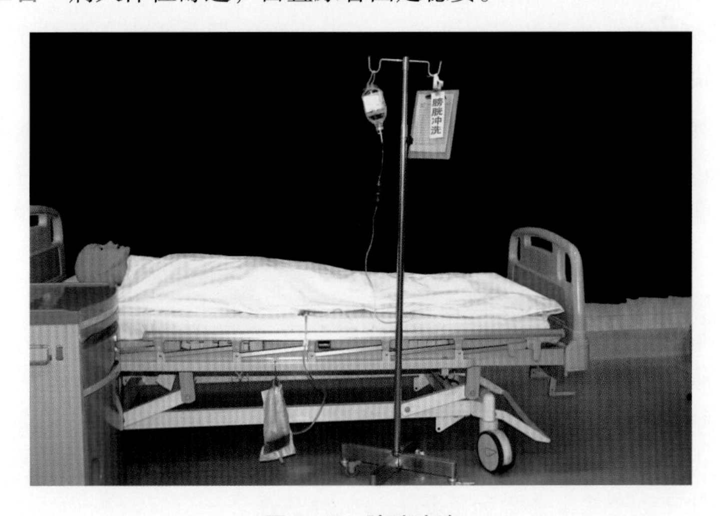

图8－8　膀胱冲洗

【操作步骤】

见实践4。

实践4 膀胱冲洗

操作步骤	要点说明
1. 准备工作	(1) 护士衣帽整洁，洗手，戴口罩，备齐用物，携至床旁 (2) 关闭门窗，屏风遮挡病人
2. 核对解释	核对病人床号、姓名、腕带，并向病人及家属解释操作目的和需要配合事项，以取得合作
3. 留置导管	按留置导尿术的方法固定导尿管于膀胱内，并排空膀胱
4. 接冲洗液	(1) 常规消毒后连接膀胱冲洗装置，挂瓶排气 (2) 消毒导尿管和引流管接头，连接冲洗导管（图8－8）
5. 膀胱冲洗	(1) 关闭引流管，打开冲洗管，将溶液滴入膀胱，调节滴速，一般以60～80滴/分为宜 (2) 待病人有尿意或溶液滴入200～300ml后，关闭冲洗管，打开引流管，将冲洗液引流进集尿袋，再关闭引流管 (3) 按需要如此反复冲洗。在冲洗过程中注意询问病人感受和观察引流液性状，如病人有不适或有出血情况，应立即停止冲洗，并通知医生处理
6. 冲洗完毕	(1) 取下冲洗管，重新连接导尿管和引流管 (2) 撤去冲洗用物
7. 整理记录	(1) 协助病人穿裤，取舒适卧位，整理床单位，清理用物 (2) 洗手，记录膀胱冲洗的情况、引流液的性状、病人反应

【注意事项】

1. 严格执行无菌技术操作。

2. 注意控制冲洗液的灌入速度，一般以60～80滴/分为宜，滴速不宜过快，以免引起病人强烈尿意，导致冲洗液从导尿管外侧溢出尿道。

3. 注意观察冲洗液与引流液的平衡。若引流液的量少于灌入的冲洗液，应考虑导尿管是否被血块或脓液阻塞，可增加冲洗次数或更换导尿管。

4. 冲洗时嘱病人深呼吸，尽量放松，以减少疼痛。若病人有腹痛、腹胀、膀胱收缩剧烈等情况，应暂停冲洗。

5. 冲洗后如出血较多或血压下降，应立即报告医生给予处理，并及时记录引流液的量及性状。

知识链接：pH与导尿管更换时间的确定

一般硅胶导尿管在使用3～4周后才可能发生硬化现象。美国疾病控制中心推荐的时间原则是：应尽量减少更换导尿管的次数，以避免尿路感染，导尿管只是在发生堵塞时才更换。因为频繁更换导尿管给病人带来不必要的痛苦，又浪费卫生资源，并增加了护士的工作强度。

导尿管发生堵塞的时间有较大的个体差异，其中病人的pH值是影响微生物繁殖和尿沉淀的重要因素，尿液pH大于6.8者发生堵塞的几率比小于6.7者高10倍。

因此，临床护理过程中应动态监测留置导尿病人尿液的pH，并根据pH把病人进行分类，对高危堵塞类病人（pH大于6.8）更换导尿管时间为2周，非堵塞类病人（pH小于6.7），更换导尿管的时间为4周，甚至更长。

第二节 排便护理

食物进入消化道后经过胃和小肠的消化吸收，剩余残渣贮存于大肠内，除部分水分被重吸收外，其余经细菌发酵和腐败作用后形成粪便排出体外，因此，粪便的性状可以反映消化系统的功能状况。

护士通过对病人排便活动及粪便的观察，可以及早发现和鉴别消化道疾患，为诊断、治疗提供依据，并制定有效的护理措施，协助病人维持正常的排便功能。

一、排便的评估

（一）正常粪便的观察

粪便的性质和形状可以反映整体消化系统的功能状况。

1. **量与次数** 排便是人体基本生理需要，每日排便量与食物的种类、数量及消化器官的功能有关。一般成人每日排便1～2次，婴幼儿3～5次，平均每次排便量为100～300克。

2. **形状与颜色** 正常粪便柔软成形，呈黄褐色或棕黄色，婴儿的粪便呈黄色或金黄色。粪便的颜色可因摄入的食物和药物而发生改变。食叶绿素丰富的蔬菜，粪便呈绿色；摄入血、肝类食物或服含铁剂的药物，粪便呈酱色；服用炭粉、铋剂等药物，粪便呈无光样黑色；服钡剂后呈灰白色。

3. **气味与混合物** 粪便的气味是由于蛋白质经细菌分解发酵而产生的，气味可因摄入食物的种类而异。粪便中含有少量黏液，有时可伴有未经消化的食物残渣。

（二）异常粪便的观察

1. **次数** 成人每日排便超过3次，或每周少于3次且形状发生改变，应视为排便异常，如腹泻、便秘。

2. **形状** 当消化不良或急性肠炎时，排便次数可增多，且粪便呈糊状或水样。便秘时，粪便干结、坚硬，呈栗子样。直肠、肛门狭窄或部分梗阻时，粪便呈扁条形或带状。

3. **颜色** 当上消化道出血时，粪便呈漆黑光亮的柏油样便；下消化道出血时呈暗红色便；胆道完全阻塞时呈陶土色便；阿米巴痢疾或肠套叠时，可呈果酱样粪便；表面有鲜血或排便后有鲜血滴出，多见于直肠息肉、肛裂或痔疮出血的病人；霍乱、副霍乱病人粪便呈白色“米泔水”样。

4. 气味　消化不良的病人，粪便呈酸臭味；严重腹泻的病人粪便呈恶臭味；上消化道出血的柏油样便，呈腥臭味；下消化道溃疡、恶性肿瘤病人，粪便呈腐臭味。

5. 混合物　粪便混有大量的黏液常见于肠道炎症；粪便伴有脓血者常见于痢疾、直肠癌等；肠道寄生虫感染时，粪便内可见蛔虫、绦虫等。

（三）影响排便的因素

1. 年龄　2～3岁以下的婴幼儿，神经肌肉系统发育不全，不能控制排便。老年人随着年龄的增加，腹壁肌肉张力逐渐下降，胃肠蠕动减慢，易发生便秘。

2. 饮食　均衡饮食与足量液体是维持正常排便的重要条件。如果饮食不均衡、摄入量过少、食物中缺少纤维素或水分不足时，均容易引起排便困难或便秘。

3. 活动　适当活动可维持肌肉张力，刺激肠道蠕动，有助于维持正常排便功能。如长期卧床、缺乏活动，可导致排便困难或便秘。

4. 个人习惯　个体在日常生活中，形成了自己固有的排便习惯，如时间、姿势、环境等，当这些生活习惯由于环境的改变无法维持时，就有可能影响正常的排便。

5. 心理因素　心理因素是影响排便的重要因素。精神抑郁、身体活动减少、肠蠕动减慢，可导致便秘；情绪紧张、焦虑可导致迷走神经兴奋，肠蠕动增加而导致吸收不良、腹泻的发生。

6. 治疗因素　某些治疗和检查会影响个体的排便活动，如腹部、肛门部位手术，因为肠壁肌肉的暂时麻痹或伤口疼痛而造成排便困难；长期应用抗生素，干扰肠内正常菌群的功能可导致腹泻；某些麻醉剂或止痛药，也可使肠蠕动减弱而导致便秘。

7. 疾病因素　肠道本身的疾病或身体其他系统的病变均可影响正常排便，如脊髓损伤、脑卒中等可导致排便失禁；大肠癌、结肠炎可致排便次数增加。

二、排便异常的护理

（一）便秘病人的护理

便秘是指正常排便形态改变，排便次数减少，粪质干硬，排便困难。

1. 心理护理　了解病人心态和排便习惯，解释便秘的原因，指导病人养成良好的排便习惯，稳定病人情绪，消除其思想顾虑。

2. 提供排便环境　为病人提供隐蔽的环境及充裕的排便时间，可适当调整查房、治疗、护理和进餐时间，使病人安心排便。

3. 采取适当的姿势　在病情允许的情况下，协助病人排便时取坐位或蹲位。能下床的病人可在床边或到厕所排便，且厕所应装有扶手，以便扶撑；如需在床上排便，可酌情将床头抬高，以助排便。对于手术病人，在术前应有计划训练其在床上使用便器。

4. 腹部按摩　便秘的病人排便时，腹部可按升结肠、横结肠、降结肠的顺序做环形按摩，以刺激肠蠕动，增加腹压，促使降结肠的内容物向下移动，促进排便。

5. 口服缓泻剂　遵医嘱给予番泻叶、果导片等缓泻剂。

6. 使用简易通便剂　常用的简易通便剂有开塞露、甘油栓等。其作用机制是软化粪便、润滑肠壁、刺激肠蠕动、促进排便。①开塞露：是一种常用的通便剂，由50%甘油或少量山梨醇制成，装在密封塑料壳内，成人用量20ml，小儿用量10ml。用时剪去封端口，挤出少量液体润滑开口处，病人取左侧卧位，嘱其张口呼吸，再轻轻插入肛门，将药液全部挤出后拔出塑料壳，嘱病人忍耐5～10分钟后再排便。（图8－9）②甘油栓：是由甘油和明胶制成的栓剂，适用于小儿及年老体弱的便秘病人，使用时戴指套，捏住栓剂的底部，嘱病人张口呼吸，轻轻插入肛门至直肠内，并轻揉肛门，嘱病人忍耐5～10分钟后再排便。

7. 灌肠　如经上述措施处理无效，可遵医嘱灌肠。

8. 健康教育　使病人及家属认识到维持正常排便习惯的重要性。

（1）向病人讲解有关排便的知识，养成定时排便的习惯。

（2）注意均衡饮食，多进食蔬菜、粗粮等富含膳食纤维和维生素的食物，多饮水。

（3）安排适当的运动。如散步、打太极拳等。

（4）简易通便剂不可长期使用，长期使用易使个体养成依赖，导致慢性便秘的形成。

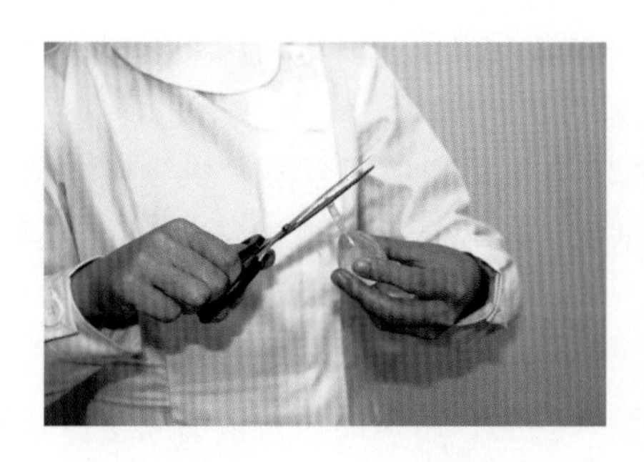
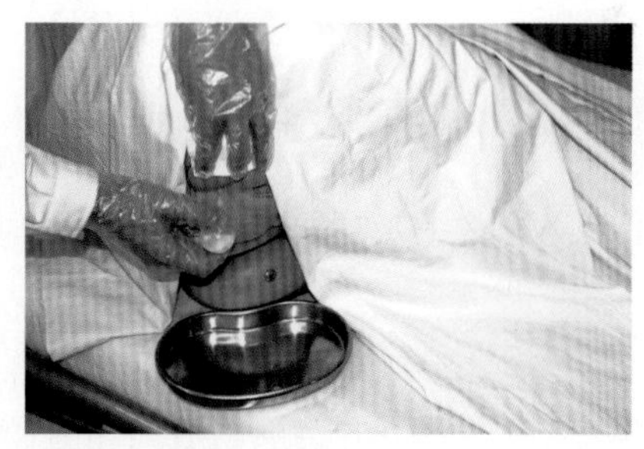

图8－9　开塞露的使用方法

（二）腹泻病人的护理

腹泻是指正常排便形态改变，肠蠕动增快，排便次数增多，粪便稀薄而不成形，甚至呈水样。

1. 去除病因　停止进食被污染的饮食，对肠道感染的病人可遵医嘱给予抗生素治疗。

2. 卧床休息　休息可减少肠蠕动，减少体力消耗，同时注意腹部保暖。对不能自理的病人应及时给予便器，消除焦虑不安的情绪，使之达到充分休息的目的。

3. 饮食护理　鼓励病人多饮水，酌情给予清淡的流质或半流质食物。腹泻严重时暂禁食。

4. 遵医嘱用药　按医嘱给予止泻剂、口服补液盐或静脉输液，以补充水电解质，维持体液及电解质平衡。

5. 皮肤护理　做好肛周皮肤的清洁，减少刺激。每次便后用软纸轻擦肛门，用温水清洗，并在肛门周围涂油膏保护局部皮肤。

6. 观察记录　观察排便的性质、次数，及时记录，必要时留取标本送检。疑为传染病按肠道隔离原则护理。

7. 健康教育　向病人讲解有关引起腹泻的原因和相关知识，指导病人注意饮食卫生，养成良好的卫生习惯。

（三）排便失禁病人的护理

排便失禁是指肛门括约肌不受意识控制而不由自主地排便。

1. 心理护理　排便失禁的病人心情紧张而窘迫，常感到自卑和忧郁，期望得到理解和帮助。护士应尊重和理解病人，主动给予安慰与支持，消除其紧张、羞涩、焦虑、自卑等情绪，鼓励病人树立信心，配合治疗和护理。

2. 皮肤护理　床上铺橡胶单和中单或一次性尿布，及时更换污染的被单和衣裤，保持床铺清洁、干燥、平整；注意保护肛周皮肤清洁，每次便后用温水清洗，保持皮肤清洁干燥，必要时在肛门周围涂油膏保护，避免破损感染，并注意观察骶尾部皮肤变化，防止压疮的发生。

3. 重建排便功能　了解病人排便的时间、规律，定时给予便器，促使病人按时自己排便。对排便无规律的病人，可定时给予便盆试行排便，以帮助病人建立排便反射。

4. 室内环境　定时打开门窗通风换气，除去不良气味，使病人舒适。

5. 健康教育　向病人及家属解释排便失禁的原因和护理方法，指导病人及家属饮食卫生知识，教会病人进行肛门括约肌及盆底肌肉收缩运动锻炼的方法。

三、灌肠法及肛管排气法

灌肠法是将一定量的溶液由肛门经直肠灌入结肠，以帮助病人清洁肠道、排便、排气，或由肠道供给药物或营养，达到确定诊断和进行治疗目的的技术。

根据灌肠的目的可分保留灌肠和不保留灌肠。不保留灌肠又根据灌入液体量分为大量不保留灌肠和小量不保留灌肠。如果为了达到清洁肠道的目的，而反复进行大量不保留灌肠，则为清洁灌肠。

（一）大量不保留灌肠

【操作目的】

1. 软化和清除粪便，解除便秘及肠胀气。
2. 清洁肠道，为某些手术、检查或分娩做准备。
3. 稀释并清除肠道内有害物质，减轻中毒。
4. 为高热病人降温。

【告知病人】

1. 告诉病人及家属本次操作的目的、配合方法及所需时间，灌肠后药物的保留时间。
2. 在操作过程中如有不适，立即告诉护士。

【操作准备】

1. 护士准备 衣帽整洁，修剪指甲，洗手，戴口罩。

2. 用物准备

(1) 治疗盘内 灌肠筒一套（橡胶管全长约120cm、玻璃接管，筒内盛灌肠液)、肛管（24~26号)、血管钳（或调节开关)，也可用一次性灌肠袋、润滑剂、棉签、弯盘、卫生纸、小橡胶单、治疗巾、水温计。

(2) 常用灌肠溶液

1）种类 0.1%~0.2%肥皂液，0.9%氯化钠溶液。

2）用量 成人每次用量为500~1000ml，小儿200~500ml。

3）溶液温度 一般为39℃~41℃，降温时用28℃~32℃，中暑者用4℃生理盐水。

(3) 其他 便盆、便盆巾、输液架、屏风、绒毯。

3. 环境准备 酌情关闭门窗，保持合适的室温，遮挡病人。

4. 病人准备 病人体位舒适，排空膀胱。

【操作步骤】

见实践5。

实践5 大量不保留灌肠法

操作步骤	要点说明
1. 准备工作	(1) 护士衣帽整洁，洗手，戴口罩，备齐用物，携至床旁 (2) 关闭门窗，屏风遮挡病人
2. 配灌肠液	(1) 根据病情选择合适的灌肠液：常用0.1%~0.2%的肥皂液或0.9%氯化钠 (2) 调节水温：39℃~41℃（降温28℃~32℃、中暑4℃生理盐水） (3) 量：成人500~1000ml，小儿200~500ml。
3. 核对解释	核对病人床号、姓名、腕带，并向病人及家属解释操作目的和需要配合事项，以取得合作
4. 安置卧位	(1) 协助病人取左侧卧位，双膝屈曲，脱裤至膝部 (2) 臀部移至床沿，小橡胶单、治疗巾（或一次性垫巾）垫于臀下，弯盘置臀边 (3) 不能自我控制排便的病人可取仰卧位，臀下垫便盆，盖好被子，仅暴露臀部
5. 挂筒排气	(1) 将灌肠筒（或袋）挂于输液架上，调节好压力（筒内液面高于肛门40~60cm)（图8-10) (2) 戴手套，连接肛管，润滑肛管前段，排尽管内空气，夹管
6. 插管灌液	(1) 左手垫卫生纸分开臀裂，显露肛门，嘱病人深呼吸，右手持肛管轻轻插入直肠7~10cm (2) 左手下移固定肛管，右手开放管夹，使溶液缓慢流入
7. 观察处理	注意观察筒内液面下降情况和病人反应 (1) 如病人感觉腹胀或有便意，可嘱其张口深呼吸以放松腹部肌肉，同时降低灌肠筒高度以减慢流速或暂停片刻 (2) 如液面下降过慢或停止，多因肛管前端孔道被粪块阻塞，可移动或挤压肛管 (3) 如病人出现脉速，面色苍白，出冷汗，剧烈腹痛，心慌气促，应立即停止灌肠，与医生联系，及时给予处理

续表

操作步骤	要点说明
8. 结束拔管	(1) 待灌肠液即将流尽时夹管，用卫生纸包裹肛管轻轻拔出放于弯盘内，擦净肛门，脱手套 (2) 协助病人取舒适卧位，嘱其尽量保留 5～10 分钟后再排便 (3) 对不能下床者，给予便盆，将卫生纸、呼叫器放于易取处，扶助能下床者上厕所排便或提供便器 (4) 排便后及时取出便器，擦净肛门，协助病人穿衣
9. 整理记录	(1) 协助病人取舒适卧位，整理床单位，开窗通风换气 (2) 观察粪便性状，必要时留取标本送检 (3) 清理用物，洗手，在体温单大便栏内记录灌肠结果。如灌肠后排便一次记为 1/E，灌肠后无大便记为 0/E，自行排便一次，灌肠后又排便两次，则用 12/E 表示，以此类推

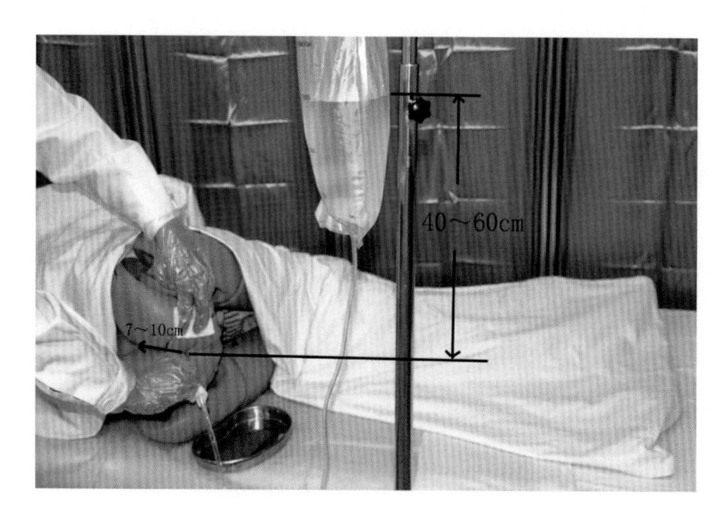

图 8－10　大量不保留灌肠

【注意事项】

1. 保护病人自尊，尽可能减少病人的身体暴露。

2. 肝昏迷病人禁用肥皂水灌肠，以减少氨的产生与吸收；充血性心力衰竭或钠潴留病人，禁用 0.9% 氯化钠溶液灌肠，以减少钠的吸收；伤寒病人灌肠，液量不得超过 500ml，压力要低（即液面与肛门距离不得高于 30cm），以免引起肠出血和肠穿孔等并发症。

3. 准确配制灌肠液的温度、浓度、流速、压力和溶液的量。

4. 灌肠时病人如有腹胀或便意，应嘱病人做深呼吸，以减轻不适。

5. 灌肠过程中注意观察病情。如病人出现脉速、面色苍白、出冷汗、剧烈腹痛、心慌气急等情况，应立即停止灌肠，并与医生联系及时给予处理。

6. 高热病人灌肠后应保留 30 分钟再排出，排便后 30 分钟再测量体温并记录。

7. 消化道出血、妊娠、急腹症、严重心血管疾病等病人禁忌灌肠。

※知识链接：特殊病人的灌肠要求

1. 心力衰竭病人 主要处理措施之一是控制体内细胞外液的容量，以控制钠盐的摄入，减轻体液潴留，降低心脏前负荷而缓解心衰，因此禁用等渗盐水灌肠。

2. 肝性脑病病人 主要处理措施之一是减少肠内有毒物质，以保持排便通畅。通过导泻或灌肠清除肠道内含氮物质而减轻肝性脑病。肠内pH保持在5~6偏酸环境，则血中氨逸出肠黏膜而进入肠腔，最后形成铵盐排出体外。如用碱性溶液灌肠，肠内pH呈碱性，则肠腔内铵盐（NH_4^+）可形成氨（NH_3）而进入脑中，加重肝性脑病，因此禁用肥皂水。

3. 伤寒病人 伤寒的病理损害中以回肠末端的淋巴组织最为显著，伤寒病人主要的并发症是肠出血、肠穿孔。当伤寒病人出现便秘时，可先用等渗盐水低压灌肠，无效时改用50%的甘油或液状石蜡100ml灌肠。禁用泻药或高压灌肠，以免引起肠道并发症发生，因此为伤寒病人灌肠时溶液量要少、压力要低。

（二）清洁灌肠

清洁灌肠是反复多次进行大量不保留灌肠的一种方法，第一次用肥皂水，之后用生理盐水，直至排出液清洁无粪质为止，注意灌肠时压力要低。目前临床也使用两种替代清洁灌肠法的口服溶液来达到清洁灌肠的目的。

1. 口服甘露醇溶液 利用甘露醇为高渗溶液在肠道不被吸收的特点，使肠腔内水分增加，从而软化粪便，增加肠内容物的容积，刺激肠蠕动，可加速排便达到清洁灌肠的目的。此法简单、效果理想。适应证为直肠、结肠检查和手术前肠道准备。

（1）使用方法 病人术前3天给予流质饮食，术前1天下午2时开始口服甘露醇（配制：20%甘露醇溶液500ml+5%葡萄糖1000ml混匀）1500ml于2小时内服完，一般服后15~30分钟即反复自行排便，1~3小时内排便2~5次。

（2）注意事项 护士需观察病人的一般情况，服药速度不宜过快，避免引起呕吐，注意排便次数及粪便性质，如排便呈液状、清晰、无粪块，说明已达到肠道清洁的目的。

2. 番泻叶泡茶 常用于外科手术前及特殊检查前的肠道准备，也用于治疗便秘。即术前2~3天每晚用番泻叶9g加100~200ml开水冲泡后代茶饮服，服药后4~10小时开始排便，可替代清洁灌肠。

（三）小量不保留灌肠

适用于腹部或盆腔手术后病人，危重、老幼病人及孕妇等。

【操作目的】

1. 软化粪便，解除便秘。

2. 排出肠道积气，减轻腹胀。

【告知病人】

1. 告诉病人及家属本次操作的目的、配合方法及所需时间，灌肠后药物的保留时间。

2. 在操作过程中如有不适，立即告诉护士。

【操作准备】

1. 护士准备　衣帽整洁，修剪指甲，洗手，戴口罩。

2. 用物准备

（1）治疗盘内　注洗器、量杯或小容量灌肠筒、肛管（20～22 号），温开水 5～10ml、血管钳、润滑剂、棉签、弯盘、卫生纸、小橡胶单、治疗巾、水温计。

（2）常用灌肠溶液　“1.2.3”溶液（50% 硫酸镁 30ml、甘油 60ml、温开水 90ml）；油剂（甘油 50ml 加等量温开水）。溶液温度为 39℃～41℃。

（3）其他　便盆、便盆巾、屏风、绒毯、输液架。

3. 环境准备　酌情关闭门窗，保持合适的室温，遮挡病人。

4. 病人准备　病人和家属知道灌肠的目的及注意事项，并能积极配合，学会深呼吸和取合适的卧位，排空膀胱。

【操作步骤】

见实践 6。

实践 6　小量不保留灌肠法

操作步骤	要点说明
1. 准备工作	（1）护士衣帽整洁，洗手，戴口罩，备齐用物，携至床旁 （2）关闭门窗，屏风遮挡病人
2. 核对解释	核对病人床号、姓名、腕带，并向病人及家属解释操作目的和需要配合事项，以取得合作
3. 安置卧位	（1）协助病人取左侧卧位，双膝屈曲，脱裤至膝部 （2）臀部移至床沿，小橡胶单、治疗巾（或一次性垫巾）垫于臀下，弯盘置臀边
4. 接管排气	（1）用注洗器抽吸灌肠液，戴手套 （2）连接肛管，润滑肛管前段，排净空气，夹管
5. 插管灌液	（1）左手垫卫生纸分开臀部，显露肛门，嘱病人深呼吸，右手持肛管轻轻插入直肠 7～10cm （2）左手下移固定肛管，右手开放管夹，缓慢注入灌肠液（图 8－11）。如用小号灌肠筒，液面与肛门距离不超过 30cm （3）溶液注毕夹管，取下注洗器再次抽吸灌肠液，松夹后继续缓慢灌注，如此反复直至灌肠液注完 （4）最后注入 5～10ml 温开水，抬高肛管末端，使溶液全部灌入

续表

操作步骤	要点说明
6. 结束拔管	(1) 夹管或反折肛管末端，用卫生纸包住肛管轻轻拔出，放于弯盘内，擦净肛门，脱手套 (2) 协助病人取舒适卧位，嘱其尽量保留 10～20 分钟后再排便 (3) 对不能下床者，给予便盆，将卫生纸、呼叫器放于易取处。扶助能下床者上厕所排便或提供便器
7. 整理记录	(1) 整理床单位，清理用物，开窗通风换气 (2) 洗手，观察病人反应及记录

【注意事项】

1. 灌肠时插管深度为 7～10cm，压力宜低，灌肠液注入的速度不宜过快。
2. 每次抽吸灌肠液时应夹住肛管，防止空气进入肠道，引起腹胀。

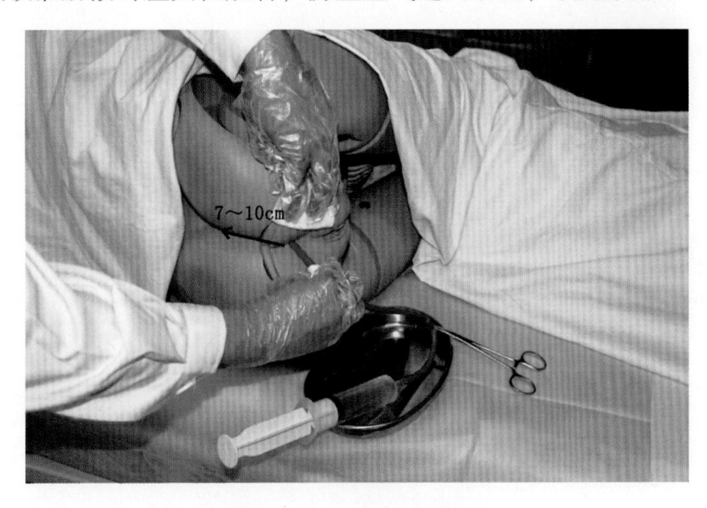

图 8－11 小量不保留灌肠

(四) 保留灌肠

保留灌肠是将药液灌入直肠或结肠内，通过肠黏膜吸收达到治疗疾病的目的。

【操作目的】

1. 镇静、催眠。
2. 治疗肠道感染。

【告知病人】

1. 告诉病人及家属本次操作的目的、配合方法及所需时间，灌肠后药物的保留时间。告知病人灌肠后保留时间越长效果越好，一般选择在晚上睡前进行，能自理者嘱其先排便排尿，以利于灌肠液在肠道吸收，不能自理者由护士协助。

2. 在操作过程中如有不适，立即告诉护士。

【操作准备】

1. 护士准备　衣帽整洁，修剪指甲，洗手，戴口罩。

2. 用物准备

（1）治疗盘内　注洗器、量杯或小容量灌肠筒、肛管（20号以下）、温开水5～10ml、血管钳、润滑剂、棉签、弯盘、卫生纸、小橡胶单、治疗巾、水温计。

（2）常用溶液　遵医嘱准备药物，灌肠溶液量不超过200ml，溶液温度39℃～41℃。镇静催眠选用10%水合氯醛；治疗肠道内感染遵医嘱使用2%小檗碱或0.5%～1%新霉素或其他抗生素溶液。

（3）其他　便盆、便盆巾、屏风、绒毯等。

3. 环境准备　酌情关闭门窗，保持合适的室温，遮挡病人。

4. 病人准备　病人和家属知道灌肠的目的、操作程序和配合要点，取合适的卧位，并排净粪便和尿液。

【操作步骤】

见实践7。

实践7　保留灌肠法

操作步骤	要点说明
1. 准备工作	（1）护士衣帽整洁，洗手，戴口罩，备齐用物，携至床旁 （2）关闭门窗，屏风遮挡病人，协助病人排尿、排便
2. 核对解释	核对病人床号、姓名、腕带，并向病人及家属解释操作目的和需要配合事项，以取得合作
3. 安置卧位	（1）根据病情选择不同的卧位，慢性痢疾者应取左侧卧位；阿米巴痢疾者应取右侧卧位 （2）臀部移至床沿，脱裤至膝部，垫高臀部约10cm（用小枕） （3）小橡胶单、治疗巾（或一次性垫巾）垫于臀下，弯盘置臀边
4. 接管排气	（1）用注洗器抽吸灌肠液，戴手套 （2）连接肛管，润滑肛管前段，排净空气，夹管
5. 插管灌液	（1）左手垫卫生纸分开臀裂，显露肛门，嘱病人深呼吸，右手持肛管轻轻插入直肠10～15cm （2）左手下移固定肛管，右手开放管夹，缓慢注入灌肠液 （3）溶液灌注完毕，最后注入5～10ml温开水，抬高肛管末端，使溶液全部灌入
6. 结束拔管	（1）夹管或反折肛管末端，用卫生纸包住肛管轻轻拔出，放于弯盘内，擦净肛门，脱下手套 （2）协助病人取舒适卧位，指导病人尽量忍耐，保留药液1小时以上
7. 整理记录	（1）整理床单位，清理用物，酌情开窗通风换气 （2）洗手，观察病人反应及记录

【注意事项】

1. 了解灌肠的目的及病变部位，以便确定卧位和肛管插入的深度。如慢性细菌性痢疾，病变部位多在乙状结肠和直肠，故采取左侧卧位；阿米巴痢疾，病变部位多在回盲部，故采取右侧卧位。

2. 为提高疗效，药物于晚间睡觉前灌入为宜。灌肠前嘱病人排便、排尿，选择较细肛管，插入要深，液量要少，压力要低（液面距肛门不超过30cm），使灌入药液能保留较长时间，利于肠黏膜对药液的充分吸收。

3. 肛门、直肠、结肠等手术后及大便失禁的病人，不宜作保留灌肠。

（五）肛管排气

肛管排气法是将肛管经肛门插入直肠，以排除肠内积气的方法。

【操作目的】

帮助病人排出肠腔积气，减轻腹胀。

【告知病人】

1. 告诉病人及家属肛管排气的目的、配合方法及所需时间。
2. 在操作过程中如有不适，立即告诉护士。

【操作准备】

1. **护士准备** 衣帽整洁，修剪指甲，洗手，戴口罩。

2. **用物准备** 治疗盘内备肛管（26号）、玻璃接管、橡胶管、玻璃瓶（内盛水3/4满，瓶口系带）、润滑剂、棉签、胶布（1cm×15cm）、橡皮圈及别针、S形挂钩、卫生纸、弯盘。必要时备屏风。

3. **环境准备** 酌情关闭门窗，保持合适的室温，遮挡病人。

4. **病人准备** 病人和家属知道肛管排气的目的、注意事项，取合适的卧位。

【操作步骤】

见实践8。

实践8 肛管排气法

操作步骤	要点说明
1. 准备工作	（1）护士衣帽整洁，洗手，戴口罩，备齐用物，携至床旁 （2）关闭门窗，屏风遮挡病人，协助病人排尿、排便
2. 核对解释	核对病人床号、姓名、腕带，并向病人及家属解释操作目的和需要配合事项，以取得合作
3. 安置卧位	协助病人取左侧卧位或仰卧位
4. 固定接管	将玻璃瓶挂于床边，戴手套，橡胶管一端插入玻璃瓶液面下，另一端与肛管相连（图8-12）
5. 插管排气	（1）润滑肛管前段，嘱病人深呼吸，左手垫卫生纸分开臀裂，右手持肛管轻轻插入直肠15~18cm （2）用胶布固定肛管于臀部，橡胶管留出足够长度，用别针固定于床单上
6. 观察处理	（1）观察排气情况：如瓶中见气泡逸出，说出有气体排出；如瓶中逸出气泡很少或无，则说明排气不畅，应帮助病人更换卧位或按摩腹部，以促进排气 （2）保留肛管不超过20分钟
7. 结束拔管	拔出肛管，清洁肛门，脱下手套
8. 整理记录	（1）整理床单位，清理用物，协助病人取舒适卧位 （2）洗手，观察病人反应及记录

【注意事项】

1. 注意遮挡，保护病人私处，维护病人自尊。

2. 肛管保留时间不超过20分钟，否则会减弱肛门括约肌反应，甚至导致肛门括约肌永久性松弛，必要时可间隔2~3小时后重新排气。

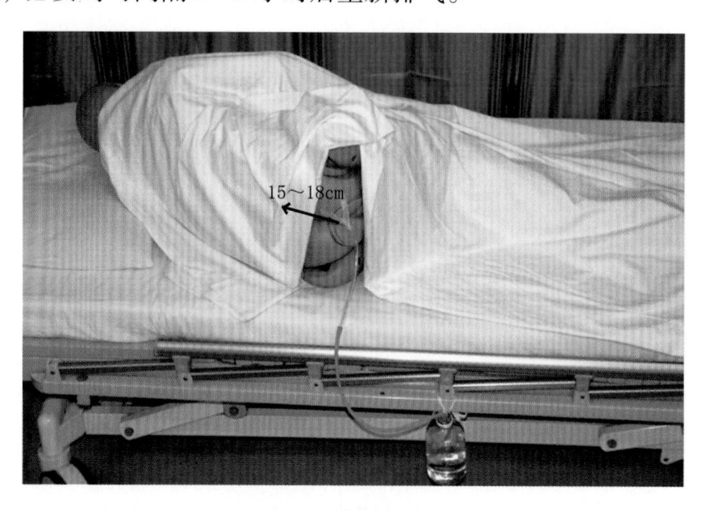

图8-12 肛管排气法

第九章　冷热疗法

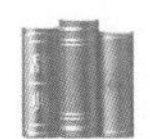

知识要点

1. 掌握：冷热疗法的禁忌证和方法。
2. 理解：冷热疗法的效应、作用、影响因素。
3. 了解：冷热疗法的概念。

冷热疗法是临床上常用的一类物理治疗方法，是利用高于或低于人体温度的物质作用于机体的局部或全身，达到止痛、止血、消炎、退热和舒适的目的。操作时必须严格掌握正确的使用方法，防止发生不良反应，确保病人的安全。

案例

小李同学，男，19岁，晨练时不慎扭伤踝关节，30分钟后来医院就诊。体检：局部肿胀、疼痛、拒按。拍片无骨折。

问题：护士应采取什么护理措施？

第一节　冷热疗法的基本知识

一、概念

冷热疗法是利用高于或低于人体温度的物质作用于人体表面，通过神经传导引起皮肤和内脏器官血管的收缩或舒张，改变机体各系统的体液循环和新陈代谢，达到止痛、止血、消炎、退热和舒适的治疗目的。

二、冷热疗法的效应

1. 生理效应　正常状态下，受机体交感神经的支配，组织中的毛细血管是处于轻微的收缩状态，当局部组织受到冷或热的作用时，可相应地引起毛细血管扩张或者收缩，详见表9－1。

表9－1　冷热疗法的生理效应

生理效应	用热	用冷	生理效应	用热	用冷
细胞代谢	增加	减少	血液流动	增快	减慢
需氧量	增加	减少	淋巴流动	增快	减慢
血管	扩张	收缩	结缔组织伸展性	增强	减弱
血管通透性	增加	减少	神经传导速度	增快	减慢
血液黏滞度	降低	增加	体温	上升	下降

2. 继发效应　机体在持续受冷1小时后，即出现10～15分钟的小动脉扩张；相反，机体在持续受热1小时后，扩张的小动脉会发生收缩。这种受冷或受热超过一定时间所产生的与生理效应相反的现象为继发效应。这是机体为了组织免受损伤而产生的防御作用。因此，护理人员在为病人用热或用冷治疗30分钟后，应停止用冷或用热，给予1小时复原时间，防止继发效应抵消用热或用热的治疗效应。

三、影响冷热疗法效果的因素

1. 方法　应用冷热方式不同，效果不同。由于水是一种良好的温度导体，其传导温度的能力和穿透力较空气强。因此，湿冷、湿热法效果优于干冷、干热法。而干热法具有保温时间较长、不会浸软皮肤、病人更易耐受的特点。在临床应用中应根据病变部位和治疗需要选择方法。

2. 面积　冷热疗法的效果与应用面积大小有关，应用面积大则冷热疗法效果就强；反之则弱。但要注意，使用面积过大，而病人的耐受性差，则会引起全身反应。

3. 部位　机体各部位皮肤的厚薄、血液循环情况以及冷热感受器的分布不同，冷热效应也不同。

4. 时间　在适宜的时间内，冷热疗效应随着时间的增加而增强，但应用时间过长，则会产生继发效应而抵消治疗效应，甚至还可引起不良反应，如疼痛、皮肤苍白、烫伤或冻伤等。因此用冷或热治疗30分钟后，应停止用冷或用热。同时，冷热使用时间越长，机体对冷热的耐受性增强，敏感性则降低。

5. 温度　用冷、用热时的温度与体表温度相差越大，机体的反应就越强；反之则越小。其次，环境温度也可影响冷热效应。

6. 个体差异　年龄、性别、身体状况、居住习惯、肤色等差异对冷热的耐受力会有所不同。

（1）年龄　婴幼儿由于体温调节中枢功能未成熟，对冷的适应能力有限，老年人由于体温调节中枢功能减退，对冷热刺激反应的敏感性降低。

（2）性别　女性对冷热刺激较男性敏感。

（3）身体状况　昏迷、感觉迟钝、血液循环障碍、血管硬化等病人，因其对冷热的敏感性降低，尤要注意防止烫伤与冻伤。

（4）居住环境　长期居住在热带地区者对热的耐受性较强，而长期居住在寒冷地区者对冷的耐受性较强。

（5）肤色　浅肤色比深肤色对冷热的反应强烈。

（6）其他　同一机体长期使用同一温度的刺激，敏感性会逐渐降低。同一温度对敏感性不同的病人也有不同的反应。故应针对个体差异，正确实施冷热疗法，充分发挥冷热的治疗作用。

第二节　冷疗法

一、冷疗法的作用

1. 控制炎症扩散　冷可以使局部毛细血管收缩，血流量减少，血流速减慢，降低细菌的活力和细胞的新陈代谢，从而限制炎症的扩散。常用于炎症早期。

2. 减轻疼痛　冷可抑制细胞的活动，降低神经末梢的敏感性，从而减轻疼痛。同时，用冷后血管收缩，血管壁的通透性降低，渗出减少，从而减轻由于局部组织充血，肿胀，压迫神经末梢而引起的疼痛。如牙痛、烫伤等。

3. 减轻局部组织充血和出血　冷可使毛细血管收缩，血流减少，从而减轻局部组织充血；冷还可使血流速率减慢，血液黏稠度增加，促进血液凝固而减少出血。常用于鼻出血、扁桃体摘除术后和局部软组织损伤的早期。

4. 降温　用冷直接与皮肤接触，通过传导与蒸发的物理作用降低体温。常用于高热、中暑病人的降温。头部或全身用冷后还可降低脑细胞的代谢，提高脑组织对缺氧的耐受性，有利于脑细胞功能的恢复，可用于脑外伤等病人。

二、冷疗法禁忌证

1. 慢性炎症或深部组织化脓灶　冷疗法可使局部血流量减少，影响炎症的吸收。

2. 局部血液循环不良　冷疗法可加重血液循环障碍，导致局部组织缺血缺氧而变性坏死。

3. 对冷过敏者　冷疗法出现过敏症状，如红斑、荨麻疹、关节疼痛、肌肉痉挛等，应禁忌使用。

4. 下列部位禁忌冷疗

（1）枕后、耳郭、阴囊，以防冻伤。

（2）心前区，以防引起反射性心率减慢，心房或心室纤颤、房室传导阻滞。

（3）腹部，以防腹泻。

（4）足底，以防反射性末梢血管收缩而影响散热，或引起一过性冠状动脉收缩。

三、冷疗方法

常用的冷疗方法分为局部冷疗法和全身冷疗法。其中局部冷疗法包括冰袋（囊）、冰帽、冰槽的使用及冷湿敷的方法。全身冷疗法包括温水或乙醇拭浴法。

（一）冰袋（囊）

【操作目的】

降温、止血、消肿、止痛、控制炎症扩散。

【告知病人】

1. 解释此次操作的目的、配合方法及所需时间。
2. 在操作过程中如有不适，立即告诉护士。

【操作准备】

1. 环境准备　调整室温，关闭门窗，必要时可用隔帘（屏风）遮挡。

2. 护士准备　衣帽整洁，修剪指甲，洗手，戴口罩。

3. 用物准备　冰袋及套或冰囊（图9－1）、冰块、帆布袋、盆及冷水、木槌、勺和毛巾，也可准备化学冰袋。化学冰袋是一种无毒、无味的冰袋，内装有凝胶或其他化学的冰冻介质，使用时将其放入冰箱中吸冷，从凝胶状态变为固态，取出后置于所需部位，在常温下吸热，再由固态变为凝胶状态，可反复使用。

4. 病人准备　病人及家属知道使用冰袋的目的及注意事项。病人取舒适卧位。

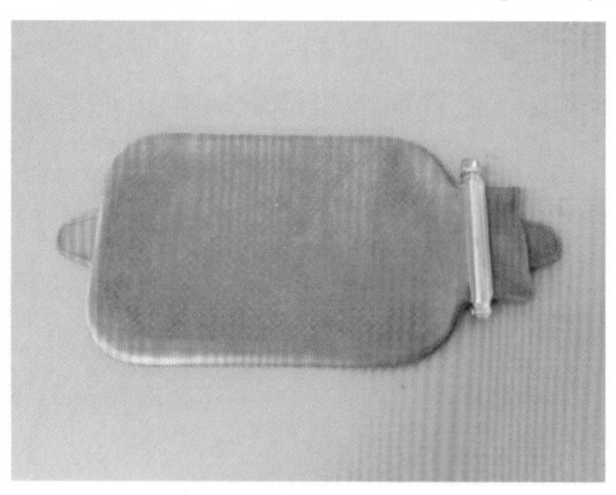

冰袋

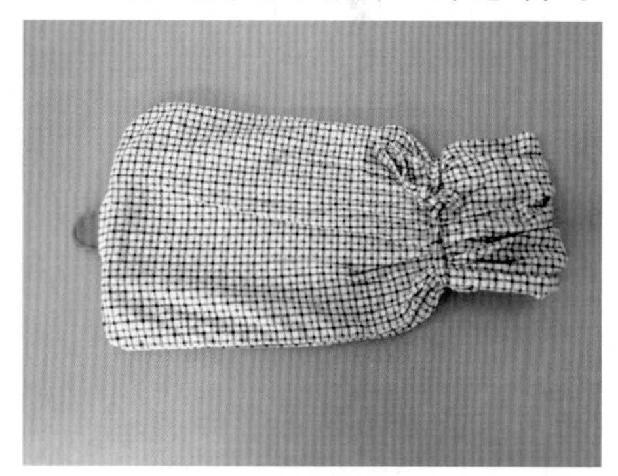

冰袋套

图9－1

【操作步骤】

见实践1。

实践1　冰袋（囊）使用法

操作步骤	要点说明
1. 准备工作	（1）护士衣帽整洁，洗手，戴口罩 （2）评估病人的年龄、意识状态、体温及心理反应、合作程度及局部皮肤状况 （3）将冰装入帆布袋用木槌敲碎成小块，放入盆内用水冲去棱角，将小冰块装入袋内1/2～2/3满，驱净空气，擦干，倒提检查无漏水，然后套上布套
2. 核对解释	携用物至病人床旁，核对病人，核对腕带并解释操作目的
3. 安置病人	病人取舒适体位

续表

操作步骤	要点说明
4. 冷敷	（1）高热病人可敷前额、头顶、颈部、腋窝、腹股沟等部位 （2）扁桃体摘除术后将冰囊置于颈前颌下 （3）鼻部冷敷时，可将冰囊吊起，使其底部接触鼻根，以减轻压力 （4）敷毕，安置病人，将呼叫器置于易取处，交代注意事项，如有异常及时呼叫
5. 整理嘱咐	将冰水倒净，倒挂晾干，充气，夹紧袋口存放于阴凉处，布套送洗消毒
6. 观察记录	（1）观察局部皮肤颜色、感觉及冰袋情况 （2）洗手，记录用冷部位、时间、效果、反应

【注意事项】

1. 注意观察用冷部位血液循环状况，如出现皮肤苍白、青紫或有麻木感等，应立即停止冷疗法。

2. 冷疗时间需准确，最长不超过30分钟，如需再用，应间隔60分钟。

3. 冷疗30分钟后应测体温，当体温降至39℃以下时，取下冰袋，并做好记录。

4. 随时观察冰袋有无漏水，冰块是否融化，以便及时更换。

知识链接：冷敷材料

理想的冷敷材料应具备：降温效果好、感觉舒适、易于塑形、与体表接触良好、制作简单、成本低廉等特点。实验证明采用10%盐水冰袋最好，即75%乙醇和0.2%盐水以1:10的比例混合灌入冰袋内，封口后置于-18℃冰箱内2~3小时，取出便可使用。此溶液结冰后呈雪花状细小结晶体，质地松软，避免了因冰块过硬而使病人有不舒适感，病人易于接受并可避免因冰块锐角产生的划伤，因而适用于身体各部冷敷。10%盐水冰袋质地松软，不易损坏冰袋，冰袋内溶液不需每次更换，可反复使用。

（二）冰帽、冰槽

【操作目的】

头部降温能防治脑水肿，降低脑细胞的代谢，减少其耗氧量，提高脑细胞对缺氧的耐受性。

【告知病人】

1. 解释此次操作的目的、配合方法及所需时间。

2. 在操作过程中如有不适，立即告诉护士。

【操作准备】

1. **环境准备** 调整室温，关闭门窗，必要时可用隔帘或屏风遮挡。

2. **护士准备** 衣帽整洁，修剪指甲，洗手，戴口罩。

3. **用物准备** 冰帽或冰槽（化学冰帽、冰帽见图9-2）、帆布袋、冰、木槌、盆及冷水、勺、水桶、肛表、海绵垫、未脱脂棉球和凡士林纱布。

4. 病人准备　病人及家属知道使用冰帽的目的及注意事项。病人取舒适卧位，情绪稳定。

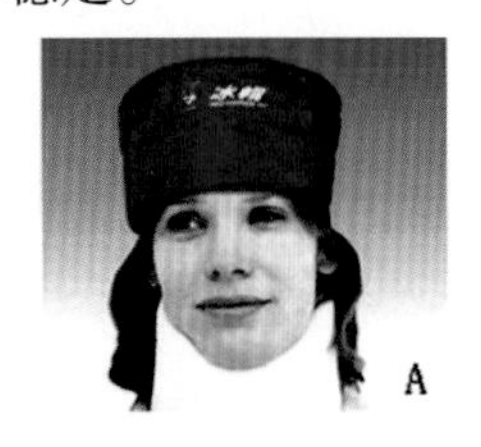

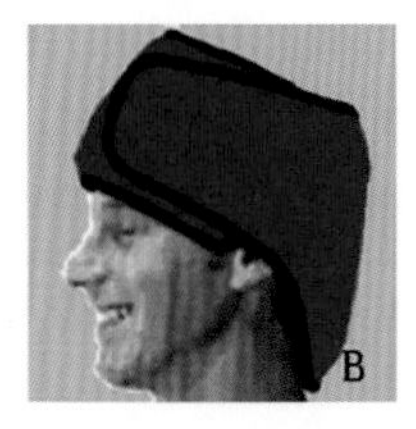

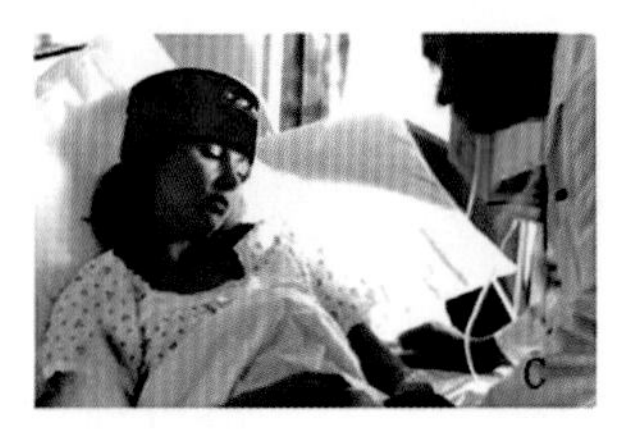

化学冰帽

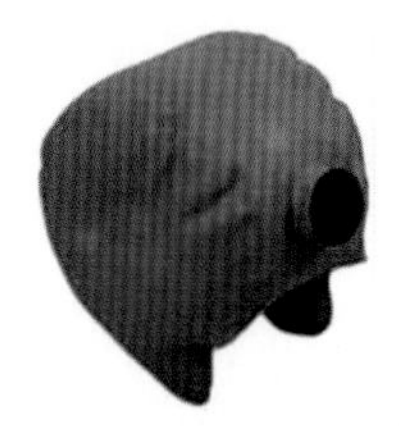

冰帽

图 9－2

【操作步骤】

见实践 2。

实践 2　冰帽、冰槽的使用法

操作步骤	要点说明
1. 准备工作	（1）护士衣帽整洁，洗手，戴口罩 （2）评估病人的年龄、意识状况、体温及心理反应、合作程度及局部皮肤状况 （3）备冰帽（槽）将冰装入帆布袋用木槌敲碎成小块，放入盆内用水冲去棱角，将小冰块装入冰帽（槽），擦干冰帽外水迹
2. 核对解释	携用物至病人床旁，核对病人，核对腕带并解释操作目的
3. 安置病人	病人取舒适体位
4. 戴冰帽	（1）将病人头部置于冰帽中，后颈部、双耳外面垫海绵垫，将排水管置于水桶中 （2）用冰槽者，双耳塞未脱脂棉球、双眼覆盖凡士林纱布
5. 整理嘱咐	（1）使用完毕，安置病人，将呼叫器置于易取处，交代注意事项，如有异常及时呼叫 （2）整理用物，冰帽处理同冰袋，将冰槽内水倒空以备用
6. 观察记录	（1）密切观察生命体征、局部皮肤情况、感觉及病情变化 （2）洗手，记录用冷部位、时间、效果、反应

【注意事项】

1. 注意观察病人头、面部皮肤变化，防止病人耳郭发生青紫、麻木及冻伤等现象。

2. 观察病人体温、心率变化，每 30 分钟测量生命体征一次，维持肛温在 33℃左右，不宜低于 30℃，以防发生心房、心室纤颤及房室传导阻滞等。

（三）冷湿敷

【操作目的】

降温、止痛、止血、消肿、消炎。

【告知病人】

1. 解释此次操作的目的、配合方法及所需时间。

2. 在操作过程中如有不适，立即告诉护士。

【操作准备】

1. 环境准备　调整室温，关闭门窗，必要时用隔帘或屏风遮挡。

2. 护士准备　衣帽整洁，修剪指甲，洗手，戴口罩。

3. 用物准备　治疗盘内放弯盘、纱布、敷布 2 块、24cm 镊子（卵圆钳）2 把、橡胶单、治疗巾、毛巾、凡士林和棉签；治疗盘外备盛放冰水的容器。有伤口者需另备换药用物。

4. 病人准备　病人及家属知道冷湿敷的目的及注意事项。病人取舒适卧位，情绪稳定。协助病人排便。

【操作步骤】

见实践 3。

实践 3　冷湿敷法

操作步骤	要点说明
1. 准备工作	（1）护士衣帽整洁，洗手，戴口罩 （2）评估病人的年龄、意识状况、病情、体温及治疗情况 （3）备冰帽（槽），将冰装入帆布袋，用木槌敲碎成小块，放入盆内用水冲去棱角，将小冰块装入冰帽（槽），擦干冰帽外水迹
2. 核对解释	携用物至病人床旁，核对病人，核对腕带并解释操作目的
3. 安置病人	病人取舒适体位
4. 冷敷局部	（1）在湿敷部位下垫橡胶单、治疗巾，湿敷部位涂凡士林后盖一层纱布 （2）将敷布浸泡在冰水中，用长钳将浸在水中的敷布拧至半干，抖开敷于患处，高热者敷于前额 （3）每 3～5 分钟更换一次敷布，一般冷敷时间为 15～20 分钟
5. 整理嘱咐	（1）敷毕，撤掉敷布，擦去凡士林，清理用物 （2）安置病人，将呼叫器置于易取处，交代注意事项，如有异常及时呼叫
6. 观察记录	（1）密切观察生命体征、局部皮肤变化及病人的反应 （2）洗手，记录冷敷部位、时间、效果、反应

【注意事项】

1. 敷布需浸透，拧至不滴水为宜。用冷过程中需及时更换敷布。

2. 注意观察局部皮肤变化及病人的全身反应。

3. 如冷敷部位为开放性伤口，应按无菌换药法处理伤口。

（四）乙醇擦浴（温水擦浴）

【操作目的】

为高热病人降温。

【告知病人】

1. 解释此次操作的目的、配合方法及所需时间。

2. 在操作过程中如有不适，立即告诉护士。

【操作准备】

1. 环境准备　调整室温，关闭门窗，必要时用隔帘或屏风遮挡。

2. 护士准备　衣帽整洁，修剪指甲，洗手，戴口罩。

3. 用物准备　治疗盘内放治疗碗：内盛25%～35%乙醇200～300ml（如为温水拭浴则为水，温度32℃～34℃），大毛巾、小毛巾各2块，热水袋及套，冰袋及套，干净衣裤和便器。

4. 病人准备　病人及家属知道乙醇擦浴的目的及注意事项。病人取舒适卧位，情绪稳定。病情允许，自行排便。

【操作步骤】

见实践4。

实践4　乙醇擦浴法

操作步骤	要点说明
1. 准备工作	（1）护士衣帽整洁，洗手，戴口罩 （2）评估病人的年龄、意识状况、病情、体温及治疗情况 （3）备冰袋、热水袋
2. 核对解释	携用物至病人床旁，核对病人，核对腕带并解释操作目的
3. 安置病人	病人取舒适体位，冰袋置于头部，以助降温，也可防止擦浴时因全身体表血管收缩造成头部充血而引起的头痛；将热水袋放于足底，使病人感觉舒适，并促进足底血管扩张，以利于散热
4. 擦拭过程	（1）方法：以离心方向擦拭，每个肢体及背部各擦3分钟 （2）顺序：双侧上肢（颈部外侧面—肩—上臂外侧—手背；侧胸—腋窝—上臂内侧—肘窝—前臂内侧—手心。同法擦拭对侧上肢） 背部（病人侧卧，从颈部向下擦拭背部、腰部）；及时穿衣后，再脱裤，以免受凉感冒 双侧下肢（髋部—大腿外侧—足背；腹股沟—大腿内侧—踝部；臀—大腿后侧—腘窝—足跟；同法擦拭另一侧下肢），及时穿裤，以免受凉
5. 整理嘱咐	（1）擦拭毕，取下热水袋，体温低于39℃时取下冰袋 （2）安置病人，将呼叫器置于易取处，交代注意事项，如有异常及时呼叫
6. 观察记录	（1）观察局部皮肤变化及病人的反应 （2）洗手，记录冷敷部位、时间、效果、反应

【注意事项】

1. 禁忌擦拭心前区、腹部、后颈部和足底以免引起不良反应。

2. 擦浴过程中注意观察病人反应，如出现面色苍白、寒战、呼吸异常时，应立即停止拭浴并通知医生。

3. 擦拭腋窝、肘窝、手掌、腹股沟和腘窝等血管丰富处时，稍用力并延长擦拭时间，以促进散热。

4. 整个擦浴过程不宜超过20分钟。

第三节 热疗法

一、热疗法的作用

1. 促进浅表炎症的消散和局限 热疗法可使局部血管扩张，血流速率加快，有利于组织中毒素的排出，并可改善血液循环，加快新陈代谢和增强白细胞的吞噬功能，因而在炎症早期用热疗法，可促进炎性渗出物吸收消散；炎症后期用热疗法，可促进白细胞释放蛋白溶解酶，溶解坏死组织，有助于坏死组织的清除与组织修复，使炎症局限。

2. 缓解疼痛 热疗法能降低痛觉神经的兴奋性，改善血液循环，减轻炎性水肿及组织缺氧，加速致痛物质（组胺等）的排出；又由于渗出物逐渐被吸收，从而解除对局部神经末梢的压迫；湿热能使肌肉、肌腱、韧带等组织松弛，可解除因肌肉痉挛、关节强直而引起的疼痛。临床上常用于腰肌劳损、胃肠痉挛、肾绞痛等病人。

3. 减轻深部组织的充血 热疗法可使局部皮肤血管扩张，血容量增加，循环血量重新分布，减轻深部组织的充血。

4. 保暖 热疗法可促进血液循环，维持体温相对恒定，使病人感到温暖舒适。常用于危重、小儿、老年及末梢循环不良病人的保暖。

二、热疗法禁忌证

1. 未明确诊断的急腹症 热疗法虽能减轻疼痛，但易掩盖病情真相，贻误诊断治疗，有引发腹膜炎的危险。

2. 面部危险三角区的感染 因该处血管丰富，面部静脉无静脉瓣，且与颅内海绵窦相通，热疗法可使血管扩张，血流量增多，导致细菌和毒素进入血液循环，促进炎症扩散，造成严重的颅内感染和败血症。

3. 软组织损伤或扭伤的初期（48 小时内） 热疗法可促进血液循环，加重皮下出血、肿胀和疼痛。

4. 各种脏器出血 热疗法可使局部血管扩张，增加脏器的血流量和血管通透性而加重出血。

5. 其他 心肝肾功能不全者、孕妇、皮肤湿疹、金属移植物部位、恶性病变部位等禁忌热疗法；急性炎症反应如牙龈炎、中耳炎、结膜炎等也不宜热疗法；感觉麻痹、感觉异常者慎用热疗法。

三、热疗方法

热疗的方法有干热法和湿热法两种。常用的干热法有热水袋法和红外线灯法；湿热法有热湿敷法、热水坐浴和温水浸泡法。

（一）热水袋的使用

【操作目的】

保暖、解痉和镇痛。

【告知病人】

1. 解释此次操作的目的、配合方法及所需时间。
2. 在操作过程中如有不适，立即告诉护士。

【操作准备】

1. 环境准备　调整室温，关闭门窗，必要时用隔帘或屏风遮挡。

2. 护士准备　衣帽整洁，修剪指甲，洗手，戴口罩。

3. 用物准备　热水袋、热水（60℃～70℃）、干毛巾、布套、水温计。

4. 病人准备　病人及家属知道使用热水袋的目的及注意事项。病人取舒适卧位，情绪稳定。

【操作步骤】

见实践5。

实践5　热水袋使用法

操作步骤	要点说明
1. 准备工作	（1）护士衣帽整洁，洗手，戴口罩 （2）评估病人的年龄、意识状况、体温及心理反应、合作程度及局部皮肤状况 （3）备热水袋　将热水袋放平，一手持热水袋袋口边沿，另一手持盛热水容器（图9－3），灌至热水袋容积的1/2～2/3满时，放平热水袋驱逐空气，擦干，倒提检查无漏水然后套上布套，系紧带子
2. 核对解释	携用物至病人床旁，核对病人，核对腕带并解释操作目的
3. 安置病人	病人取舒适体位
4. 放置水袋	（1）将热水袋放于所需部位 （2）意识不清、感觉迟钝病人使用时，热水袋外边再包一层大毛巾，以防烫伤 （3）热水袋降温后及时更换热水 （4）用于治疗，不超过30分钟；用于保暖，可持续使用
5. 整理嘱咐	（1）用毕，安置病人，将呼叫器置于易取处，交代注意事项，如有异常及时呼叫护士 （2）将热水倒净，倒挂晾干，充气夹紧袋口存放于阴凉处，布套送洗消毒
6. 观察记录	（1）密切观察生命体征、局部皮肤颜色、病人感觉及热水袋情况 （2）洗手，记录用热部位、时间、效果、反应

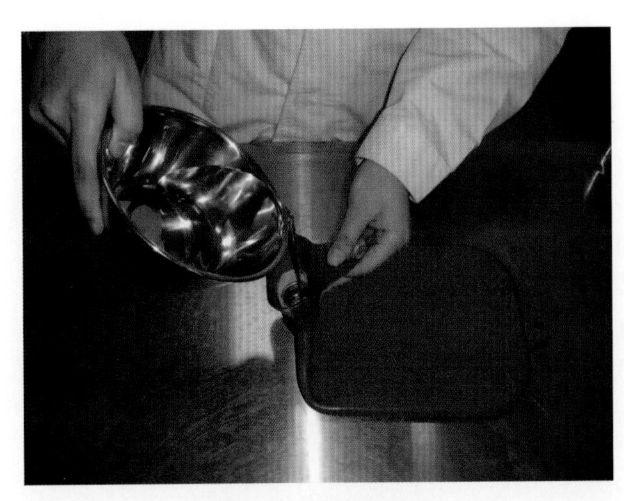

图9-3 灌热水袋法

【注意事项】

1. 对意识不清、老年人、婴幼儿、麻醉未清醒、末梢循环不良等病人，水温应调至50℃以内，热水袋套外再包一块大毛巾，避免与病人皮肤直接接触，防止烫伤。

2. 使用热水袋时应经常巡视，观察局部皮肤情况，如有疼痛、潮红，应立即停止使用，并在局部涂凡士林以保护皮肤。

3. 持续使用热水袋时，应严格交接班并及时更换热水。

（二）烤灯的使用

【操作目的】

保暖、解痉、镇痛，促进创面干燥、结痂和肉芽组织生长。

【告知病人】

1. 解释此次操作的目的、配合方法及所需时间。

2. 在操作过程中如有不适，立即告诉护士。

【操作准备】

1. 环境准备　调整室温，关闭门窗，必要时用隔帘或屏风遮挡。

2. 护士准备　衣帽整洁，修剪指甲，洗手，戴口罩。

3. 用物准备　红外线灯或各类频谱灯。

4. 病人准备　病人及家属知道使用烤灯的目的及注意事项。病人取舒适卧位，情绪稳定。协助病人排便。

【操作步骤】

见实践6。

实践6　烤灯的使用

操作步骤	要点说明
1. 准备工作	（1）护士衣帽整洁，洗手，戴口罩 （2）评估病人的年龄、意识状况、体温及心理反应、合作程度及局部皮肤状况 （3）根据需要选择不同功率的灯泡。胸、腹、腰、背部选用500W～1000W；手足部选用250W。
2. 核对解释	携用物至病人床旁，核对病人，核对腕带并解释操作目的
3. 安置病人	病人取舒适体位
4. 照射	（1）将烤灯对准患处，距离为30～50㎝。用手试温，调节灯距 （2）照射面、颈部及前胸部，用湿纱布遮盖眼睛或让病人戴墨镜 （3）照射时间为20～30分钟
5. 整理嘱咐	（1）照射结束后嘱咐病人休息15分钟后离开，整理床单位 （2）安置病人，将呼叫器置于易取处，交代注意事项，如有异常及时呼叫
6. 观察记录	（1）密切观察生命体征、局部皮肤颜色 （2）洗手，记录用热部位、时间、效果、反应

【注意事项】

1. 观察局部皮肤的反应。

2. 照射部位皮肤出现桃红色均匀红斑为合适剂量，若出现紫红色应立即停止照射，并涂凡士林保护皮肤。

（三）热湿敷

【操作目的】

消炎、消肿、解痉、止痛。

【告知病人】

1. 解释此次操作的目的、配合方法及所需时间。

2. 在操作过程中如有不适，立即告诉护士。

【操作准备】

1. 环境准备　调整室温，关闭门窗，必要时用隔帘或屏风遮挡。

2. 护士准备　衣帽整洁，修剪指甲，洗手，戴口罩。

3. 用物准备　治疗盘内放弯盘、纱布、敷布2块，24cm镊子2把、橡胶单、治疗巾、毛巾、凡士林和棉签；治疗盘外备热水（50℃～60℃）；有伤口者需另备无菌换药用物。热水袋备用。

4. 病人准备　病人及家属知道热湿敷的目的及注意事项。病人取舒适卧位，情绪稳定。协助病人排便。

【操作步骤】

见实践7。

实践7　热湿敷法

操作步骤	要点说明
1. 准备工作	（1）护士衣帽整洁，洗手，戴口罩 （2）评估病人的年龄、意识状况、病情、体温及治疗情况 （3）热水袋
2. 核对解释	携用物至病人床旁，核对病人，核对腕带并解释操作目的
3. 安置病人	病人取舒适体位
4. 热敷患处	（1）在热湿敷部位下垫橡胶单、治疗巾，湿敷部位涂凡士林后盖一层纱布 （2）将敷布浸泡在热水中，用长镊子将浸在水中的敷布拧至半干，抖开，在手腕内侧试温，以不烫手为宜，敷于患处，依次盖上塑料纸棉垫（图9-4） （3）每3~5分钟更换一次敷布，一般热湿敷时间为15~20分钟
5. 整理嘱咐	（1）敷毕，撤掉敷布，擦去凡士林，清理用物 （2）安置病人，将呼叫器置于易取处，交代注意事项，如有异常及时呼叫护士
6. 观察记录	（1）密切观察生命体征、局部皮肤变化及病人的反应 （2）洗手，记录热湿敷部位、时间、效果、反应

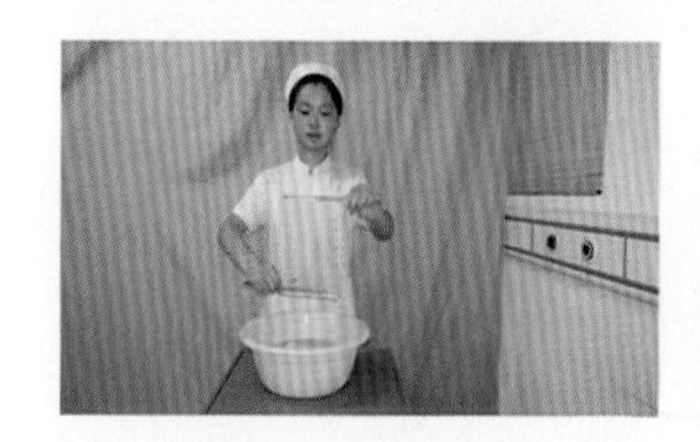
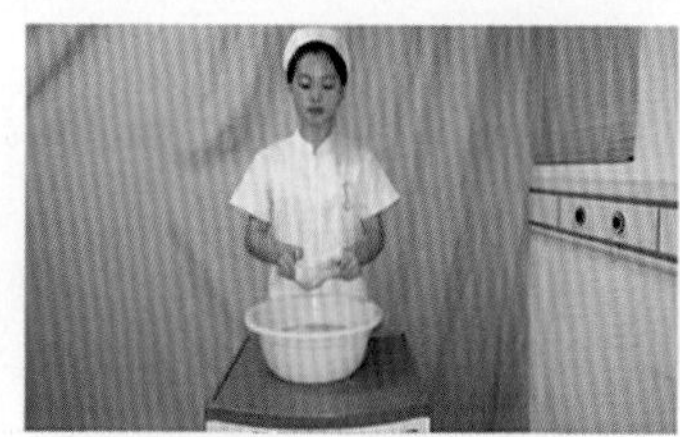
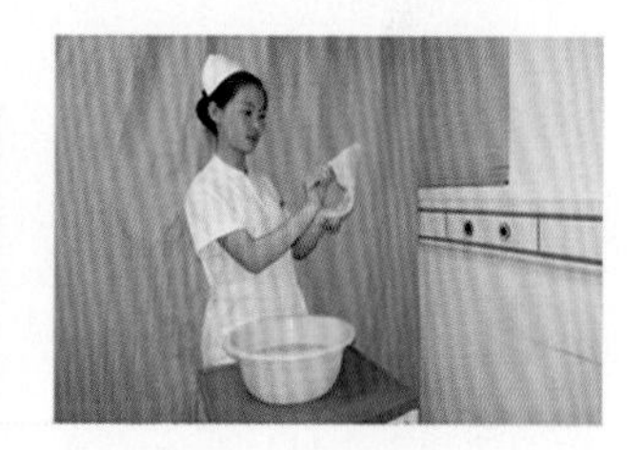

图9-4　拧热毛巾法

【注意事项】

1. 若是开放性伤口，所使用的敷垫、敷钳、凡士林及热水均应为无菌物品。
2. 热敷使局部皮肤血管扩张，故应注意保暖，避免受凉。

（四）热水坐浴

【操作目的】

减轻直肠、盆腔内脏器的充血，消除肛门、会阴部的充血、水肿、炎症和疼痛，使局部清洁舒适。

【告知病人】

1. 解释此次操作的目的、配合方法及所需时间。
2. 在操作过程中如有不适，立即告诉护士。

【操作准备】

1. **环境准备**　调整室温，关闭门窗，用隔帘或屏风遮挡。
2. **护士准备**　衣帽整洁，修剪指甲，洗手，戴口罩。
3. **用物准备**　消毒坐浴盆、坐浴椅（图9-5）、热水（40℃~45℃）、药物、无菌纱布、水温计、大毛巾。

4. 病人准备　病人及家属知道热水坐浴的目的及注意事项。协助病人排便，病人取舒适体位。

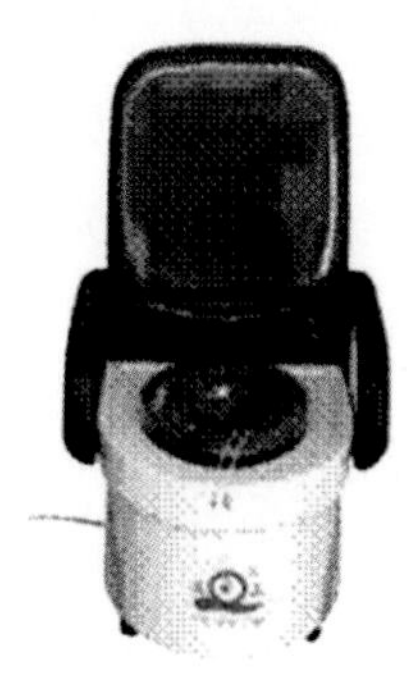

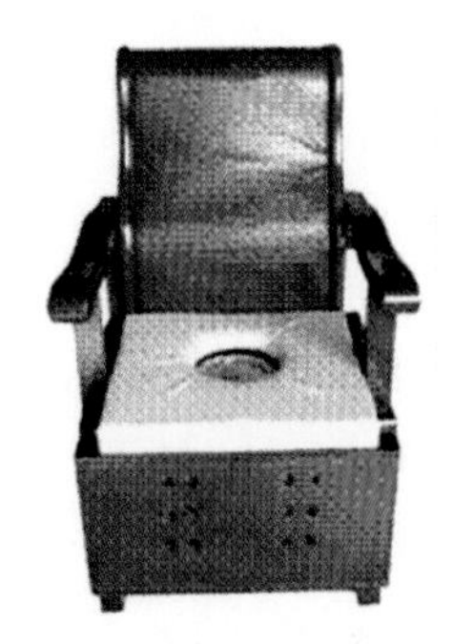

图 9－5　坐浴器

【操作步骤】

见实践 8。

实践 8　热水坐浴法

操作步骤	要点说明
1. 准备工作	（1）护士衣帽整洁，洗手，戴口罩 （2）评估病人的年龄、意识状况、病情、体温及治疗情况 （3）嘱病人排便、排尿
2. 核对解释	携用物至病人床旁，核对病人，核对腕带并解释操作目的
3. 安置病人	病人取舒适体位
4. 协助坐浴	（1）将坐浴盆放于坐浴椅上，热水倒于盆内 1/2 满 （2）根据医嘱配药。若为高锰酸钾溶液，其浓度为 1:5000 （3）嘱病人将裤子脱至膝盖处，慢慢坐入浴盆内，用大浴巾盖住大腿 （4）坐浴时间为 15～20 分钟，随时调节水温
5. 整理嘱咐	（1）坐浴毕，用纱布擦干臀部，协助穿裤、安置舒适卧位 （2）安置病人，将呼叫器置于易取处，交代注意事项，如有异常及时呼叫护士 （3）有伤口者按无菌换药法换药
6. 观察记录	（1）观察病人的反应 （2）洗手，记录坐浴时间、伤口情况及病人反应

【注意事项】

1. 经期、妊娠后期、产后不足 2 周、阴道出血、盆腔急性炎症等不宜坐浴。

2. 如会阴、肛门部位有伤口，应备无菌浴盆和溶液，坐浴后按无菌换药法处理伤口。

3. 坐浴过程中，随时观察病人面色、呼吸和脉搏，如诉头晕、乏力等，应立即停止坐浴。

（五）温水浸泡

【操作目的】

消炎、镇痛、清洁、消毒伤口等。用于手、足、前臂和小腿等部位感染的治疗。

【告知病人】

1. 解释此次操作的目的、配合方法及所需时间。
2. 在操作过程中如有不适，立即告诉护士。

【操作准备】

1. **环境准备**　调整室温，关闭门窗，必要时用隔帘或屏风遮挡。

2. **护士准备**　衣帽整洁，修剪指甲，洗手，戴口罩。

3. **用物准备**　浸泡盆（根据浸泡部位大小选择）、浸泡溶液（遵医嘱）、水温计、长镊子一把、纱布、毛巾。如有伤口，用物应为无菌物品。

4. **病人准备**　病人及家属知道温水浸泡的目的及注意事项。病人取舒适卧位，情绪稳定。若病情允许，嘱病人自行排便。

【操作步骤】

见实践9。

实践9　温水浸泡法

操作步骤	要点说明
1. 准备工作	（1）着装整洁，洗手 （2）溶液置于浸泡盆1/2满，水温一般调至40℃～45℃
2. 核对解释	携用物至病人床旁，核对病人，核对腕带并解释操作目的
3. 安置病人	病人取舒适卧位
4. 协助浸泡	（1）病人将肢体浸入盆中，必要时用长镊子夹取纱布反复清擦创面，使之清洁 （2）时间一般30分钟
5. 整理嘱咐	（1）浸泡毕，擦干肢体 （2）安置病人，将呼叫器置于易取处，交代注意事项，如有异常及时呼叫 （3）有伤口者按无菌换药法处理，整理床位
6. 观察记录	（1）观察局部皮肤变化、有无疼痛 （2）记录部位、时间、效果及反应

【注意事项】

1. 浸泡过程中应注意病人局部组织状况，如有发红、疼痛等反应要及时处理。如需添加热水，应先将肢体移出盆外，以免烫伤。

2. 浸泡的肢体有伤口时，按无菌换药技术处理。

第三篇 临床诊疗及抢救时的护理

第十章 生命体征的护理

知识要点

1. 掌握：生命体征的异常变化及护理。
2. 熟悉：体温、脉搏、呼吸、血压的概念及正常值。
3. 了解：观察生命体征的意义及其生理性变化。

体温、脉搏、呼吸和血压是机体生命活动的基础，也是衡量机体身心状况的可靠指标，是评价生命活动质量的重要依据，临床上统称为生命体征。生命体征受大脑皮质控制，接受自主神经的调节。正常人的生命体征在一定范围内相对稳定，相互之间有内在联系，而在病理情况下，生命体征会发生不同程度的变化。护士通过认真仔细地观察生命体征，采集相关的资料，可了解机体重要脏器的功能活动情况以及疾病的发生、发展与转归，为临床诊断、治疗提供参考，为制定护理计划提供依据。因此，准确地监测并及时记录生命体征是护士必须具备的临床护理技能之一。

案例

王叔叔，40岁，持续高热一周，体温持续在39.0℃～40.0℃，以“发热待查”于上午8时入院。入院时测T：40.1℃，P：118次/分，R：28次/分，BP：120/80mmHg。

病人神志清楚，精神差，面色潮红，食欲不振。

问题：王某的生命体征有哪些异常？应该如何护理？

第一节 体温

一、正常体温及生理性变化

体温是由3大营养物质氧化分解而产生。机体对体温的调节包括生理性调节和行为性调节。生理性调节是通过体温调节中枢来调节体温，体温调节中枢位于下丘脑。其前部为散热中枢，兴奋时表现为：①血管扩张，以增加皮肤表面的血流量，使热量经辐射方式散失；②增加出汗和加速呼吸，通过水分子蒸发达到散热的目的；③降低细胞代谢，以减少产热。④减少肌肉活动，以防止产热过多。上述因素共同作用可增加机体散热。其后部为产热中枢，兴奋时表现为：①血管收缩，以减少辐射散热；②交感神经兴奋，抑制汗腺活动以减少出汗；③通过交感神经刺激肾上腺髓质，使肾上腺素分泌增加，以提高组织代谢率；④寒战，使产热增加。上述因素共同作用增加机体产热。机体的体温通常维持在一个恒定的点称为体温调定点，一般为37℃左右。行为性体温调节是指机体在不同环境中变换姿势和行为而达到调节体温的目的，如增减衣服或机体活动量等。

通常所说的体温是指人体内部的温度，如心、肺、脑和腹腔脏器的温度，称为体核温度，它们相对稳定，即使环境温度变化体核温度也几乎保持不变，且较皮肤温度高。身体体表的温度是指皮肤的温度，可随环境温度和衣着情况而变化，且低于体核温度。细胞、组织和器官通常在36℃～38℃环境中进行正常活动，体温过高或过低都会影响各系统的正常功能。因代谢水平不同，各器官的温度略有差异，其中代谢旺盛的肝脏温度最高，脑其次。由于体核温度不易测量，所以临床上通常用腋窝温度、口腔温度、直肠温度来代替体温。

（一）正常体温

通常所说的正常体温不是一个具体的体温点，而是一个温度范围。临床上常通过测量腋下温度、口腔温度、直肠温度来代表体温，在3种测量方法中直肠温度最接近于人体内部的温度，但日常工作中采用口腔、腋下温度的测量更为方便、常见。正常成人不同部位体温平均值及正常范围见表10－1。

表10－1 健康成人不同部位体温平均值及正常范围

部位	平均温度	正常范围
腋温	36.5℃	36.0℃～37.0℃
口温	37.0℃	36.3℃～37.2℃
肛温	37.5℃	36.5℃～37.7℃

（二）生理性变化

体温可随年龄、性别、昼夜、运动、药物、情绪等因素变化而出现生理性波动，但此波动范围很小，一般不超过0.5℃～1.0℃。

1. 年龄　不同年龄由于基础代谢水平不同，体温略有差异。新生儿尤其是早产儿，因体温调节中枢功能不完善，皮肤汗腺发育又不完全，体温极易受环境温度的影响而变化。儿童由于新陈代谢旺盛，体温略高于成年人；老年人由于基础代谢率低，体温在正常范围的低值。

2. 性别　一般女性皮下脂肪较男性厚，所以女性体温会略高于同年龄段、体型相仿的男性，约高0.3℃，而且女性基础体温随月经周期而出现规律性变化。在经前期和妊娠早期，体温可轻度升高，排卵前体温较低，排卵日体温最低，波动幅度约0.2℃～0.4℃，这与体内孕激素水平周期性变化有关，孕激素有升高体温的作用。

3. 昼夜　正常人的体温在24小时内呈周期性变化，一般清晨2～6点时体温最低，午后2～8点时体温较高，但24小时内体温波动范围不超过1℃。这种昼夜有规律的波动，是由于人们长期的生活方式如活动、代谢、血液循环等相应的周期性变化所形成的，而长期从事夜间工作者，周期性波动则出现夜间体温升高，日间体温下降的情况。

4. 活动　人体活动时体温升高，这与肌肉活动时骨骼肌紧张并强烈收缩，代谢增强，产热增加有关。一般在户外活动者较在室内安居的人体温高。因此，临床上测量体温应在病人安静状态下进行，小儿测温时应防止哭闹和过度玩耍。

5. 药物　麻醉药物可抑制体温调节中枢或影响传入通路的活动使体温调节发生障碍，并能扩张血管，增加散热，降低机体对寒冷环境的耐受力。因此，对术中、术后病人要注意保暖。

6. 其他　情绪、进食、沐浴、环境温度等都会在一定程度上影响体温的变化。进食的冷热可暂时性影响口腔温度，进食后由于食物的特殊动力作用也会使体温升高，尤其是摄入大量蛋白质食物可增加食物在肝脏的氧化，使产热增加，体温升高。情绪激动可影响机体内分泌的调节和代谢率，导致体温升高。因此，在测量体温时应加以考虑，尽量排除这些因素对体温的影响。

二、异常体温的观察及护理

（一）体温过高

体温过高又称发热。是指机体在致热源的作用下，体温调节中枢的调定点上移或体温调节中枢功能障碍等原因，使产热增加而散热减少，导致体温超出正常范围。一般而言，当体温上升超过正常值的0.5℃或一昼夜体温波动在1℃以上即可称为发热。

发热的原因很多，根据致热源的来源和性质不同，分为感染性发热和非感染性发热两大类。以感染性发热较为多见，主要由病原体引起，包括细菌、病毒、立克次体、支原体、原虫、寄生虫等。非感染性发热由病原体以外的各种物质引起，如无菌坏死物质吸收引起的吸收热（大面积烧伤、内出血）、变态反应性发热（风湿热、药物热、输液反应）、体温调节中枢功能紊乱所致中枢性发热（中暑、脑外伤）。内分泌与代谢障碍所引起的发热（甲亢、失水）等。近年来，非感染性发热越来越引起人们的注意。

1. 发热程度的划分　以口腔温度为例，将发热分为低热、中度热、高热、超高热。

低热：37.3℃～38.0℃，常见于活动性肺结核、风湿热。

中度热：38.1℃～39.0℃，常见于急性感染。

高热：39.1℃～41.0℃，常见于急性感染。

超高热：41.0℃以上，常见于中暑。

机体最高的体温耐受值为40.6℃～41.4℃，体温达到43℃时很少能存活。直肠温度持续超过41℃时，可以引起永久性脑损伤。高热42℃以上持续2～4小时可引起休克及其他严重并发症。

2. 发热过程

（1）体温上升期　特点是产热大于散热。病人主要表现为：皮肤苍白、干燥无汗、畏寒、皮肤温度下降，有时伴有寒战、疲乏无力、肌肉酸痛。体温上升有骤升和渐升两种。若体温突然升高，在数小时内升至39.0℃～41.0℃或以上，称为骤升，常伴有寒战，如肺炎球菌肺炎、疟疾。体温在数小时内逐渐升高，在数日内达到高峰称为渐升，多不伴寒战，如伤寒。

（2）高热持续期　特点是产热和散热在较高水平上趋于平衡，体温维持在较高状态。病人表现为颜面潮红、口唇干燥、皮肤灼热、呼吸深而快、心率加快、头痛、头晕甚至惊厥、谵妄、昏迷、尿量减少、食欲不振、恶心、呕吐、腹胀、便秘等。

（3）退热期　特点是散热增加而产热趋于正常，体温逐步恢复至正常水平。主要表现：大量出汗、皮肤潮湿、皮肤温度降低。退热有骤退和渐退两种方式。骤退是指体温急速下降，在数小时内降至正常水平，由于大量出汗，体液大量丧失，年老体弱和心血管病人易出现血压下降、脉搏细速、四肢厥冷等虚脱或休克的现象，应严密观察和配合医生给予及时处理。渐退是指体温在数天内逐渐下降至正常水平，如伤寒、风湿热等。

3. 常见热型　将不同时间测得的体温绘制在体温单上连接成线，就构成了体温曲线，各种体温曲线的形态称为热型。不同的发热性疾病可表现出不同的热型，观察热型有助于对疾病的诊断，但需注意，由于目前抗生素的广泛使用或由于应用解热药、肾上腺皮质激素等，使热型变得不典型。常见的热型有以下几种（图10－1）。

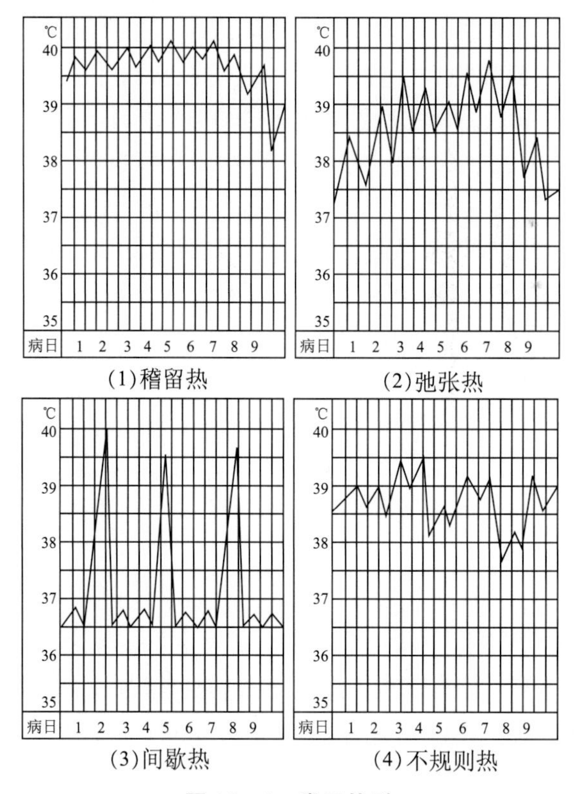

(1)稽留热 (2)弛张热

(3)间歇热 (4)不规则热

图 10－1 常见热型

（1）稽留热 体温持续在39.0℃～40.0℃，达数日或数周，24小时波动范围不超过1.0℃。多见于肺炎球菌肺炎、伤寒等。

（2）弛张热 体温在39.0℃以上，但波动幅度大，24小时内温差超过1.0℃，但最低体温仍高于正常水平。常见于败血症、风湿热等。

（3）间歇热 体温骤然升至39.0℃以上，持续数小时或更长时间，然后下降至正常或正常以下，经过一个间歇，又骤然升高，如此反复发作，即高热与正常体温交替出现。多见于疟疾等。

（4）不规则热 体温在24小时中变化不规则，持续时间不定。多见于流行性感冒、肿瘤发热等。

4. 护理措施

（1）降温 根据病情采用物理降温或药物降温的方法。若体温超过39.0℃，给予局部物理降温，如冰袋冷敷头部。体温超过39.5℃以上，给予乙醇拭浴、温水拭浴或大动脉处冷敷，以达到降温目的。根据医嘱给予药物降温时要注意药物剂量，防止退热时大量出汗发生虚脱或休克。实施降温措施30分后应测量体温并记录。

（2）观察 发热病人定时测量体温，一般每日测量4次，高热病人应每4小时测量体温一次，待体温恢复正常3天后，改为每日2次，同时注意观察病人的面色、脉搏、呼吸、血压及热型、伴随症状，如有异常及时与医生联系。还需注意观察采取降温措施后的效果，观察全身症状，记录病人的液体出入量。

（3）补充营养和水分　鼓励病人进食高热量、高蛋白、高维生素、低脂易消化的流质或半流质食物，少量多餐。鼓励病人多饮水，摄入量不低于2500～3000ml/天为宜，以补充高热消耗的大量水分，同时促进毒素和代谢产物的排出。对不能进食者，按医嘱进行静脉补液或鼻饲，以补充水分、电解质和营养物质。

（4）保持清洁与舒适，预防并发症　发热时由于唾液分泌减少，口腔黏膜干燥，抵抗力下降，有利于病原体的生长繁殖，易出现口腔感染。应在晨起、餐后、睡前协助病人刷牙漱口，必要时给予口腔护理，以保持口腔清洁，增进食欲，预防口腔感染。大量出汗时及时擦干汗液，更换潮湿的衣服和被单，保持皮肤清洁、干燥，防止着凉。高热而长期卧床的病人，应协助变换体位，防止压疮和坠积性肺炎等并发症。定时开窗通风，保持室内空气新鲜，温湿度适宜，防止呼吸道感染。

（5）休息　高热时病人摄入减少而消耗多，体质虚弱，休息可以减少能量的消耗，有利于机体康复。因此发热时应酌情减少活动，适当休息。高热者应绝对卧床休息，并提供适宜的休养环境。

（6）安全护理　高热病人有时会出现谵妄、躁动不安，应注意防止坠床、舌咬伤，必要时使用保护具以保证病人安全。

（7）心理护理　伴随发热的过程，不同时期病人会出现不同的心理反应，如焦虑、恐惧等，护士应经常巡视病人，及时准确地评估病人的心理状态，耐心解答病人提出的各种问题，尽量满足病人的需要，给予精神安慰。

（二）体温过低

是指体核温度过低，低于35.0℃以下称为体温过低，又称为体温不升。常见于早产儿和全身衰竭的危重病人。此外，长时间暴露在低温的环境中或在寒冷环境中大量饮酒，使机体散热过多，也可导致体温过低。体温调节中枢功能受损，如颅脑外伤、脊髓受损、药物中毒等也是引起体温过低的常见原因。

1. 临床分级　以口腔温度为例，体温过低可划分为以下几个阶段：

轻度：32.0℃～35.0℃

中度：30.0℃～32.0℃

重度：<30.0℃，瞳孔散大，对光反射消失

致死温度：23.0℃～25.0℃

2. 临床表现　皮肤苍白、口唇耳垂呈青紫色、四肢冰冷、心跳呼吸减慢、血压下降、尿量减少、感觉和反应迟钝、嗜睡，甚至昏迷。

3. 护理

（1）保暖　采取适当的保暖措施，首先应调节室温在24℃～26℃。其次可采取局部保暖措施，如加盖棉被、毛毯、电热毯，足部放置热水袋，添加衣服，给予热饮料等，以提高机体温度。新生儿可置于温箱中。

（2）观察　密切监测病人生命体征的变化，至少每小时测量体温一次，直至体温恢复到正常且稳定，同时注意脉搏、呼吸、血压的变化，做好抢救准备工作。

（3）去除病因 采取有效的治疗措施，去除引起体温过低的原因，使体温逐渐恢复至正常。

（4）健康教育 使病人了解体温过低的原因，配合护士做好护理工作，学会自我护理，避免体温过低的发生。

三、体温的测量

（一）体温计的种类和构造

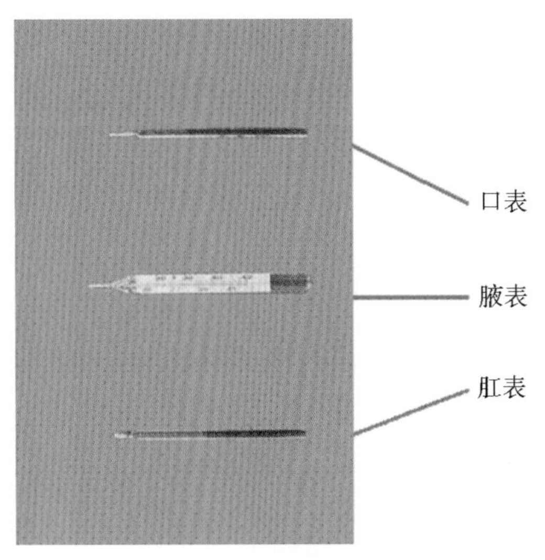

图 10－2 玻璃体温计的种类

1. 水银体温计 水银体温计又称玻璃体温计，为临床最常用的体温计。分为口表、肛表、腋表 3 种（图 10－2）。它是一种外标刻度的真空毛细玻璃管，口表和肛表的玻璃管呈三棱状，腋表的玻璃管呈扁平状。玻璃管末端的球部为贮汞槽，口表和腋表的贮汞槽较细长，有利于测温时扩大接触面。肛表的贮汞槽较粗短，可防止插入肛门时折断或损伤黏膜。当水银受热膨胀沿毛细玻璃管上行，上行高度与受热程度成正比。毛细玻璃管下端和贮汞槽之间有一凹陷处，可防止水银柱遇冷下降，以便正确检视温度。水银体温计的温度范围是 35℃～42℃，每一度之间分成 10 小格，每小格为 0.1℃，在 0.5℃和 1℃处用较粗的线标记，在 37℃刻度处用红线标记，以示醒目。

2. 电子体温计 采用电子感温探头来测量体温，测得的温度直接由数字显示器显示，具有测温准确且灵敏度高等特点。分集体用电子体温计和个人用电子体温计两种（图 10－3）。集体用电子体温计在测温时需将探头插入一次性塑料护套中，置于所测量的部位，单人单套使用，外套使用后即丢弃，可节省时间和工作量，也能防止交叉感染。个人用电子体温计形状如钢笔，操作简单，携带方便。

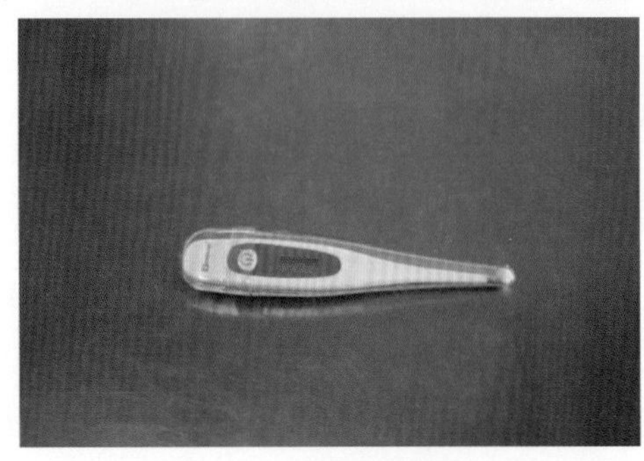
图 10－3 电子体温计

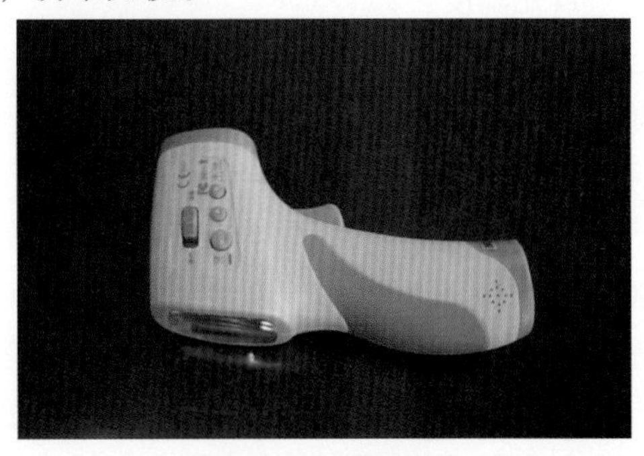
图 10－4 额温仪

3. 可弃式体温计 又叫化学点式体温计，为一次性使用体温计。其构造为一含有对热敏感的化学指示点薄片，受热时指示点的颜色会随温度而改变，当颜色点由白色变成墨绿或蓝色时即为所测温度。这种体温计保存于独立密封的包装内，直到使用前才拆开，测温时可咬住而不会有危险，大约需要60秒的时间来测量。

4. 额温仪 利用远红外线的感应功能，迅速测出人体体表温度，具有测温快（一般不超过1秒钟）、不相互接触、减少交叉传染的优点。特别是其能够避免外界环境气温影响，因此适合应用于各种环境下的人体体温检测，特别是人员聚集较多而又需快速测温时（图10-4）。

知识链接：新型测温工具

1. 感温胶片 为对温度敏感的胶片，可贴在前额或腹部，根据其颜色的改变而了解体温的变化，但不能显示具体的数值，只能用于判断体温是否在正常范围。适用于新生儿和幼儿。

2. 报警体温计 体温计的探头与报警器相连，当病人的体温超过一定限度时，它就会自动报警。一般用于危重病人。

3. 红外线耳温枪 用红外线技术原理，将耳温枪伸入耳道，轻按按钮，即可测温。适用于体弱卧床的老人、哭闹或睡眠中的孩子。

（二）体温计的检测与消毒

1. 体温计的检测 为保证测量准确，使用中的体温计（包括新使用的体温计）应定期进行检测以保证其准确性。方法：先将全部体温计的水银柱甩到35℃以下，于同一时间放入已测好的40℃的水中，3分钟后取出检视，如误差在0.2℃以上、水银柱自动下降、玻璃管有裂缝则不能使用。合格体温计用纱布擦干，放于清洁容器中备用。

2. 体温计的消毒 为防止交叉感染，体温计用后应进行消毒处理。常用的消毒液有75%乙醇溶液、1%过氧乙酸溶液、含氯消毒剂等。将用过的体温计浸泡于消毒液中，5分钟后取出，清水冲净、擦干，再放入另一消毒液容器中，浸泡30分钟取出，用冷开水冲洗擦干后，用离心机或手甩体温计，使汞柱甩至35℃以下，放于清洁容器内备用。口表、腋表、肛表应分别消毒存放。肛表使用后先用消毒纱布擦净，再按上述步骤单独进行消毒。

容器和离心机应每周高压蒸汽灭菌法消毒一次，门诊、急诊等用量大的部门每周消毒两次，消毒液每日更换。

（三）测量体温的方法

【操作目的】

1. 判断体温有无异常。
2. 动态监测体温变化，分析热型。

3. 为疾病的诊断、治疗、护理和预防提供依据。

【告知病人】

1. 告知病人测量体温的目的、配合方法及所需时间。

2. 在操作过程中如有不适，立即告诉护士。

【操作准备】

1. 护士准备　衣帽整洁，修剪指甲，洗手，戴口罩。

2. 用物准备　治疗盘内备消毒纱布缸、小带盖方盘（内置消毒体温计）、消毒液纱布缸、消毒镊子、弯盘、秒表、记录本和笔。如测肛温另备润滑油、棉签、卫生纸。

3. 环境准备　病室安静整洁，光线充足，必要时屏风遮挡。

4. 病人准备　取舒适体位，稳定情绪，测量前30分钟无剧烈运动、进食、洗浴、冷热敷和灌肠等影响体温的因素。

【操作步骤】

见实践1。

实践1　体温测量法

操作步骤	要点说明
1. 操作准备	清点体温计，检查水银柱是否在35℃以下
2. 确认解释	携用物至床旁，核对病人，解释测温目的及方法
3. 安置体位	测量口温、腋温视病情取舒适卧位。测肛温取侧卧位、俯卧位或屈膝仰卧位
4. 测量体温	选择测量体温的方法 （1）腋温测量法：擦干腋窝汗液，将体温计水银端放于腋窝深处紧贴皮肤，屈臂过胸，必要时护士协助托扶病人手臂，5～10分钟后取出 （2）口温测量法：口表水银端斜放于舌下热窝（舌系带两侧的舌下热窝），嘱病人紧闭口唇，勿用牙咬（图10－5），3分钟后取出 （3）肛温测量法：露出臀部，润滑体温计水银端，将体温计轻轻插入肛门3～4cm（婴儿1.25cm，幼儿2.5cm），婴儿可取仰卧位，操作者握住患儿双踝提起双腿，以暴露肛门。幼儿可由成人侧卧式怀抱，测量时间3分钟。取出体温计，消毒液纱布擦拭
5. 收体温计	取出体温计，用消毒液纱布擦净（口表、肛表取出后），检视度数（取肛表后，用卫生纸擦净肛门）
6. 消毒体计	体温计浸泡于消毒液中
7. 记录数值	先记录在记录本上，再绘制在体温单上
8. 整理病人	协助病人穿好衣、裤，取舒适体位，整理床单位
9. 处理用物	清理消毒用物

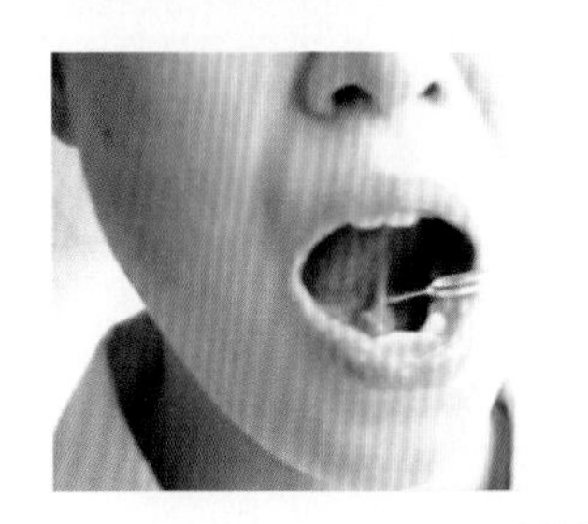
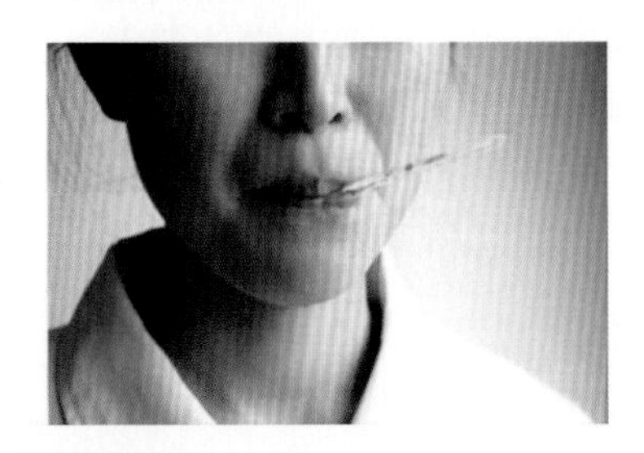

图10－5　口温测量法

【注意事项】

1. 测体温前后应清点体温计数量，并检查体温计有无破损。手甩体温计时要用腕部的力量，不可触及他物，防止撞碎。切忌把体温计放在热水中清洗，以免引起爆裂。

2. 精神异常、昏迷、婴幼儿、不合作者、口鼻手术或呼吸困难者，不可测口温。直肠或肛门手术、腹泻、心肌梗死病人，不宜测肛温。腋下有创伤、炎症、手术、出汗较多、肩关节受伤或极度消瘦夹不紧体温计者，不宜测腋温。

3. 进食、饮水、面颊部冷热敷、坐浴或灌肠者，应间隔30分钟后再测量体温。

4. 测口温时，如果病人不慎咬破体温计，应立即清除玻璃碎屑，以免损伤口腔、食管、胃肠黏膜。口服蛋清水、牛奶，以保护胃黏膜并延缓汞的吸收。病情允许者，可进食韭菜、芹菜等含膳食纤维丰富的食物，以促进汞的排泄。

5. 发现体温与病情不符，护士要查找原因并重新测量，必要时可测肛温或口温作对照。

6. 传染病人的体温计应固定使用，用后单独消毒，避免交叉感染。

第二节　脉搏

在每一个心动周期中，动脉内的压力随着心脏节律性收缩与舒张而发生周期性变化，这种周期性的压力变化可引起动脉管壁有节律的搏动，称为动脉脉搏，简称脉搏。正常情况下，脉率和心率是一致的，当脉率微弱不易测定时应测心率。

一、正常脉搏及生理性变化

1. 脉率　脉率是指每分钟脉搏搏动的次数。正常成人在安静状态下脉率为60～100次/分，脉率与呼吸的比例约为4:1。脉率可受多种因素影响而在一定范围内发生波动。

（1）年龄　一般新生儿、幼儿的脉率比成人稍快，随年龄增长而逐渐减慢，老年人较慢，平均55～60次/分，到高龄时又稍增快。各年龄组的平均脉率见表10－2。

表10－2　各年龄组的平均脉率

年龄组	平均脉率（次/分）	年龄组	平均脉率（次/分）
出生～1个月	120	8～10岁	90
1～11个月	120	14岁	80
1～2岁	116	20～40岁	70
4～6岁	100	80岁以上	75

（2）性别　女性比男性稍快，通常平均脉率相差5次/分。

（3）其他　运动、兴奋、恐惧、焦虑时可使脉率增快，休息、睡眠时脉率减慢，进食、饮浓茶及咖啡、使用兴奋剂可使脉率加快，应用镇静剂及洋地黄类药物等可使脉率减慢。

2. 脉律　脉律是指脉搏的节律性。它在一定程度上反映了心脏的功能。正常脉搏跳动均匀规则，间隔时间相等，但在正常小儿、青年和部分成年人中可出现吸气时增快，呼气时减慢的现象，称为窦性心律不齐，一般无临床意义。

3. 脉搏的强弱　是指血流冲击血管壁的力量强度大小。正常情况下脉搏强弱相同，脉搏的强弱取决于动脉的充盈程度和周围血管阻力，即与心搏量和脉压的大小有关。

4. 动脉壁的情况　正常动脉管壁柔软、光滑、有弹性。

二、异常脉搏观察及护理

（一）异常脉搏的观察

1. 脉率异常

（1）速脉　指在安静状态下成人脉率大于100次/分，又称心动过速。常见于甲状腺功能亢进、发热、心力衰竭、血容量不足等。一般体温每升高1℃，成人脉率每分钟约增加10次，儿童则每分钟增加15次。

（2）缓脉　指成人在安静状态下脉率低于60次/分，又称心动过缓。常见于颅内压增高（由于颅内压升高反射性地引起心脏减少排血量而导致脉率降低）、甲状腺功能减退（由于代谢率降低而导致脉率下降）、房室传导阻滞（由于传导受阻而导致脉率降低）等。

2. 节律异常

（1）间歇脉　指在一系列正常均匀的脉搏中出现一次提前而较弱的搏动，其后有一较正常延长的间歇（代偿性间歇），称间歇脉，亦称过早搏动。如每隔一个或两个正常搏动后出现一次期前收缩，前者称二联律，后者称三联律。常见于各种器质性心脏病、洋地黄中毒等病人，正常人在过度疲劳、精神兴奋、体位改变时偶尔也可出现间歇脉。

（2）绌脉　在同一单位时间内脉率少于心率，称为绌脉或脉搏短绌。特点是心律完全不规则，心率快慢不一，心音强弱不等。主要是由于心肌收缩力强弱不等，有些心输出量少的搏动可产生心音，但不能引起周围血管的搏动，故每分钟的脉率少于心率。见于心房纤维颤动的病人。绌脉越多，心律失常越严重。

3. 强弱异常

（1）洪脉　当心输出量增加，外周动脉阻力较小，动脉充盈度和脉压较大时，脉搏强大有力，称洪脉。可见于高热、甲状腺功能亢进、主动脉瓣关闭不全等病人。

（2）细脉　当心输出量减少，周围动脉阻力较大，动脉充盈度降低时，脉搏细弱无力，扪之如细丝，称细脉。常见于大出血、休克、心功能不全、主动脉瓣狭窄等病人。

（3）交替脉　指节律正常而强弱交替出现的脉搏。主要由于心室收缩强弱交替出现而引起，是左心室衰竭的重要体征。多见于高血压心脏病、冠心病及主动脉瓣关闭不全等。

（4）奇脉　在平静吸气时，脉搏明显减弱或消失，称为奇脉。常见于缩窄性心包炎、心包积液等，是心包填塞的重要体征之一。产生机理：主要与左心室每搏输出量的变化有关。心包填塞时，吸气时胸腔负压增大使肺循环血容量增加，但因心脏舒张受限，体循环向右心室的回流量不能相应增加，使肺循环流入左心的血量减少，左心室搏出量则减少，所以脉搏变弱甚至不能触及。

（5）水冲脉　脉搏骤起骤落，急促而有力，如潮水涨落样称水冲脉。主要由于收缩压偏高，舒张压偏低，使脉压增大所致。多见于甲状腺功能亢进、主动脉瓣关闭不全、动脉导管未闭、严重贫血等。触诊时，如将病人手臂抬高过头并紧握其手腕内侧，就可感到急促而有力的冲动。

4. 动脉壁异常　主要与动脉管壁的弹性纤维减少、胶原纤维增多有关。早期动脉硬化表现为动脉壁变硬、弹性下降、呈条索状，严重时动脉壁有钙质沉着、动脉出现迂曲或结节。

（二）异常脉搏的护理

1. 休息与活动　根据病情指导病人合理安排休息与活动，必要时增加卧床休息时间，减少心肌耗氧量。

2. 观察病情　观察病人脉搏的节律、强弱，以及动脉壁的弹性等方面，并观察病人的相关症状。

3. 吸氧　根据病情实施氧疗。

4. 备齐急救物品　准备各种急救物品及药物，抢救仪器处于良好的备用状态。

5. 健康教育　告知病人及家属异常脉搏监测的相关知识，认识脉搏监测的重要性，学会自我护理。指导病人合理饮食，戒烟戒酒。

三、脉搏的测量

（一）脉搏的测量部位

身体浅表及靠近骨骼的大动脉都可作为测量脉搏的部位，如：颞动脉、颈动脉、肱动脉、桡动脉、股动脉、腘动脉、足背动脉、胫后动脉等。临床上最常选择的诊脉部位是桡动脉。

（二）脉搏的测量方法

【操作目的】

1. 判断脉搏有无异常。
2. 监测脉搏的变化，间接了解心脏的功能状态。
3. 协助诊断，为疾病的治疗、护理、康复和预防提供依据。

【告知病人】

向病人解释测量脉搏的目的、配合要点及注意事项。

【操作准备】

1. 护士准备　着装整洁，修剪指甲，洗手，戴口罩。

2. 用物准备　有秒针的表、记录本、笔，必要时备听诊器。

3. 环境准备　病室安静整洁，光线充足。

4. 病人准备　测脉搏前 30 分钟内，病人无剧烈运动，体位舒适，情绪稳定。

【操作步骤】

见实践 2。

实践 2　脉搏测量法

操作步骤	要点说明
1. 备物解释	携用物至床旁，确认病人，核对腕带，解释操作目的，以取得病人合作
2. 安置体位	病人取坐位或卧位，手臂置于舒适位，腕部伸展，嘱病人放松
3. 测量脉搏	护士以食指、中指、无名指的指端放于桡动脉表面，压力大小适中，以能清楚触及脉搏为度（图 10－6）
4. 正确计数	一般情况下测 30 秒，所测数值乘以 2，即每分钟的脉率
5. 异常脉搏	（1）异常脉搏、危重病人测 1 分钟 （2）脉搏短绌时，应由两名护士同时测量，一人听心率，另一人测脉率，两人同时开始，由听心率者发出“起”、“停”口令，测 1 分钟（图 10－7） （3）如病人脉搏细弱而触摸不清时，可用听诊器测心率 1 分钟
6. 记录数值	数值先记录在记录本上，再绘制在体温单上。脉率：次/分；脉搏短绌：心率/脉率/分，如每分钟心率为 100 次，脉率为 76 次则写成 100/76 次/分
7. 整理病人	协助病人取舒适体位，整理床单位
8. 处理用物	清理用物，归还原位

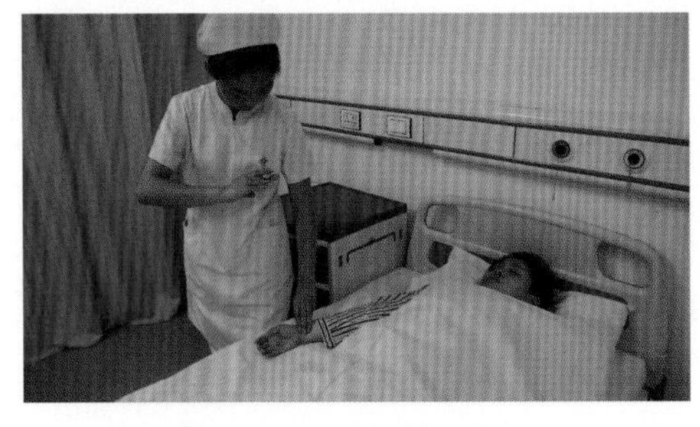

图 10－6　脉搏的测量法

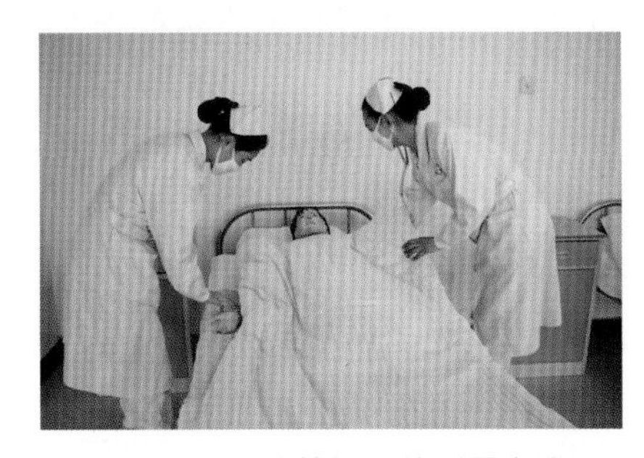

图 10－7　脉搏短绌的测量方法

【注意事项】

1. 选择合适的测量部位，浅表、靠近骨骼的大动脉均可作为测量脉搏的部位，如桡动脉、颞动脉、颈动脉、肱动脉、股动脉、腘动脉、足背动脉和胫骨后动脉等。

2. 不可用拇指诊脉，因拇指动脉搏动较强，易与病人的脉搏相混淆。

3. 测脉搏前如病人有剧烈运动、紧张、恐惧、哭闹等活动，应休息 20～30 分钟后再测。

4. 为偏瘫或肢体有损伤病人测脉搏时，应选择健侧肢体。

5. 测脉率时，应同时注意脉搏的节律、强弱、动脉壁弹性、紧张度等，发现异常及时报告医生并详细记录。

第三节　呼吸

一、正常呼吸及生理性变化

呼吸是指机体在新陈代谢过程中，不断地从外界环境中摄取氧气并把自身产生的二氧化碳排出体外的过程，即机体与环境之间的气体交换。护士及时准确地测量呼吸，可以了解病人呼吸系统功能状况，以满足病人的生理需要。

（一）正常呼吸

正常成人的呼吸运动是均匀、无声、不费力的，并在一定程度上受意识控制。静息状态下呼吸频率为16～20次/分，呼吸与脉搏的比例为1∶4，男性及儿童以腹式呼吸为主，女性以胸式呼吸为主。

（二）生理性变化

呼吸运动受多种生理因素的影响，在一定范围内波动。

1. 年龄　年龄越小，呼吸频率越快。如新生儿的呼吸约为44次/分。

2. 性别　女性的呼吸比同年龄的男性稍快。

3. 活动　剧烈运动可使呼吸加深加快，休息和睡眠时呼吸减慢。

4. 情绪　强烈的情绪变化，如紧张、恐惧、愤怒、悲伤等刺激呼吸中枢，可使呼吸加快或屏气。

5. 血压　血压大幅度变动时，可以反射性地影响呼吸。血压升高，呼吸减慢变弱；血压降低，呼吸加快加深。

6. 其他　如环境温度升高可使呼吸加深加快，气压变化也会影响呼吸。如在高山或飞机的高空低氧环境时，空气中吸入的氧气不足以维持机体的耗氧量，会出现代偿性的呼吸加深加快。

二、异常呼吸的观察及护理

（一）异常呼吸的观察

1. 频率异常

（1）呼吸过速　呼吸频率超过24次/分，但节律仍规整，称为呼吸过速，也称气促（图10-8）。见于发热、疼痛、甲状腺功能亢进等。通常体温每升高1°C，呼吸频率增加3～4次/分。

（2）呼吸过缓　指呼吸频率低于10次/分，但节律规整（图10-8）。常见于颅内压增高、麻醉剂过量和巴比妥类药物中毒等。

2. 深浅异常

（1）深度呼吸　又称库斯氏莫呼吸，是一种深长而规则的大呼吸，以排出较多的二氧化碳调节酸碱平衡，可伴有鼾音（图10－8）。见于糖尿病酮症酸中毒、尿毒症等引起代谢性酸中毒的病人。

（2）浅快呼吸　指浅表而不规则的呼吸，有时呈叹息样。常见于呼吸肌麻痹、肋骨骨折，严重腹胀、腹水者，也见于濒死的病人。

3. 节律异常

（1）潮式呼吸　又称陈－施氏呼吸，指呼吸由浅慢逐渐变为深快，然后再由深快转为浅慢，随之出现一段时间的呼吸暂停（可持续5～30秒）后，又开始重复以上过程的周期性变化，周而复始，其形态如潮水起伏（图10－8）。潮式呼吸的周期可长达30秒至2分钟，是呼吸中枢兴奋性减弱或高度缺氧的表现，多见于中枢神经系统疾病，如脑炎、脑膜炎、颅内压增高及巴比妥药物中毒等。产生机理是当缺氧严重、二氧化碳积聚到一定程度，刺激呼吸中枢，呼吸加强，当积聚的二氧化碳呼出后，呼吸中枢失去有效的兴奋，呼吸减弱继而暂停，如此反复交替，从而形成了周期性变化。

（2）间断呼吸　又称毕奥氏呼吸。表现为有规律地呼吸几次后，突然停止，间隔一段时间后又开始呼吸，如此反复交替（图10－8）。即呼吸和呼吸暂停交替出现，是呼吸中枢兴奋性显著降低的表现。见于颅内病变或呼吸中枢衰竭的病人。其产生机制同潮式呼吸，但比潮式呼吸更为严重，预后更为不良，常在呼吸完全停止前发生。

（3）抑制性呼吸　指由于胸部发生剧烈疼痛导致吸气突然中断，呼吸运动继而短暂地受到抑制。病人表情痛苦，呼吸较正常浅而快。常见于急性胸膜炎、胸膜恶性肿瘤、肋骨骨折及胸部严重外伤等。

（4）叹息样呼吸　指在一段正常呼吸节律中插入一次深大呼吸，并常伴有叹息声。多为功能性改变，常见于神经衰弱、精神紧张或抑郁症等。反复出现则是临终前的表现。

4. 声音异常

（1）蝉鸣样呼吸　即吸气时产生一种高调似蝉鸣样的声音，多由于声带附近受压，使空气吸入发生困难所致。常见于喉头水肿，异物、痉挛等。

（2）鼾声呼吸　即呼吸时发出一种粗大的鼾声。由于气管或支气管内有较多的分泌物积聚所致。多见于昏迷病人，也可见于睡眠呼吸暂停综合征病人。

知识链接：睡眠呼吸暂停综合征

睡眠呼吸暂停综合征是指每晚7小时睡眠中，呼吸暂停（每次持续时间≥10S）反复发作30次以上，或睡眠呼吸紊乱指数超过5次/小时以上，属于一种具有潜在危险性疾病。中国30岁以上的人群中有4%的人患睡眠呼吸暂停综合征。

图 10－8　正常呼吸与异常呼吸

呼吸类型	呼吸形态	特点
正常呼吸	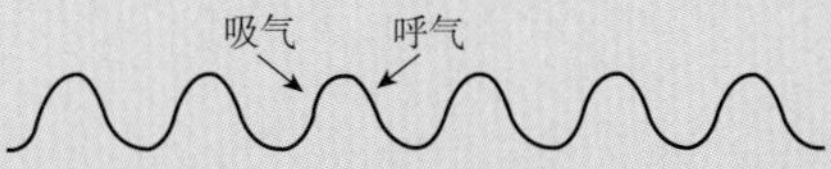 吸气　呼气	规则、平稳
呼吸过缓	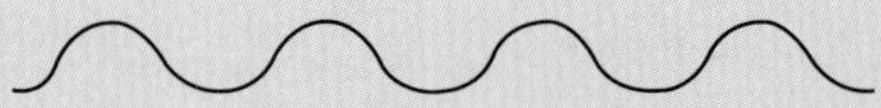	规则、缓慢
呼吸过速	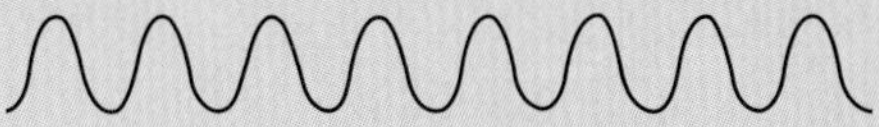	规则、快速
深度呼吸	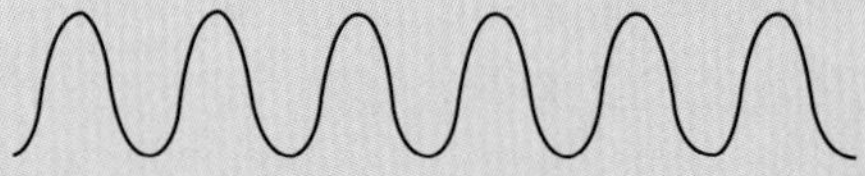	深而大
潮式呼吸	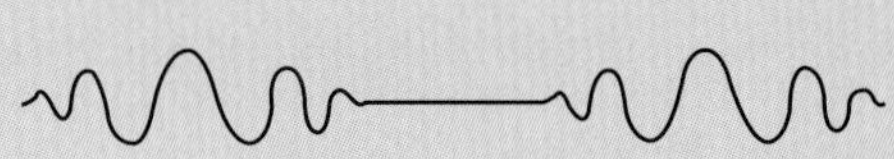	潮大般起伏
间断呼吸	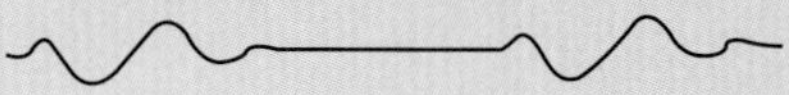	呼吸与呼吸暂停交规出现

5. 形态异常

（1）胸式呼吸减弱，腹式呼吸增强　正常女性以胸式呼吸为主。由于肺、胸膜或胸壁的疾病，如肺炎、胸膜炎、肋骨骨折、肋间神经痛等产生剧烈的疼痛，使胸式呼吸减弱，腹式呼吸增强。

（2）腹式呼吸减弱，胸式呼吸增强　正常男性及儿童以腹式呼吸为主。如腹膜炎、大量腹水、肝脾极度肿大、腹腔内巨大肿瘤等使膈肌下降受限，引起腹式呼吸减弱，胸式呼吸增强。

6. 呼吸困难　呼吸困难是指呼吸频率、节律和深浅度的异常，病人主观上感到空气不足，客观上表现为呼吸费力，可出现鼻翼扇动、端坐呼吸、辅助呼吸机参与呼吸活动及末梢发绀等。主要原因是由于气体交换不足、机体缺氧所致。临床上可分为：

（1）吸气性呼吸困难　病人表现为吸气显著困难，吸气时间延长，伴有明显的三凹征（即吸气时胸骨上窝、锁骨上窝、肋间隙凹陷）。由于上呼吸道部分梗阻，气流进入肺部不畅，吸气时呼吸肌收缩，肺内负压增高所致。多见于喉头水肿、气管异物等气管阻塞的病人。

（2）呼气性呼吸困难　病人表现为呼气费力，呼气时间延长。是由于下呼吸道部分梗阻，气流呼出不畅所致。常见于支气管哮喘、阻塞性肺气肿等。

（3）混合型呼吸困难　病人表现为吸气、呼气均感费力、呼吸频率增快、表浅，常伴有呼吸音的异常。由于广泛性肺部病变使呼吸面积减少，影响换气功能所致。多见于重症肺炎、广泛性肺纤维化、大面积肺不张、大量胸腔积液和肺结核等。

（二）异常呼吸的护理

1. 监测呼吸　观察呼吸频率、节律的变化，有无咳嗽、咳痰、咯血、发绀、呼吸困难及其他伴随症状。

2. 保持呼吸道通畅　及时清除呼吸道分泌物，指导病人有效咳嗽，痰多者进行体位引流，痰液黏稠时可给予雾化吸入以稀释痰液，必要时采取机械吸痰等措施，保持呼吸道通畅。

3. 休息与活动　根据病情采取适当卧位，减少活动。当咳嗽剧烈、频繁时需卧床休息，病情好转后可适当增加活动，以不感觉疲劳为度。

4. 饮食　选择营养丰富、易于咀嚼和吞咽的食物，如果病情许可，给予充足的水分及热量，并适当增加蛋白质与维生素，进餐不宜过饱，避免食用产气食物，以免膈肌上抬，影响呼吸。

5. 创造舒适环境　调节室内温湿度，保持空气清新、湿润，以减少呼吸道不适感。环境要保持舒适、安静、整洁，以利于病人休息，减少耗氧量。

6. 协助治疗　根据医嘱用药，给予氧气吸入，必要时使用呼吸机，提高动脉血中的氧含量，有效进行气体交换，改善呼吸困难。

7. 心理护理　细心安慰和呵护病人，消除紧张、恐惧心理，使病人情绪稳定，主动配合治疗和护理。

8. 健康教育　指导病人和家属认识呼吸监测的意义，并能够正确测量呼吸及自我护理。讲解保持呼吸道通畅的重要性及方法，指导病人学会有效咳嗽。戒烟限酒养成良好的生活方式。教会病人呼吸训练方法，如腹式呼吸、缩唇呼吸（闭嘴，经鼻慢而深的吸气，然后通过缩唇，缓慢呼气，吸气时间与呼气时间比约为1∶2）等。

三、呼吸的测量

【操作目的】

1. 判断呼吸有无异常。
2. 监测呼吸变化，间接了解呼吸系统功能状态。
3. 协助诊断，为疾病的治疗、护理、康复和预防提供依据。

【告知病人】

向病人解释监测呼吸的目的及注意事项，取得病人理解和合作。

【操作准备】

1. 护士准备　衣帽整洁，修剪指甲，洗手，戴口罩

2. 用物准备　有秒针的表、记录本和笔，必要时准备少许棉花。

3. 环境准备　病室安静、整洁，光线充足。

4. 病人准备　病人取舒适体位，情绪稳定，保持自然呼吸状态。操作前20～30分钟无剧烈运动、情绪激动等影响呼吸的因素。

【操作步骤】

见实践3。

实践3　呼吸测量法

操作步骤	要点说明
1. 备物解释	携用物至床旁，核对病人，解释操作目的，以取得病人合作
2. 安置体位	根据病情取合适体位
3. 测量呼吸	（1）测量脉搏后，护士继续保持诊脉手势，以分散病人注意力 观察病人胸部或腹部的起伏，一起一伏为一次呼吸 （2）正常情况下测30秒，所测数值乘以2，即每分钟的呼吸频率 （3）呼吸不规则的病人和婴儿应测1分钟 （4）呼吸微弱不易观察的病人，用少许棉花置于病人鼻孔前，观察棉花被吹动的次数，记数1分钟
4. 记录数值	先记录在记录本上，再绘制在体温单上
5. 整理病人	呼吸值：次/分 协助病人取舒适体位，整理床单位
6. 处理用物	清理用物归还原位

【注意事项】

1. 测呼吸时病人应情绪稳定，如有剧烈运动、情绪激动等，应休息30分钟后再测量。

2. 由于呼吸受意识控制，因此，测量呼吸时应转移病人注意力，使其处于自然呼吸状态，以保证测量的准确性。

3. 呼吸不规则或婴儿应测1分钟。幼儿应先测量呼吸再测体温，以免测体温时因幼儿哭闹不配合而影响呼吸的测量。

4. 测量呼吸频率的同时应观察呼吸的节律、深浅度、有无异常声音及其他异常情况，整体评估病人的呼吸状况。

5. 讲解呼吸监测的重要性，指导病人及家属能够正确测量呼吸并识别呼吸的异常情况。

第四节　血压

血压是血液在血管内流动时对血管壁的侧压力，一般所说的血压是指体循环的动脉血压。机体内各种不同的血管，其血压不同，动脉血压最高，其次为毛细血管压，静脉血压最低。血压随着心室的收缩和舒张而发生规律性的变化，当心脏收缩时，血液射入主动脉，动脉管壁所受压力的最高值称为收缩压。当心脏舒张时，动脉管壁弹性回缩，此时动脉管壁所受的压力称为舒张压。收缩压与舒张压之差称为脉压。在一个心动周期中，动脉血压的平均值称为平均动脉压，在数值上等于舒张压加1/3脉压或1/3收缩压加2/3舒张压。

一、正常血压及生理性变化

（一）正常血压

临床上测量血压，一般以肱动脉为标准。正常成人安静状态下的血压较稳定，其范围为收缩压 90～139mmHg（12～18.5kPa），舒张压 60～89mmHg（8～11.8kPa），脉压 30～40mmHg（4～5.3kPa），平均动脉压 100mmHg（13.3kPa）左右。血压的计量单位有两种：kPa 和 mmHg，两者之间的换算公式：

$$1mmHg = 0.133kPa \quad 1kPa = 7.5mmHg$$

（二）生理变化

正常人血压相对稳定，但可因各种因素的影响而有所改变，一般以收缩压的改变为主。

1. 年龄　血压随年龄的增长而逐渐增高，但收缩压的升高比舒张压的升高更为显著。

2. 性别　青春期前的男女之间血压差异较小，女性在更年期前，血压低于男性，更年期后无明显差别。

3. 昼夜和睡眠　通常清晨血压最低，然后逐渐升高，至傍晚血压最高。睡眠不佳或过度劳累时血压可稍升高。

4. 环境温度　寒冷环境中末梢血管收缩，血压略升高。高温环境下，皮肤血管扩张，血压可略下降。

5. 体位改变　不同的体位，机体的血压略有差异。立位血压高于坐位血压，坐位血压高于卧位血压，此种情况与重力引起的代偿机制有关。但长期卧床或使用某些降压药物的病人，若由卧位改为立位时，可出现头晕、心慌、血压下降等直立性低血压的表现。

6. 测量部位　一般右上肢血压高于左上肢 5～10mmHg（0.65～1.33kPa），其原因与左右肱动脉的解剖位置有关，右侧肱动脉来自主动脉弓的第一大分支无名动脉，而左侧肱动脉来自主动脉弓的第三大分支左锁骨下动脉，由于右侧肱动脉较左侧肱动脉粗、血流量相对大，右侧血压比左侧略高。下肢血压比上肢高 20～40mmHg（2.67～5.33kPa），其原因与股动脉的管径较肱动脉粗、血流量大有关。左右下肢的血压基本一致。

7. 其他　情绪激动、紧张、恐惧、兴奋及疼痛等精神状态的改变，可引起交感神经兴奋，使收缩压升高，舒张压一般无明显变化。剧烈运动、吸烟、饮酒、摄盐过多、应用药物等会影响血压值。

二、异常血压观察及护理

（一）异常血压的观察

正常人的血压保持相对恒定状态，波动范围较小。血压超过了正常范围，即为异常血压。包括高血压、低血压和脉压异常。

1. 高血压　目前我国采用2010年修订版《中国高血压防治指南》的血压分类和标准，即按照正常血压、正常高值和高血压进行血压水平分类（表10-3）。高血压定义为：成人收缩压≥140mmHg和（或）舒张压≥90mmHg。根据血压升高水平，进一步将高血压分为1、2、3级。以上标准适用于任何年龄的成人，儿童则采用不同年龄组血压值的95%位数，通常低于成人水平。

2. 低血压　在正常状态下，成人血压低于90/60～50mmHg（12/8～6.65kPa），称为低血压。当血压低于正常范围时，常伴有明显的血容量不足的表现，如心悸、头晕、脉搏细速等。多见于大量失血、急性心力衰竭及休克等病人。

3. 脉压异常

（1）脉压增大　脉压超过40mmHg称脉压增大。见于主动脉硬化、主动脉瓣关闭不全、动静脉瘘、甲状腺功能亢进等。

（2）脉压减小　脉压低于30mmHg称脉压减小。见于心包积液、缩窄性心包炎、末梢循环衰竭等。

表10-3　血压水平分类和定义（中国，2010）

分级	收缩压（mmHg）		舒张压（mmHg）
正常血压	<120	和	<80
正常高值	120～139	和/或	80～89
高血压	≧140	和/或	≧90
1级高血压（轻度）	140～159	和/或	90～99
2级高血压（中度）	160～179	和/或	100～109
3级高血压（重度）	≧180	和/或	≧110
单纯收缩性高血压	≧140	和	<90

当收缩压和舒张压分属于不同分级时，以较高的级别作为标准。

（二）异常血压的护理

1. 观察血压　发现血压异常时，应严密监测血压的变化及伴随症状。观察药物的不良反应，注意有无并发症的发生。

2. 休息与活动　根据血压情况合理安排休息与活动，高血压初期不限制一般体力活动，但避免重体力活动。血压较高时应嘱病人卧床休息，减少活动，保证充足的睡眠时间，如血压过低，应迅速安置病人平卧位，并针对病因给予应急处理。

3. 饮食合理　饮食应选择易于消化、低脂肪、低胆固醇、高维生素、富含纤维素的食物，忌辛辣等刺激性食物，根据病情适当限制盐的摄入。

4. 心理护理　精神创伤、抑郁、情绪激动可使交感-肾上腺素活性增强，血压升高，因此，保持良好的心理状态非常重要。可通过心理疏导，消除紧张和压抑的心理，训练病人自我控制能力，保持最佳心理状态，主动配合治疗和护理。

5. 环境舒适　环境安静、舒适，温湿度适宜。

6. 健康教育　让病人学会自我监控血压和紧急情况的处理方法，了解高血压病人科学的生活方式，如戒烟限酒、情绪稳定，生活规律。保持大便通畅，必要时给予通便剂。学会监测高血压及并发症的先兆症状。低血压病人适度运动，增强体力。

三、血压的测量

血压测量法可分为直接测量和间接测量两种。直接测量法即在动脉内插一根导管，通过换能器与监护仪的连接，直接监测主动脉的压力，血压的数值可自动显示。直接测量血压法精确、可靠，但它是一种创伤性检查，应用不便，因此临床上大多采用血压计间接测量血压法。血压计是根据血液流经狭窄的血管形成涡流时发出响声的原理而设计的。

血压的测量数值，是以血压和大气压进行比较，用血压高于大气压的数值来表示的。如测得的动脉血压是100mmHg，即表示动脉内血流对血管壁的侧压力比大气压高100mmHg。血压值能反映出血容量、心脏泵血的效能、外周血管阻力、血液黏稠度及动脉壁的弹性等，通过检测血压，为临床诊断、治疗和护理提供依据。

（一）血压计的种类与构造

1. 血压计的种类　主要有水银血压计（分台式和立式两种，立式血压计可随意调节高度）、无液血压计、电子血压计3种（图10－9）。

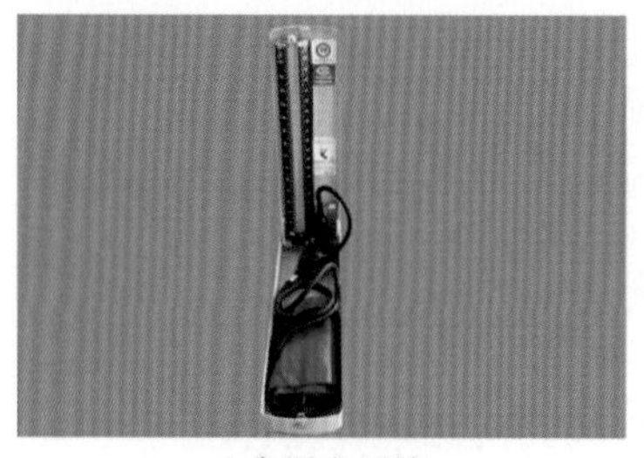
A水银血压计

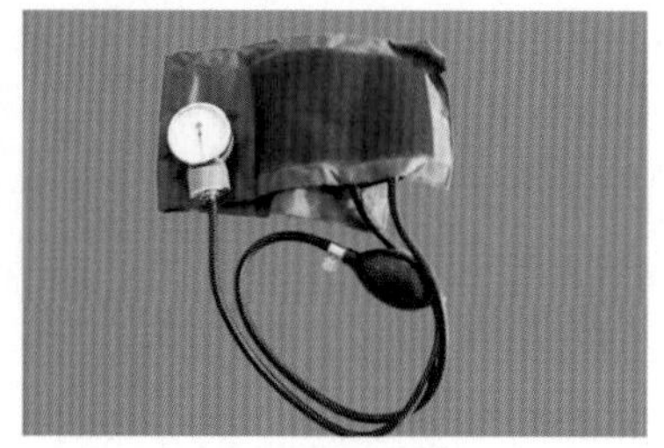
B无液血压计

图10－9　血压计的种类

2. 血压计的构造　血压计主要由3部分组成。

（1）输气球和调节压力的阀门。

（2）袖带。袖带为长方形扁平橡胶带，成人常用袖带长24cm，宽12cm。外层套一48cm长的布袋。下肢袖带长约135cm，比上肢袖带宽2cm。小儿袖带宽度要求为：新生儿长5～10cm，宽2.5～4cm。婴儿袖带长12～13.5cm，宽6～8cm。儿童袖带长17～22.5cm，宽9～10cm。袖带的长度和宽度应符合标准。如果袖带太窄，测量血压时需加大力量才能阻断动脉血流，使测得的数值偏高。若袖带太宽，导致大量血管受阻，使测得的数值偏低。橡胶带上有两根橡胶管，一根与输气球相连，另一根与压力表相接。

（3）血压计

1）水银血压计　由玻璃管、标尺、水银槽3部分组成。血压计盒盖内壁上固定有一根玻璃管，管面上标有双刻度（标尺）：一边是 0 ~ 300mmHg，每一小格相当于 2mmHg。另一边是 0 ~ 40kPa，每一小格相当于 0. 5kPa。玻璃管上端盖以金属帽与大气相通，其下端和水银槽（储存有水银 60g）相通。输气球送入空气后，水银槽内的水银由玻璃管底部上升，其上缘所指刻度即为压力刻度。水银血压计的优点是测得的数值较准确可靠，但较笨重且玻璃管易破碎，导致水银溢出，造成污染。

2）无液血压计　又称弹簧表式血压计、压力表式血压计。外形似表，呈圆盘状，正面盘上标有刻度，盘中央有一指针，以指示血压数值。其优点是携带方便，但准确性差，应定期与水银血压计校验。

3）电子血压计　袖带内有一换能器，有自动采样电脑控制数字运算，自动放弃程序。可将信号经数字处理，数秒钟内在显示屏上直接显示测得的收缩压、舒张压和脉搏数值。其优点是清晰直观、操作方便、不用听诊器、省略放气系统，也可排除听觉不灵敏、噪音干扰等造成的误差，但准确性较水银血压计差，需定期校验。

（二）血压测量法

【操作目的】

1. 判断血压有无异常。
2. 动态监测血压变化，间接了解循环系统的功能状况。
3. 协助诊断，为预防、治疗、护理提供依据。

【告知病人】

向病人解释测量血压的目的、方法、配合要点及注意事项。

【操作准备】

1. **护士准备**　衣帽整齐，修剪指甲，洗手，戴口罩。
2. **用物准备**　血压计、听诊器、记录本（体温单）、笔。
3. **环境准备**　病室安静整洁、光线充足。
4. **病人准备**

（1）取舒适体位，情绪稳定，明确操作目的，愿意合作。

（2）测量前如有运动、吸烟、情绪变化等影响血压的因素，应休息 20 ~ 30 分钟后再测量。

【操作步骤】

见实践 4。

实践 4　血压测量法

操作步骤	要点说明
1. 备物解释	携用物至床旁，核对病人，了解病人近期血压状况，解释操作目的和配合方法
2. 安置体位	病人取坐位或仰卧位，被测肢体与心脏同一水平（坐位时肱动脉平第四肋软骨，仰卧位时肱动脉平腋中线）。血压计的“0”点应与肱动脉、心脏同一水平

续表

操作步骤	要点说明
3. 测量血压	(1) 露出上臂，将衣袖卷至肩部，袖口不可太紧，防止影响血流，必要时脱袖，伸直肘部，手掌向上 (2) 将血压计放平，打开盒盖呈90°垂直位置，开启水银槽开关 (3) 驱尽袖带内空气，将袖带气袋中部对着肘窝平整无折地缠于上臂，袖带下缘距肘窝2～3cm，松紧以能放入一指为宜（图10－10） (4) 戴好听诊器，在肘窝内侧处摸到肱动脉搏动点 (5) 将听诊器胸件置于肱动脉搏动处，左手食指固定 (6) 另一只手关闭气门，匀速充气至肱动脉搏动消失，再升高2.6～4kPa (7) 以每秒0.5kPa的速度放气，使水银柱缓慢下降，并注视水银柱所指的刻度 (8) 当听到第一声搏动音，此时水银柱上所指刻度，即为收缩压，随后搏动声继续存在并增大，一直到搏动音消失，此时水银柱所指刻度为舒张压（如声音不消失，以突然变弱为舒张压，变音和消失音之间有差异时或危重病人，两个读数都应记录）。世界卫生组织统一规定，以动脉音消失为舒张压 (9) 血压值如无异常告知病人，异常时委婉说明 (10) 协助病人穿好衣服，取舒适体位
4. 整理用物	将血压计右倾45°关闭水银槽开关，驱尽袖带内空气，卷好，连同橡皮球等放入盒内，关闭血压计盒盖
5. 记录数值	收缩压/舒张压（kPa）数值先记录在记录本上，再填写在体温单上。当变音与消失音之间有差异时，或危重病人，两个读数都应记录：收缩压/变音/消失音 mmHg，如：120/80/30mmHg
6. 处理用物	血压计、听诊器放回原处（按要求定期消毒用物）

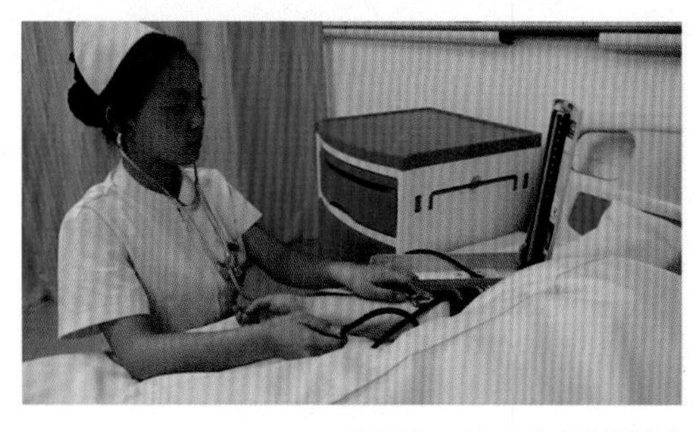

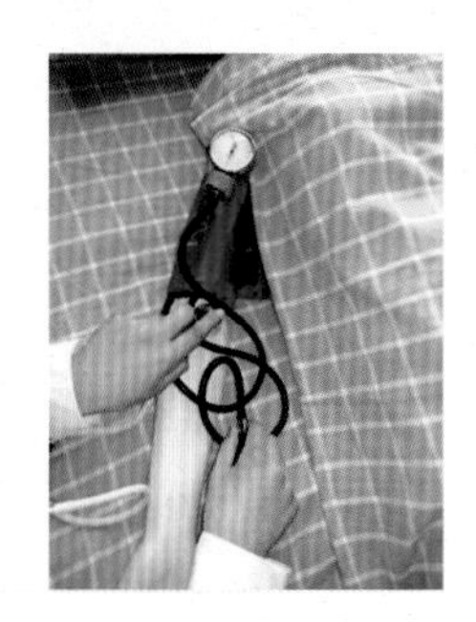

图10－10 血压测量法

【注意事项】

1. 血压计要定期检查和校正，以保证其准确性。测量前应检查血压计是否符合要求，袖带的宽窄是否合适，水银槽内的水银是否充足，玻璃管有无裂缝，玻璃管上端有无阻塞，橡胶管和输气球是否完好、无漏气等。

2. 测血压前病人应保持情绪稳定，如有情绪激动或吸烟、进食等活动，应安静休息20～30分钟后再测量。

3. 正确使用血压计。充气不可过猛、过高，用后应驱尽袖袋内的空气，卷好。如水银柱里出现气泡，应及时检修，不可带气泡测量，用后及时关闭水银槽的开关。

4. 需要密切监测血压者应做到四定：定时间、定部位、定体位、定血压计。

5. 正确选择测量肢体。为偏瘫、肢体外伤的病人测血压时应选健侧肢体，一侧肢体输液或施行手术，应选择对侧肢体测量。

6. 发现血压听不清或有异常时应重新测量。重测时，应先驱尽袖袋内的空气，使水银柱降至“0”点，休息片刻后再测，必要时可行双侧肢体血压测量对照。

7. 排除影响血压值准确性的因素，见表 10－4。

8. 健康教育　给病人及家属讲解测量血压的目的、注意事项及血压的正常值，指导病人家属正确使用血压计，正确判断血压测量结果。

表 10－4　常见的影响血压测量值的因素

项　目	影响因素	原　因
血压值偏高	袖带过窄	袖带过窄需用较高的空气压力才能阻断动脉血流，使测得的血压值偏高
	袖带过松	袖带过松使橡胶袋呈球状，导致有效测量面积变窄，测得血压值偏高
	肢体过低	被测者肢体低于心脏
	放气速度太慢	使得静脉充血，使舒张压偏高
血压值偏低	袖带过宽	袖带过宽使大段血管受压，导致搏动音在到达袖带下缘之前已消失，故测得血压偏低
	袖带过紧	袖带过紧使血管在未充气前已受压，导致测得血压偏低
	肢体过高	被测者肢体高于心脏
	水银不足	注气后水银柱达不到顶部
	水银柱上端通气小孔阻塞	通气小孔阻塞后空气进出困难，可造成收缩压偏低，舒张压偏高的现象

第十一章 药物疗法

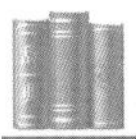

知识要点

1. 掌握：口服给药法、注射原则、常用注射法、药物过敏试验法。
2. 熟悉：安全给药的原则、影响药物疗效的因素、吸入给药法。
3. 了解：药物疗法概述、滴药法、插入给药法、皮肤给药法、舌下给药法。

药物疗法是临床最常用的一种治疗方法，在预防、诊断和治疗疾病中起着重要作用，与病人健康乃至生命密切相关。随着新型药物不断推出，药物品种与剂型层出不穷，因不合理用药所造成的危害日趋严重。如何正确用药，预防或减少药物不良反应，是摆在医护人员面前的重要课题。为了合理、安全、有效地用药，最大限度地达到治疗疾病、减轻不适、协助诊断、维持正常生理功能、预防疾病以及促进健康的作用，护士必须了解病人的用药史和药物的用途、不良反应、剂量、给药途径和配伍禁忌，掌握正确的给药方法，及时评价药物疗效和反应。

案例

刘奶奶，66岁，间断咳嗽、咳痰伴喘息6年。2周前病人受凉后流涕、咽痛，而后转为咳嗽、咳痰伴喘息，痰量多且黏稠不易咳出，自服甘草片等未见缓解且逐渐加重，夜间咳嗽明显以致影响睡眠。发病以来食欲差，进食少，今来医院就诊。病人吸烟史30年，每日20支左右。查体：T：36.8℃，P：72次/分，R：18次/分，BP：120/70mmHg，精神差。双肺呼吸音粗，可闻及少量散在细湿啰音及喘鸣音。辅助检查：血常规WBC 12×10^9/L，中性粒细胞78%；X线拍片：双下肺纹理增粗、紊乱。诊断为慢性喘息性支气管炎急性发作。医嘱：①控制感染：给青霉素160万U，肌肉注射每天2次；②祛痰、镇咳：口服化痰片0.5g，每天3次，急支糖浆口服。③解痉、平喘：口服氨茶碱0.1g，每天2次；④雾化疗法：生理盐水5ml，庆大霉素8万U，α-糜蛋白酶4000U，地塞米松5mg制成雾化液，每天2次，每次20分钟。

问题：

1. 如何做到遵医嘱正确给药？
2. 如何实施肌内注射？

3. 怎样指导病人正确口服用药？
4. 如何预防青霉素过敏反应的发生？

第一节 给药的基础知识

一、概述

（一）药物的种类

1. **内服药** 片剂、丸剂、胶囊、散剂、粉剂、溶液、合剂、酊剂等。
2. **注射药** 溶液、油剂、混悬液、结晶和粉剂等。
3. **外用药** 溶液、粉剂、酊剂、洗剂、搽剂、软膏、栓剂、滴剂、涂膜剂等。
4. **新剂型** 粘贴敷片、胰岛素泵、植入慢溶药片、离子透入剂等。

（二）药物的领取

药物的领取方法各个医院规定不同，形式也多样，一般有下列两种形式：

1. **病区定期领取** 病区内设有药柜，备有一定基数的常用药物，专人负责保管，根据病区消耗量定期到药房领取和补充。固定数目的剧毒药、麻醉药和特殊用药，使用后凭医生处方领取补充。

2. **中心药房取药** 病人日常的治疗用药，由值班护士凭医生处方或用药单到中心药房负责核对领取；如医院采用计算机联网管理系统，则中心药房可直接从电脑上调出各病区当天的电子用药处方或用药单，并根据此单直接配发药物，由专职人员或护士核对领回。

（三）药物的保管

1. **药柜放置** 药柜应放置在干燥、通风、光线充足处，避免阳光直射，保持整洁，专人管理。

2. **分类保管** 药品应按内服、外用、注射、麻醉、剧毒等分类放置，按有效期先后顺序排列，先领先用，以免过期；剧毒、麻醉药应有明显标记，并加锁保管，班班交接；急救药品应放置在抢救车内，定量、定位，用后及时补充，严格交接班，保持完好的备用状态。

3. **标签明确** 药瓶上标签应清晰明确，注明中英文药名、剂量、浓度。一般内服药贴蓝色边标签，外用药贴红色边标签，剧毒麻醉药贴黑色边标签。

4. **定期检查** 药品应定期检查，凡标签有模糊、脱落，或药物有过期、变色、异味、混浊、潮解、发霉和沉淀等现象，应停止使用。

5. **妥善保存** 根据药物性质不同，采用不同方法保存。

（1）*避光贮存* 容易氧化和遇光变质的药物，应装入深色瓶内置于阴凉处保存，如维生素 C、氨茶碱等。针剂应放入有黑纸遮光的纸盒内存放，如盐酸肾上腺素等。

(2) 密封贮存　容易挥发、潮解或风化的药品应用瓶装并密闭，如乙醇、过氧乙酸、糖衣片、酵母片和芳香性中药等。

(3) 冰箱贮存　容易被热破坏的生物制品和药品，应放在冰箱内冷藏，一般要求的温度为2℃～10℃，如疫苗、胎盘球蛋白、抗毒血清、胰岛素等。

(4) 阴凉处存放　对易燃易爆的药物，应远离明火，单独存放在阴凉处，如乙醚、环氧乙烷、乙醇等。

二、安全给药的原则

给药原则是一切用药的总则，给药中必须严格遵守。

(一) 根据医嘱给药

1. 严格根据医嘱给药，不得擅自更改。
2. 对有疑问的医嘱应确认无误后方可给药，不可盲目执行。
3. 发现给药错误应及时报告，以便尽早采取有效补救措施，将危害降低到最低限度。护士应准确掌握且熟练运用医院常用的外文缩写（表 11－1）。

表 11－1　医院常用外文缩写及中文译意

外文缩写	中文译意	外文缩写	中文译意	外文缩写	中文译意	外文缩写	中文译意
qd	每日 1 次	qm	每晨 1 次	12n	中午 12 点	Prn	需要时（长期备用）
bid	每日 2 次	qn	每晚 1 次	12mn	午夜 12 点	sos	需要时（临时备用）
tid	每日 3 次	qod	隔日 1 次	Hs	临睡前	ID	皮内注射
qid	每日 4 次	Biw	每周 2 次	ac	饭前	H	皮下注射
qh	每小时 1 次	am	上午	pc	饭后	IM 或 im	肌内注射
q2h	每 2 小时 1 次	pm	下午	DC	停止	IV 或 iv	静脉注射
q4h	每 4 小时 1 次	R 或 Rp	处方	st	即刻	ivgtt	静脉点滴
q6h	每 6 小时 1 次	aa	各	ad	加至	po	口服

(二) 严格执行查对制度

1. 认真做到“三查八对”

(1) 三查　操作前、操作中、操作后查。

(2) 八对　对床号、姓名、药名、浓度、剂量、时间、用法、有效期。

2. 严格检查药物质量，对变质或超过有效期的药物禁止使用。

(三) 安全正确给药

1. **安全用药**　根据医嘱和药物的性能，掌握正确的给药方法，安排合理给药时间。

2. **及时用药**　备好的药物应及时使用，避免久置引起药物污染或效价降低。

3. 注意配伍禁忌　当有两种或两种以上的药物联合使用时，应注意有无配伍禁忌。

4. 防止过敏反应　对易引起过敏反应的药物，使用前应了解病人是否有过敏史，按需要做药物过敏试验，使用中加强观察。

（四）密切观察

给药后密切观察药物疗效和不良反应，并做好记录。

（五）做好用药指导

1. 给药前护士应向病人解释，取得合作。

2. 加强与病人的交流沟通，对病人进行用药基本知识的教育，提高病人遵守治疗方案的依从性和自我监护能力。

知识链接：药物配伍禁忌

配伍禁忌，是指两种以上药物混合使用或药物制成制剂时发生相互作用，出现使药物中和、水解、破坏失效等理化反应，这时可能发生浑浊、沉淀、产生气体及变色等外观异常的现象。有些药品配伍使药物的治疗作用减弱，导致疗效降低；有些药品配伍使副作用或毒性增强，引起严重不良反应；还有些药品配伍使治疗作用过度增强，超出了机体所能耐受的限度，也可引起不良反应，乃至危害病人等，这些配伍均属配伍禁忌。

三、给药途径

给药的途径是根据药物的性质、剂型、组织对药物的吸收情况及治疗需要而决定的。临床上常用的给药途径有消化道给药（口服、舌下给药、直肠给药）、注射给药（皮内注射、皮下注射、肌内注射、静脉注射、动脉注射）、呼吸道吸入给药、皮肤给药。

四、给药次数和时间

给药的次数和时间取决于药物的半衰期，应根据各种药物的特性严格遵守给药时间，以维持有效血药浓度，发挥最大药效。为了便于临床工作的安排与管理，医院一般药物的给药时间安排见表 11－2。

表 11－2　医院常用给药时间与安排

给药时间	具体安排	给药时间	具体安排
qm	6am	tid	8am，12n，4pm
qn	8pm	qid	8am，12n，4pm，8pm
qd	8am	q2h	8am，10am，12n，2pm，4pm…
bid	6am，4pm	q4h	8am，12n，4pm，8pm，12mn…

五、影响药物疗效的因素

药物的治疗效果不仅与药物本身的性质与剂量有关，还受个体、饮食营养等因素的影响。护士应熟悉这些影响因素，采取相应的护理措施，使药物发挥更好的疗效，防止和减少不良反应的发生。

（一）药物因素

1. 药物剂量　剂量与效应之间有着密切的联系，药物必须达到一定的剂量才能产生效应。在一定范围内药效随剂量的增加而随之增强，但这种增加是有限度的，超过限度则可引起药物的毒性反应。临床上药物治疗的有效剂量，是指能对机体产生明显效应而又不引起毒性反应的剂量，也是适用于大多数人使用的常用量。

2. 药物剂型　不同剂型的药物由于吸收量与速度不同，从而影响药物作用的快慢和强弱。通常注射剂中的水剂比混悬剂、油剂吸收速度快，因而作用发挥较快；口服制剂中的溶液比片剂、胶囊容易吸收；控释制剂的作用持久而温和。

3. 给药途径　不同的给药途径药物吸收速度也不同，吸收速度由快至慢依次为：动脉或静脉注射 > 吸入 > 舌下含化 > 肌内注射 > 皮下注射 > 直肠给药 > 口服 > 皮肤给药。有些药物，不同的给药途径其药物作用可产生质的差别，如硫酸镁，口服给药有导泻、利胆的作用，而注射给药则产生镇静、止痉和降血压的作用，皮肤给药热湿敷时又可达到消炎、消肿的作用。

4. 给药时间　给药的间隔时间应以药物的半衰期作为参考依据。若肝肾功能不良者可适当调整给药间隔时间，间隔时间短易导致蓄积中毒，间隔时间长则血药浓度波动增大。

（二）机体因素

1. 生理因素

（1）年龄与体重　一般情况下，药物的用量与体重成正比。儿童与老人用药剂量应酌减。因小儿处在生长发育阶段，其神经系统、内分泌系统及肝肾功能发育尚不完善，新陈代谢旺盛，因而对药物的敏感性较成人高；老年人器官功能随年龄增长而出现生理性衰退，对药物的代谢和排泄速率减慢，对药物的耐受性降低。

《中华人民共和国药典》规定 14 岁以下为儿童用药剂量，14 ~ 60 岁为成人剂量，60 岁以上为老人剂量。儿童剂量和老人剂量应以成人剂量为参考，酌情减量。

（2）性别　性别不同对用药的反应一般无明显差别，但女性在用药时应注意“三期”，即月经期、妊娠期、哺乳期。在月经期、妊娠期，子宫对泻药、子宫收缩药及刺激性较强的药物敏感，易造成月经量过多、流产或早产；在妊娠期，某些药物可通过胎盘进入胎儿体内，影响胎儿生长发育，甚至导致畸胎；在哺乳期，某些药物可经乳腺分泌进入婴儿体内引起中毒。

2. 病理因素

(1) 影响药物的敏感性　疾病可影响机体对药物的敏感性，从而影响药物的效应，如正常人对常用的解热镇痛药无降温反应，而发热者则可出现明显的退热作用。

(2) 影响药物的代谢与排泄　肝脏、肾脏是药物转化和排泄的重要器官，肝肾功能的受损直接影响药物的代谢和排泄，易致药物中毒。

3. 心理因素　心理因素一定程度上影响药物的效应，其中以病人的情绪、对药物的信赖程度、医护人员的语言和暗示作用等因素较为明显。

(1) 情绪　乐观、愉快的积极情绪能提高机体的功能，如加强消化液分泌、增强胃肠道蠕动和吸收，提高脑功能，可促进药物更好发挥疗效；悲观、失望等消极情绪可使病人产生应激反应，如交感神经活动加强，导致血管收缩、血压上升、血液黏滞性增高，则影响药物疗效。

(2) 对药物信赖度　病人对药物的信赖度越高，药物的效应就发挥的越好，反之则药物疗效差。

(3) 医护人员的态度、语言暗示　医护人员的态度、语言可影响病人的情绪及对药物的信赖程度，因而医护人员在药物治疗中应重视运用语言沟通艺术和技巧，促进药物发挥更好的效用。

(三) 饮食因素

饮食与药物间的相互作用，可改变药物的体内过程，从而影响药效。

1. 促进吸收，增强疗效　酸性食物可增加铁剂的溶解度，促进铁的吸收；高脂饮食可促进脂溶性维生素 A、D、E 的吸收；粗纤维饮食可促进肠蠕动，增强驱虫药的疗效。

2. 干扰吸收，降低疗效　茶叶中的鞣酸与铁结合形成铁盐妨碍铁的吸收；高脂饮食抑制胃酸分泌，也影响铁的吸收；菠菜中含有大量草酸与钙结合成草酸钙而影响钙的吸收。

3. 改变 pH 值，影响疗效　鱼、肉、蛋类等酸性食物在体内代谢产生酸性物质；牛奶、菠菜、豆制品等碱性食物在体内代谢产生碳酸氢盐，它们排出时影响尿液的 pH 值，从而影响药效，如氨苄青霉素、呋喃坦啶在酸性尿液中可增强杀菌力，因此，用此类药物治疗泌尿系统感染时宜多食荤食，以使尿液偏酸；而应用头孢菌素、磺胺类药物时，则宜多吃素食，以碱化尿液，增强抗菌作用。

第二节　口服给药法

口服给药是临床上最简单、最常用、最方便、较经济、安全的给药方法，药物口服后经胃肠道黏膜吸收入血而发挥局部或全身的治疗作用，但由于口服给药吸收较慢，疗效易受胃肠功能、胃肠内容物的影响，故不适用于急救。对意识不清、吞咽功能障碍、呕吐不止、禁食等病人也不宜口服给药。

一、口服药用药指导

1. 抗生素类药物　要严格按规定的时间准时给药，以维持血药有效浓度。

2. 磺胺类药和发汗类药　服后应多饮水，因其经肾脏排泄，尿量少时，易析出结晶引起肾小管堵塞；有发汗作用的药服后也应多饮水，以补充水分，增强散热效果、防止脱水。

3. 健胃药、刺激食欲的药物　应饭前服，可刺激味觉感受器，促使消化液的分泌，增进食欲。助消化药、对胃黏膜有刺激性的药物，应饭后服，可帮助消化，减少药物对胃黏膜的刺激。

4. 止咳糖浆　对咽部黏膜有安抚作用，服后不宜立即饮水，以免冲淡药物降低疗效。若同时服用多种药物，应最后服止咳糖浆。

5. 缓释片、肠溶片、胶囊　吞服时不可分割药片、不可嚼碎。

6. 对牙齿有染色或有腐蚀作用的药液　如铁剂、酸类、某些中草药等，服用时避免药液与牙齿接触，可用吸管吸服，服后立即漱口。

7. 服用洋地黄、地高辛等强心甙类药物　应先测心率、心律，当心率低于60次/分或心律不齐时，应暂停服用，同时报告医生。

8. 病情危重或不能自行服药者　应协助喂服。鼻饲者须将药物核对后研碎、溶解，通过鼻胃管喂服给药。

二、口服给药法

【操作目的】

1. 协助诊断，预防疾病。
2. 减轻症状，治疗疾病。

【告知病人】

1. 口服给药的目的、配合方法及所需时间。
2. 在操作过程中如有不适，立即告诉护士。

【操作准备】

1. 护士准备　洗手，戴口罩，向病人解释用药的目的及相应的注意事项。

2. 用物准备　发药车（发药盘）、服药本、小药卡、药杯、药匙、量杯、滴管、研钵、湿纱布、治疗巾、温开水、壶、吸管。

3. 环境准备　备药的环境安静、整洁、光线适宜。

4. 病人准备　病人了解用药的目的、方法、时间及注意事项，做好服药配合准备。

【操作步骤】

见实践1。

实践 1　口服给药法

操作步骤	要点说明
1. 核对备物	（1）核对服药本与小药卡 （2）按床号顺序将小药卡插入药盘内摆好药杯 （1）按服药本上“八对”的内容进行摆药 （2）先摆固体药，再配液体药（水剂或油剂） （3）一个病人的药摆好后，再摆下一个病人的药，每次摆一天的药量
	取药的方法
2. 进行摆药	（1）固体药：用药匙取药，一手取药瓶，瓶签朝向自己，核对；另一手用药匙取出所需量，放入药杯时再核对 （2）液体药：用量杯取药，一手拇指置于量所需刻度处，举起量杯，刻度与视线处于等高水平线（确保倒取药液量准确），另一手持药瓶（标签握于手心，防止药液沾污标签），将药液摇匀，倒药液至所需刻度处（图 11－1），再将药液倒入药杯中，用湿纱布擦净药瓶口，放回原处更换药液品种时洗净量杯，不同的药液应分别装入不同的药杯 （3）油剂：先在杯中加少量的冷开水，然后加药，以免药液附着杯壁，影响服药量 （4）药量不足 1ml：用滴管吸取，1ml 以 15 滴计算，滴药时滴管稍倾斜 （5）粉剂、口含药：用纸包好另放 （6）婴幼儿、昏迷、鼻饲者需将药研碎，包好 （7）个人专用药：单独存放，注明“八对”内容，防止差错
	摆药完毕
3. 发放药物	根据服药本重新核对一遍，换人再查对一次，无误后，盖上治疗巾待发 （1）按规定时间，备温开水，携带服药本，送药到病人床旁，同一病人药物应一次取走 （2）不同病人的药物，不可同时取离药车，以免发生差错 （3）核对病人的床号、姓名及腕带（病人不在或因故暂不能服药，应将药物带回，适时再发或交班），解释用药目的、服药方法，取舒适体位，灵活运用不同的方法协助病人服药，确认服下后方可离开
4. 整理用物	（1）服药后，收回药杯。药杯取回后先浸泡消毒，然后冲洗、擦干，再消毒备用（油类药杯先去油污，再做上述处理）。清洁药盘 （2）一次性药杯集中消毒处理后销毁

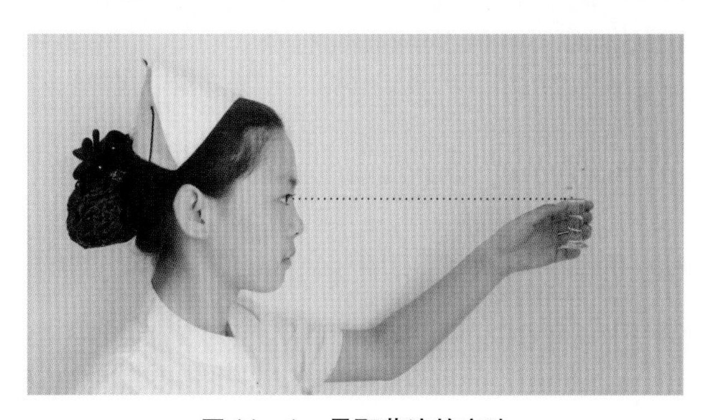

图 11－1　量取药液的方法

【注意事项】

1. 发药前详细评估病人的相关情况，如遇病人因特殊检查或手术而禁食，或病人不在，应暂不发药，将药带回保管，适时再发。

2. 严格执行查对制度。发药时一次不能同时取出两位病人的药物，避免错发。

3. 当病人提出疑问时，应耐心听取，必要时重新核查医嘱，确认无误后给予解释，以消除病人疑虑。

4. 注意观察病人服药后的疗效及不良反应，发现异常及时通知医生进行处理。

第三节　注射给药法

注射法是将一定量无菌药液或生物制剂注入体内的方法，以达到诊断、预防、治疗疾病的目的。注射给药的优点是药物吸收快、血药浓度迅速升高、吸收的量也较准确，适用于需要迅速发挥药效或因各种原因不能口服给药的病人。临床常用的注射给药法包括皮内注射、皮下注射、肌内注射及静脉注射。

一、注射原则

（一）严格遵守无菌操作原则

1. 注射环境要整洁，符合无菌操作要求。

2. 注射前护士应修剪指甲，洗手，戴口罩，保持衣帽整洁；注射后再次洗手。

3. 注射器空筒内壁、活塞、乳头、针头的针尖、针梗必须保持无菌。

4. 注射部位皮肤按要求消毒，并保持无菌。常规消毒：用棉签蘸2%碘酊，以注射点为中心，由内向外螺旋式旋转涂擦，其间不留空隙，消毒范围直径应在5cm以上，待干（约20秒）后，再用70%乙醇棉签以同法脱碘，范围略大于碘酊消毒范围，待干后方可注射；也可选用0.5%碘伏或安尔碘以同法消毒2遍（用0.5%碘伏或安尔碘第二次略小于第一次范围），不需脱碘，待干后即可注射。

（二）严格执行查对制度

1. 严格执行“三查八对”，确保给药准确无误。

2. 仔细检查药物质量，如发现药液有混浊、变质、变色、沉淀，药物有效期已过，或安瓿有裂痕，密封瓶盖有松动等现象，则不能应用。

3. 同时注射几种药物，应查对有无配伍禁忌。

（三）严格执行消毒隔离制度，预防交叉感染

注射用物应做到一人一套物品，包括注射器、针头、止血带、小垫枕，用后按规定处理。

（四）选择合适的注射器及针头

根据药液量、黏稠度和刺激性的强弱选择合适注射器和针头。选择一次性注射器应

型号合适、包装密封完好并在有效期内，注射器应完好无裂痕，不漏气；针头应锐利，无锈，无钩，无弯曲；注射器和针头的衔接必须紧密。

（五）选择合适的注射部位

选择注射部位应避开大血管和神经，切勿在炎症、损伤、硬结、瘢痕及患皮肤病处进针。对需长期进行注射的病人，应有计划地更换注射部位。静脉注射时选择血管应由小到大、由远心端到近心端。

（六）注射药液应现用现配

药液应在使用时临时抽取，及时注射，防止污染和效价降低。

（七）注射前排尽空气

注射前，应排尽注射器内的空气，以防空气进入血管内形成空气栓塞。在排气时，应避免浪费药液。

（八）掌握合适的进针角度和深度

各种注射法分别有不同的进针角度和深度要求，注意进针时不可把针梗全部刺入注射部位。

（九）注射前检查回血

进针后，推注药物前应抽动活塞，检查有无回血。静脉注射时必须见有回血后方可注入药液；皮下、肌内注射无回血才可注药，若有回血不可注药，应拔出针头，更换部位重新进针。

（十）运用无痛注射技术

1. 做好解释与安慰工作，解除病人思想顾虑，分散其注意力，指导病人做深呼吸，尽可能放松身心。

2. 选择正确的注射部位，指导并协助病人取适当的体位与姿势，使肌肉松弛，易于进针。

3. 掌握无痛注射技术，注射时时做到“二快一慢”，肌内注射时要求进针快、拔针快，所有注射时都要均速慢推；拔针要沿着进针角度原方向拔出，不要上挑、下压或左右斜向拔针；拔针时，棉签放在针眼上方，但不要接触皮肤，待针梗离开皮肤后随即下按，不要过度用力。

4. 同时注射数种药物应查对几种药物有无配伍禁忌，一般应先注射无刺激性或刺激性弱的药液，再注射刺激性强的药液，以减轻疼痛。

5. 注射刺激性强的药物宜选用长针头，且进针要深，注射完毕拔针时，适当延长按压穿刺点的时间，以免引起疼痛和硬结。

二、注射用物

1. **注射盘** 盘内常规放置下列物品：

（1）*皮肤消毒液* 2%碘酊、70%乙醇；0.5%碘伏或安尔碘；免洗手消毒液等。

（2）*无菌持物镊* 浸泡于消毒液中，或盛放于无菌干燥容器内。

（3）*注射药物* 根据医嘱准备。

（4）*其他* 砂轮、开瓶器；无菌棉签、无菌纱布存放在无菌容器内。静脉注射时另加止血带、小垫枕。

2. **注射器及针头** 目前临床普遍使用的是一次性注射器（图11－2）。

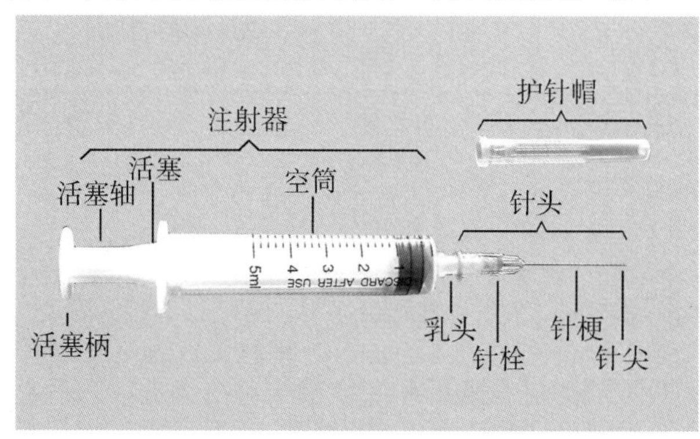

图11－2 一次性注射器、针头的构造

（1）注射器由空筒和活塞两部分组成，空筒前端为乳头，是与针栓衔接部位，空筒末端呈柄状或蝶翼状，便于抽吸和推注药液，空筒表面标有容量刻度；活塞和空筒完全吻合的部分为活塞体，暴露在空筒以外的部分分别为活塞轴和活塞柄。

（2）针头分为针栓、针梗和针尖，针栓与注射器空筒乳头衔接。

（3）针头保护帽。

临床上常用注射器及针头的规格有多种，其规格及主要用途见表11－3。

表11－3 注射器、针头规格及主要用途

注射器	针头	主要用途
1ml	4～5号	皮内注射
1ml、2ml	5～6号	皮下注射
2ml、5ml	6～7号	肌内注射、静脉采血
5ml、10ml、20ml、30ml、50ml、100ml	6～16号	静脉注射、静脉采血、各种穿刺

3. **其他用物** 治疗车、注射本、免洗手消毒液、弯盘、医疗废物收集器、生活垃圾筒、锐器盒（一般污物应置于治疗车下层）。

❖知识链接：自毁式注射器

自毁式注射器是使用后能防止重复使用的一次性注射器，种类多样，在注射完毕后，依赖手工或机械力量，使推杆不能从针筒内抽出，达到自锁，或者活塞的密封性能被破坏，或者注射器的推杆能被推断，最终达到防止重复利用的目的。

三、药物抽吸法

【操作目的】

为各种注射做准备。

【操作准备】

1. 护士准备 洗手，戴口罩。
2. 用物准备 注射盘、注射卡、药物（按医嘱准备）、注射器及针头。
3. 环境准备 按无菌操作要求准备，环境安静、整洁，光线适宜。

【操作步骤】

见实践2。

实践2 药物抽吸法

操作步骤	要点说明
1. 核对医嘱	核对医嘱内容
2. 操作准备	（1）洗手，戴口罩，铺无菌治疗盘 （2）按医嘱备药物及注射器，严格查对药名、药物质量及有效期，检查包装是否密封
3. 抽吸药液	自安瓿内抽吸药液 （1）将安瓿尖端药液弹到体部，使药液集中在体部，用砂轮在安瓿颈部划一锯痕，取棉签蘸取消毒液，消毒安瓿颈部并拭去细屑，取无菌纱布块托垫安瓿颈部，左手固定安瓿下部，右手按住安瓿颈部上方，掰开安瓿，放安瓿于注射盘内备用（图11－3） （2）取出注射器，衔接并固定针头，抽动活塞，检查注射器是否完好 （3）自小安瓿内抽吸药液：右手持注射器，左手食指和中指夹持安瓿，右手将注射器针头斜面放入安瓿内的液面下，左手其余手指持住注射器空筒，右手拇指、食指、中指持活塞柄，抽动活塞，进行吸药，至所需药量或吸尽药液（图11－4） （4）自大安瓿内抽吸药液：右手持注射器，左手以拇指和食指夹持安瓿，右手将注射器针头斜面放入安瓿内的液面下，左手其余手指将注射器靠于大鱼际夹持并握住，右手拇指、食指、中指持活塞柄，抽动活塞，进行吸药，至所需药量或吸尽药液（图11－5） 自密封瓶内吸取药液 （1）除去铝盖中心部位并消毒瓶塞，待干 （2）取出注射器，衔接并固定针头，抽动活塞，检查注射器完好后，注射器内先吸入与欲抽吸药液量相等的空气，左手持小密封瓶（小密封瓶以小安瓿法夹持瓶颈，大密封瓶以大安瓿法夹持瓶颈），右手食指固定针栓（图11－6） （3）将针尖刺过瓶盖中心将空气注入瓶内，倒转药瓶及注射器，垂直立起，使针尖在液面下，稍抽动活塞，吸药入注射器内，待吸至所需量后，右手食指固定针栓，将药瓶及注射器向下，迅速拔出针头

续表

操作步骤	要点说明
4. 排空气	(1) 右手食指固定针栓，其余手指持住空筒，左手拇指、食指、中指持住活塞柄，将针头垂直向上（图 11－7） (2) 轻拉活塞，使针头中的药液回流入注射器内，轻推活塞使注射器内气泡聚焦在乳头根部，再轻推活塞，驱出气体
5. 保持无菌	排气完毕，将针头套在空安瓿上或针头插入密封瓶内，再次核对后放入无菌盘内备用

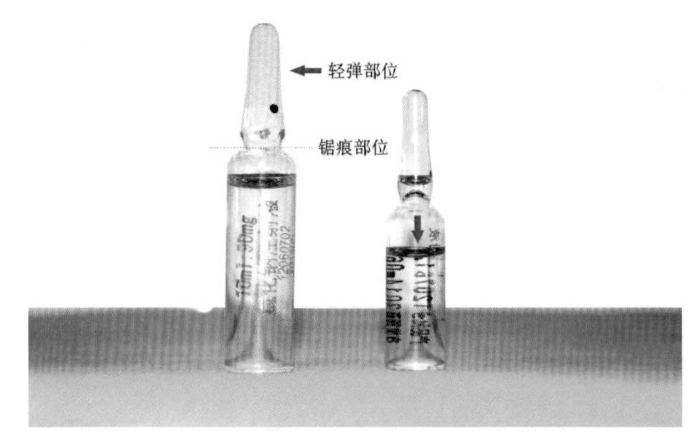

图 11－3　安瓿使用前的处理

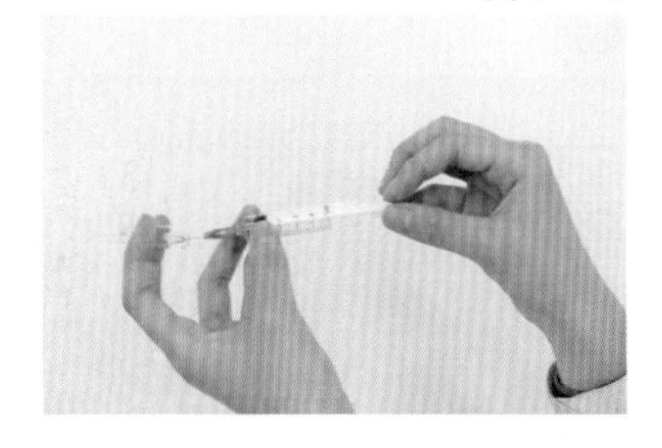

图 11－4　自小安瓿内抽吸药液法

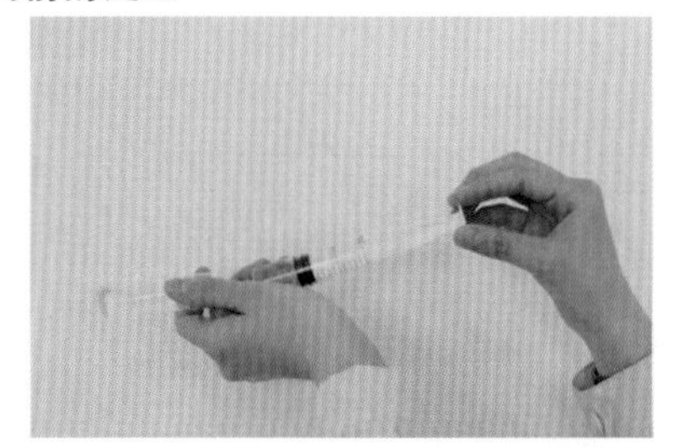

图 11－5　自大安瓿内抽吸药液法

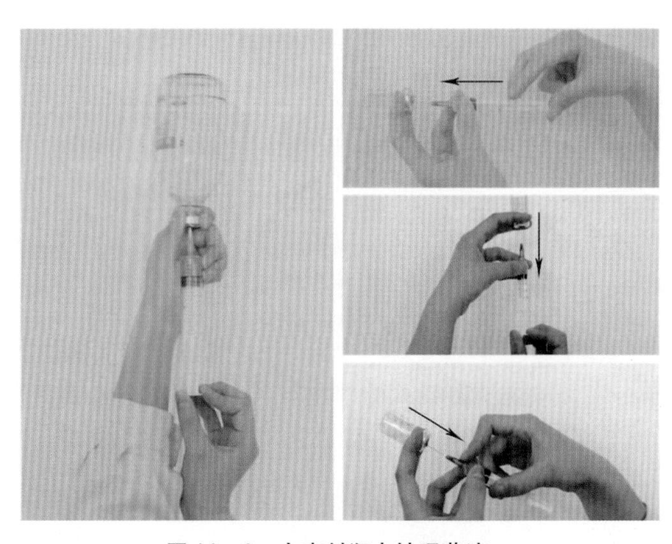

图 11－6　自密封瓶内抽吸药液

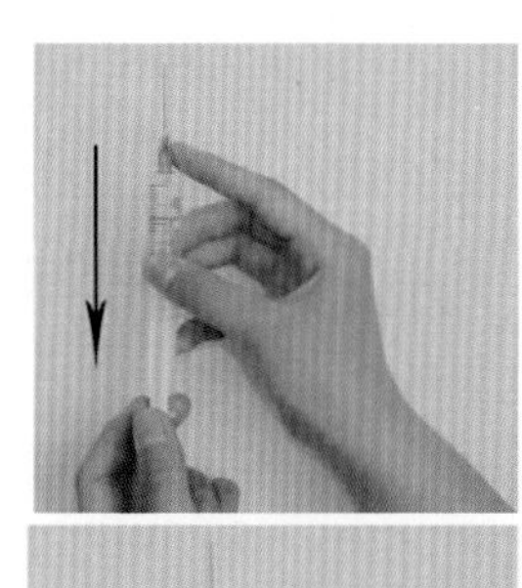

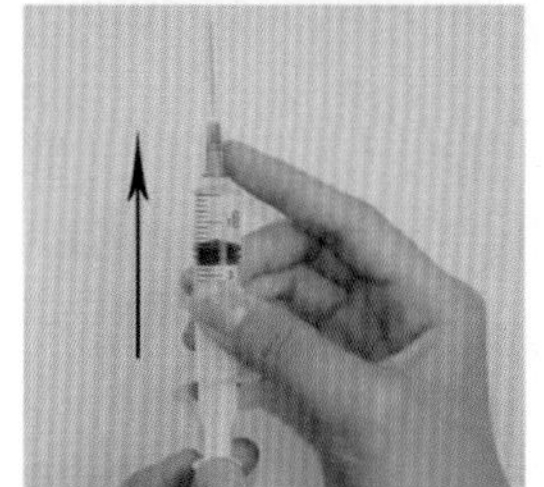

图 11－7　排空气

【注意事项】

1. 严格执行无菌操作原则和查对制度，注意检查注射器、药液的质量及有效期。

2. 操作过程中要保持注射器乳头、活塞体和针梗部处于无菌状态。

3. 排气时，避免药液浪费。

4. 根据药液的性质抽吸药液。结晶及粉剂要用等渗盐水、注射用水或专用溶媒将其充分溶解后吸取；混悬剂应充分摇匀后吸取；黏稠油剂可稍加温或双手对搓药瓶（药液易被热破坏者除外）后，选用稍粗针头吸取。

5. 抽尽药液的安瓿或空瓶不可立即丢弃，以备核查。

四、常用注射法

（一）皮内注射法（ID）

皮内注射法是将微量药液或生物制品注入表皮与真皮之间的方法。

【操作目的】

1. 进行药物过敏试验，以观察有无过敏反应。

2. 预防接种。

3. 局部麻醉的先驱步骤。

【注射部位】

药物过敏试验取前臂掌侧下段；预防接种（如接种卡介苗）常选用上臂三角肌下缘；局部麻醉选择实施局部麻醉处。

【告知病人】

1. 询问病人过敏史，告知皮内注射的目的、配合方法及所需时间。

2. 在操作过程中如有不适，立即告诉护士。

【操作准备】

1. 护士准备　洗手，戴口罩。

2. 用物准备　常规注射盘、注射卡、药物（按医嘱准备）、1ml 注射器及 4～5 号针头，如做药物过敏试验另备 0.1% 盐酸肾上腺素和 2ml 注射器。

3. 环境准备　按无菌操作要求进行；注射环境安静、整洁、光线适宜。

4. 病人准备　取舒适卧位并暴露局部注射部位。

【操作步骤】

见实践 3。

实践 3　皮内注射法

操作步骤	要点说明
1. 核对医嘱	核对医嘱内容
2. 准备用物	（1）洗手，戴口罩，铺无菌治疗盘 （2）按医嘱备药物及注射器，严格查对药名、药物质量及有效期和包装，正确抽吸药液，放入已铺好的无菌治疗盘内备用

续表

操作步骤	要点说明
3. 携物至床	(1) 核对床号、姓名及腕带，向病人解释操作目的和方法、配合要求及注意事项 (2) 如做皮肤过敏试验，应详细询问用药史、过敏史、家族史
4. 注射药物	(1) 正确选择注射部位，70%乙醇消毒注射部位皮肤，待干注药 (2) 左手绷紧皮肤，右手平执式持注射器（图11-8A），针头斜面向上与皮肤呈5°角刺入皮内，待针头斜面进入皮内后，左手拇指固定针栓，右手推注药液，使局部成一半球状皮丘（图11-8B），皮肤变白，毛孔变大，直径约5~6mm
5. 拔针观察	注射完毕迅速拔针，嘱其切勿按压、擦拭皮丘，再次核对，记录注射时间
6. 用物整理	整理操作环境，消毒液洗手，嘱病人不要离开病房，如有不适立即告知医务人员
7. 结果观察	20分钟后观察结果，判断皮试结果并记录，告诉病人或家属皮试结果

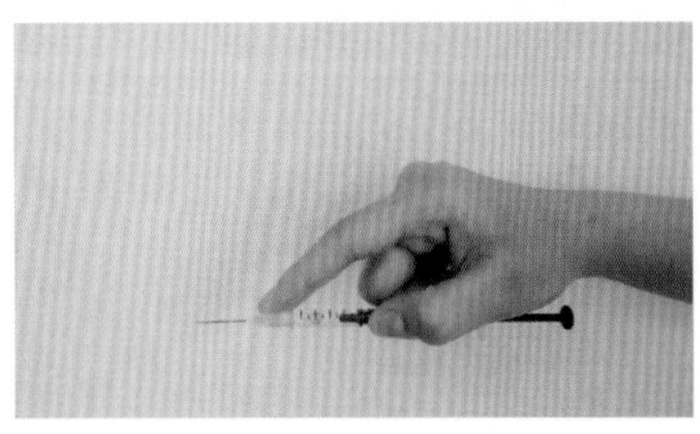
A

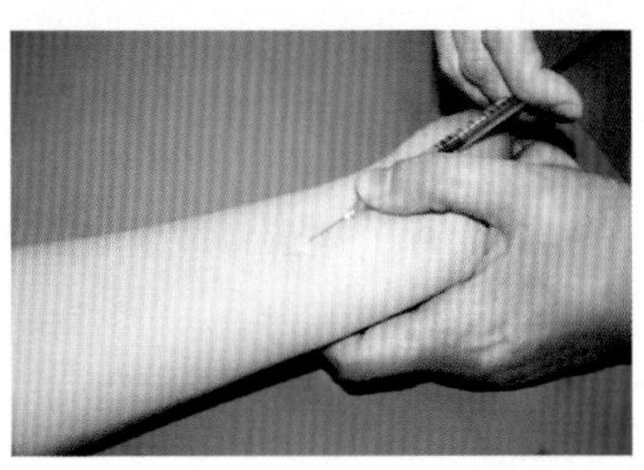
B

图11-8 皮内注射法

【注意事项】

1. 严格执行无菌操作原则、查对制度及消毒隔离原则。

2. 做药物过敏试验前，应详细询问病人用药史、过敏史、家族史。备0.1%盐酸肾上腺素。若对该药有过敏史，则不能做皮试，及时告知医生调整用药计划，并做好标记。

3. 如做药物过敏试验，忌用碘类等带色皮肤消毒液，以免皮肤着色影响对局部反应的观察及与碘过敏反应相混淆。

4. 准确掌握进针的角度和深度，避免刺入过深将药液注入皮下。

5. 拔针后切勿按揉局部，以免影响结果判断。

6. 如需做对照试验，应用另一注射器及针头，在另一侧前臂的对称部位注入0.9%氯化钠溶液0.1ml，20分钟后观察对照反应。

（二）皮下注射法（IH）

皮下注射法是将少量药液或生物制剂注入皮下组织的方法。

【操作目的】

1. 用于不宜或不能口服，且需要一定时间内发挥疗效的药物。适合小剂量及刺激性弱的药物注射。

2. 预防接种。如各种疫苗、菌苗的预防接种。

3. 局部麻醉用药。

【注射部位】

常选用上臂外侧三角肌下缘、腹壁、后背、大腿前侧和外侧等（图11-9）。

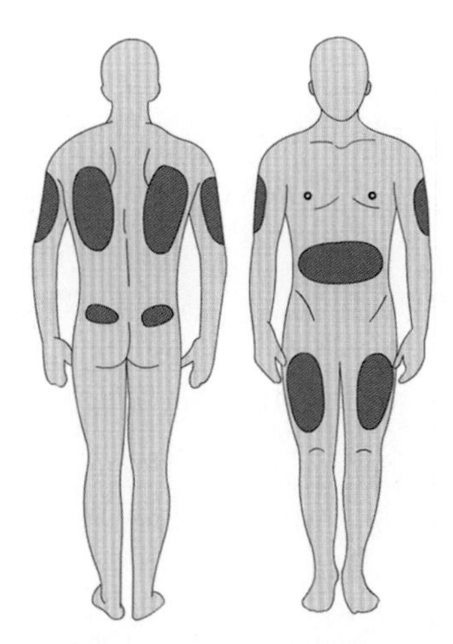

图 11-9　皮下注射部位

【告知病人】

1. 询问用药史，告知皮下注射的目的、配合方法及所需时间。

2. 在操作过程中如有不适，立即告诉护士。

【操作准备】

1. **护士准备**　洗手，戴口罩，询问病人用药史并解释皮下注射的目的及注意事项。

2. **用物准备**　常规注射盘一套、注射卡、药液（按医嘱准备）、1～2ml 注射器及 5～6 号针头。

3. **环境准备**　按无菌操作要求进行；注射环境安静、整洁、光线适宜，必要时遮挡病人。

4. **病人准备**　取舒适卧位并暴露局部注射部位。

【操作步骤】

见实践 4。

实践 4　皮下注射法

操作步骤	要点说明
1. 核对医嘱	核对医嘱内容
2. 准备用物	（1）洗手，戴口罩，铺无菌治疗盘 （2）按医嘱备药物及注射器，严格查对药名、药物质量及有效期和包装是否密封，正确抽吸药液，放入已铺好的无菌治疗盘内备用
3. 查对解释	携用物及药物至床旁，核对床号、姓名及腕带，解释操作目的，查看注射部位皮肤情况，说明配合要求及注意事项
4. 注射药物	（1）取合适体位，正确选择注射部位，常规消毒或安尔碘消毒注射皮肤，待干 （2）再次核对药物并排尽空气，左手绷紧局部皮肤（过瘦者捏起皮肤），右手侧握式持注射器（图 11-10A），食指固定针栓，针头斜面向上，与皮肤呈 30°～40°角，快速将针梗 1/2～2/3 刺入皮下，松开绷紧皮肤的左手，抽动活塞如无回血，缓慢注入药液（图 11-10B）
5. 结束拔针	注射完毕，无菌干棉签轻压针刺处，快速拔针，并再次核对，观察治疗效果
6. 用物整理	整理用物，协助病人取舒适体位，整理床单位，消毒液洗手，记录

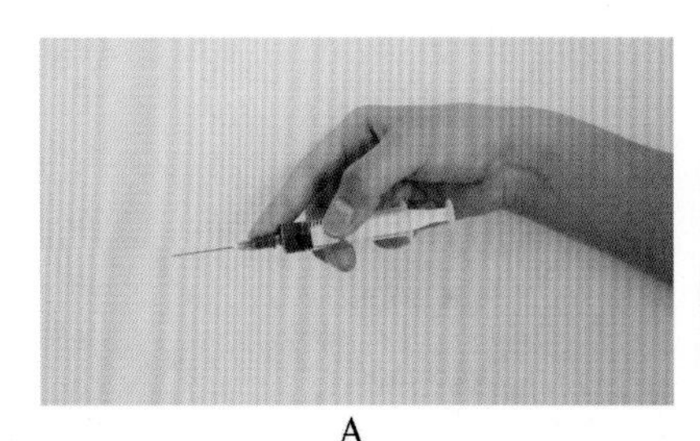
A

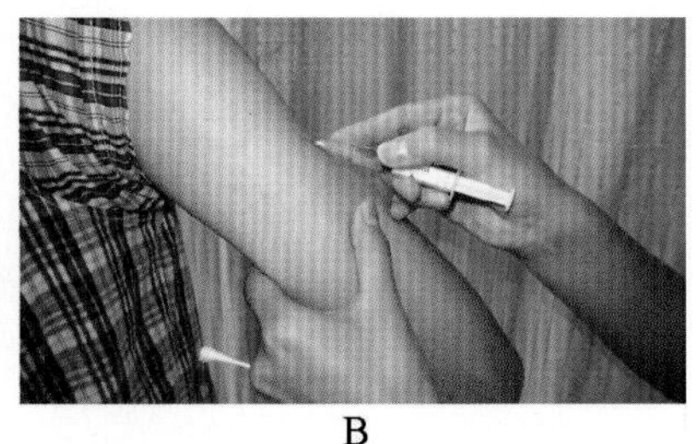
B

图 11－10 皮下注射法

【注意事项】

1. 严格执行无菌操作原则、查对制度及消毒隔离原则。

2. 长期皮下注射者应有计划地更换注射部位，以免局部产生硬结，影响药物吸收。如长期胰岛素注射病人，需采用多部位按计划轮流注射。

3. 进针角度不宜超过 45°。对于过瘦者捏起局部组织或适当减小进针角度，以免针头刺入肌层。

4. 注射药液量不足 1ml 时，应选用 1ml 注射器，以保证剂量准确。

5. 剂量过大或刺激性较强的药物不易做皮下注射。

（三）肌内注射法（IM）

肌内注射法是将一定量的药液注入肌肉组织的方法。一般选择肌肉丰厚且距大血管、大神经较远处。

【操作目的】

1. 不宜或不能口服、静脉注射的药物，且要求比皮下注射更迅速发挥药效时。

2. 注射剂量较大或刺激性较强的药物。

【注射部位】

最常用的部位为臀大肌，其次为臀中肌、臀小肌、股外侧肌及上臂三角肌（图 11－11）。

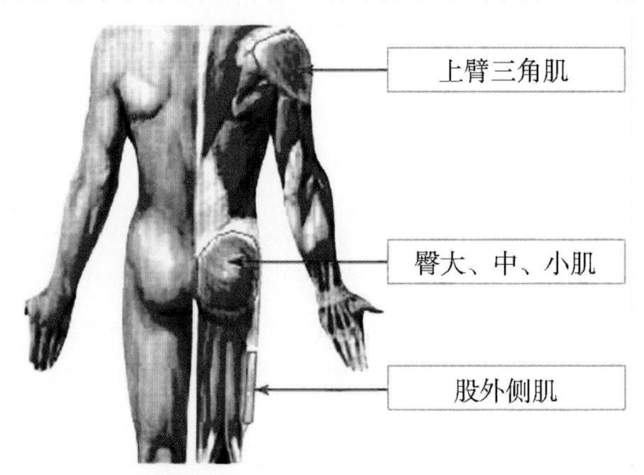

图 11－11 常用肌内注射部位

1. **臀大肌定位法** 臀大肌起自髂后上棘与尾骨之间，肌纤维平行向外下方止于股骨上部。注射时注意避免损伤坐骨神经。坐骨神经起自骶丛神经，自梨状肌下孔出骨盆至臀部，在臀大肌深部，约在坐骨结节与大转子之间中点处下降至股部，其体表投影为自大转子尖至坐骨结节中点向下至腘窝。臀大肌定位方法有两种：

（1）十字法　从臀裂顶点向左或向右侧作一水平线，从髂嵴最高点作一垂线，将一侧臀部划分为四个象限，其外上象限（避开内角）为注射区（图 11－12A）。

（2）联线法　从髂前上棘至尾骨作一联线，其外上 1/3 处为注射部位（图 11－12B）。

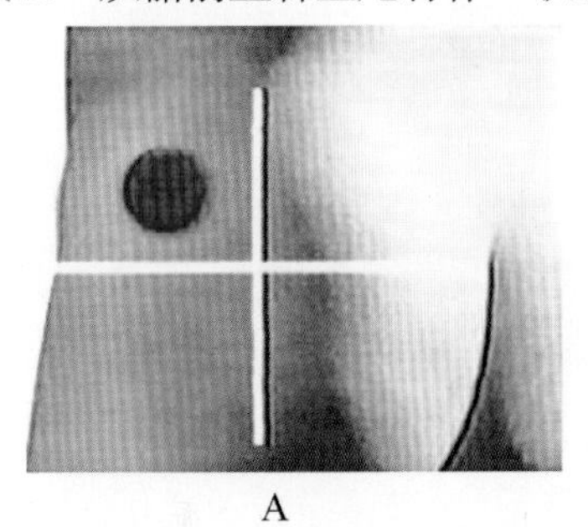

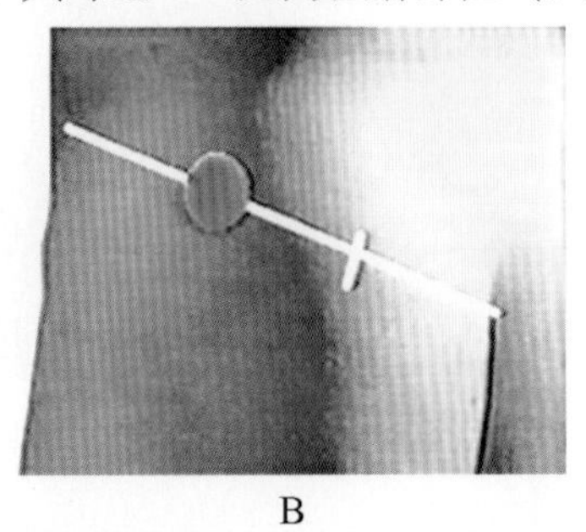

A　　B

图 11－12　臀大肌注射定位法

2. 臀中肌、臀小肌注射定位法　该处神经、血管分布较少，且脂肪组织较薄，临床使用广泛。定位方法有两种：

（1）食指中指法　以食指尖和中指尖分别置于髂前上棘和髂嵴下缘处，在髂嵴、食指、中指之间构成一个三角区域，这个三角区域即为注射区域（图 11－13A）。

（2）三横指法　髂前上棘外侧三横指处为注射区域（图 11－13B）。

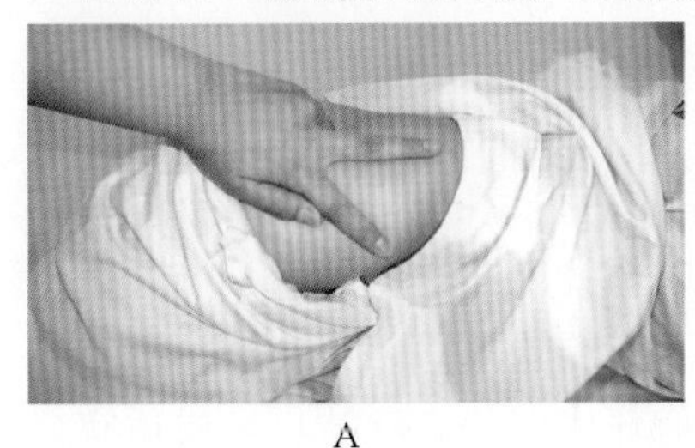

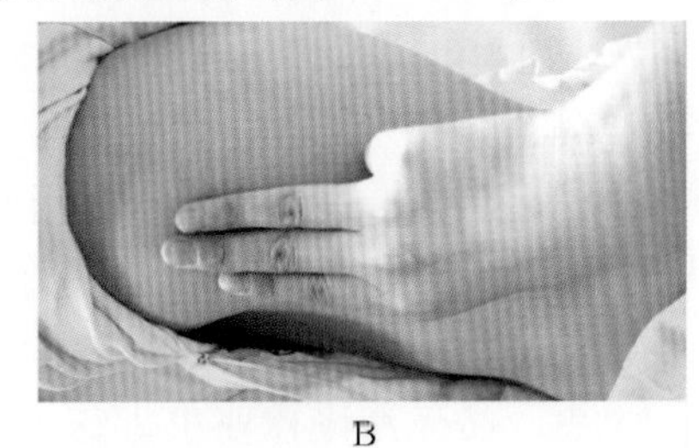

A　　B

图 11－13　臀中肌、臀小肌注射定位法

3. 股外侧肌注射定位法　大腿中段外侧，成人一般可取髋关节下 10cm 至膝关节上 10cm，约 7.5cm 宽的范围（图 11－14）。此处大血管、神经干很少通过，注射部位较广，适合多次注射或 2 岁以下的幼儿注射。

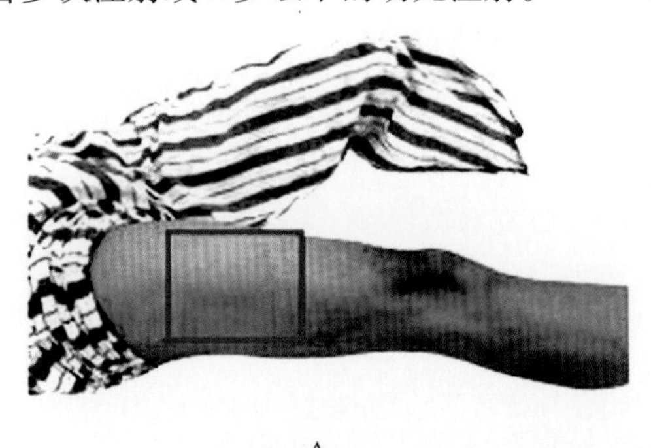

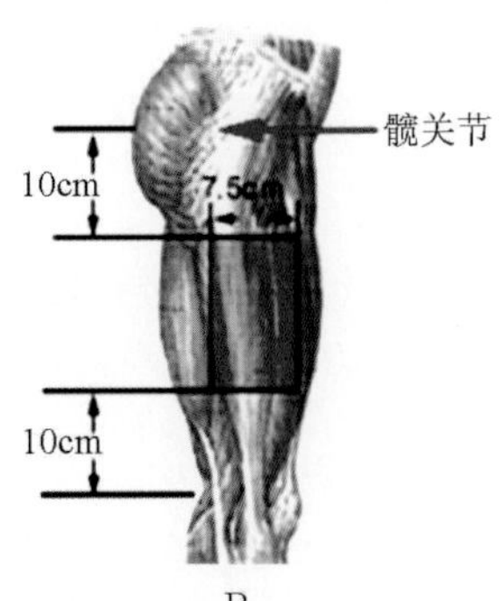

A　　B

图 11－14　股外侧肌注射定位法

4. 上臂三角肌注射定位法 上臂外侧，肩峰下2~3横指处（图11-15），此部位肌层相对较薄，只可做小剂量注射。

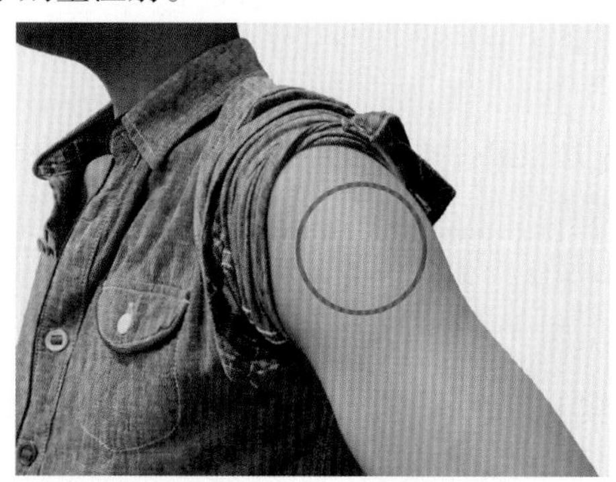

图11-15 上臂三角肌注射部位

【注射体位】

肌内注射时，为使臀部肌肉放松，减轻痛苦与不舒适感可采用以下体位：

1. 侧卧位 上腿伸直、放松，下腿稍弯曲。

2. 俯卧位 足尖相对，足跟分开，头偏向一侧。

3. 仰卧位 危重病人及不能自行翻身的病人采用臀中肌、臀小肌注射。

4. 坐位 常用于门诊病人。

【告知病人】

告知病人注射目的、部位、配合方法及注意事项。

【操作准备】

1. 护士准备 洗手、戴口罩。

2. 用物准备 常规注射盘一套、注射卡、药液（按医嘱准备）、2~5ml注射器及6~7号针头。

3. 环境准备 按无菌操作要求进行；注射环境安静、整洁、光线适宜，必要时遮挡病人。

4. 病人准备 取舒适卧位并暴露局部注射部位。

【操作步骤】

见实践5。

实践5 肌内注射法

操作步骤	要点说明
1. 核对医嘱	核对医嘱内容
2. 准备用物	（1）洗手、戴口罩，铺无菌治疗盘 （2）按医嘱备药物及注射器，严格查对药名、药物质量及有效期和包装，正确抽吸药液，放入已铺好的无菌治疗盘内备用
3. 查对解释	携操作用物及药物至床旁，核对床号、姓名及腕带，做好解释工作，查看注射部位皮肤情况，说明配合要求及注意事项
4. 体位部位	（1）取合适体位：侧卧位：上腿伸直，下腿稍弯曲；俯卧位：足尖相对，足跟分开；仰卧位：常用于危重病人及不能翻身的病人；坐位：便于操作，但坐位要稍高 （2）选择注射部位，定位，常规消毒或安尔碘消毒注射皮肤，待干

续表

操作步骤	要点说明
5. 注射药物	（1）再次核对药物并排尽空气，左手拇指和食指分开绷紧皮肤，右手以执笔式持注射器（图 11－16A），中指固定针栓，针头与皮肤呈 90°角 （2）用前臂带动腕力，迅速将针梗 2/3 刺入肌肉内，松开绷紧皮肤的左手抽动活塞（图 11－16B） （3）如无回血，右手固定针栓，缓慢注入药液（图 11－16C，图 11－16D）
6. 结束拔针	注射毕，无菌干棉签轻压针刺处，快速拔针，并按压（图 11－16E），再次核对
7. 整理用物	整理操作环境，协助病人取舒适体位，整理床单位，消毒液洗手，致谢

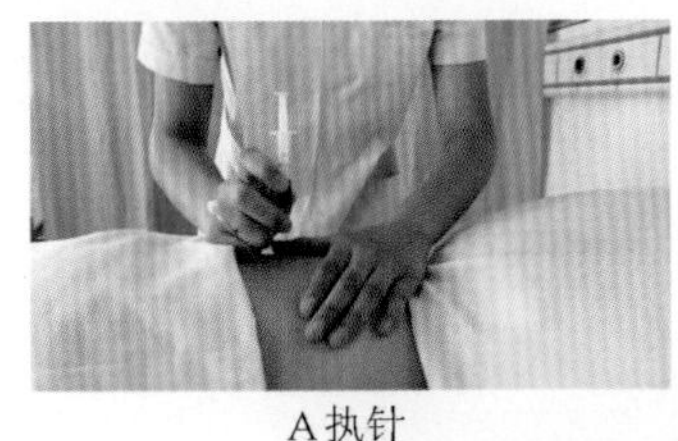
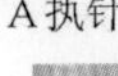
A 执针

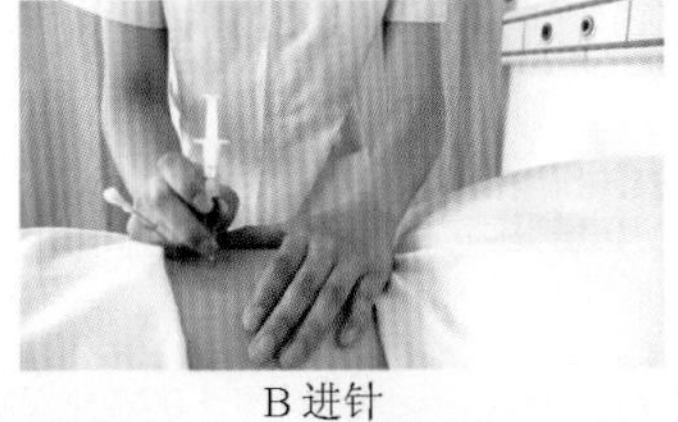
B 进针

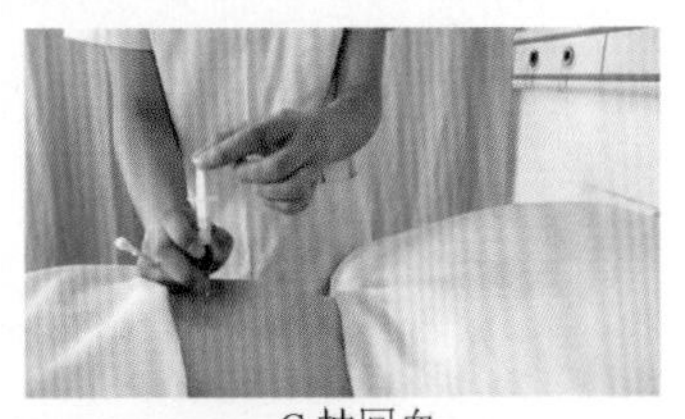
C 抽回血

D 推药

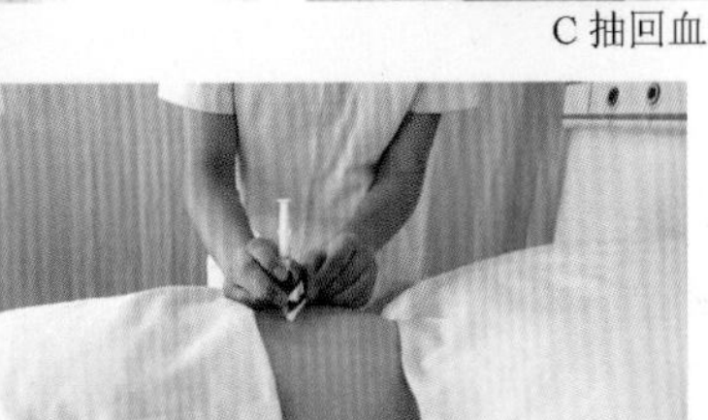
E 拔针

图 11－16　肌内注射手法

【注意事项】

1. 严格执行无菌操作原则、查对制度及消毒隔离原则。

2. 注射时避免针梗全部刺入，以防折断针梗；注意手法正确，用力适度。

3. 2 岁以内的婴幼儿不宜选用臀大肌注射，因其臀大肌发育不完善，此处注射有损伤坐骨神经的危险，一般选用股外侧肌或臀中小肌注射。

4. 需长期肌内注射者应交替更换注射部位，防止或减少局部产生硬结。

5. 注意配伍禁忌。如两种或两种以上药物同时注射时，应注意配伍禁忌。

（四）静脉注射法（IV 或 iv）

静脉注射法是指自静脉注入无菌药液的方法，药液可直接进入血液而到达全身，是作用最快的给药方法。

【操作目的】

1. 药物不宜口服、皮下或肌内注射，需迅速发挥药效时。

2. 诊断性检查或试验用药。如静脉注入造影剂做肝、胆、肾 X 线摄片或 CT 扫描。

【注射部位】

1. 上肢浅静脉　肘部的贵要静脉、正中静脉、头静脉、腕部及手背部浅静脉网。

2. 下肢浅静脉　足部大隐静脉、小隐静脉、足背部浅静脉网。

3. 股静脉　股静脉位于股三角区内，髂前上棘和耻骨结节连线的中点与股动脉相交，股动脉内侧0.5cm处，即为股静脉。

【告知病人】

1. 静脉注射的目的、配合方法及所需时间。

2. 在操作过程中如有不适，立即告诉护士。

【操作准备】

1. 护士准备　洗手，戴口罩，询问病人用药史并解释静脉注射的目的及注意事项。

2. 用物准备　常规注射盘一套、注射卡、药液（按医嘱准备）、注射器、7～9号针头或头皮针、止血带、小垫枕、胶贴。

3. 环境准备　按无菌操作要求进行；注射环境安静、整洁、光线适宜，必要时遮挡病人。

4. 病人准备　取舒适卧位并暴露局部注射部位。

【操作步骤】

见实践6。

实践6　静脉注射法

操作步骤	要点说明
1. 核对医嘱	核对医嘱
2. 准备用物	（1）洗手，戴口罩，铺无菌治疗盘
	（2）按医嘱备药物及注射器，严格查对药名、药物质量及有效期和包装是否密封，正确抽吸药液，放入已铺好的无菌治疗盘内备用
3. 查对解释	携操作用物准备及药物至床旁，核对病人，解释操作目的，查看注射部位皮肤情况，说明配合要求及注意事项
4. 选择静脉	（1）选择粗直、弹性好、易于固定的静脉，避开关节、静脉瓣，穿刺部位下方垫小枕，距穿刺点上约6 cm处扎止血带
	（2）常规消毒或安尔碘消毒注射部位皮肤，待干
5. 穿刺注射	（1）再次核对药物并排尽空气，嘱病人轻握拳，左手拇指绷紧静脉下端皮肤，右手持注射器，针头斜面向上，与皮肤呈约20°角
	（2）自静脉上方或侧方刺入皮下，再沿静脉方向潜行刺入静脉，见回血再进针少许，松开止血带，嘱病人松拳，固定针头，缓慢推药（图11－17）
	（3）注射局部疼痛或肿胀隆起，抽吸无回血，提示针头滑出静脉，应拔出针头，更换部位，重新穿刺
6. 结束拔针	注射毕，无菌干棉签轻压针刺处，快速拔针，再次核对
7. 整理用物	整理操作环境，协助病人取舒适体位并询问病人感觉，整理床单位，清理用物，消毒液洗手

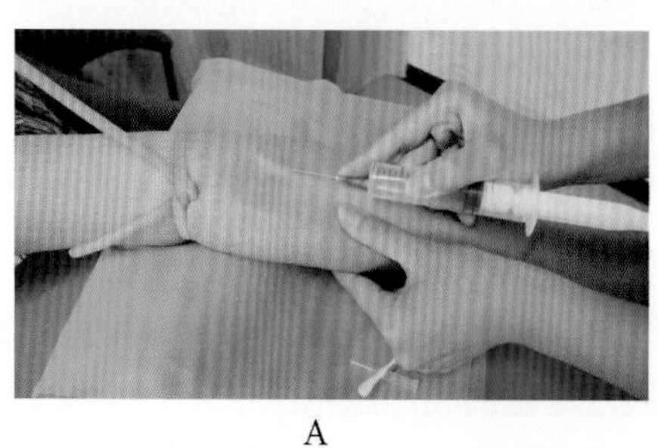

A

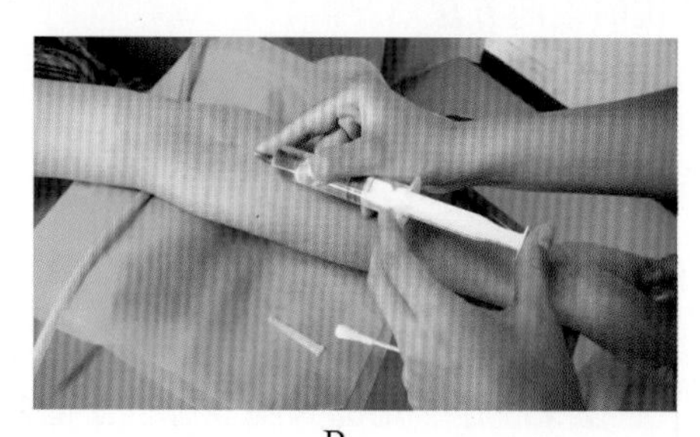

B

图11－17　静脉注射手法

【注意事项】

1. 严格执行无菌操作原则、查对制度及消毒隔离原则。

2. 选择静脉时宜选粗直、弹性好、易于固定的静脉，避开关节和静脉瓣。对长期静脉注射者，为保护血管，应有计划的自远心端向近心端选择静脉。

3. 根据医嘱、病人年龄、病情及药物的性质，掌握推药的速度。随时听取病人主诉，观察局部皮肤及病情变化。

4. 注射对组织刺激性较强的药物时，在静脉穿刺成功后，应用装有无菌等渗盐水的注射器接上头皮针，先注入少量盐水，确认无渗漏，再换上装有药液的注射器推药，以防强刺激性药液外溢引起局部组织坏死。

5. 股三角穿刺若抽出鲜红色的血液，提示误刺入股动脉，应立即拔针，用无菌纱布紧压穿刺处5～10分钟，直至无出血，改换另一侧肢体另行穿刺。

6. 有出血倾向的病人不宜采用股静脉注射。

【静脉注射失败常见原因及处理】

1. 针头未刺入静脉内　穿刺时因进针角度过小或因静脉滑动，针头刺入皮下组织，抽吸无回血，推注药液可见局部皮肤隆起并有疼痛（图11－18A）。

2. 针头斜面一部分在血管内　穿刺时见回血后未平行进针或推进针尖斜面不完全；或在穿刺成功后，因固定不当或松解止血带方法欠妥，导致针头移位，使针尖斜面部分在血管外，抽吸可见回血，推药时部分药液渗出至皮下组织，局部皮肤隆起并伴有疼痛（图11－18B）。

3. 针头刺破对侧血管壁　针头从右侧刺入角度偏小、过深，针头斜面穿破对侧静脉管壁，抽吸有回血，推注时药液溢至对侧皮下组织，局部皮肤可隆起伴有疼痛（图11－18C）。

4. 针头刺入深层组织　针头刺入角度过大、过深，穿透下面血管壁后进入深层组织，抽吸无回血，推注时药液进入了深部组织，所以局部表面皮肤无隆起，但有疼痛感（图11－18D）。

处理：以上4种失败原因中任意一种情况发生，均应立即拔针，以无菌干棉签按压止血，更换针头和部位，重新选择静脉穿刺。

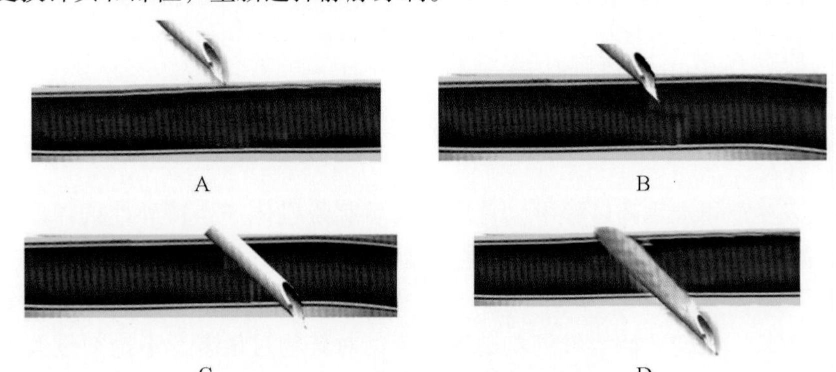

图11－18　静脉穿刺失败的常见原因

【特殊病人的静脉穿刺要点】

1. 肥胖病人　肥胖者皮下脂肪较厚，静脉较深，显露不清，难以辨认，但血管相对比较固定。穿刺前，用手指触摸血管，探明其走向，由静脉上方进针并稍加大进针角度（30°~40°）。

2. 消瘦病人 由于皮下脂肪较薄，静脉显露，但易滑动不固定。穿刺时，需注意固定静脉。

3. 水肿病人 病人皮下组织积液，静脉难以辨认，可沿静脉解剖位置，用手指按揉局部，暂时驱散皮下组织间液，等静脉显露再行穿刺。

4. 休克、脱水病人 因血管充盈不良致穿刺困难，可做局部热敷、轻拍、推揉，刺激血管致充盈后再穿刺。

5. 老年病人 皮肤松弛、静脉硬化、脆性较大、血管滑动，针头难以刺入或容易穿破血管。可用手指固定静脉穿刺点上下两端后在静脉上方直接穿刺，用力不可过猛。

第四节 药物过敏试验法

临床上使用某些药物时，常可引起不同程度的过敏反应，甚至发生过敏性休克而危及生命。为了安全使用药物，防止过敏反应的发生，在使用致敏性高的药物之前，应详细询问病人用药史、过敏史、家族史，并做药物过敏试验。在试验过程中，要求准确配制试验药液，掌握试验方法，认真观察反应，正确判断结果，且事先做好急救的准备，防止过敏反应的发生。

一、药物过敏反应及处理

（一）药物过敏反应的原因

药物过敏反应也称药物变态反应，属于异常的免疫反应，其发生原因是致敏药物作为一种抗原，进入人体后刺激机体产生特异性抗体（IgE、IgG、IgM），使T淋巴细胞致敏，当再次应用同类药物时，抗原抗体在致敏淋巴细胞上作用，引发过敏反应，如荨麻疹、哮喘、血管神经性水肿和血清病样反应，严重时可发生过敏性休克，危及生命。

（二）药物过敏反应特点

1. 仅发生于少数用药人群中 过敏反应的发生不具有普遍性，一般只发生于用药人群中的少数人。

2. 一般发生于再次用药过程中 首次用药后刺激机体产生特异性抗体，使其处于致敏状态，再次用药时抗原抗体结合发生过敏反应。因此，药物过敏反应一般不发生在首次用药。

3. 任何剂量、任何途径均可引发过敏反应 对药物过敏者，不论剂量大小或给药途径不同，均可发生过敏反应。

4. 过敏反应与正常药理反应或毒性反应无关 药物过敏反应是在用法、用量都正常的情况下发生了不正常反应，其临床表现与正常用药后的药理反应或毒性反应无关。

5. 过敏反应的发生与体质有关　过敏反应是一些特异体质的人对某些药物“质”的过敏而非“量”的中毒。

（三）药物过敏反应的预防

1. 详细评估三史　用药前应详细评估病人的用药史、过敏史、家族史等有关资料，严格掌握药物过敏试验的指征，识别高危病人。对该药物有过敏史的病人，严禁做过敏试验；对其他药物和食物有过敏史或家族过敏史的病人应慎用。

2. 正确实施过敏试验　严格按照药物试验液的标准剂量准确实施药物过敏试验，及时观察、正确判断结果。对试验结果为阳性或有过敏史者，禁用该药物，并对病人及家属进行必要告知和安全用药指导，提高自护能力。在体温单、医嘱单、门诊卡、病历卡、注射卡及床头卡上醒目注明阳性标记，严格交班。

3. 操作中严格执行查对制度　做药物过敏试验及注射前均应备好抢救药品、器械，如0.1%盐酸肾上腺素和一次性注射器等。

4. 药物应现用现配　如青霉素作为半抗原，其水溶液在室温下极不稳定，易产生青霉烯酸和高分子聚合体，使其致敏性增高。

5. 严密观察病人　首次注射后应观察30分钟，密切监测病人用药后反应，以免发生迟缓性过敏反应。注意倾听病人主诉，及时发现过敏性休克的早期征兆。

6. 熟练掌握过敏性休克的抢救程序和抢救技术　与医生密切配合，保证病人在最短时间得到最有效的救治。

（四）药物过敏反应处理

1. 去除病因　停用一切可疑致敏药物是首要措施，切忌在出现药物反应的先兆表现时继续用药。

2. 支持疗法　如卧床休息，环境温湿度适宜，预防继发感染等，以期顺利渡过其自限性的病程。

3. 加强排泄　根据医嘱酌情使用泻剂、利尿剂，以促进体内药物的排出。

4. 药物治疗　根据病情轻重采取不同措施。轻者使用抗组胺药物、钙剂等治疗，一般一周左右可痊愈；重者可使用皮质类固醇甚至输新鲜血液、血浆等治疗；若出现过敏性休克，按过敏性休克的抢救程序立即实施抢救。

二、常用药物过敏试验法

药物过敏试验，是把可能致敏的微量药物或生物制品通过一定途径进入人体（如注入皮内组织），在一定时间内，通过对局部或全身出现反应的判断，推断机体是否对可疑抗原过敏的一种检测手段。试验结果阴性者方可用药。

（一）青霉素过敏试验

青霉素具有疗效高、毒性低的优点，被广泛应用于临床，但在使用过程中较易发生过敏反应，发生率可达3% ~6%。对青霉素过敏的病人，任何年龄、任何给药途径、任何剂型和剂量、任何给药时间，均可发生过敏反应。因此，在使用各种剂型青霉素制剂前，必须先做过敏试验。另外，正在接受青霉素治疗期间，用药间隔超过72小时以上者，或用药过程中更换批号者，均应重新做药物过敏试验，试验结果为阴性，方可用药。

1. 青霉素过敏反应的机制　其过敏反应系抗原与抗体在致敏细胞上相互作用而引起。青霉素G本身与其所含的高分子聚合体（6－氨基青霉烷酸）、青霉素的降解产物（青霉烯酸、青霉噻唑酸）均可成为半抗原，进入机体后与组织蛋白结合形成全抗原，刺激机体产生特异性抗体IgE，IgE黏附在皮肤、鼻、咽、声带、支气管黏膜等处微血管壁周围的肥大细胞上和血液中的嗜碱粒细胞表面，使机体呈致敏状态，当机体再次接受类似的抗原刺激后，即与特异性抗体IgE结合，发生抗原抗体反应，导致细胞破裂，释放组胺、缓激肽、5－羟色胺、慢反应物质等血管活性物质。这些物质分别作用于效应器官，使平滑肌痉挛、微血管扩张、毛细血管通透性增高、腺体分泌增多，从而产生荨麻疹、哮喘、喉头水肿、休克等一系列过敏反应。

2. 试验方法

（1）试验液的配制　青霉素试验液标准剂量为200～500U/ml。皮内注射0.1ml（含青霉素20～50U）。以青霉素1支80万单位为例配制试验液，详见实践7。

实践7　青霉素试验液配制法

青霉素	加等渗盐水	青霉素含量	要求
80万U	4ml	20万U/ml	完全溶解
取上液0.1ml	0.9ml	2万U/ml	摇匀
取上液0.1ml	0.9ml	2000U/ml	摇匀
取上液0.1ml或0.25ml	0.9ml或0.75ml	200U/ml或500U/ml	摇匀

注：每次配置时均需将溶液混匀。青霉素试验液不稳定，要求现用现配，必要时在常温下可保存4小时，在冰箱冷藏可保存24小时，过时弃掉。

（2）试验方法　皮内注射青霉素试验液0.1ml（含青霉素20U或50U），20分钟后观察结果并记录。

（3）结果判断

阴性：皮丘无改变，局部无红肿，无自觉症状。

阳性：皮丘隆起，出现红晕硬块，直径大于1cm或皮丘周围出现伪足、痒感。严重时可有头晕、心慌、恶心，甚至发生过敏性休克。

3. 过敏反应临床表现

（1）过敏性休克　是过敏反应中最严重的一种，发生率为5～10人/万，可发生在青霉素皮试时或注射药物过程中，极少数发生于连续用药过程中。一般在用药后数秒或数分钟内发生，呈“闪电式”出现。临床表现为：

1）呼吸道阻塞症状　由喉头水肿、支气管痉挛和肺水肿引起，表现为胸闷、气促、哮喘和呼吸困难，可伴濒死感。

2）循环衰竭症状　因周围血管扩张致循环血量不足，表现为面色苍白、出冷汗、发绀、脉搏细弱、血压下降等。

3）中枢神经系统症状　因脑组织缺血缺氧所致，表现为头晕、眼花、面部及四肢麻木、抽搐或意识丧失、大小便失禁等。

4）皮肤过敏反应　皮肤瘙痒、荨麻疹等。

以上症状中常以呼吸道症状或皮肤瘙痒最早出现，因此用药过程中，需特别注意观察及倾听病人主诉。

（2）血清病型反应　一般于用药后 7～14 天发生，临床表现和血清病相似，有发热、关节肿痛、全身淋巴结肿大、皮肤瘙痒、荨麻疹、腹痛等。

（3）各器官或组织的过敏反应

1）皮肤过敏反应　轻者荨麻疹，严重者可发生剥脱性皮炎。

2）呼吸道过敏症状　可引起哮喘或促发原有哮喘发作或加重。

3）消化系统过敏反应　可引起过敏性紫癜，以腹痛和便血为主要症状。

4. 过敏性休克急救措施

（1）就地抢救　立即停药、平卧、保暖、就地抢救，同时通知医生。病情未稳定前，不宜搬动病人。

（2）首选盐酸肾上腺素注射　即刻皮下注射 0.1% 盐酸肾上腺素 0.5～1ml，小儿酌减。如症状不缓解，可按医嘱每隔 30 分钟再行皮下注射或静脉注射，也可气管内滴入，直至脱离危险期。肾上腺素是抢救过敏性休克的首选药物，其具有收缩血管、增加外周阻力、兴奋心肌、增加心排出量及松弛支气管平滑肌的作用。

（3）保持呼吸通畅　给予氧气吸入，改善缺氧症状。呼吸抑制时，立即行口对口人工呼吸，并肌内注射尼可刹米或洛贝林等呼吸兴奋药；喉头水肿影响呼吸时，应立即准备气管切开或气管插管，有条件者可借助人工呼吸机辅助呼吸。

（4）建立静脉通道　维持或迅速建立有效静脉通道，保证及时给药和扩充血容量。

（5）遵医嘱给药　应用抗过敏药物，如地塞米松 5～10mg 或氢化可的松 200mg 加入 5% 或 10% 葡萄糖液 500ml 静脉滴注；抗组胺类药物，如肌注盐酸异丙嗪 25～50mg 或苯海拉明 40mg；扩容、升血压，可用 10% 葡萄糖液或平衡液静脉滴注扩充血容量，必要时可用多巴胺、间羟胺等升压药物；纠正酸中毒可用 5% 碳酸氢钠静滴。

（6）对症抢救　如呼吸心跳骤停，立即配合医生实施心肺复苏即人工呼吸、胸外心脏按压等。

（7）密切观察病情　密切观察病人生命体征、尿量、神志等变化，并记录。及时评价治疗和护理效果，为抢救提供动态信息。

（二）头孢菌素（先锋霉素）过敏试验

头孢菌素是一类具有高效、低毒、应用广泛的抗生素。因可致过敏反应故用药前需做皮肤过敏试验。头孢菌素与青霉素之间呈现不完全的交叉过敏反应，对青霉素过敏者有 10%～30% 对头孢菌素过敏，而对头孢菌素过敏者绝大多数对青霉素过敏。

1. 试验液配制　以先锋霉素（Ⅴ）为例，其试验液标准剂量为 500μg/ml。皮内注射 0.1ml（含先锋霉素 50μg）。

以先锋霉素1支0.5g为例，配制试验液（表11－4）。

表11－4 先锋霉素（V）试验液配制法

先锋霉素（V）	加等渗盐水	先锋霉素含量	要求
0.5g	2ml	250mg/ml	完全溶解
取上液0.2ml	0.8ml	50mg/ml	摇匀
取上液0.1ml	0.9ml	5mg/ml	摇匀
取上液0.1ml	0.9ml	500μg/ml	摇匀

2. 试验方法、结果判断及过敏反应的处理 同青霉素过敏试验。

（三）链霉素过敏试验

链霉素（SM）的不良反应以对人体第八对脑神经的损害为多见，可引起中毒反应和过敏反应，其过敏性休克发生率仅次于青霉素，但死亡率较青霉素高，故应引起重视。在使用链霉素之前，应做皮肤过敏试验，阴性者方可使用。

1. 皮试液配制 链霉素试验液标准剂量为2500U/ml。皮内注射0.1ml（含链霉素250U）。

以链霉素1支1g（100万U）为例，配制试验液（表11－5）。

表11－5 链霉素试验液配制法

链霉素	加等渗盐水	链霉素含量	要求
1g（100万U）	3.5ml	25万U/ml	完全溶解后总液量为4ml
取上液0.1ml	0.9ml	2.5万U/ml	摇匀
取上液0.1ml	0.9ml	2500U/ml	摇匀

2. 试验方法 皮内注射链霉素试验液0.1ml（含250U），20分钟后判断结果并记录。结果判断同青霉素试验。

3. 过敏反应及处理 链霉素过敏反应的临床表现与青霉素过敏反应大致相同。轻者表现为发热、皮疹、荨麻疹，重者可致过敏性休克。一旦发生过敏性休克其救治措施与青霉素过敏性休克相同。此外，因链霉素及其杂质与体内钙离子络合，使血钙下降，发生神经肌肉的阻断作用；钙离子的下降又会加重链霉素的毒性反应。因而抢救时，可遵医嘱用10%葡萄糖酸钙或稀释一倍的5%氯化钙静脉推注，以增加血钙，使钙离子和链霉素络合，从而减轻其毒性反应。

（四）破伤风抗毒素（TAT）过敏试验

破伤风抗毒素（TAT）是马的免疫血清，经物理、化学方法精制的抗毒素球蛋白制剂，为外伤者预防破伤风（被动免疫）或临床治疗破伤风的专用药，对人体是一种异体蛋白，具有抗原性，注射后可引起过敏反应，因此在用药前必须做过敏试验。停药超过一周者，如需再用，应重做过敏试验。

1. 皮试液的配制 破伤风抗毒素试验液标准剂量为150U/ml。皮内注射0.1ml（含TAT15U）。用等渗盐水作为稀释液配制。临床上使用的TAT每支1ml含破伤风抗毒素

1500U，取其0.1ml加等渗盐水至1ml摇匀即可。

2. 试验方法　皮内注射TAT试验液0.1ml（含TAT15U），20分钟后判断试验结果并记录。

3. 结果判断

阴性：皮丘无改变，周围无红肿，无自觉症状。

阳性：局部皮丘增大、红肿、硬结直径大于1.5cm，红晕直径超过4cm，有时出现伪足、痒感。出现的全身过敏反应、血清病型等反应与青霉素过敏反应相同。

4. 脱敏注射法　由于破伤风抗毒素的特异性，没有可替代的药物，故对过敏试验呈阳性反应、但又必须用药的病人，可采用小剂量、短间隔、多次注射至所需全部剂量的脱敏注射方法。其机制是以少量抗原（TAT）进入人体内后，同吸附于肥大细胞或嗜碱性粒细胞上的IgE结合，使其逐步释放少量的组胺等活性物质，而机体本身有一种组胺酶释放，它可使组胺分解，不至于对机体产生严重损害，临床上可不出现症状。经过小量多次的反复注射后，逐步消耗掉细胞表面的IgE抗体，达到脱敏目的，但这种脱敏作用只是暂时的，经过一定时间后机体可重新恢复致敏状态，故再应用TAT时仍需重做过敏试验（脱敏注射法见表11－6）。

表11－6　破伤风抗毒素脱敏注射法

次数	TAT（ml）	加等渗盐水（ml）	注射法
1	0.1	0.9	肌内注射
2	0.2	0.8	肌内注射
3	0.3	0.7	肌内注射
4	余量	稀释至1ml	肌内注射

每隔20分钟注射一次，期间需密切观察病人反应。在脱敏注射中，如发现有气促、发绀、荨麻疹及过敏性休克时应立即停止注射，并迅速通知医生配合处理，处理方法同青霉素过敏性休克抢救。如反应症状轻微，待反应消退后，酌情减少每次剂量，增加注射次数，以顺利注入全部剂量。

（五）普鲁卡因过敏试验

普鲁卡因是临床常用的局部麻醉药物，偶可引起轻重不一的过敏反应，因此使用前须做过敏试验，结果阴性方可使用。

普鲁卡因试验液标准浓度为0.25%。直接皮内注射0.25%普鲁卡因0.1ml，20分钟后观察结果并记录。结果判断及过敏反应的处理同青霉素过敏试验法。

（六）细胞色素C过敏试验

细胞色素C是一种细胞呼吸激活剂，常作为治疗组织缺氧的辅助用药，偶见过敏反应发生，用药前须做过敏试验，结果阴性方可使用。

1. 皮试液配制　细胞色素C试验液标准剂量为0.75mg/ml。皮内注射0.1ml（含细胞色素C 0.075mg）。

取细胞色素C1支（15mg/2ml），抽取原液0.1ml加等渗盐水至1ml稀释摇匀即可。

2. 试验方法　过敏试验常用方法有以下两种：

（1）*皮内试验法*　皮内注射细胞色素 C 试验液 0.1ml（含细胞色素 C 0.075mg），20 分钟后观察结果并记录。结果判断及过敏反应的处理同青霉素过敏试验法。

（2）*划痕试验法*　在前臂下段内侧，用 70% 乙醇常规消毒皮肤，取细胞色素 C 原液滴在皮肤上 1 滴，用无菌针头在滴有药液的表皮上划痕两道，长度约 0.5cm，深度以微量渗血为度，20 分钟后观察结果并记录，结果判断及过敏反应的处理同青霉素过敏试验法。

（七）碘过敏试验

临床上为协助疾病诊断，常用碘化物造影剂作胆囊、肾脏、膀胱、支气管、心血管等造影，此类药物可引起过敏反应，在造影前 1～2 天需做过敏试验，结果阴性方可进行碘造影检查。

1. 试验方法

（1）*口服法*　口服 5%～10% 碘化钾 5ml。每日 3 次，共 3 天，观察结果。

（2）*皮内注射法*　皮内注射碘造影剂 0.1ml，20 分钟后观察结果。

（3）*静脉注射法*　静脉缓慢注射碘造影剂（30% 泛影葡胺）1ml，5～10 分钟后观察结果。在静脉注射碘造影剂前，必须先做皮内试验，结果阴性者再行静脉注射。

2. 结果判断

（1）*口服法*　有口麻、头晕、心慌、恶心、呕吐、荨麻疹等症状为阳性。

（2）*皮内注射法*　局部皮丘有红肿硬结，直径大于 1cm 为阳性。

（3）*静脉注射法*　观察全身反应，如有血压、脉搏、呼吸和面色等异常改变为阳性。

有少数病人试验阴性，但在注射碘造影剂时仍可能发生过敏反应，故造影时仍需备好急救药品，并严密观察病人的情况，以便及时采取急救措施。过敏反应的处理同青霉素过敏试验法。

第五节　局部给药法

局部给药法是将药物滴入体内以达到治疗效果的方法。眼、耳、鼻是 3 个常用滴药法给药的部位。

一、滴药法

【操作目的】

将药液滴入眼、耳、鼻等处，以达到局部或全身的治疗作用，或作某些诊断检查。

【告知病人】

1. 滴药的目的、配合方法及所需时间。
2. 在操作过程中如有不适，立即告诉护士。

【操作准备】

1. 护士准备　洗手，戴口罩，向病人解释用药目的及相应的注意事项。

2. 用物准备

(1) 滴眼药 备药（遵医嘱）、滴管（或盛有药液的滴瓶），注射盘内备弯盘1个、治疗单或医嘱单1本、治疗巾1块、消毒干棉球缸1个、药液（按医嘱准备）、治疗碗及浸有消毒液的小毛巾1套。

(2) 滴耳药 盛药液的滴瓶（遵医嘱备药）、消毒棉签、小棉球、3%过氧化氢溶液（按需要准备）、吸引器、消毒吸引器头。

(3) 滴鼻药 滴鼻药瓶（内含所需药物）、纸巾。

3. 环境准备 环境安静、整洁、光线适宜。

4. 病人准备 取舒适卧位，积极配合操作。

【操作步骤】

见实践8。

实践8 滴药法

操作步骤	要点说明
1. 核对医嘱	核对医嘱内容
2. 准备用物	(1) 洗手，戴口罩，铺无菌治疗盘，内置无菌用物 (2) 按医嘱备药物
3. 滴入药物	
滴眼药法	
(1) 携物至床 (2) 正确给药	核对床号姓名，向病人解释操作目的和方法，配合要求及注意事项 ①协助病人取仰卧位或坐位，头略后仰，操作者站于病人身旁或身前，用干棉球拭去眼分泌物，嘱病人眼向上视，先滴右眼后滴左眼（以免滴错）、先滴病轻眼后滴病重眼（以免交叉感染），左手取一棉球置于欲滴入药液眼的下眼睑处，并用食指固定上眼睑，拇指将下眼睑轻轻向下牵拉暴露出结膜下穹隆部，右手持滴瓶或滴管，以小指固定于病人前额上，滴瓶口距眼睑1～2 cm，将药液滴入结膜下穹隆中央1滴（正常结膜囊容量为0.02ml，故1滴即可，以免药液外溢）（图11－19），干棉球拭去外溢的药水，并用干棉球压迫泪囊区2～3分钟（以免药液经泪囊流至鼻腔被吸收引起全身反应） ②涂眼药膏者，则将眼药膏挤入眼下穹窿部约1 cm左右长度，最后以旋转方式将药膏离断，轻提上眼睑，覆盖眼球，嘱病人闭双眼转动眼球（使药液充满整个结膜囊内） ③若眼药水与眼药膏同用时，先滴药水后涂眼药膏 ④若数种药物同时用，必须间隔2～3分钟，并先滴刺激性弱的药，后滴刺激性强的药 ⑤角膜有溃疡、眼部有外伤或眼球术后，滴药后不可压迫眼球，也不可拉高上眼睑 ⑥角膜为眼结构中最敏感的部位，故不可将药直接滴于角膜上
滴鼻药法	
(1) 携物至床 (2) 正确给药	核对床号姓名，向病人解释操作目的和方法，配合要求及注意事项 ①嘱病人先排出鼻腔内分泌物，清洁鼻腔，协助病人取舒适卧位 ②仰卧位：在病人肩下垫枕，使病人头垂直后仰或头悬垂于床沿，鼻孔向上 ③侧头位：嘱病人向患侧卧，肩下垫枕，使头偏向患侧并下垂 ④操作者手持一干棉球，一手指轻推鼻尖，暴露鼻腔，另一手持滴瓶距鼻孔2 cm处向鼻孔滴入药液，每侧2～3滴，轻捏鼻或嘱病人头部略向两侧轻轻摇动，保持原位3～5分钟，然后捏鼻坐起（图11－20）
滴耳药法	
(1) 携物至床 (2) 正确给药	核对床号姓名，向病人解释操作目的和方法，配合要求及注意事项 协助病人侧卧，患耳向上；或坐位，头偏向一侧肩部，使患耳向上，用小棉签清洁外耳道。操作者手持一干棉球，向上向后轻提病人耳郭（3岁以下小儿，则向下向后牵拉耳垂），使耳道变直，另一手持滴管，手腕固定在病人额头上，将药液自外耳道顺耳后壁缓缓滴3～5滴，并轻轻提耳郭或在耳屏上加压，使气体排出，药液易流入，将棉球塞入外耳道口，嘱病人保持原位3～5分钟，观察有无出现迷路反应，如眩晕、眼球震颤等（图11－21）
4. 用物整理	观察滴药后病人的情况，整理用物，协助病人取舒适体位，整理床单位 洗手，记录

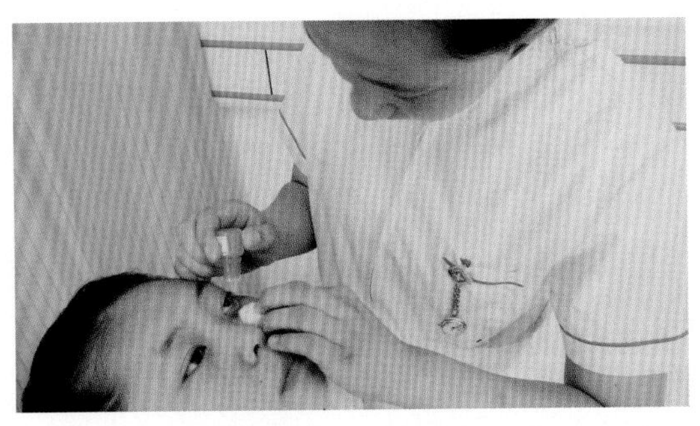

图 11－19　滴眼法

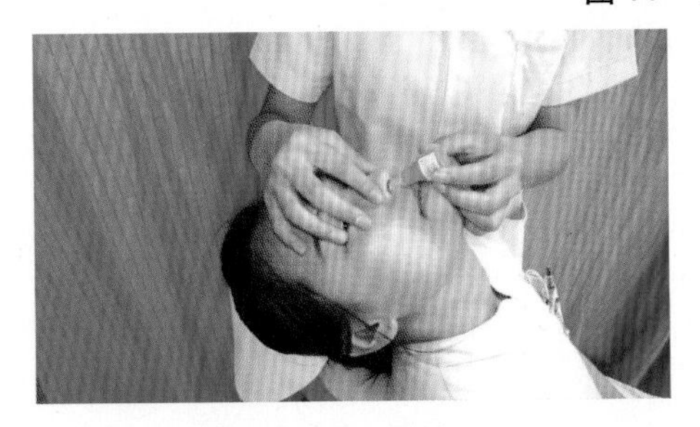

图 11－20　滴鼻法

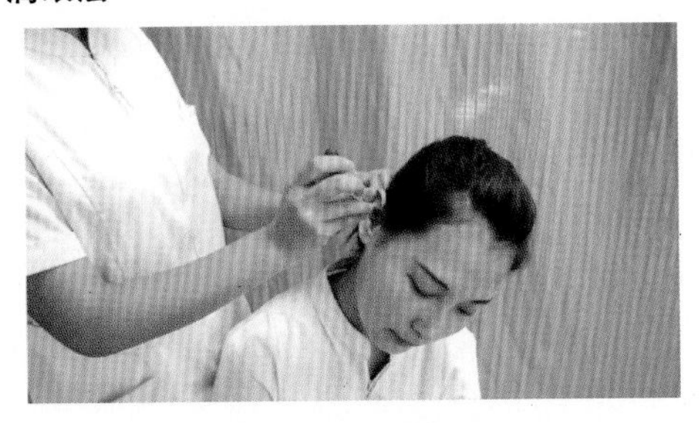

图 11－21　滴耳法

【注意事项】

1. 操作应轻柔、准确，并选择正确的姿势。

2. 观察治疗效果，注意有无副作用出现。如滴耳药后是否出现迷路反应，滴鼻药后是否出现反跳性黏膜充血加剧等。

二、插入给药法

常用药物为栓剂，包括直肠栓剂和阴道栓剂。栓剂是药物与适宜基质制成供腔道给药的固体制剂。其熔点为37℃左右，插入体腔后缓慢融化而产生药效。

【操作目的】

1. 直肠栓剂插入法

(1) 软化粪便　直肠插入甘油栓，软化粪便，以利排出。

(2) 治疗　栓剂中有效成分被直肠黏膜吸收，而产生全身治疗作用，如小儿用的解热镇痛药栓剂。

2. 阴道栓剂插入法　自阴道插入栓剂，以起到局部治疗的作用。

【告知病人】

1. 插入给药的目的、配合方法及所需时间。

2. 在操作过程中如有不适，立即告诉护士。

【操作准备】

1. 护士准备　洗手，戴口罩，向病人解释用药目的及相应的注意事项。

2. 用物准备

(1) 直肠栓剂插入法　直肠栓剂、指套或手套、卫生纸。

(2) 阴道栓剂插入法　阴道栓剂、栓剂置入器或手套、卫生棉垫。

3. 环境准备　环境安静、整洁、光线适宜。

4. 病人准备　取合适体位，积极配合操作。

【操作步骤】

见实践9。

实践9　插入给药法

操作步骤	要点说明
1. 核对医嘱	核对医嘱内容
2. 准备用物	（1）洗手、戴口罩，铺无菌治疗盘，内置无菌用物 （2）按医嘱备药物
3. 插入药物	
	直肠栓剂插入法
（1）携物至床	核对床号姓名及腕带，向病人解释操作目的和方法，配合要求及注意事项。
（2）给药正确	协助病人侧卧，铺橡胶单及治疗巾于臀下，膝部弯曲，暴露出肛门。一手戴上指套或手套，嘱病人张口深呼吸，尽量放松，将栓剂插入肛门，用食指将栓剂沿直肠壁向脐部方向送入。嘱病人保持侧卧位15分钟，以防药栓滑脱或融化后渗出肛门外。取出治疗巾及橡胶单，脱下手套或指套放于弯盘内（图11－22）
	阴道栓剂插入法
（1）携物至床	核对床号姓名及腕带，向病人解释操作目的和方法，配合要求及注意事项
（2）正确给药	协助病人屈膝仰卧位，铺橡胶单及治疗巾于会阴下，分开双腿露出会阴部。一手戴手套或指套取出栓剂，以食指置入器将全剂以向下向前的方向置入阴道内5cm，并协助病人平卧15分钟以上。取出治疗巾及橡胶单，脱下手套或指套放于弯盘内（图11－23）
4. 用物整理	观察用药后病人的情况，整理用物，协助病人取舒适体位，整理床单位 洗手，记录

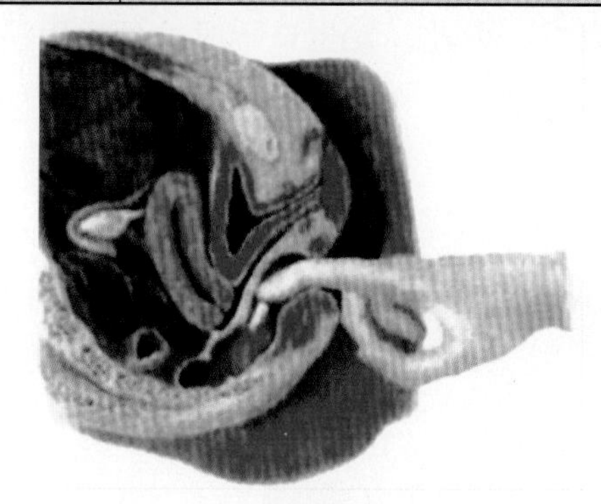

图11－22　直肠栓剂插入法

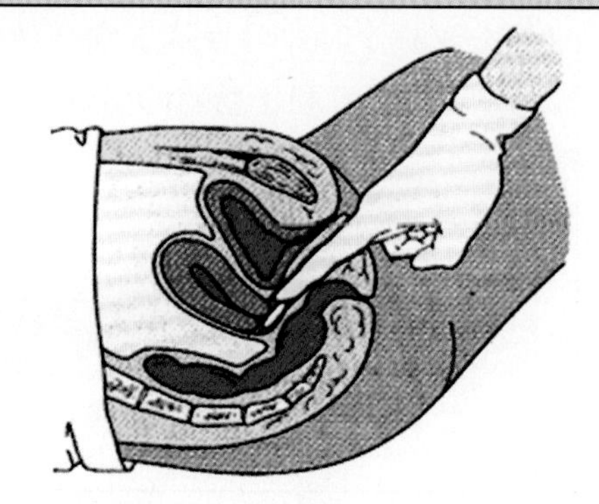

图11－23　阴道栓剂插入法

【注意事项】

1. 观察疗效及病人的主观感觉。
2. 成年女性阴道长约10cm，故阴道栓剂插入给药必须置入5cm以上深度，以防止滑出。

三、皮肤给药法

皮肤有吸收功能，将药物直接涂于皮肤，可达到治疗目的。皮肤用药的剂型有多种，如溶液、油剂、粉剂、糊剂等。护士要掌握有关用药的原则，以便取得最佳疗效。

1. 涂擦法　用清水或中性清洁剂清洁皮肤，清洁后开始擦药物。置少量药物于掌心，双手对搓将药推匀，然后顺着毛发生长的方向涂擦，由上向下；也可用纱布沾少量药物或将药物滴于皮肤上，用纱布轻轻按揉涂擦。洗剂、酊剂、霜剂或软膏只需涂抹薄薄一层即可。涂擦粉剂时，只要将药物洒于干燥的皮肤上，注意整个患处都应洒到，不宜太厚。

2. 喷雾法　在使用喷雾性药剂前，皮肤应保持清洁、干燥。将病人头部转离喷雾器，如果病变在脸上或脸的四周，应用纱布遮住病人的眼、口、鼻；另外，告知病人在喷药时做呼气运动，以避免刺激或损伤呼吸道黏膜。

四、舌下给药法

药物通过口腔舌下黏膜丰富的毛细血管吸收，可避免胃肠刺激，避免了口服途径的胃肠道首过消除效应，达到吸收迅速、副作用少、应用剂量比口服小的目的（图 11 －24）。

一般舌下给药法多用于急症病人和经胃肠道给药后药效降低甚至失效，而舌下给药疗效较好的情况。临床常用的方法有以下几种。

1. 心脑血管意外是内科的危重病症，处理不及时常危及生命。舌下给药可以迅速控制病情，争取抢救时间。一般用于舌下给药的药物有：硝苯地平、尼群地平、尼卡地平、维拉帕米、哌唑嗪、地尔硫卓、卡托普利等。在应用这些药物时，一般治疗可以采用口服给药，危重时应舌下含服（素片），包衣片应嚼碎后含服，胶囊需含服其囊内颗粒，不可将包衣片或胶囊直接用于舌下含服。

2. 治疗心绞痛药如硝酸甘油、速效救心丸和镇痛药二氢埃托啡只限于舌下含服，口服无效。

3. 唾液分泌减少时，可直接影响药效的发挥。因此，发生口干时，可饮用温水湿润口腔片刻，这样可有利于药物的崩解和吸收。

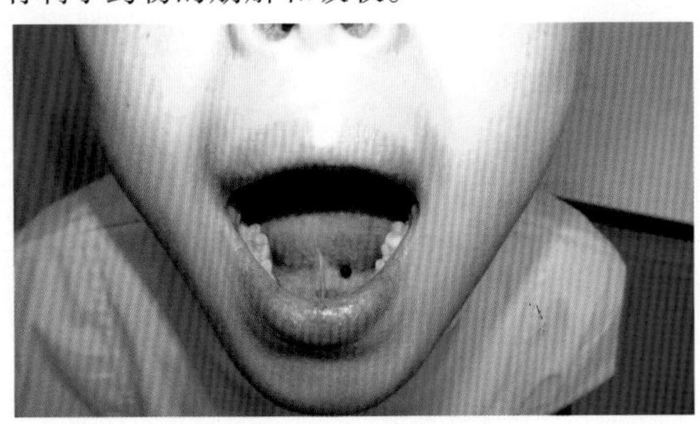

图 11 －24　舌下给药法

【注意事项】

1. 教会病人自行用药。将药片放入舌下，让其自然溶解。

2. 应用舌下含服类药物应预先咨询医师或药师，确保用药疗效。

3. 保存药品应注意按药品说明书的条件妥善贮存，并注意药物的有效期，保证用药安全有效。

五、吸入给药法

吸入给药法是应用雾化装置将药液以气雾状喷出，经口腔或鼻吸入呼吸道，达到湿化气道、预防和治疗相关疾病目的的给药方法。雾化吸入给药具有起效快、用药量小、不良反应少的优点，吸入的药物不仅对呼吸道产生局部作用，还可通过肺组织吸收而产生全身性的疗效。常用的方法有氧气雾化吸入法、手压式雾化吸入法及超声波雾化吸入法。

【操作目的】

1. 预防和控制呼吸道感染，消除炎症，减轻水肿。
2. 解除支气管痉挛，改善通气功能。
3. 稀化痰液，帮助祛痰。

【常用药物】

1. **抗生素**　消除炎症，控制呼吸道感染，如卡那霉素、庆大霉素。

2. **解痉平喘药**　可扩张支气管，解除支气管痉挛，改善呼吸，如氨茶碱、沙丁胺醇（舒喘宁）等。

3. **祛痰药**　稀释痰液，帮助祛痰，如α－糜蛋白酶、乙酰半胱氨酸（易咳净）等。

4. **糖皮质激素**　减轻呼吸道黏膜水肿，改善通气，如地塞米松等，常与抗生素联合使用，增强抗炎效果。

（一）超声波雾化吸入法

超声波雾化吸入是应用超声波声能，将药液变成细微的气雾，随病人吸气进入呼吸道，达到改善呼吸道通气功能及防治呼吸道疾病的目的。

【告知病人】

1. 指导病人用口吸气、鼻呼气的方法；告知超声雾化吸入的目的、配合方法及所需时间。

2. 告知病人如有不适时，及时通知医护人员。

【操作准备】

1. **护士准备**　洗手，戴口罩，熟练使用超声雾化吸入器。

2. **用物准备**

（1）超声波雾化吸入器一套

1）构造　由超声波发生器、水槽、晶体换能器、雾化罐、透声膜、螺纹管、口含嘴或面罩构成。①超声波发生器：通电后可输出高频电能，其面板上有电源开关、雾化调节开关、指示灯、定时器；②水槽和晶体换能器：水槽内盛冷蒸馏水，其底部有一晶体换能器，接受发生器输出的高频电能并将其转化为超声波声能；③雾化罐和透声膜：雾化罐内盛药液，其底部是透声膜，声能可透过该膜作用于罐内药液，产生雾滴喷出；④螺纹管和口含嘴：将雾状药液传送到呼吸道。

2）工作原理　超声波发生器在接通电源后，输出高频电能，使水槽底部晶体换能器发生超声波声能，声能震动并透过雾化罐底部的透声膜作用于罐内的药液，使药液表面张力和惯性受到破坏而成为细微的雾滴，通过螺纹管随病人吸气进入呼吸道。

3）特点　雾量大小可以调节；雾滴小而均匀（直径 <5μm）；药液可随着深而慢的吸气深达终末细支气管及肺泡，治疗效果好；因雾化器电子部分产热，对吸入的雾化药液有轻度的加温作用，病人感觉温暖舒适（图 11－25）。

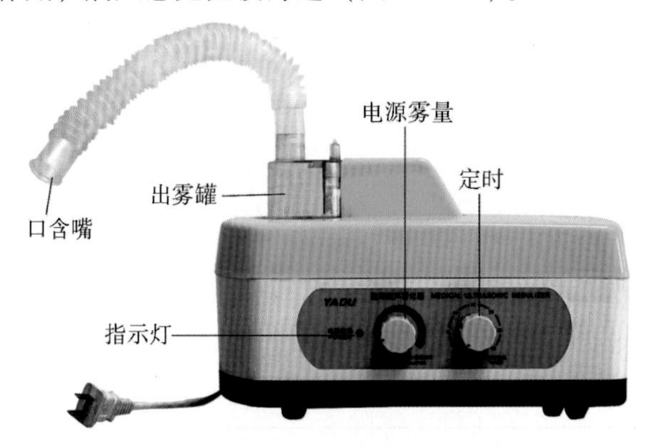

图 11－25　超声波雾化吸入器

（2）一般用物　治疗车，治疗盘内放雾化药物、生理盐水、冷蒸馏水、50ml 注射器、棉签、砂轮、70% 乙醇、治疗巾、弯盘、电源插座。

3. 环境准备　环境安静、整洁，光线、温度适宜。

4. 病人准备　取舒适卧位，积极配合操作。

【操作步骤】

见实践 10。

实践 10　超声波雾化吸入法

操作步骤	要点说明
1. 核对医嘱	核对医嘱内容
2. 连接导管	（1）将雾化器主机与各附件连接 （2）水槽内加冷蒸馏水 （3）浸没雾化罐底部的透声膜
3. 正确加药	（1）药液用生理盐水稀释至 30～50ml 加入雾化罐内，检查无漏液 （2）雾化罐放入水槽，盖紧水槽盖
4. 查对解释	（1）携用物至床旁，核对病人的床号、姓名及腕带，解释操作目的、配合要求及注意事项 （2）协助取舒适体位，接通电源，打开开关，预热 3～5 分钟，调节定时开关至 15～20 分钟，打开雾化开关，调节雾量（大档 3ml/分钟，中档 2ml/分钟，小档 1ml/分钟） （3）气雾喷出时，将口含嘴（面罩）放入病人口中，嘱病人做深呼吸 （4）使用过程中，水槽内要有足够冷蒸馏水，使用中如超过 50℃时，要调换蒸馏水，换水时需关闭机器 （5）治疗完毕，取下口含嘴，先关雾化开关，再关电源开关（以免损坏电子管） （6）连续使用雾化器时需间隔 30 分钟
5. 整理用物	（1）协助病人擦干面部，取舒适卧位，整理床单位 （2）放掉水槽内的水并擦干，雾化罐、螺纹管、口含嘴浸泡于消毒液内 1 小时，再洗净晾干备用

【注意事项】

1. 严格执行查对制度及消毒隔离制度。

2. 使用前先检查雾化器各部件，确保性能良好，连接正确，无松动、脱落等异常情况。

3. 水槽底部的晶体换能器和雾化罐底部的透声膜质薄性脆，操作时动作要轻稳，避免损坏。

4. 水槽和雾化罐内切忌加温水或热水。使用过程中若水槽内水温超过50℃或水量不足，应先关机，及时更换或加入冷蒸馏水。

5. 吸入过程中如需加入药液不必关机，可直接从雾化罐盖上的加药小孔注入药液；雾量大小可根据需要随时调节。

6. 雾化器连续使用时，中间需间隔30分钟再用。

（二）氧气雾化吸入法

氧气雾化吸入法是利用高速氧气气流，破坏药液表面张力，使药液形成雾状，随吸气进入呼吸道以达到治疗目的的方法。

【告知病人】

1. 根据病情指导病人紧闭嘴唇深吸气。

2. 告知病人不要自行调节氧流量。

3. 告知病人如有不适应及时通知医护人员。

4. 告知病人有关用氧的安全知识。

【操作准备】

1. 护士准备　洗手，戴口罩，熟练使用氧气雾化吸入器。

2. 用物准备

（1）氧气雾化吸入器。①构造：由贮药瓶、T形接头、口含嘴3部分组成。雾化器贮药瓶下有连接氧气导管的输气管，吸入管口有两个端口，一侧可接口含嘴，一侧便于释放多余的气体。②工作原理：利用氧气作为驱动能源，当高速氧气气流通过毛细管时，在管口产生负压，将药液自邻近小管吸出，所吸出的药液同时又被毛细管口高速的气流撞击，形成细小的雾滴，并随气流喷出（图11－26）。

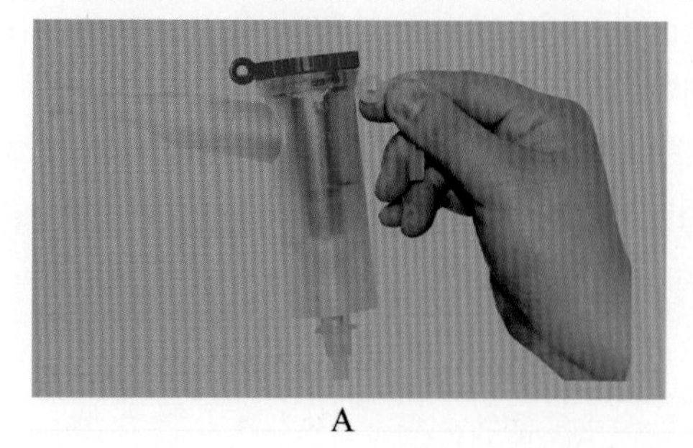

A

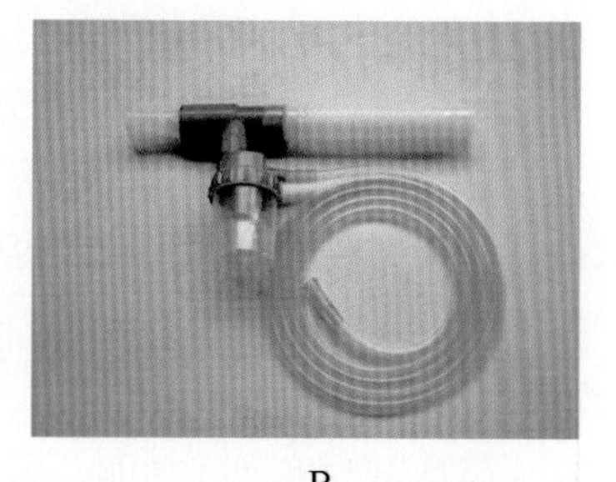

B

图11－26　氧气雾化吸入器

（2）氧气装置一套（湿化瓶内不装水）。

（3）一般用物。治疗盘内放雾化药物、生理盐水、10ml 注射器、棉签、砂轮、弯盘。

3. 环境准备　环境安静、整洁，光线、温湿度适宜，避免明火。

4. 病人准备　取舒适卧位，积极配合操作。

【操作步骤】

见实践 11。

实践 11　氧气雾化吸入法

操作步骤	要点说明
1. 核对医嘱	核对医嘱内容
2. 准备用物	按医嘱备药物，按医嘱抽取药液，用蒸馏水或生理盐水稀释或溶解药物至5ml，注入雾化器备用
3. 携物至床	核对床号姓名，向病人解释操作目的、方法及注意事项，教会病人使用雾化器
4. 正确吸入	（1）协助取坐位或半坐位，漱口，连接雾化器，连接管接入氧气源，调节氧气流量 6～8L/分钟（气流不可太大，以免损坏雾化器颈部），向病人讲解和示范操作方法 （2）有药雾形成后，指导病人手持雾化器，把口含嘴含入口中，吸气时示指堵住出气口，紧闭嘴唇用鼻深吸气，呼气时，食指松开，如此反复，经 10～15 分钟将药液雾化完毕
5. 环境整理	（1）治疗完毕，取下雾化器，关闭氧气开关，清理用物 （2）取舒适卧位，整理床单位 （3）雾化罐浸泡于消毒液 1 小时，再洗净擦干备用（一次性吸入器按规定处理）洗手，记录

【注意事项】

1. 严格执行查对制度及消毒隔离制度。

2. 使用前，先检查雾化器各部件，确保连接正确，无松动、脱落等异常情况。

3. 氧气湿化瓶内不装水，以防液体进入雾化器内使药液稀释，影响药效。

4. 病人在进行雾化吸入的过程中如感到疲劳，可暂停供氧，休息片刻再进行吸入，直到药液吸完为止，一般 15～20 分钟即可完成。

5. 在氧气雾化吸入过程中注意用氧安全，严禁接触烟火和易燃品。

（三）手压式雾化吸入法

手压式雾化吸入法是用拇指按压雾化器顶部，使药液从喷嘴喷出，形成雾滴，随吸气进入口咽部、气管、支气管，通过黏膜吸收药物的治疗方法。

手压式雾化吸入器内含药液，药液通常预置于雾化器的高压送雾器中。将雾化器倒置，用拇指按压雾化器顶部时，阀门打开，药液便快速从喷嘴喷出，80%形成药雾，到达口腔、咽部、气管，经黏膜吸收。

【操作目的】

通过吸入药物以改善通气功能，解除支气管痉挛。主要用于支气管哮喘、喘息型支气管炎的对症治疗。

【告知病人】

1. 手压式雾化吸入的目的、配合方法及所需时间。

2. 在操作过程中如有不适，立即告诉护士。

告知病人手压式雾化吸入目的及注意事项，使其能正确配合。

【操作准备】

1. 护士准备 洗手，戴口罩，熟练使用手压式雾化吸入器。

2. 用物准备 手压式雾化吸入器（图 11 -27）。

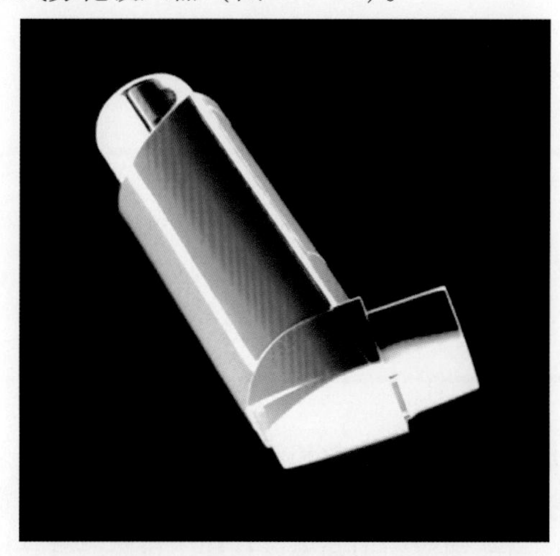

图 11 -27 手压式雾化吸器

3. 环境准备 环境安静、整洁，光线、温湿度适宜。

4. 病人准备 取舒适体位，积极配合操作。

【操作步骤】

1. 取下雾化器保护盖，充分摇匀药液。

2. 将雾化器倒置，接口端放入双唇间，平静呼气。

3. 在吸气开始时，按压气雾瓶顶部，使之喷药随着深吸气的动作，药雾经口吸入。

4. 尽可能延长屏气，最好能坚持 10 秒左右，然后呼气。每次 1 ~2 喷，两次使用间隔时间不少于 3 ~4 小时。

5. 喷雾器使用后放在阴凉处（30℃以下）保存，其塑料外壳应定期用温水清洁。

【注意事项】

1. 严格执行查对制度。遵守消毒隔离原则，喷雾器使用后放在阴凉处保存，定期清洁。

2. 使用前检查雾化器各部件是否完好，有无松动、脱落等异常情况。

3. 药液随着深吸气经口腔吸入，尽可能延长屏气时间，然后呼气。

4. 每次 1 ~2 喷，两次使用间隔时间不少于 3 ~4 小时。

第十二章　静脉输液与输血法

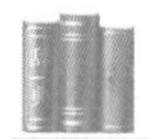

知识要点

1. 掌握：常用溶液及作用，输液故障排除，输液、输血反应与护理，静脉输血的目的。
2. 理解：静脉输液的目的、血液及血制品的种类。

静脉输液和输血法是临床上用于抢救和治疗疾病的重要措施之一。通过静脉输液和输血及时纠正各种原因引起的水、电解质紊乱及酸碱失衡，恢复内环境稳定。护士必须熟练掌握相应的输液和输血的理论知识和操作技能，排除输液故障，及时发现和解决输液和输血反应，让病人获得安全有效的治疗，促进病人的康复。

案例

常爷爷，62岁，因凌晨突发腹痛伴大量便血而急诊入院。既往身体健康，无外伤史和输血史。查体：P：124次/分，R：28次/分，BP：75/45mmHg。病人表情痛苦，神志清楚，自动体位，面色苍白，明显脱水貌。腹软，无明显压痛，无包块，肠鸣音活跃。入院时排出暗红色样血便约500ml。血象检查：血型为B型，白细胞12.8×10^9/L，血小板10.3×10^9/L。医嘱：①紧急给氧，输注0.9%生理盐水、5%葡萄糖、林格氏液、代血浆、多巴胺等；②输注B型红细胞3u，B型新鲜冰冻血浆500ml。

问题：

1. 该病人静脉输液和输血的目的各是什么？
2. 如何防止输液反应的发生？
3. 输血前应做好哪些准备工作？

第一节　静脉输液法

静脉输液法是利用液体静压的物理原理，将大量的无菌溶液和药液直接滴入静脉的治疗方法，是临床上最重要和最常用的给药方法之一。

一、静脉输液的目的

1. 补充水和电解质，维持酸碱平衡　常用于各种原因引起的脱水、酸碱平衡紊乱者，如腹泻、剧烈呕吐、大手术后等。

2. 补充营养，供给热能　常用于治疗慢性消耗性疾病、胃肠道吸收障碍、不能经口进食者，如昏迷、口腔疾病等病人。

3. 输入药物，治疗疾病　常用于中毒、各种感染、组织水肿等。通过静脉给药达到解毒、控制感染、利尿和治疗疾病的目的。

4. 增加血容量　常用于严重烧伤、大出血、休克等病人以改善微循环，维持血压。

二、常用溶液及作用

（一）晶体溶液

晶体溶液分子量小，在血管内存留时间短，能维持细胞内外水分的相对平衡，有效纠正体内的水和电解质紊乱。

1. 葡萄糖溶液　用于供给水分和热量。常用溶液有5%葡萄糖溶液和10%葡萄糖溶液。

2. 等渗电解质　用于补充水和电解质，维持体液和渗透压平衡。常用溶液有0.9%氯化钠溶液、复方氯化钠溶液（林格式液）、5%葡萄糖氯化钠溶液。

3. 碱性溶液　用于纠正酸中毒，调节酸碱平衡。常用溶液有5%碳酸氢钠溶液和11.2%乳酸钠溶液。

4. 高渗溶液　用于利尿脱水，消除水肿，降低颅内压，改善中枢神经系统的功能。常用溶液有20%甘露醇、25%山梨醇和50%葡萄糖溶液。

（二）胶体溶液

胶体溶液分子量大，在血管内存留时间长，能有效维持血浆胶体渗透压，增加血容量，改善微循环，提高血压。

1. 右旋糖酐　常用低分子右旋糖酐和中分子右旋糖酐。低分子右旋糖酐可降低血液黏稠度，改善微循环，预防血栓的形成；中分子右旋糖酐可提高血浆胶体渗透压，扩充血容量。

2. 代血浆　可增加循环血量和胶体渗透压，急性大出血时可与全血共用。常用羟乙基淀粉、氧化聚明胶、聚维酮等。

3. 浓缩白蛋白注射液　维持机体胶体渗透压，减轻组织水肿。

4. 水解蛋白注射液　补充蛋白质，纠正低蛋白血症，促进组织修复。

（三）静脉高营养液

用于供给热能和氨基酸，维持正氮平衡，补充维生素和矿物质。常用的营养液有氨基酸、脂肪乳等。

三、静脉输液法

（一）密闭式静脉输液法

【操作目的】

同“静脉输液的目的”。

【告知病人】

1. 告知病人静脉输液的目的、注意事项，所输入的药物及作用，输液所需时间并做好相应的准备和配合。

2. 输液过程中如有任何不适及时呼叫护士。

【操作准备】

1. 护士准备　着装整齐，洗手，戴口罩。

2. 用物准备　注射盘一套，另备输液器、药液（按医嘱准备）、启瓶器、瓶套、输液卡、止血带、输液贴、垫枕、治疗巾、输液架、垃圾桶、锐器盒，必要时备小夹板和绷带（图 12－1）。

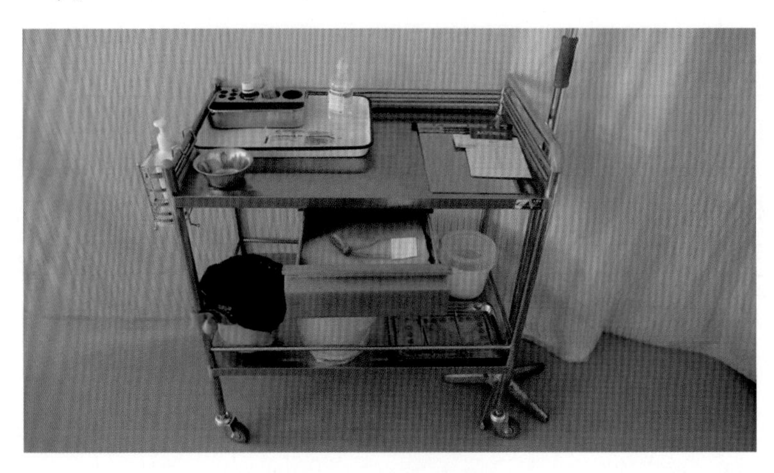

图 12－1　用物准备

3. 环境准备　环境整洁、安静、舒适、安全，光线适宜。

4. 病人准备　体位舒适，排空大、小便，做好输液前准备。

【操作步骤】

见实践 1。

实践 1　密闭式静脉输液法

操作步骤	要点说明
1. 核对解释	（1）核对医嘱，做好准备工作 （2）向病人解释操作目的，以取得病人配合

续表

操作步骤	要点说明
2. 准备药液	(1) 检查药液名称、浓度、剂量、有效期，检查瓶口有无松动、瓶身有无裂痕（溶液袋有无破损），检查药液质量（对光倒置药瓶，查看有无浑浊、沉淀、变色、絮状物）（图 12-2） (2) 填写输液瓶贴，倒贴于输液瓶上（图 12-3），除去输液瓶中心铝盖部分，并常规消毒（图 12-4） (3) 按医嘱加入药物，注意药物配伍禁忌
3. 查输液器	检查输液器包装、有效期；取出输液器，将输液管针头插入瓶塞至根部（图 12-5）
4. 再次核对	携用物至病人床旁，核对病人床号、姓名、腕带，病人取舒适卧位
5. 挂瓶排气	将输液瓶（袋）倒挂于输液架内，倒置 murphy 滴管，打开调节器，使药液流入 murphy 滴管内，到达滴管 1/2~2/3 时，倒转滴管，使药液下降，排尽输液管内空气，关闭调节器（图 12-6）
6. 选择血管	选择穿刺静脉，穿刺部位下垫小枕，距离穿刺点上方 6cm 扎止血带，常规消毒皮肤（图 12-7）
7. 二次排气	再次排气，核对病人
8. 穿刺固定	(1) 嘱咐病人握紧拳头，绷紧病人皮肤 (2) 进针时，针尖斜面向上，针头与皮肤呈 20°角刺入（图 12-8），见回血后，将针头沿血管方向送入少许，松开止血带，嘱咐病人松拳 (3) 打开调节器，若液体滴入顺畅、穿刺部位局部无肿起、病人无不适则可用输液贴固定（图 12-9）
9. 调节滴速	根据病人病情、年龄及药液性质调节滴速（图 12-10）。一般成人 40~60 滴/分，儿童 20~40 滴/分
10. 安置病人	(1) 取出止血带和小垫枕，协助病人整理衣物，取舒适卧位 (2) 将床旁呼叫器放于病人易取处
11. 记录签名	核对，在输液巡视卡上记录输液的药物、滴速、时间，签字后挂于输液架上（图 12-11）
12. 加强巡视	密切观察病人输液情况，及时排除输液故障，观察病人有无输液反应
13. 更换药液	核对药液，套上瓶套，常规消毒，从第一瓶内拔出输液针头插入第二瓶内，观察溶液滴入通畅后方可离去
14. 拔针按压	(1) 输液完毕，去除输液贴，关闭调节器 (2) 按压穿刺点上方，快速拔出针头，拔针后勿用力按压或揉搓，以免发生淤青 (3) 按压片刻至无出血，协助病人取舒适卧位
15. 整理记录	整理用物，洗手，记录

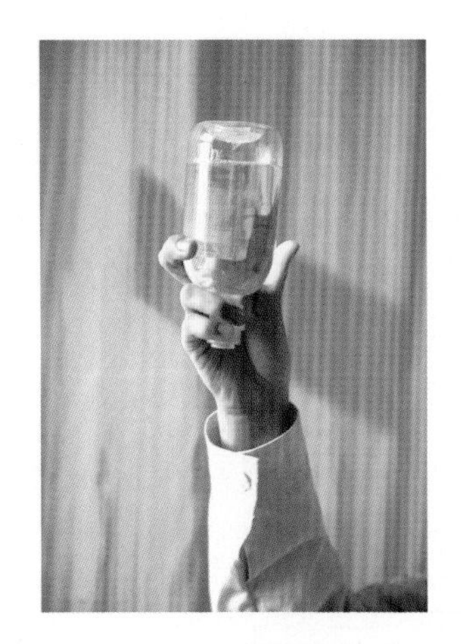

图 12－2 检查药液

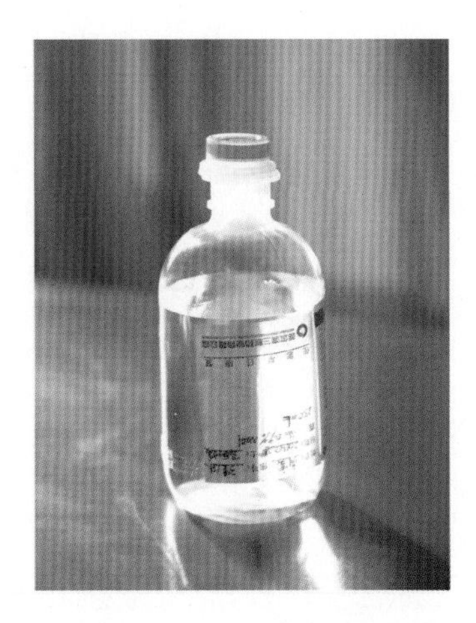

图 12－3 倒贴瓶贴

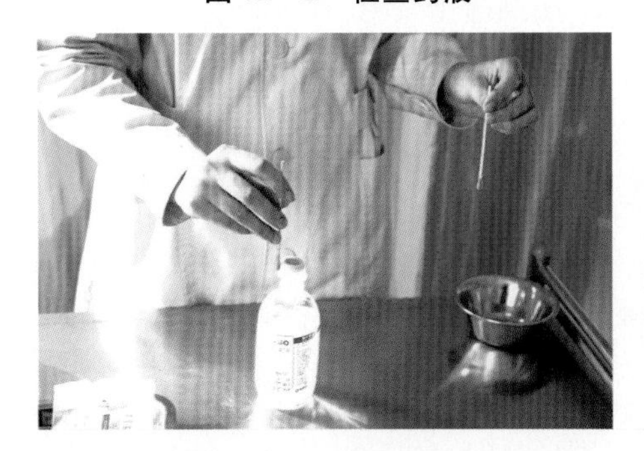

图 12－4 消毒瓶盖

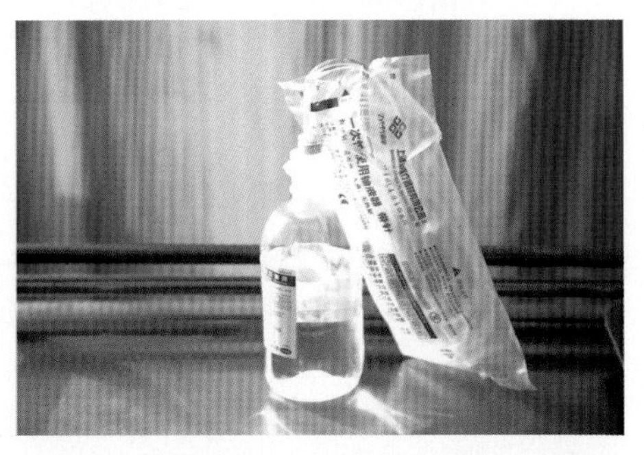

图 12－5 插入输液器

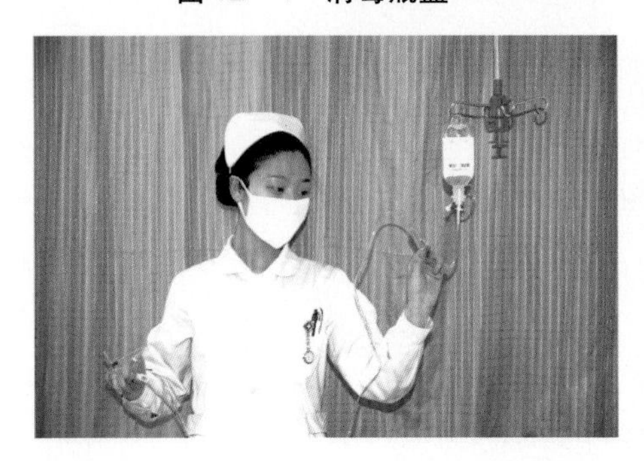

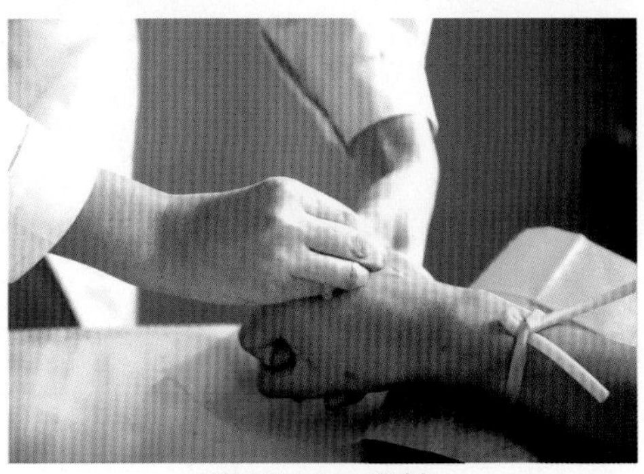

图 12－6 排气

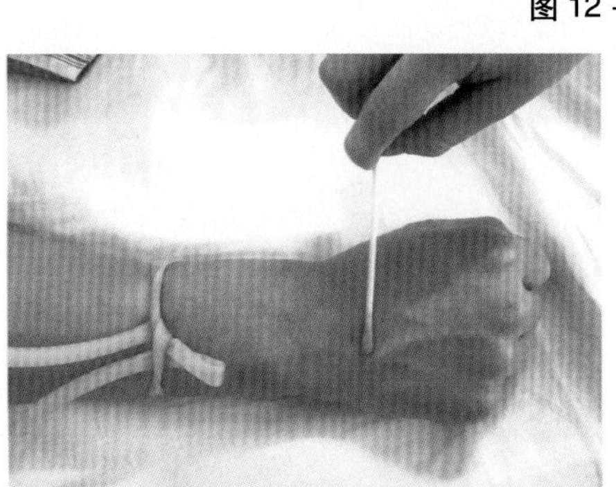

图 12－7 消毒皮肤

图 12－8 穿刺

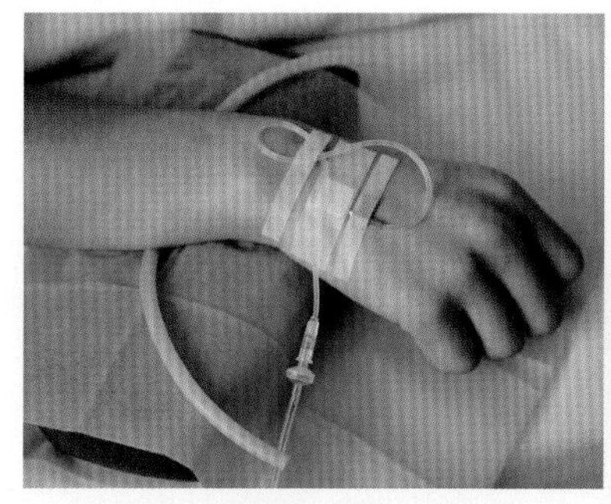

图 12－9　固定

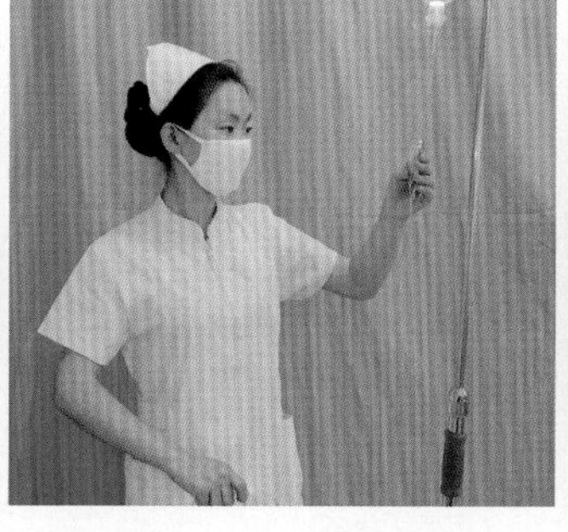

图 12－10　调节滴速

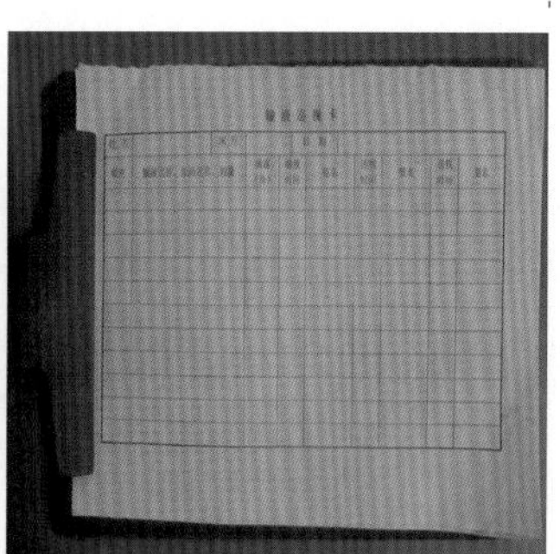

图 12－11　巡视卡

【注意事项】

1. 严格执行无菌操作原则及查对制度，避免差错事故发生。

2. 注意药物间的配伍禁忌，根据病情、药液性质等合理安排输液顺序。

3. 选择粗直、弹性好，避开关节、静脉瓣的血管。临床上常选用手背静脉、前臂静脉等，可根据病人具体情况和输入药物的性质选择适宜的静脉。

4. 对长期输液者，注意保护血管，合理使用血管，一般从远心端向近心端。

5. 对心、肺、肾功能不良的病人，年老体弱者、婴幼儿及输入刺激性较强的药物，含钾、高渗性药物或血管活性药物等，适当减慢速度。对严重脱水、血容量不足、心肺功能良好的病人可适当增快输液速度。

6. 连续输液 24 小时的病人，应每天更换输液器。

7. 输液过程中，密切观察输液情况及病人的反应。

附：输液速度与输液时间的计算

临床上为正确给药，达到药物治疗的效果，需要计算输液速度和所用时间。在输液过程中，点滴系数指每毫升溶液的滴数，常用有 10、15、20 三种类型。静脉输液的速度和时间可用下列公式计算。

1. 输液时间

$$\text{输液时间（小时）}=\frac{\text{液体总量（ml）}\times\text{点滴系数}}{\text{每分钟滴数}\times 60\text{（分钟）}}$$

例：某病人当日液体输入总量为 1000ml，每分钟输入 50 滴，点滴系数为 15，请问多长时间能输入完毕？

$$\text{输液时间（小时）}=\frac{1000\times 15}{50\times 60}=5\text{（小时）}$$

2. 每分钟滴数

$$\text{每分钟滴数}=\frac{\text{液体总量（ml）}\times\text{点滴系数}}{\text{输液时间（分钟）}}$$

例：某病人输入 1000ml 溶液，要求 5 小时内输入完毕，点滴系数为 15，试问输液速度为多少？

每分钟滴数 $= \frac{1000 \times 15}{5 \times 60} = 50$（滴/分钟）

知识链接：开放式静脉输液

开放式静脉输液法是将溶液倒入开放式输液瓶内进行输液的方法。优点是灵活更换液体种类及数量，可随时添加药物；缺点是药液易被污染，目前临床上应用较少。

操作方法同密闭式静脉输液法，根据医嘱准备并检查药液，去除铝盖，常规消毒瓶塞及瓶颈，按无菌操作打开瓶塞。打开输液包，检查输液瓶是否完好。护士一手持输液瓶并折叠输液管，另一手按取无菌溶液的方法倒入溶液 30～50ml，冲洗输液瓶和导管将液体排出，倒入所需溶液，盖好瓶盖，挂于输液架上，其余同密闭式静脉输液法。

（二）头皮静脉输液法

小儿头皮静脉丰富，具有分支多、相互沟通交错成网、浅表易见、不易滑动、便于固定的特点，并且进行头皮静脉输液时，不影响肢体活动。临床上多选用颞浅静脉、额静脉、耳后静脉及枕静脉（图 12－12）。

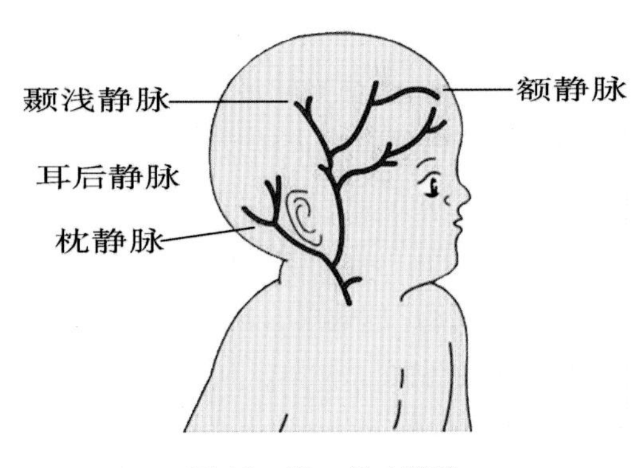

图 12－12 头皮静脉

【操作目的】

同密闭式静脉输液。

【告知病人】

1. 告知患儿家长静脉输液的目的，所输入的药物及作用，输液所需时间，请家长做好相应的准备和配合。

2. 输液过程中出现任何不适及时呼叫护士。

3. 告知注意事项。如不能随意调节输液速度，不要让患儿拉扯输液管，注射部位活动时注意保护穿刺部位等。

【操作准备】

1. 护士准备　着装整齐，洗手，戴口罩。

2. 用物准备　同密闭式静脉输液，另备4～5.5号头皮针、5ml注射器（内盛生理盐水），纱布、剃刀等。

3. 环境准备　环境整洁、安静、舒适、安全，光线适宜。

4. 病人准备　取舒适体位，排空大、小便，做好输液前准备。按需剃去局部头发。

【操作步骤】

见实践2。

实践2　头皮静脉输液法

操作步骤	要点说明
1. 核对解释	（1）核对医嘱，做好准备工作 （2）解释操作目的，取得配合，按需剃去局部头发
2. 准备药液	（1）检查药液名称、浓度、剂量、有效期，检查瓶口有无松动、瓶身有无裂痕（溶液袋有无破损），对光倒置检查药液有无浑浊、沉淀、变色及絮状物等 （2）填写输液瓶贴，倒贴于输液瓶上，套上瓶套，除去输液瓶中心铝盖，并常规消毒 （3）按医嘱加入药物，注意药物配伍禁忌 （4）5ml注射器抽吸生理盐水连接头皮针备用
3. 查输液器	（1）检查输液器包装、有效期 （2）取出输液器，将输液管针头插入瓶塞至根部
4. 再次核对	携用物至患儿床旁，核对患儿床号、姓名及腕带
5. 挂瓶排气	将输液瓶（袋）倒挂于输液架内，倒置murphy滴管，打开调节器，使药液流入murphy滴管内，到达滴管1/2～2/3时，倒转滴管，使药液下降，排尽输液管内空气，关闭调节器
6. 安置卧位	患儿仰卧位或侧卧位，一助手立于患儿一侧或足端，固定患儿肢体和头部，操作者立于患儿头端
7. 选择血管	选择穿刺静脉，注意头皮静脉和动脉的鉴别：静脉外观呈浅蓝色，无波动，血管壁薄，易被压瘪，不易滑动；用70%乙醇消毒皮肤，消毒面积直径大于5cm
8. 穿刺固定	以左手拇指、食指分别固定所选静脉两端，右手持头皮针，沿静脉向心方向穿刺，见回血后，缓慢推入生理盐水，确定针头在血管内，固定针头
9. 调节滴速	分离注射器和头皮针，连接输液器，调节滴速，一般不超过20滴/分，将床旁呼叫器放于易取处
10. 记录签名	核对，在输液巡视卡上记录输液的药物、滴速、时间，签字后挂于输液架上
11. 加强巡视	密切观察患儿输液情况，及时排除输液故障，观察患儿有无输液反应
12. 更换药液	核对药液，套上瓶套，常规消毒，从第一瓶内拔出输液针头插入第二瓶内，观察溶液滴入通畅后方可离去
13. 拔针按压	（1）输液完毕，去除输液贴，关闭调节器 （2）按压穿刺点上方，快速拔出针头，拔针时勿用力按压或揉搓以免发生淤青 （3）纵向按压片刻至无出血
14. 整理记录	整理用物，洗手，记录

【注意事项】

1. 操作过程中注意危重患儿的病情变化。

2. 区别血管，刺入动脉还是静脉。穿刺时回血为暗红色则刺入静脉，如误入动脉则回血呈冲击状，推药阻力大，局部出现树枝状苍白分布，清醒的患儿出现痛苦貌或尖叫。

3. 长期输液的患儿要经常更换体位，防止出现坠积性肺炎和压疮。

4. 其余同密闭式静脉输液法。

知识链接：静脉输液泵

静脉输液泵是临床上准确控制输液流量和速度，保证药物疗效的同时达到安全给药的一种仪器。它能提高临床给药的效率和灵活性，减少护理工作量，常用于需要严格控制输液量和药量的病人，如危重病人、心血管疾病的病人和小儿等。针对病人具体病情及所用药物的特点设定输液速度和输液量，将药物准确、均匀、持续地输入体内，从而达到治疗的目的。(图 12－13)

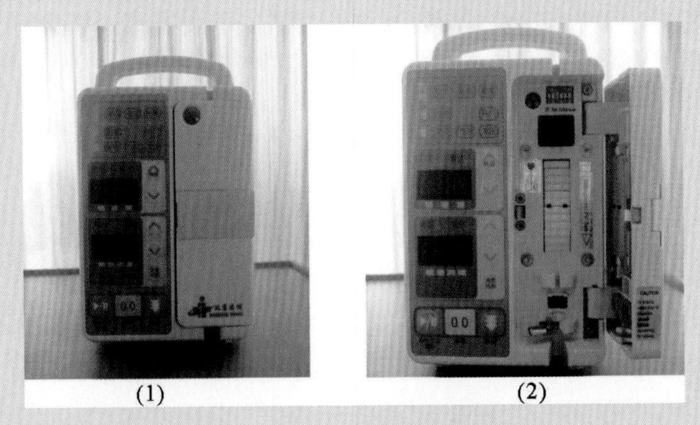

(1) (2)

图 12－13 静脉输液泵

知识拓展

1. 静脉留置针　静脉留置针又称为套管针，由针芯（金属针）和针筒（塑料制品也称外套管）构成。针筒柔软、无刺激，可伴随针芯进入血管内并停留较长时间，已成为临床上输液的主要工具。静脉留置针可用于长期输液者、静脉穿刺困难、年老体弱、化疗者等。此法可保护病人静脉，避免反复穿刺的痛苦，畅通的静脉通道便于急救和抢救。(图 12－14)

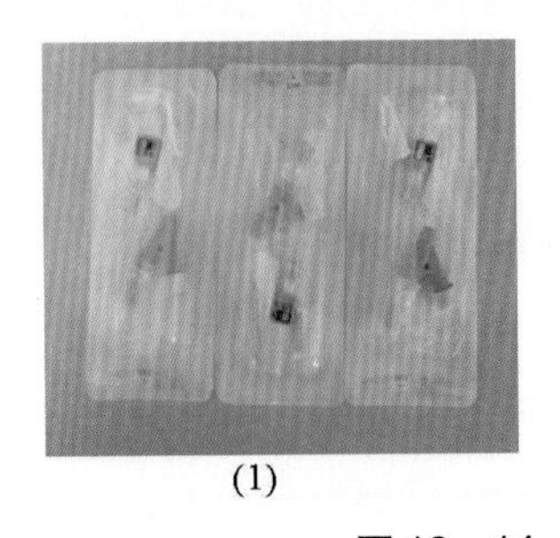

(1)

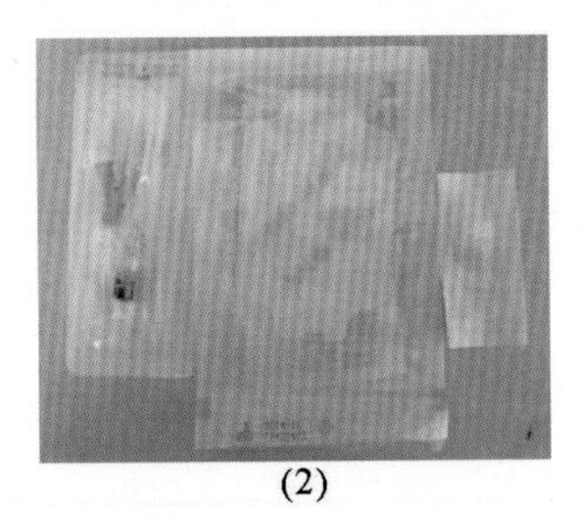

(2)

图 12－14 静脉留置针

通常选择粗直、弹性较好的血管，距离穿刺点上方10cm扎好止血带，常规消毒，待干，绷紧病人的皮肤，15°~30°角进针，见回血后降低穿刺角度，将穿刺针沿静脉走行进针少许，一手固定针芯，一手将外套管全部送入静脉内，拔出针芯。输液完毕，拔出部分输液针头，仅留针尖在肝素帽内，将抽有5~10ml肝素盐水注射器与输液针头相连，边推药边拔针，确保正压封管。

使用静脉留置针时，如硅胶管内含有血液，应及时用肝素稀释液冲洗，以免硅胶管堵塞；每天消毒穿刺点周围皮肤，并更换敷贴。注意保护有留置针的肢体，避免下垂姿势。静脉留置针一般保留时间为3~5天，不超过7天。

2. 颈外静脉输液法　颈外静脉是颈部最大的浅静脉，其位置表浅，较恒定，易于固定。因此在特殊的情况下可以输液，但不可多次穿刺。

通常协助病人去枕平卧位，头偏向一侧，肩下垫一小枕。操作者立于病人头侧或对侧，取下颌角与锁骨上缘中点连线的上1/3处，颈外静脉外缘为穿刺点（图12－15）。持穿刺针与皮肤成45°角进针，入皮后以25°角沿静脉走行向心方向穿刺，见回血后，抽出穿刺针芯，左手堵住针栓孔，右手将备好的硅胶管送入针孔内10cm左右。确定硅胶管在血管内后，缓慢退出穿刺针，再次抽回血，注入生理盐水，确认导管在血管里后，连接输液器输入药液。输液完毕时，用肝素稀释液注入硅胶管内进行封管。

长期置管病人拔管时连接注射器边吸边拔，防止空气及残留血块进入静脉，拔管动作要轻稳，拔管后加压数分钟，消毒穿刺局部皮肤，用无菌纱布覆盖。使用过程中，硅胶管内如有回血，应及时用肝素稀释液冲洗，避免血块阻塞硅胶管。每天暂停输液时，用肝素稀释液封管。若发现有凝血，应用注射器将凝血抽出，切忌将血块推入血管内造成栓塞。每天用安尔碘擦拭硅胶管，消毒穿刺点周围皮肤，及时更换敷料，更换敷料时注意观察局部皮肤情况，如出现红、肿、热、痛等炎症情况，应做相应处理。

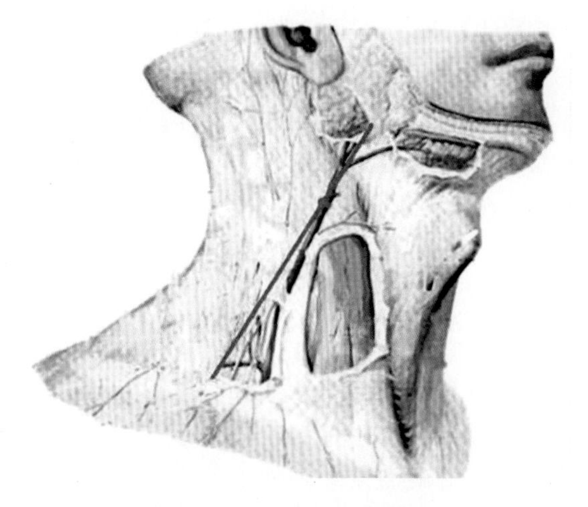

图12－15　颈外静脉穿刺点

3. 经外周中心静脉置管（PICC）　是指经上肢的贵要静脉、头静脉、肘正中静脉、下肢静脉（新生儿）等到外周静脉穿刺置管，导管尖端位于上腔静脉下1/3或上腔静脉和右心房连接处的中心静脉导管。此方法的特点是避免颈部及胸部穿刺引起的严重并发症，如气胸、血胸；减少频繁穿刺的痛苦；保护外周静脉；可在患者床旁插管；保留时间长，可留置1年；感染发病率小于3%；适合长期输液者。

病人取仰卧位，用皮尺测量病人从穿刺部位至上腔静脉的长度，一般为45～48cm，选择好穿刺部位后，扎止血带，常规消毒，按说明进行PICC导管静脉穿刺，根据病人的情况保留导管长度，穿刺完毕后进行X线摄片，确定在上腔静脉后即可使用。

穿刺首选贵要静脉，次选肘正中静脉，最后选头静脉。肘部静脉穿刺条件差者可采用B超引导下PICC置管术。避免在瘢痕、关节和静脉瓣的地方穿刺。

使用时，禁止使用小于10ml注射器给药及冲/封管，使用脉冲式方法冲管；输入化学药物、氨基酸、脂肪乳等高渗、强刺激性药物或输血前后，应及时冲管；PICC置管后24小时内更换敷料，并根据使用敷料种类及贴膜使用情况决定更换频次。渗血、出汗等导致的敷料潮湿、卷曲、松脱或破损时立即更换。

四、输液故障排除法

（一）溶液不滴

1. **针头滑出血管外** 液体注入皮下组织，可见局部肿胀伴有疼痛，挤压无回血。处理：应立即拔出针头，更换血管重新穿刺。

2. **针头斜面紧贴血管壁** 液体滴入不畅，局部无肿胀，无疼痛，挤压有回血。处理：调整针头位置或适当变换肢体位置，直到滴入顺畅为止。

3. **针头阻塞** 一手捏住输液管下端，另一手轻轻挤压靠近针头的输液管，若感觉有阻力，松手后无回血，说明针头阻塞。处理：更换针头，重新选择静脉血管穿刺。切忌强行挤压输液管或溶液冲注针头，以免凝血块进入静脉造成栓塞。

4. **压力过低** 由于病人周围循环不良或输液瓶位置过低所致。处理：适当抬高输液瓶位置或放低肢体位置。

5. **静脉痉挛** 由于穿刺肢体暴露在低温环境时间过长或输入的液体温度过低所致。处理：用热毛巾或热水袋敷在注射部位上端的血管，以缓解痉挛；提高室内温度，以利保暖。

（二）murphy滴管内液面过高

1. **滴管侧面有调节孔** 可夹住滴管下端输液管，打开调节孔，待滴管内液体下降至滴管的1/2～2/3时，关闭调节孔，松开输液管即可。

2. **滴管侧面无调节孔** 将输液瓶从输液架上取下，倾斜输液瓶，使插入输液瓶内的针头露出液面，待滴管内液体缓慢下降至滴管的1/2～2/3时，将输液瓶重新挂于输液架上继续输液。（图12－16）

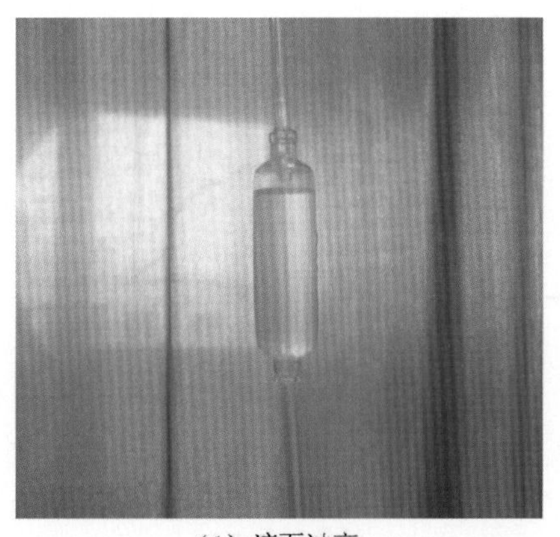

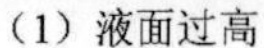

（1）液面过高

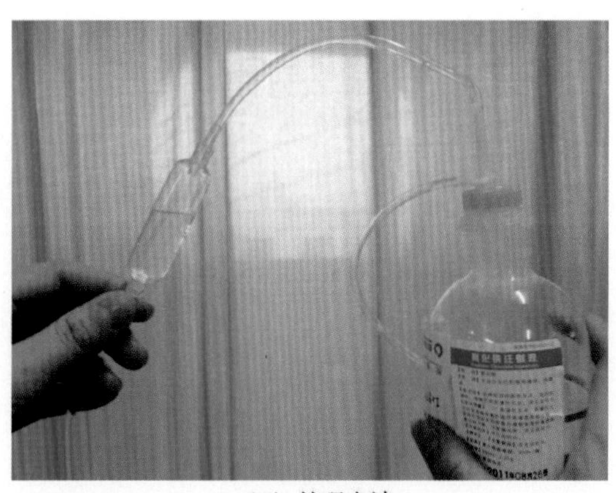

（2）处理方法

图 12－16　液面过高

（三）murphy 滴管内液面过低

1．滴管侧面有调节孔　夹紧滴管下端输液管，打开调节孔，待滴管内液体上升至滴管的 1/2～2/3 时，关闭调节孔，松开输液管即可。

2．滴管侧面无调节孔　夹紧滴管下端输液管，用手挤压输液管，使输液瓶内的液体流入到滴管内，当液面升至滴管的 1/2～2/3 时，停止挤压，松开滴管下端的输液管即可。（图 12－17）

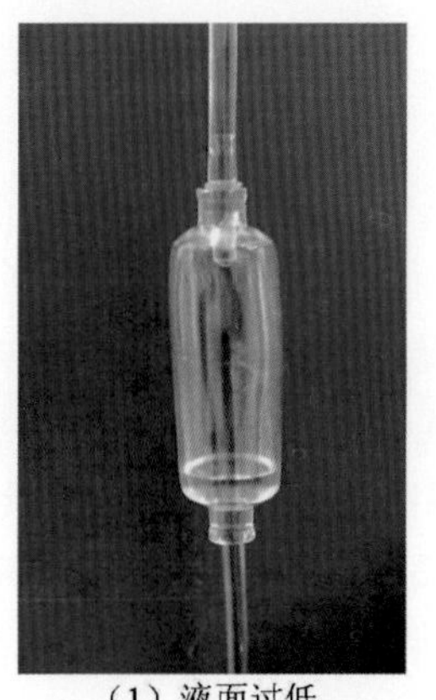

（1）液面过低

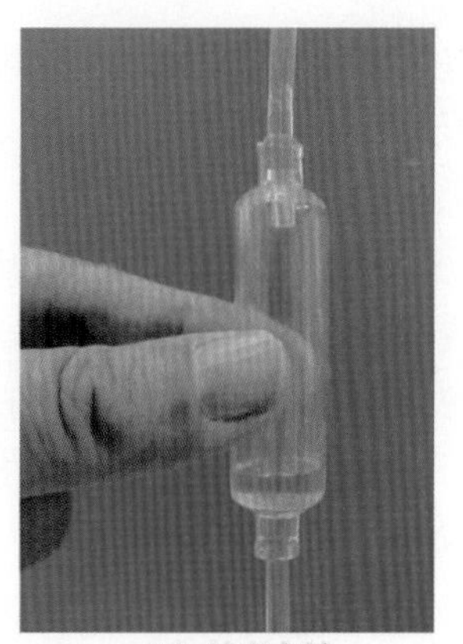

（2）处理方法

图 12－17　液面过低

（四）murphy 滴管内液面自行下降

在输液过程中，如出现 murphy 滴管内液面自行下降，应检查滴管上端输液管和滴管的衔接有无松动，滴管有无漏气、裂隙，必要时更换输液管。

五、输液反应与护理

（一）发热反应

临床上常见的一种输液反应。

1. 原因　输入致热物质引起。多由于输液用品和药品质量不合格或未严格执行无菌操作引起，如输液瓶清洁灭菌不彻底，输入的溶液或药物制剂不纯、消毒保存不良，输液器消毒不严格或被污染等。

2. 临床表现　以发冷、寒战和高热为主。多发生于输液后数分钟至1小时。轻者体温在38℃左右，停止输液数小时可恢复正常；重者起初为寒战，继之高热体温可升至40℃以上，脉搏增快，伴头痛、恶心、呕吐等症状。

3. 预防　输液前认真检查溶液质量、有效期；核对输液用品的包装、灭菌日期、有效期等；严格执行无菌操作。

4. 护理措施

（1）反应轻者　减慢输液速度或停止输液，及时通知医生。

（2）反应重者　立即停止输液，保留剩余药液和输液器，必要时送检验科进行检测，便于查找原因。

（3）对症治疗　寒战时给予保暖措施，高热时给予物理降温，严密观察生命体征的变化。必要时按医嘱给予抗生素治疗。

（二）肺水肿

又称为循环负荷过重。

1. 原因

（1）输液速度过快　短时间内输入大量液体，使循环血容量急剧增加，心脏负荷过重引起。

（2）病人原有心肺功能不良　多见于急性左心功能不全者。

2. 临床表现　输液过程中，病人突然出现呼吸急促、胸闷、咳嗽、咳粉红色泡沫样痰，严重时痰液可由口腔、鼻腔涌出，听诊肺部布满湿性啰音，心率快且心律不齐。

3. 预防　输液过程中，密切观察病人情况，根据病情、年龄、药物性质调节滴速，注意控制输液的速度和输液量。对老年人、儿童、心肺功能不良的病人更应慎重，控制滴注速度不宜过快，液量不宜过多。注重加强巡视。

4. 护理措施

（1）立即停止输液，迅速通知医生进行紧急处理。

（2）病情允许的情况下，协助病人取端坐卧位，双腿下垂，减少下肢静脉回流，减轻心脏负担。必要时进行四肢轮流结扎，用止血带或血压计袖带适当加压四肢，以阻断静脉血流。每5～10分钟轮流放松一个肢体上的止血带或血压计袖带，减少静脉回心血量。症状缓解后，逐渐去除止血带或血压计袖带，注意观察指（趾）端皮肤颜色和温度变化。

（3）安慰病人，减轻其紧张心理，保持病人情绪平稳。

（4）清理呼吸道分泌物，给予高流量氧气吸入（一般氧流量为6～8L/分），从而提高肺泡内压力，减少肺泡内毛细血管渗出液的产生，改善低氧血症。同时，湿化瓶内加入20%～30%的乙醇溶液，降低肺泡内泡沫的表面张力，使泡沫破裂消散，进而改善肺部气体交换，减轻缺氧症状。

（5）遵医嘱给药。给予镇静剂、平喘、强心、利尿和扩血管的药物，扩张周围血管，加速液体排出，减少回心血量，减轻心脏负荷。

（三）静脉炎

静脉炎是指长期刺激静脉血管，导致静脉血管出现炎症反应。

1. 原因　主要原因是长期输入高浓度、刺激性较强的药物，或静脉内放置刺激性较强的输液导管时间过长，引起局部静脉壁发生化学炎性反应；或由于在输液过程中未严格执行无菌操作导致局部静脉感染（图12－18）。

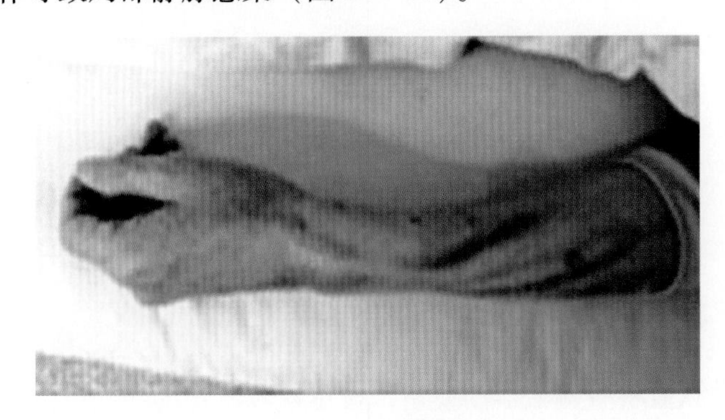

图12－18　静脉炎

2. 临床表现　沿静脉血管走行出现条索状红线，局部疼痛、红肿、灼热，甚至肿胀，有时伴有畏寒、发热等全身症状。

3. 预防

（1）严格执行无菌操作。

（2）刺激性强的药物应充分稀释后应用，减少药物对血管的刺激，并放慢输液的速度。

（3）提高穿刺的成功率，防止药物漏出血管外。

（4）有计划地更换输液部位以保护静脉。

4. 护理措施

（1）湿敷　停止此部位的输液，抬高患肢并制动，局部用95%乙醇或50%硫酸镁进行湿敷，每日2次，每次20分钟。

（2）理疗　用超短波理疗，每日1次。

（3）中药治疗　金黄散加醋调成糊状，局部外敷，具有清热、止痛、消肿的作用。

（4）抗感染治疗　合并感染时，遵医嘱给予抗生素治疗。

（四）空气栓塞

1. 原因

（1）空气进入　加压输液、输血时无人守护；液体输入完毕未及时更换药液或拔针。

（2）漏气　输液导管内空气未排尽；导管连接不紧，有漏气。

（3）封闭不严　拔出较粗、近胸腔的深静脉导管时，穿刺点封闭不严。

知识链接：空气栓塞

进入静脉的空气，随血流流入右心房，然后进入右心室。空气量少时，空气会随血液被右心室压入肺动脉，分散到肺小动脉，然后经过毛细血管吸收，对身体损害较小；空气量大时，空气进入右心室后阻塞在肺动脉入口，使右心室内的血液不能进入肺动脉，导致从机体组织回流的静脉血不能在肺内进行气体交换，引起机体严重缺氧而死亡。

一般迅速进入血循环的空气量在100ml左右时，即可导致心力衰竭。

2. 临床表现　病人感到胸部异常不适或有胸骨后疼痛，随即发生呼吸困难、严重发绀，并伴有濒死感。听诊心前区可闻及响亮的、持续的“水泡声”。心电图呈心肌缺血和急性肺心病的改变。

3. 预防

（1）输液前　认真检查输液器的质量，排尽输液导管内的气体。

（2）输液中　加强巡视，及时更换药液，输液完毕及时拔针；加压输液时安排专人在旁守护。

（3）严密封闭穿刺点　拔出较粗的、近胸腔的深静脉导管后，必须严密封闭穿刺点。

4. 护理措施

（1）急救　出现上述症状时，立即将病人置于左侧头低足高位。此卧位有助于气体上浮于右心室，避免阻塞肺动脉入口；随着心脏的搏动，空气被打成泡沫，分次小量进入肺动脉内，最后弥散至肺泡逐渐被吸收。

（2）给予高流量吸氧　提高病人血氧浓度，从而纠正缺氧症状。

（3）抽出空气　有条件时可使用中心静脉导管抽出血管内空气。

（4）观察病情　严密观察病人病情变化，如有异常及时对症处理。

（五）输液微粒污染

输液微粒是指在输液过程中进入人体当中的非代谢性颗粒杂质，其直径一般为1～15μm，少数较大的输液微粒直径可达到50～300μm。溶液中输液微粒的多少决定着液体的透明度，可由此判断液体的质量。输液微粒污染是指在输液过程中，输液微粒进入人体，对人体造成严重危害的过程。

1. 来源

(1) 生产过程不严格 药液生产过程中原料受到污染、工艺不完善等导致异物和微粒的混入，如水、空气、原料的污染等。

(2) 保存不当 盛装药液的容器不洁净、药液存放时间过长，输液瓶内壁和胶塞受药液长时间腐蚀导致剥脱而形成输液微粒。

(3) 用具不洁净 输液器及加药用的注射器保管不完善，被污染。

(4) 药液污染 空气净化程度洁净度不够；操作过程中污染、无菌要求不严格等都可使药液污染。

(5) 配药不严格 切割安瓿、开瓶塞、加药时反复穿刺致橡胶塞的碎屑等落入药液，可导致输液微粒的产生。

2. 危害

(1) 微粒直接阻塞血管引起局部供血不足，组织缺血、缺氧，甚至坏死。

(2) 红细胞聚集形成血栓，引起血管栓塞和炎症。

(3) 微粒进入肺、脑、肾等器官引起巨噬细胞增殖，包裹微粒形成肉芽肿，从而不同程度地影响肺、脑、肾等器官的供血，导致循环障碍。

(4) 引起血小板减少症和过敏反应。

(5) 微粒刺激组织发生炎症，或形成肿块。

3. 预防

(1) 制剂生产 严格把控制剂生产过程中的各个环节，改善生产空间的环境。如改善车间环境卫生条件，安装空气净化装置，防止空气中悬浮的尘埃和微生物的污染。生产过程中严格执行制剂生产的操作规程，工作人员进出要穿工作服、工作鞋，戴口罩，必要时戴手套。选择优质的原材料，采用先进工艺，提高检验技术以确保药液质量。

(2) 输液操作

1) 加药 注射器严格执行一人一物，不得重复使用，采用一次性输液器以减少污染机会。避免使用粗针头及反复穿刺瓶塞，以减少瓶塞微粒污染，如发现药液中有橡胶塞碎屑应禁止使用。

2) 认真检查 输液前认真检查药液质量，注意其透明度、有效期及输液瓶有无缝隙、瓶盖有无松动等。

3) 药液应现用现配 两种以上药物配伍时，注意配伍禁忌；配药后要观察药液是否变色、沉淀、混浊等。

4) 严格执行无菌操作 遵守操作规程，严格无菌操作。

5) 净化空气 有条件时，在治疗室可采用超净工作台进行输液前的配液准备工作或药物的添加。医院一般病室安装空气净化装置，减少病原微生物和尘埃的数量，创造洁净的输液环境。

（六）渗出/外渗

输液过程中，由于输液管理疏忽，若非腐蚀性药物或溶液进入周围组织称为渗出；若腐蚀性药物或溶液进入周围组织则称为外渗。

1. 原因

（1）药物因素　药物 pH 值、渗透压、浓度影响细胞代谢功能，导致血管通透性增加，药液渗漏。

（2）血管因素　经常采集血标本、静脉注射或老年人均可使血管脆性增加。

（3）操作因素　各种穿刺的损伤是导致血管药液渗漏的直接原因，如针尖刺破血管或针尖斜面未完全刺入血管内；针头固定不牢固，有脱出；穿刺部位不当等。

（4）其他因素　病人过度活动或躁动不安导致针头穿透血管、针尖脱出等。

2. 临床表现

（1）初期表现为输液速度变慢，检查输液管路无回血。

（2）一般表现为局部肿胀；中度或重度出现疼痛，常为胀痛或烧灼样疼痛、刺痛；重度皮肤呈暗紫色、局部变硬，甚至组织坏死。

（3）浸润部位未发生炎症时，患处皮肤温度低于其他部位温度。

根据渗出的严重程度分为 5 级，见表 12－1

表 12－1　渗出分级

级别	临床表现
0 级	没有症状
1 级	皮肤发白，水肿范围最大直径 2.5cm，皮肤发凉，伴有或不伴疼痛
2 级	皮肤发白，水肿范围最大直径 2.5～15cm，皮肤发凉，伴有或不伴有疼痛
3 级	皮肤发白，水肿范围最小直径大于 15cm，皮肤发凉，轻到中等程度的疼痛，可能有麻木感
4 级	皮肤发白，半透明状，皮肤紧绷，有渗出，变色，有瘀斑、肿胀，可见凹陷性水肿，水肿范围最小直径大于 15cm，循环障碍，轻到中等程度的疼痛。可为任何容量的血液制品、发疱剂或刺激性的液体渗出

3. 预防

（1）选择血管　应避开有炎症、硬结、瘢痕或皮肤病的部位进针；输入易致渗漏药物时，评估静脉血管的弹性、粗细及位置，根据血管选择合适的头皮针，避免选用下肢静脉，尤其是老年人、糖尿病及动脉硬化者；有计划地使用静脉，一般由远端到近端；对需长期静脉输液的病人，提倡使用静脉留置针或行中心静脉插管。

（2）注意输入药物的浓度及速度　输入刺激性强的药物时，输液前可用生理盐水建立静脉通路确定穿刺成功后再输入刺激性强的药物，并密切观察输液情况，确保针头在血管内。

（3）加强巡视　特别是危重患者，巡视时发现药物外渗，立即更换注射部位；输注化疗药物或其他容易引起组织坏死的药物时，要密切观察注射部位。

（4）提高穿刺成功率 力求一针见血，穿刺时避开关节，穿刺成功后要妥善固定好针头，采用保护性约束，有家属陪伴的教会家属正确的照顾方法，同一静脉尽量避免多次反复穿刺。

（5）对于躁动不安或过度活动的病人 应告知医生，适当给予镇静剂；为不合作、意识混乱、定向力障碍等病人进行静脉穿刺时应有人协助固定穿刺肢体；输液过程中，病人离床活动时，要保证输液针头在血管内，注意针头的固定。

（6）预防渗漏 穿刺前可局部热敷、输液时以缓释型硝酸甘油放于穿刺部位，能有效地减少渗漏；输液速度不可过快，避免加压输液。

4. 护理措施

（1）小剂量非刺激性药液渗出时，应进行持续的观察与评估，渗出部位可采用湿热敷，用95%乙醇或50%硫酸镁持续湿敷，消退肿胀。渗出量较多，症状严重者遵医嘱局部用药或温热敷。输入的药液为血管活性药，局部肿胀虽不明显，但发红、苍白、疼痛明显的，必须立即更换注射部位，局部可用95%酒精持续湿敷，红肿也会很快消失。

（2）患肢抬高24～48小时，促进血液回流，促进局部外渗药物的吸收，减轻局部肿胀。

（3）通知医生，按临床表现评判液体渗出的级别和严重性，并制订治疗方案。

（4）撤除管路时，应避免过重压迫穿刺部位。

（5）化疗药物外渗应立即停止输入，用生理盐水皮下注射加以稀释，并局部冷敷，减轻局部肿痛、肿胀、坏死。

第二节 静脉输血法

静脉输血法是将全血或成分血如血浆、红细胞、白细胞、血小板等通过静脉输入人体内的方法，是急救和治疗疾病的重要措施之一，临床应用广泛。近年来，输血理论与技术的迅速发展，无论是在血液的保存、管理，血液成分的分离，还是在献血人员的检测和输血器材的改进等方面都取得了明显的进步，为临床上安全、有效地输血提供了保障。

一、静脉输血的目的

1. 补充血容量 增加有效循环血量，改善心肌功能和全身血液灌注量，提高血压，增加心输出量，促进血液循环。常用于失血、失液引起的血容量减少或休克的病人。

2. 补充血红蛋白 增加血红蛋白含量，促进携氧功能，纠正贫血。常用于血液系统疾病引起的严重贫血和慢性消耗性疾病的病人。

3. 补充血浆蛋白 增加蛋白质，改善营养状态，维持血浆胶体渗透压，减轻组织渗出和水肿，保持有效的循环血量。常用于低蛋白血症、大出血及大手术的病人。

4. 补充各种凝血因子和血小板 改善凝血功能，利于止血。常用于凝血功能障碍及大出血的病人。

5. 补充抗体、补体等血液成分 增强机体免疫力，提高机体抗感染的能力。常用于严重感染的病人。

6. 排除有害物质　改善组织器官的缺氧情况，用于一氧化碳、苯酚等物质中毒的病人。此外，溶血性输血反应和重症新生儿溶血时，可采用换血法，也可采用换血浆法达到排除血浆中自身抗体的目的。

二、血液及血制品的种类

血液由血细胞和血浆两部分构成。随着输血和血液制备技术的发展，从输入全血到成分血，血液制品的种类逐渐增加。

（一）全血

全血是指采集后的血液未经任何加工而保存备用的血液，可分为新鲜血和库存血两类。

1. 新鲜血　4℃环境下保存1周内的血液称为新鲜血，其保留了血液的原有成分，可以补充各种血细胞、凝血因子和血小板。多用于血液病的病人。

2. 库存血　4℃环境下保存2～3周的血液称为库存血，每袋200ml，保存液50ml。库存血虽含有血液中的各种成分，但有效成分随保存时间延长而逐渐发生改变，白细胞、血小板、凝血酶原等成分破坏较多。含保存液的血液pH值为7.0～7.25，随着保存时间的延长，葡萄糖分解，乳酸增高，pH值下降。另外，由于红细胞、白细胞的逐渐破坏，细胞内钾离子外流，血浆钾离子增加，浓度升高。因此，在输入大量库存血时容易导致高血钾症和酸中毒的发生。库存血的输入多用于各种原因导致的大出血的病人。（图12－19）

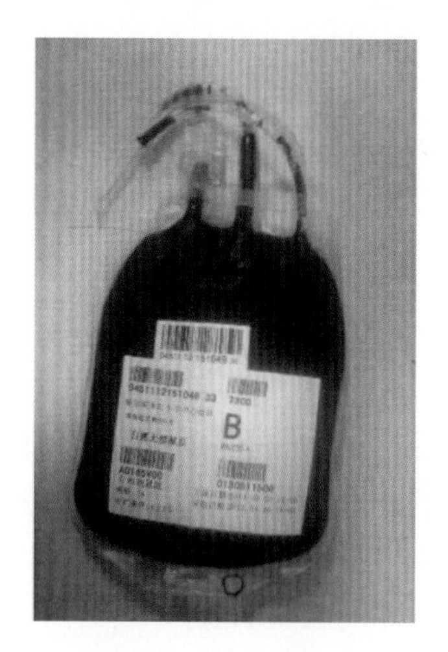

图12－19　库存血

（二）成分血

成分血是指将血液成分进行分离，加工制成各种浓度、纯度高的血液制品并根据病情的需要输入有关的血液成分，从而达到一血多用的目的。

1. **血浆**　血浆是指全血经分离后所得的液体部分，主要成分为血浆蛋白，不含血细胞，无凝集原。可用于补充血容量、蛋白质和凝血因子。血浆可分为以下几种：

（1）*新鲜血浆*　保存血液中除红细胞外的各种成分，含所有的凝血因子。适用于凝血因子缺乏的病人。

（2）*保存血浆*　适用于血容量及血浆蛋白较低的病人。

（3）*冰冻血浆*　在－30℃环境下保存，使用前将其放入37℃的温水中融化，6小时内输入完毕。冰冻血浆分为两种：①新鲜冰冻血浆：抗凝新鲜全血采集后6～8小时内将其在4℃环境下离心后制备的血浆迅速在－30℃以下冰冻成块的血浆，为淡黄色冰冻体，保存期为1年，含全部凝血因子，适用于各种凝血因子缺乏病人的补充治疗和大面积创伤、烧伤的病人；②普通冰冻血浆：是全血保存期内或过期5天以内经自然沉降或离心后分出的血浆，立即放入－30℃冰箱冰冻成块的血浆，在－20℃下保存期为5年，含全部稳定的凝血因子，缺乏不稳定的凝血因子Ⅴ和Ⅷ。适用于补充稳定凝血因子缺乏的病人。

（4）*干燥血浆*　冰冻血浆放于真空装置下加以干燥制成的血浆，保存期为5年，使用时加入0.9%氯化钠或0.1%枸橼酸钠溶液溶解。

2. **红细胞**　可增加血液携氧能力，常用于贫血、失血较多的手术或疾病，也可用于心功能衰竭补充红细胞的病人，包括以下几种：

（1）*浓缩红细胞*　新鲜血经离心或沉淀后去除血浆的剩余部分。常用于携氧能力缺陷和血容量正常的贫血病人。

（2）*洗涤红细胞*　红细胞经生理盐水数次洗涤后，加入适量生理盐水，含有的抗体物质较少。常用于免疫性溶血性贫血、器官移植术后及肾功能不全病人的输血。

（3）*红细胞悬液*　是提取血浆后的红细胞加入等量红细胞保养液制备而成。慢性贫血病人在其他治疗无效时，为改善由于缺氧直接造成的症状可输注红细胞悬浮，还可用于急性失血、战地急救和中小手术者。

3. **白细胞浓缩悬液**　新鲜全血离心后其白膜层的白细胞，保存于4℃环境，48小时内有效。常用于粒细胞缺乏伴严重感染的病人。

4. **血小板浓缩悬液**　全血离心后所得，保存于22℃环境，24小时内有效。常用于血小板减少或伴严重感染的病人。

5. **各种凝血制剂**　可补充某些缺乏的凝血因子。常用于各种原因引起的凝血因子缺乏的出血性疾病。

（三）其他血液制品

1. **血清蛋白制剂**　血浆中提纯所得，可提高机体血浆蛋白和胶体渗透压，用于治疗营养性水肿、各种原因引起的低蛋白血症的病人。

2. **纤维蛋白原**　用于纤维蛋白缺乏和弥散性血管内凝血的病人。

3. **抗血友病球蛋白浓缩剂**　用于治疗血友病的病人。

三、血型与交叉配血试验

（一）血型

血型是对血液分类的方法，通常是指红细胞的分型，其依据是红细胞表面是否存在某些可遗传的抗原物质，其中最重要的两种为“ABO 血型系统”和“RH 血型系统”。血型系统对输血具有重要意义，若将血型不相容的两个人的血液滴在载玻片上使之融合，红细胞可凝集成簇，称为红细胞凝集。凝集的红细胞在补体作用下破裂，发生溶血。用不相容的血型输血时，在血管内可发生红细胞凝集和溶血反应，造成溶血性贫血、肾衰竭、休克以致死亡。

根据人的红细胞膜上是否含有 A、B 两种凝集原将人的血液分成 A、B、AB、O 4 种血型。不同血型的人的血清含有不同的抗体（凝集素），但不会含有与自身红细胞抗原相应的抗体，见表 12－2。

表 12－2 ABO 血型系统抗原与抗体分布

血型	红细胞膜抗原（凝集原）	血清中抗体（凝集素）
A	A	抗 B
B	B	抗 A
AB	A、B	无
O	无	抗 A、抗 B

知识链接：Rh 血型系统

人体红细胞除了含有 A、B 抗原外，还含有 C、c、D、d、E、e 6 种抗原，称为 Rh 抗原（也称 Rh 因子）。因为 D 抗原的抗原性最强，临床上有很重要的意义。通常将红细胞膜上含有 D 抗原者称为 Rh 阳性，反之则为阴性。Rh 阴性者不能接受 Rh 阳性者血液，因为 Rh 阳性血液中的抗原将刺激 Rh 阴性人体产生 Rh 抗体。如果再次输入 Rh 阳性血，则可导致溶血性输血反应。但是，Rh 阳性者可以接受 Rh 阴性者的血液。

根据有关资料显示，Rh 阳性血液在我国汉族及大多数民族人中约占 99.7%，个别少数民族约为 90%。

（二）交叉配血试验

交叉配血是确定能否输血的重要依据，将供血者的红细胞和血清分别与受血者的血清和红细胞混合，观察有无凝集反应，这一试验称为交叉配血试验。在血型鉴定的基础上，通过交叉配血试验可以进一步证实受血者和供血者之间不存在血型不合的抗原－抗体反应，以保证受血者的输血安全。交叉配血实验包括直接交叉配血试验和间接交叉配血试验。

1. 直接交叉配血试验 将受血者血清和供血者红细胞进行配合试验，检查受血者血清有无破坏供血者红细胞抗体，要求不可有凝集或溶血现象。

2. 间接交叉配血试验 将供血者血清和受血者红细胞进行配合试验，检查供血者血清有无破坏受血者红细胞抗体，见表12－3。

表12－3 交叉配血试验

	直接交叉配血试验	间接交叉配血试验
血清	受血者	供血者
红细胞	供血者	受血者

若直接交叉配血试验和间接交叉配血试验结果均无凝集或溶血反应，交叉配血试验结果则为阴性，配血相合，可进行输血。

四、静脉输血法

静脉输血法分为直接输血法和间接输血法。直接输血法时将供血者血液抽出后，立即输给病人的方法，适用于无血库而病人急需输血时，也适用于婴幼儿的少量输血。间接输血法是将抽出的供血者的血液按静脉输液法输给受血者的过程。

（一）输血前的准备

1. 备血 根据医嘱填写好输血申请单，抽取血标本2ml一起送血库进行血型鉴定和交叉配血试验。输入血浆时需做血型鉴定。

2. 取血 护士凭取血单到血库取血，与血库工作人员共同做好“三查八对”。三查：查血液的有效期、血液制品的质量、血液包装是否完好；八对：姓名、床号、住院号、血袋（瓶）号、血型、交叉配血试验结果、血液制品种类、血量。血袋应完整无破损，血液分界明显、无红细胞溶解，血液无变色、浑浊，无凝块、气泡或其他异常物质，核对无误后，护士在交叉配血试验单上签名。

3. 取血后 血液从血库取出后勿剧烈震荡，以免红细胞破裂造成溶血；血液不可加热，避免血浆蛋白凝固变性，可在室温下放置15～20分钟后输入，一般应在4小时内输完；血液制品中不可添加任何的药物，避免变质。

4. 输血前 输血前，应先征得病人的理解及同意，签署知情同意书；血液从血库取出后，需经两名护士核对无误后方可输入。

（二）静脉输血法

【操作目的】同“静脉输血法”目的。

【告知病人】

1. 所输注血制品的种类、数量及输血所需费用。

2. 输血过程中存在的风险。输血仍有某些不能预测或不能防止的输血反应和输血传染病，在征得病人及家属的同意后，签署输血治疗同意书（后附）。

3. 输血的目的、方法、注意事项，取得病人的配合。

4. 输血过程中出现任何人不适及时呼叫护士。

【操作准备】

1. 护士准备　着装整齐，洗手，戴口罩。

2. 用物准备

（1）间接输血法　一次性输血器，其余同密闭式静脉输液。

（2）直接输血法　50ml注射器及针头数个、3.8%枸橼酸钠溶液、血压计袖带，其余同静脉注射。

（3）生理盐水、血液制品　按医嘱准备。

3. 环境准备　环境整洁、安静、舒适、安全，光线适宜。

4. 病人准备　采取血标本用做血型和交叉配血试验；取舒适体位，排空大、小便，做好输液前准备；清醒病人评估穿刺肢体和部位。

【操作步骤】

见实践3、实践4。

实践3　间接输血法

操作步骤	要点说明
1. 核对解释	将用物携至病人床旁，核对病人床号、姓名及腕带，向病人解释操作目的和输血有关注意事项，取得病人合作
2. 输注液体	按密闭式静脉输液法建立静脉通道，穿刺成功后输入少量生理盐水冲洗输血管道，防止发生溶血
3. 三查八对	两名护士进行核对和检查，防止差错事故的发生
4. 准备血液	血液制品避免剧烈震荡，以防红细胞破坏，用手腕以旋转的方式将血袋内血液轻轻摇匀，常规消毒血袋开口处胶管，将输血器针头从生理盐水瓶上拔出插入血袋胶管内，缓慢将血袋挂于输液架上
5. 调节滴速	输血开始时速度宜慢，不宜超过20滴/分，观察15分钟后如无不良反应，可根据年龄、病情调节滴速，一般成人40～60滴/分，儿童酌情减慢
6. 安置病人	（1）协助病人整理衣物，取舒适卧位，嘱咐病人不要随意调节滴速，如有不舒适及时与护士联系 （2）将床旁呼叫器放于病人易取处
7. 记录签名	再次核对病人姓名、血型，在输血治疗单上签名
8. 加强巡视	密切观察病人输血情况，注意保护穿刺部位，耐心听取病人主诉，观察病人有无输血反应
9. 续血处理	输入两袋以上血液时，在上一袋血液即将输入完毕时常规消毒生理盐水瓶塞，将针头插入生理盐水瓶中，输入少量生理盐水冲洗管道以防两袋血发生反应，之后按输入第一袋血的方法处理
10. 冲管拔针	更换生理盐水继续输入，将输血管内血液输入完毕，拔针

实践4 直接输血法

操作步骤	要点说明
1. 核对解释	将用物携至病人床旁，核对病人的床号、腕带，病人和供血者的姓名、血型及交叉配血试验结果，严格执行查对制度，防止差错事故的发生
2. 准备卧位	供血者和病人分别卧于相邻的病床上，暴露一侧肢体
3. 备抗凝剂	用50ml注射器抽取3.8%枸橼酸钠溶液5ml，防止血液凝固
4. 抽血输血	（1）用血压计袖带缠于供血者上臂并充气，充气压力维持在100mmHg（13.3kPa） （2）选择适合部位，一般选择粗大的静脉，常选肘正中静脉，常规消毒皮肤 （3）用加入抗凝剂的注射器抽取供血者血液后，将抽出血液立即静脉注射到病人体内，抽血、输血需3人配合，一人抽血，一人传递，一人输血 （4）抽血速度不宜过快，并观察授血者面色、血压等变化，询问有无不适。连续抽血时，不需拔出针头只需更换注射器即可，抽血间期放松袖带，用手指按压穿刺部位前端，减少出血 （5）输血速度不宜过快，随时观察病人反应
5. 完毕拔针	输血完毕拔针，按压穿刺点至无出血
6. 整理记录	同间接输血法

【注意事项】

1. 严格执行查对制度，输血前必须两名护士核对无误后方可输血。
2. 严格检查血液质量，如发生溶血不能使用。
3. 输血前后及输入两袋血之间需输入少量生理盐水，避免发生不良反应。
4. 输血过程中，加强巡视，观察有无输血反应征象。询问病人有无输血不适，如有不适立即报告医生，及时处理，并保留剩余血液以备查找原因。
5. 严格掌握输血速度，对年老体弱、心衰、严重贫血的病人滴速宜慢。
6. 输血完毕的血袋保留24小时，以便出现输血反应时查找原因。

知识链接：自体输血法

自体输血法是指采集病人体内的血液或手术中收集自体失血，经适当保存和处理，需要时回输给病人的方法，是最安全的输血方法。

自体输血有下列3种形式：

1. **术前预存自体血** 对符合条件的择期手术的病人，在手术前抽取病人血液，并放于血库低温保存，在手术时或需要时回输给病人。

2. **术前稀释血液回输** 手术日手术开始前采集病人血液，同时自静脉输入等量晶体或胶体溶液，保证病人血容量不变，降低红细胞比容，使血液处于稀释状态，减少术中红细胞损失。所采集的血液在术中或术后回输给病人。

3. **术中失血回输** 术中收集病人血液，采用自体输血装置，经抗凝和过滤后将血液回输给病人，多用于脾破裂、输卵管破裂，血液流入腹腔内出血，大血管及心内直视手术和门静脉高压症手术时的失血回输。

五、输血反应与护理

（一）发热反应

发热反应是最常见的输血反应。

1. 原因

（1）输入致热原　如血液、保养液、输血装置被致热源污染。

（2）污染　输血时没有严格遵守无菌操作原则，造成污染。

（3）多次输血　多次输血后受血者血液中产生白细胞和血小板抗体，当再次输血时受血者体内产生的抗体与血液中的白细胞和血小板发生免疫反应，引起发热。

2. 临床表现　输血过程中或输血后1～2小时内，病人有畏寒或寒战、发热等表现，继之出现高热，体温可达38℃～41℃，持续时间半小时至数小时不等，伴有皮肤潮红、头痛、恶心、呕吐、肌肉酸痛等症状，全身麻醉者反应不明显。轻者1～2小时内体温降低，身体可恢复正常。

3. 预防　严格管理血液制品和输血装置，有效去除致热原。严格执行无菌操作，防止污染。

4. 护理措施

（1）反应轻者减慢输血速度，症状可自行缓解。

（2）反应重者立即停止输血，密切观察生命体征变化，及时通知医生，对症处理。

（3）必要时遵医嘱给予抗过敏药、退热药或肾上腺皮质激素等。

（4）保留剩余血液，将其和输血装置一同送检。

（二）过敏反应

1. 原因

（1）病人本身为过敏体质。输入血液中的异体蛋白质与病人机体的蛋白质结合形成全抗原导致病人过敏。

（2）输入的血液中含有过敏物质。如供血者献血前服用过致敏的药物或食物。

（3）多次输血者体内可产生过敏性抗体，再次输血时抗体抗原相互作用从而发生过敏反应。

（4）供血者体内的变态反应性抗体随血液传递给病人，与相应抗原结合产生过敏反应。

2. 临床表现　过敏反应多发生在输血后期或即将结束输血时，反应程度轻重不一，与症状出现的早晚有关系，症状出现越早反应越重。

（1）轻度反应　皮肤出现瘙痒、荨麻疹。轻度血管神经性水肿表现为眼睑、口唇水肿。

（2）中度反应　可见喉头水肿而致呼吸困难、支气管痉挛，两肺闻及哮鸣音。

（3）重度反应 可发生过敏性休克。

3. 预防 正确管理血液和血制品；选择无过敏史的供血者；供血者在献血前4小时内不宜吃高蛋白、高脂肪等食物，宜食清淡饮食或饮糖水，以防血液中含有致敏物质；对于有过敏史的病人，输血前可遵医嘱使用抗过敏药物。

4. 护理措施

（1）轻者减慢输血速度，给予抗过敏药物，继续观察；重者立即停止输血，输入生理盐水保持静脉通路并通知医生，根据医嘱给予肾上腺素0.5～1ml皮下注射或氢化可的松、地塞米松等抗过敏药物静脉滴注。

（2）呼吸困难者给予氧气吸入，严重喉头水肿者可行气管切开。

（3）循环衰竭者给予抗休克治疗。

（4）密切观察生命体征变化。

（三）溶血反应

溶血反应是受血者或供血者红细胞发生异常破坏或溶解引起的一系列临床症状，是最严重的输血反应，分为血管内溶血反应和血管外溶血反应。

1. 血管内溶血

（1）原因 ①输入了异型血：供血者和受血者血型不符，是输血反应中最为严重的一种，反应发生快，输入10～15ml血液即可出现症状；②输入变质的血液：输入前红细胞已经破坏溶解，如血液存储时间过久、保存温度不当、血液制品剧烈震荡，或被细菌污染、血液内加入药物等。

（2）临床表现 临床表现轻重不一，轻者与发热反应相似，重者输入10～15ml血液后可出现症状，死亡率高，临床分为3个阶段。

第一阶段：受血者血浆中凝集素和输入血液中红细胞表面的凝集原发生凝集反应，使红细胞凝集成团，阻塞部分小血管，导致组织缺血缺氧。病人可出现头胀痛、四肢麻木、腰背部疼痛、面部潮红、胸闷等症状。

第二阶段：凝集的红细胞发生溶解，大量血红蛋白释放入血浆中出现黄疸和血红蛋白尿，伴寒战、高热、呼吸困难、发绀和血压下降等症状。

第三阶段：大量血红蛋白从血浆中进入肾小管，遇酸性物质后形成结晶，阻塞肾小管。另外，由于抗原、抗体相互作用，可引起肾小管内皮缺血、坏死，进一步加重了肾小管阻塞，出现少尿、无尿等急性肾衰竭的症状，严重者发生死亡。

（3）预防 认真做好血型鉴定和交叉配血试验；输血前认真核对，严防差错事故的产生；严格执行血液保存制度，切勿使用变质血液。

（4）护理措施 ①立即停止输血，维持静脉通路，通知医生给予相应处理，将余血、病人血标本送化验室检查；②给予氧气吸入，遵医嘱给予升压药和其他药物治疗；③双侧腰部封闭，用热水袋热敷双侧肾区，以便解除肾小管痉挛；④碱化尿液，遵医嘱口服或静脉注射碳酸氢钠，促进血红蛋白的溶解和排出，以免肾小管阻塞；⑤密切观察生命体征和尿量的变化，做好记录，发生急性肾衰竭时做好相应处理；⑥出现休克时，给予抗休克治疗；⑦给予心理护理，消除病人紧张、恐惧的心理。

2. 血管外溶血

红细胞在网状内皮系统内被破坏的称血管外溶血，主要是由于血红蛋白代谢产物增多而引起相应变化。血管外溶血时红细胞所受的损伤较轻，红细胞在脾、肝内被巨噬细胞识别并吞噬破坏；由于脾功能亢进而对正常红细胞的过度破坏也属血管外溶血。血管外溶血一般呈慢性溶血过程，多见于遗传性球形红细胞增多症、血红蛋白病、温抗体型自体免疫性溶血性贫血。

Rh 引起的溶血反应以血管外溶血为主，多由 Rh 系统内的 D 抗原与其相应的抗体相互作用产生免疫反应引起。红细胞被破坏溶解，释放出的游离血红蛋白转化为胆红素，在肝脏被迅速分解，通过消化道排出体外。Rh 阴性病人首次输入 Rh 阳性血液时不发生溶血反应，输血 2～3 周后便可产生抗 Rh 阳性抗体，如再次接受 Rh 阳性血液，则可发生溶血反应。Rh 因子不合引起的溶血反应较少见，且发生缓慢，在输血后几小时甚至几天才可发生，症状较轻，可有发热伴乏力、血胆红素升高等。此类病人应查明原因，确诊后尽量避免再次输血。

（四）与大量输血有关的反应

大量输血一般是指在 24 小时内紧急输血量相当于或大于病人总血容量。常见反应有循环负荷过重、出血反应、枸橼酸钠中毒等。

1. **循环负荷过重** 其原因、临床表现、预防及护理措施同静脉输液反应。

2. 出血倾向

（1）原因 长期反复输血或超过病人自身总血容量的大量输血，由于库存血中的血小板破坏较多，凝血因子减少而引起出血。

（2）临床表现 皮肤、黏膜出现瘀点或瘀斑，穿刺部位可见大块瘀血或手术伤口出现渗血等。

（3）预防 遵医嘱间隔输新鲜血或血小板悬液，以便补充足够的血小板和凝血因子。

（4）护理措施 短时间内输入库存血时，严密观察病人的意识、血压、脉搏等变化；观察皮肤、黏膜、手术后伤口有无出血；严格掌握输血量，输入库存血 3～5 个单位后输入 1 个单位的新鲜血；根据凝血因子缺乏情况补充有关成分。

3. 枸橼酸钠中毒

（1）原因 大量输血使枸橼酸钠进入人体，若病人肝功能受损，枸橼酸钠不能完全氧化和排出，与血液中游离钙离子结合致使血钙浓度下降。

（2）临床表现 病人出现手足抽搐、血压下降、心率减慢；心电图 Q－T 间期延长，心室纤维颤动，甚至发生心脏骤停。

（3）预防 输入库存血 1000ml 时，遵医嘱静脉注射 10% 葡萄糖酸钙 10ml，防止发生低血钙。

（4）护理措施 严密观察病人反应，出现相应症状时立即通知医生，遵医嘱给予药物治疗。

（五）疾病感染

1. **原因** 供血者体内存在可经血液传播的疾病，如乙型肝炎、艾滋病、梅毒等；血液采集、保存或输入时细菌感染可能导致疾病，常见的有败血症。

2. **预防** 严格检测献血者血样，确保提供的血液制品安全可靠；对血液保存进行质量监控，对血袋进行抽样时保证不受细菌感染，严格执行无菌操作，注重操作的规范性。

（六）其他

其他反应还有空气栓塞、细菌污染、体温过低等。

严格管理血液及血液制品，严格把握采血、贮血和输血操作的各个环节是预防上述输血反应的关键。

附

输血治疗同意书

科别： 病案号：

姓名：________ 性别：男 女 年龄：________ 病室：________ 床号：________
临床诊断：____________________________________ 输血史：有/无 孕______ 产______
输血目的：______________________________ 输血成分：______________________________
输血前检查：ALT ______U/L； HBsAg ______； Anti－HBs ______； HBeAg ______；
Anti－HBe ______； Anti－HBc ______； Anti－HCV ______； Anti－HIV1/2 ______；
梅毒_______________。

一、输血风险及可能发生的并发症

输血治疗包括输全血、成分血，是临床治疗的重要措施之一，是临床抢救急危重患者生命行之有效的手段，但输血存在一定风险，可能发生输血反应及感染经血传播疾病。虽然我院使用的血液已按卫生部有关规定进行检测，但由于当前科技水平的限制，输血仍有某些不能预测或不能防止的输血反应和输血传染病。输血时可能发生的主要情况如下：

1. 过敏反应 2. 发热反应 3. 感染肝炎（乙肝、丙肝等） 4. 感染艾滋病、梅毒
5. 感染疟疾 6. 巨细胞病毒或EB病毒感染 7. 输血引起的其他疾病

二、血液辐照技术对输血安全的作用情况

输血严重并发症是移植物抗宿主病的发生。对于心血管外科手术患者、肿瘤手术患者、老年患者、新生儿和免疫缺陷者、造血干细胞移植及器官移植患者、胎儿、大出血及严重外伤者、血液系统恶性疾病患者、部分实体瘤患者、接受大剂量化疗和放疗等患者，在输注血液时将血液制品用钴60或铯137照射后，可以使血液中的淋巴细胞活性丧失，以防或减少输血后移植物抗宿主病的发生。

有关输血风险及可能发生的并发症、意外致危及生命情况、血液辐照技术对输血安全的作用等情况，责任医师已向病人本人或家属交代清楚。在病人或被委托人及家属了解上述可能发生的情况后，如同意输血治疗和应用血液辐照技术，请在下面签字。

受血者或被委托人意见： 与患者的关系：
签署意见者签名： 签字时间： 年 月 日
医师签字： 签字时间： 年 月 日

第十三章　标本采集

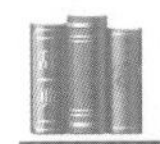

知识要点

1. 掌握：标本采集的原则、血标本采集法、尿标本采集法、粪便标本采集法。
2. 理解：痰标本采集法。
3. 了解：标本采集的意义、咽拭子标本采集法、呕吐物标本采集法。

临床上经常送验的标本有血液、体液（胸水、腹水）、排泄物（尿液、粪便）、分泌物（痰、鼻、咽分泌物）、呕吐物和脱落细胞（食管、阴道）等，护士应掌握正确采集标本的方法，确保标本采集的质量，以保证检验结果的准确性，避免检验结果假阴性或假阳性。

案例

张奶奶，70岁，发热3天，伴呕吐。查体：T：38.8℃，P：92次/分，R：23次/分，BP：146/98mmHg，病人神情倦怠，无力貌，轻度脱水。为明确诊断，需采集血标本查血糖、肝功能，做血培养。

问题：

1. 护士在采集标本前应做好哪些准备工作？
2. 护士应备何种容器？
3. 采集标本时应注意什么？

第一节　标本采集的意义和原则

一、标本采集的意义

临床上经常送检的标本有排泄物（尿液、粪便）、分泌物（痰，鼻、咽分泌物）、呕吐物、血液、体液（胸水、腹水）和脱落细胞（食管、阴道）等。其检验结果可反映机体的正常生理功能和病理改变，对确定诊断、治疗及护理等起着重要作用。因此，护士应该正确掌握标本采集方法，确保标本采集的质量，以保证检验结果的准确性。

二、标本采集的原则

1. 遵照医嘱采集标本　填写检验申请单。目的明确，字迹清楚，申请人签全名。

2. 做好采集前的准备　采集标本前应认真评估病人的病情，明确检验项目、检验目的，向病人解释采集标本的目的及注意事项，消除病人顾虑，取得信任和合作。根据检验目的选择适当的容器，容器外按要求贴上标签。

3. 严格执行查对制度　认真核对检验单及病人信息，以确保准确无误。采集前、中、后及送检前认真核对：姓名、医嘱、床号、性别、申请项目、申请时间、病室、住院号、采集容器及采集方法等。

4. 正确采集，确保质量　护士必须掌握正确的标本采集技术、采集时间及量，准确选择容器。

5. 及时送检　标本应按时留取，及时送检，以免发生标本污染或变质等情况而影响检验结果，某些特殊标本应注明采集时间。

第二节　各种标本采集法

一、血标本采集法

临床上血标本采集法包括：静脉血标本采集法、动脉血标本采集法和毛细血管血标本采集法。

（一）静脉血标本采集法

静脉血标本包括：全血标本、血培养标本和血清标本。

【操作目的】

1. 全血标本　用于测定血液中某些物质的含量，如尿素氮、血糖、肌酐、肌酸、尿酸、血氨等。

2. 血培养标本　用于血液的细菌学检查。

3. 血清标本　用于测定脂类、电解质、肝功能和血清酶等。

【告知病人】

告诉病人采血的目的、时间，如为生化检验应空腹。

【操作准备】

1. 护士准备　衣帽整洁，修剪指甲，洗手，戴口罩。

2. 用物准备　检验单、棉签、小垫枕、止血带，注射盘内备消毒剂、采血针（按需要备）（图 13－1）、真空采血管或备一次性注射器（按采血量选用）、干燥试管、抗凝试管（图 13－2）、血培养瓶、扫码器、酒精灯、火柴等。

3. 环境准备　病室安静、整洁、通风。

4. 病人准备　病人已经知道采血的目的和配合要点，体位舒适。

【操作步骤】

见实践1。

实践1　静脉血标本采集法

操作步骤	要点说明
1. 准备容器	核对检验单，根据采血项目，选择适合的真空采血管，按要求贴好标签
2. 解释核对	备齐用物携至床旁，核对病人姓名、床号，扫描病人腕带，向病人或家属解释留取静脉血标本的目的、配合方法、注意事项，以取得合作
3. 选择静脉	选择合适的静脉，按静脉注射法扎紧止血带，消毒皮肤，嘱病人握拳，使静脉充盈
4. 采集方法	常规消毒局部皮肤 （1）使用真空采血器采血：手持真空采血针，按静脉注射法行静脉穿刺，见回血后，将真空采血针另一端针头刺入真空采血管，血液流入真空采血管内，自动留取至所需血量，取下真空采血管。如需继续采集，置换另一真空采血管。即将完毕时，松开止血带，嘱病人松拳，以干棉签按压穿刺点，迅速拔出针头，使采血针内血液被采血管剩余负压吸入管内，嘱病人按压穿刺点至不出血 （2）使用注射器采血：使用一次性注射器，按静脉注射法进行静脉穿刺，见回血后，抽取所需血量，松开止血带，嘱病人松拳，用干棉签按压穿刺点，迅速拔出针头，嘱病人按压穿刺点片刻。
5. 各种标本	（1）采集全血标本：将血液顺管壁注入盛有抗凝剂的试管内后，立即轻轻转动试管，使抗凝剂和血液混匀，以免血液凝固 （2）采集血培养标本：使用密封瓶时，先除去铝盖中心部分，消毒瓶盖，更换针头后将血液注入瓶内，轻轻摇匀。使用三角烧瓶时，点燃酒精灯，将三角烧瓶口的纱布松开，取出塞子，迅速用酒精灯消毒瓶口，将血液注入瓶内，轻轻摇匀，将塞子经火焰消毒后塞好，扎紧封瓶纱布 （3）采集血清标本：将血液顺管壁缓缓注入干燥试管内，勿注入泡沫，不可摇动，以防红细胞破裂造成溶血
6. 整理记录	扫抽血条码，在扫码器上执行医嘱，整理病床单位和用物，协助病人取舒适卧位，洗手，记录
7. 标本送检	常规消毒局部皮肤

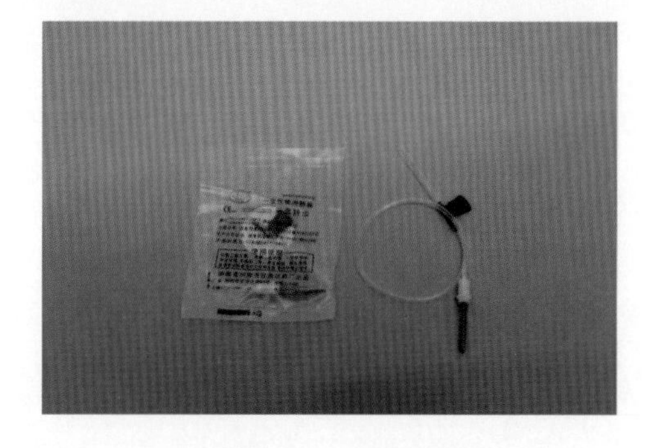

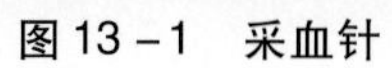

图13－1　采血针

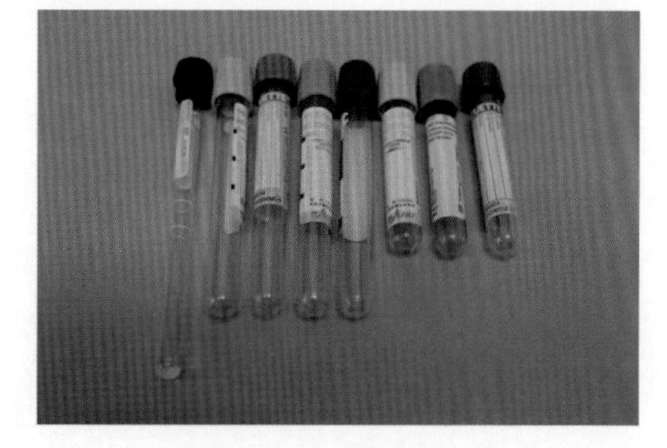

图13－2　抗凝试管

【注意事项】

1. 做生化检验时，宜清晨空腹采血，应提前通知病人禁食。

2. 根据检验目的准备适合的标本容器，并计算采血量。

3. 严禁在输液、输血的针头处或在同侧肢体抽取血标本，以免影响检验结果。

4. 真空试管采血时不可先将真空试管与采血针头相连，以免试管内负压消失而影响采血。

5. 如同时采集几个种类的标本应注意注入顺序：先注入血培养瓶（图 13－3），再注入抗凝管，最后注入干燥管，动作应迅速。

（二）动脉血标本采集法

【操作目的】

常用于血液气体分析。

【告知病人】

告诉病人采血的目的、时间，如为生化检验应空腹。

【操作准备】

1. 护士准备　衣帽整洁，修剪指甲，洗手，戴口罩。

2. 用物准备　检验单，注射盘内备消毒剂、棉签、小沙袋、动脉血气针（图 13－4）、无菌纱布、无菌软塞、无菌手套，或备 2ml（5ml）一次性注射器、肝素。

3. 环境准备　病室安静、整洁、通风。

4. 病人准备　病人已知采集动脉血标本的目的和配合方法，做好准备，取舒适体位。

【操作步骤】

见实践 2。

实践 2　动脉血标本采集法

操作步骤	要点说明
1. 准备容器	核对检验单，按要求在动脉血气针外贴好标签
2. 解释核对	备齐用物携至床旁，核对病人姓名、床号、腕带，向病人或家属解释采集动脉血标本的目的、配合方法及注意事项，以取得合作
3. 选择动脉	选择合适的动脉，一般选用股动脉或桡动脉，以动脉搏动最明显处作为穿刺点。桡动脉穿刺点位于前臂掌侧腕关节上 2cm，股动脉穿刺点位于髂前上棘与耻骨结节连线中点。选用股动脉时，病人取仰卧位，下肢稍屈膝外展，可垫沙袋于腹股沟下，以充分显露穿刺部位
4. 采集方法	常规消毒局部皮肤，戴无菌手套 （1）使用动脉血气针采血：取出并检查动脉血气针，将血气针活塞拉至所需的血量刻度，用左手食指和中指在已消毒范围内寻摸动脉搏动最明显处，固定于两指间，右手持血气针，在两指间垂直刺入或与动脉走向呈 40°角刺入，见有鲜红色回血，固定血气针，血气针会自动抽取所需血量 （2）使用普通注射器采血：取出并检查一次性注射器，抽吸肝素 0.5ml 湿润注射器内壁后，弃去余液，以防止血液凝固。用左手食指和中指在已消毒范围内寻摸动脉搏动最明显处并固定，右手持血气针，在两指间垂直刺入或与动脉走向呈 40°刺入，见有鲜红色血涌入注射器时，一手固定注射器，另一手抽取所需血量

续表

操作步骤	要点说明
5. 拔针处理	采血毕，迅速拔出针头，用无菌纱布块按压穿刺点5～10分钟，必要时用沙袋压迫止血。拔出针头后立即刺入软木塞以隔绝空气，用手搓动注射器以使抗凝剂与血液混匀，避免凝血
6. 整理记录	协助病人取舒适卧位，整理病床单位和用物，洗手，记录
7. 标本送检	及时送检

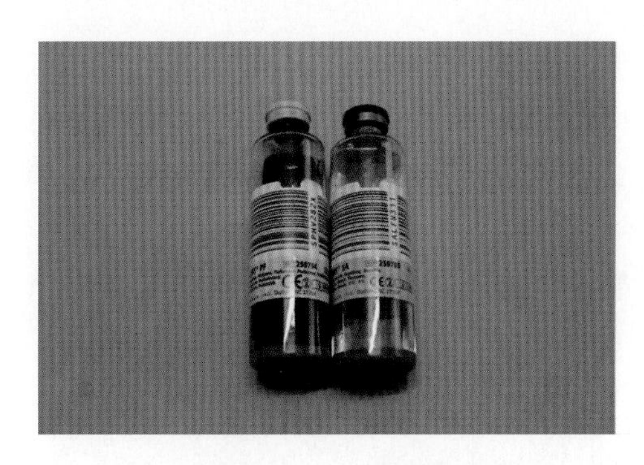

图13－3　血培养瓶

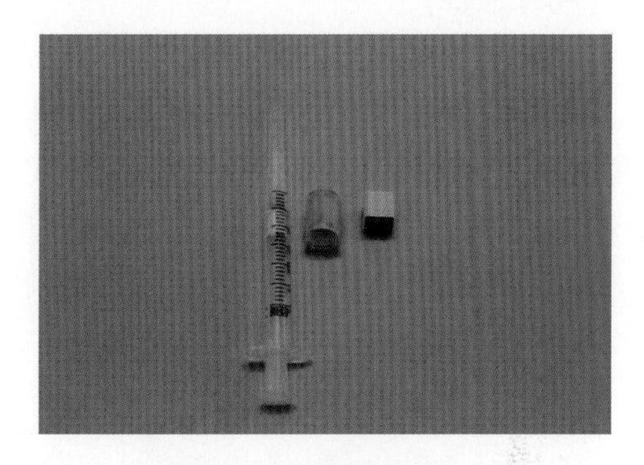

图13－4　动脉血气针

（三）毛细血管血标本采集法

用于血常规检查，此标本采集由医学检验人员完成。

※知识链接：真空采血器

临床上常用的有真空采血针、真空采血管、动脉血气针等，具有操作简便，保存与运送标本方便、减少血液暴露与污染、减轻病人痛苦等优点。

真空采血针与真空采血管用于采集静脉血标本。真空采血管为完全封闭式真空试管，根据不同检验项目，预制了准确的真空量和添加剂，采血时血液在负压作用下自动流入试管内。

动脉血气针用于采集动脉血标本。动脉血气针的针筒内预置了肝素，针筒乳头采用螺口设计，防止针头松动，针筒后端孔石可将针筒内部空气排出，并防止外部空气进入针筒内。使用时只需把活塞拉至所需的血量刻度，血液即可在负压作用下自动流入针筒内。

二、尿标本采集法

尿标本采集包括：常规标本、培养标本、12小时或24小时标本。

【操作目的】

1. **尿常规标本**　用于检查尿液的颜色、透明度，有无细胞及管型。测定尿的比重，并做尿蛋白及尿糖定性检测。

2. 尿培养标本　做尿液的细菌学检查，可了解病情，协助诊断、治疗。

3. 12 小时或 24 小时尿标本　用于做尿的定量检查，如钾、钠、氯、17－酮类固醇、17－羟类固醇、肌酸、肌酐、尿糖、尿蛋白定量及尿浓缩查结核杆菌等。

【告知病人】

告诉病人留尿标本的目的、时间、方法。如为尿培养应消毒外阴，如为中段尿，病人应知道先弃去一半尿液后再留尿标本。

【操作准备】

1. 护士准备　衣帽整洁，修剪指甲，洗手，戴口罩。

2. 用物准备　检验单，常规标本备容量为 100ml 的集尿器，培养标本备消毒外阴部用物、无菌试管（图 13－5）、试管夹或备导尿术用物，12 小时或 24 小时标本备容量为 3000～5000ml 的清洁广口集尿器及防腐剂（表 13－1）。

3. 环境准备　病室安静、整洁、通风，酌情关闭门窗或遮挡病人。

4. 病人准备　病人知道留尿方法与注意事项。

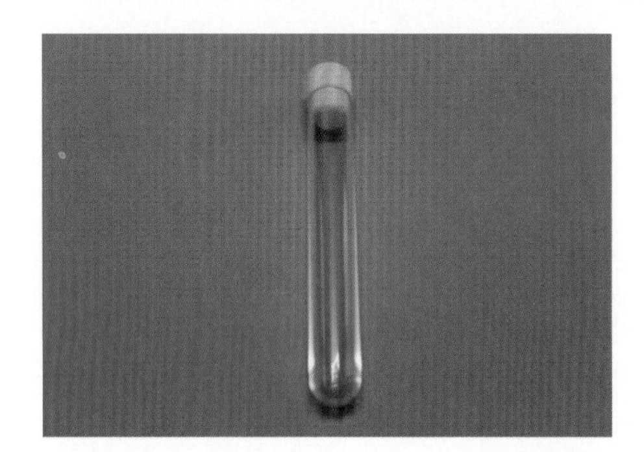

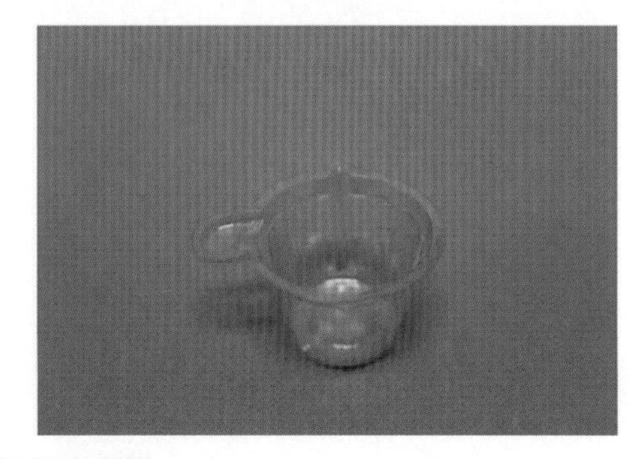

图 13－5　尿标本容器

表 13－1　常用防腐剂的作用及用法

名称	作用	用法	临床应用
甲醛	固定尿中有机成分、防腐	24 小时尿液中加 40 % 甲醛 1～2ml	爱迪计数
浓盐酸	防止尿中激素被氧化、防腐	24 小时尿液中加 5～10ml	17－酮类固醇、17－羟类固醇
甲苯	保持尿液的化学成分不变	100ml 加入 0.5～1 % 甲苯 2ml	尿蛋白定量、尿糖定量、钠、钾、氯、肌酐、肌酸的定量检查

【操作步骤】

见实践 3。

实践 3　尿液标本采集法

操作步骤	要点说明
1. 准备容器	核对检验单，选择适合的容器，按要求在容器外贴好标签。12 小时或 24 小时标本，应按检验项目选用适合的防腐剂加入容器内，避免尿液久放变质，并注明留取尿液的起止时间

续表

操作步骤	要点说明
2. 解释核对	备齐用物携至床旁，核对病人姓名、床号、腕带，向病人或家属解释采集尿标本的目的、方法及注意事项，以取得合作
3. 采集方法	（1）采集常规标本：嘱病人将晨起第一次尿留于标本容器内，除测定尿比重需留尿100ml外，其余检验留30ml即可 （2）采集12小时或24小时尿标本：留24小时尿标本，将容器置于阴凉处，指导病人于晨起排空膀胱后开始留取尿液，至次日晨起排最后一次尿于容器内作为结束，将24小时全部尿液留于容器中。如留12小时标本，则自晚7时排空膀胱后开始留取尿液，至次日晨7时排最后一次尿于容器内作为结束，将12小时全部尿液留于容器中 （3）采集培养标本：可通过导尿术或留取中段尿法采集未被污染的尿液标本。留取中段尿法采集尿培养标本时，应先确认病人膀胱充盈（有尿意），按导尿术的方法清洁和消毒外阴部（不铺洞巾），嘱病人持续不停顿自行排尿至便盆，弃去前段尿，以试管夹夹住无菌试管，接取中段尿5～10ml，盖紧塞子
4. 整理记录	撤便器，协助病人穿裤，给病人安置舒适卧位，整理床单位及用物，洗手，记录
5. 标本送检	立即送检

【注意事项】

1. 采集尿标本时，不可将粪便混入，以免影响检验结果。

2. 昏迷或尿潴留病人，可通过导尿术留取标本，女病人在月经期间不宜留取尿标本。

3. 采集尿培养标本时，应严格无菌操作，不可污染尿液标本，以免影响检验结果。

4. 采集12小时或24小时尿标本时，应妥善放置容器，做好交接班，以督促检查病人正确留取尿标本。如选用防腐剂为甲苯，应在第一次尿液倒入之后再加入，使之形成薄膜覆盖在尿液表面。

三、粪便标本采集法

粪便标本采集包括：常规标本、培养标本、隐血标本、寄生虫及虫卵标本。

【操作目的】

1. **常规标本** 用于检查粪便的颜色、性状、混合物及寄生虫等。

2. **培养标本** 用于检查便中的致病菌。

3. **隐血标本** 用于检查粪便内肉眼不能观察到的微量血液。

4. **寄生虫及虫卵标本** 用于检查寄生虫成虫、幼虫及虫卵。

【告知病人】

告诉病人留粪便标本的目的、时间、方法。

【操作准备】

1. **护士准备** 衣帽整洁，修剪指甲，洗手，戴口罩。

2. **用物准备** 检验单、手套。根据检验目的的不同，选备：检便盒、棉签或检便匙、透明胶带及载玻片（查找蛲虫）、无菌培养瓶（图 13－6）、无菌棉签及便器等。

3. 环境准备　病室整洁，通风，酌情关闭门窗或遮挡病人。

4. 病人准备　病人知道留便标本的目的和配合要点，排空膀胱。

【操作步骤】

见实践 4。

实践 4　粪便标本采集法

操作步骤	要点说明
1. 准备容器	核对检验单，选择适合的容器，按要求在容器外贴好标签。
2. 解释核对	备齐用物携至床旁，核对病人姓名、床号、腕带，向病人或家属解释采集粪便标本的目的、方法及注意事项，以取得合作
3. 采集方法	（1）采集常规标本：病人排便于清洁便器内，取异常粪便 5g 放入检便盒内。如为腹泻者应取黏液部分；如为水样便应取 15～30ml 放入容器内 （2）采集隐血标本：按隐血试验饮食要求病人，采集方法同常规标本 （3）采集培养标本：病人排便于消毒便器内，用无菌棉签取带脓血或黏液的粪便 2～5g，放入无菌培养瓶。如病人无便意时，可用无菌棉签蘸无菌等渗盐水，插入肛门 6～7cm，沿一方向边旋转边退出棉签，放入无菌培养瓶中 （4）寄生虫及虫卵标本：病人排便于清洁便器，在不同部位取带血及黏液的粪便 5～10g 放入检便盒内，服驱虫药或血吸虫孵化检查时留取全部粪便；做阿米巴原虫检查时，排便于用热水加温的便盆中，病人排便于其中，便后连便盆及加温盆一起送检
4. 整理记录	撤便器，协助病人穿裤，给病人安置舒适卧位，整理床单位及用物，洗手，记录
5. 标本送检	立即送检

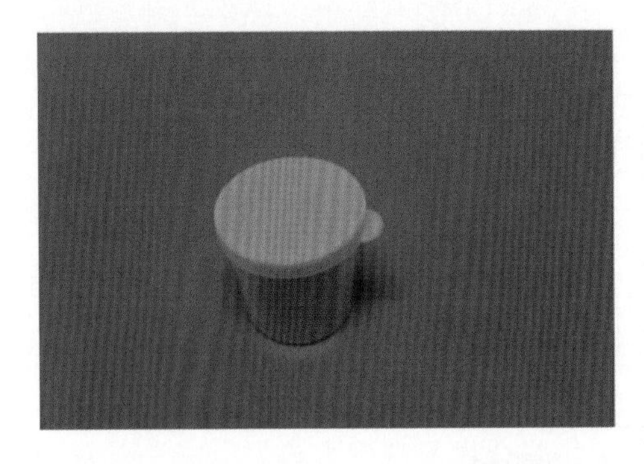

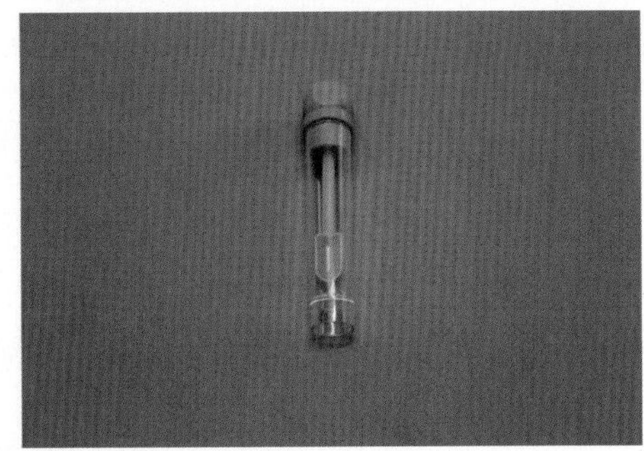

图 13－6　粪便标本容器

【注意事项】

1. 应避免大、小便混合，以免影响检验结果。

2. 粪便标本采集后容易干结，应及时送检。

3. 采集粪便培养标本时，应严格无菌操作，不可污染粪便标本，以免影响检验结果。

四、痰标本采集法

临床上痰标本采集包括：常规标本、24 小时标本和培养标本。

【操作目的】

1. 常规标本　检查痰液的一般性状，涂片检查痰内细胞、细菌、虫卵等。
2. 24 小时标本　检查 24 小时痰液的量及性状。
3. 培养标本　检查痰液中的致病菌。

【告知病人】

告诉病人留痰标本的目的、时间、方法。

【操作准备】

1. 护士准备　衣帽整洁，修剪指甲，洗手，戴口罩。
2. 用物准备　检验单，常规标本备集痰盒、24 小时标本备广口集痰器、培养标本备无菌集痰器和漱口液，必要时备吸痰管、特殊集痰器、电动吸引器、手套等。
3. 环境准备　病室整洁、安静、通风。
4. 病人准备　病人知道采集痰标本的目的、方法和配合要点。

【操作步骤】

见实践 5。

实践 5　痰标本采集法

操作步骤	要点说明
1. 准备容器	核对检验单，选择适合的容器，按要求在容器外贴好标签。24 小时标本的容器内应先加少量水，并注明采集痰液标本的起止时间
2. 解释核对	备齐用物携至床旁，核对病人姓名、床号、腕带，向病人或家属解释采集痰标本的目的、配合方法及注意事项，以取得合作
3. 采集方法	（1）采集常规标本：能自行排痰的病人，嘱其晨起后漱口，深呼吸数次后用力咳出气管深处的痰液（晨起后第一口痰液），盛于集痰盒内。无法咳痰或不能合作的病人，协助病人取适当的体位，叩击背部按吸痰法将痰液吸入集痰器内，加盖 （2）采集 24 小时标本：嘱病人从晨 7 时起漱口后第一口痰开始，至次日晨 7 时漱口后第一口痰停止，将 24 小时的全部痰液吐入集痰器内 （3）采集培养标本：嘱病人晨起后先用漱口液漱口，再用清水漱口，深呼吸数次后用力咳出气管深处的痰液，将痰液吐入无菌集痰器内，加盖
4. 整理记录	按需要协助病人漱口或口腔护理，洗手，记录痰液的外观和性状。24 小时痰标本应记录总量
5. 标本送检	立即送检

【注意事项】

1. 留取各种痰标本时，不可将唾液、鼻涕、漱口液等混入痰液内。
2. 痰常规标本如用于检查癌细胞时，应立即送检或用 95% 乙醇或 10% 甲醛固定后送检。
3. 昏迷病人可用无菌吸痰法吸取痰液。

4. 采集痰培养标本时，应严格无菌操作，不可污染痰液标本，以免影响检验结果。

五、咽拭子标本采集法

【操作目的】

从咽部及扁桃体部采集分泌物做细菌培养或病毒分离。

【告知病人】

告诉病人留咽拭子标本的目的、时间、方法。询问病人2小时内是否用过餐，如已经进餐，应2小时后再来采集。

【操作准备】

1. 护士准备　衣帽整洁，修剪指甲，洗手，戴口罩。

2. 用物准备　检验单、无菌等渗盐水、无菌咽拭子培养管、压舌板、火柴及酒精灯。

3. 环境准备　病室整洁、安静、通风。

4. 病人准备　病人清楚采集咽拭子标本的目的和配合要点，2小时内未进餐。

【操作步骤】

见实践6。

实践6　咽拭子标本采集法

操作步骤	要点说明
1. 准备容器	核对检验单，按要求在咽拭子培养管外贴好标签
2. 解释核对	备齐用物携至床旁，核对病人姓名、床号、腕带，向病人或家属解释采集咽拭子标本的目的、方法及配合事项，以取得合作
3. 采集方法	点燃酒精灯，嘱病人张口发“啊”音，暴露咽喉（必要时可用压舌板将舌压下），用培养管内的棉签蘸无菌等渗盐水后，以轻柔的动作快速擦拭两侧腭弓、咽、扁桃体上的分泌物，在酒精灯火焰上消毒培养管口及棉塞，将棉签插入试管，塞紧棉塞
4. 整理记录	洗手，记录
5. 标本送检	立即送检

【注意事项】

1. 采集标本时，方法应正确，防止污染标本，影响检验结果。动作应轻柔，以免刺激病人咽部引起呕吐或不适。

2. 避免在饭后两小时之内进行，防止呕吐。

3. 做真菌培养，应在口腔溃疡面上取分泌物。

六、呕吐物标本采集法

留取呕吐物标本可观察呕吐物的颜色、气味、数量及次数、性质以协助诊断治疗。也可用于明确中毒病人毒物的性质和种类。可在病人呕吐时（或中毒病人洗胃时），用弯盘或痰杯接取呕吐物后，在容器外贴好标签，立即送检。

第十四章 危重病人的护理及抢救

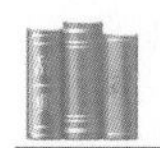

知识要点

1. 掌握：嗜睡、谵妄、昏迷的概念，意识状态、瞳孔的评估方法，危重病人的支持性护理。
2. 理解：评估病情的意义及评估病情的内容。

危重病人是病情严重、随时可能发生生命危险的病人。抢救与护理危重病人的前提是病情观察与评估，其关键是配合医生正确与准确地执行抢救措施，而整个抢救工作的严密组织与合理分工及必要与完善的设备是成功抢救与护理危重病人的重要保证。

案例

姚叔叔，44岁，因在交通事故中头部受到撞击3小时急诊入院。查体：T：37℃，P：76次/分，R：20次/分，BP：110/70mmHg，双侧瞳孔等大等圆，对光反射灵敏，神志清楚，压眶上神经表情痛苦；自述受撞击处疼痛、恶心。次晨病人P：60次/分，R：15次/分，BP：80/50mmHg，有喷射状呕吐，双侧瞳孔不等大，右>左，对光反射消失。

问题：

1. 如何评估该病人的病情？
2. 如何护理此类危重病人？

第一节 危重病人的评估与护理

一、病情评估

病情的观察与评估是护理工作的一项重要内容，也是护理危重病人的先决条件，护士应该熟悉与理解病情观察的内容和各类病人的观察重点，并在工作中不断培养主动观察的能力。

（一）常用的方法

1. 通过感觉器官获得病情资料　通过视觉可看到呼吸、面色、瞳孔、病人的表情及行为表现、病房的光线等，还可发现病人现存的或潜在的不安全因素，如未设床栏；通过听觉可听取病人的主诉，发现病人的心率、呼吸、肠鸣音、咳嗽等异常变化；通过触觉可感知病人身体某部的结构功能是否正常，如脉搏过速或过缓、皮肤湿冷或潮热，另外皮肤觉还能感受到病房的温度、湿度等；通过嗅觉可判断出病人呼吸气味、排泄物的特殊气味及周围环境的气味等。

2. 通过辅助工具来获得病情资料　通过医疗仪器设备等辅助工具可获取病人的各种临床监测指标。

3. 通过阅读与交流来获得病情资料　通过阅读病历、交班报告、检验报告、会诊报告及其他相关资料来获取病情资料，也可通过与其他医务人员或与病人有关的人员交谈来获得病情信息。

（二）病人的一般情况

1. 发育　通常以年龄、智力、身高、体重及第二性征来判断发育是否正常。正常成人判断标准为：胸围等于身高的一半，头长等于身高的1/7，两上肢展开的长度约等于身高，坐高等于下肢的长度。

2. 饮食与营养　饮食在疾病治疗中占有重要地位，不同疾病饮食也各有不同，应严格遵循饮食原则。营养状态是根据皮肤、毛发、皮下脂肪、肌肉的发育情况综合判断的，分为良好、中等、不良3个等级。

（1）良好　黏膜红润，皮肤光泽，弹性良好，皮下脂肪丰满而有弹性，肌肉结实，指甲、毛发润泽，肋间隙及锁骨上窝深浅适中，肩胛部和股部肌肉丰满。

（2）不良　皮肤黏膜干燥，弹性降低，皮下脂肪薄，肌肉松弛无力，指甲粗糙无光泽，毛发稀疏，肋间隙及锁骨上窝凹陷，肩胛骨和髂骨嶙峋突出。

（3）中等　介于上述两者之间。

3. 表情和面容　健康人表情自然、面色红润。疾病可使病人的表情与面容出现痛苦、忧虑、疲惫等变化。疾病发展到一定程度，可出现特征性的面容和表情。

（1）急性病容　表现为面色潮红，鼻翼扇动，口唇疱疹，表情痛苦。见于大叶性肺炎等急性热病。

（2）慢性病容　表现为面容憔悴，面色灰暗或苍白，目光暗淡。见于恶性肿瘤、结核等慢性消耗性疾病。

（3）病危面容　面容枯槁，皮肤苍白或发绀，表情淡漠，眼窝下陷，目光无神，反应迟钝，出冷汗。多见于休克、各种严重疾病终末期。

（4）满月面容　表现为面如满月，皮肤发红，常伴有痤疮和小须。见于肾上腺皮质功能亢进病人。

（5）二尖瓣面容　面容晦暗，双颊紫红，口唇轻度发绀，见于风湿性心瓣膜病的病人。

（6）甲亢面容 眼裂增大，眼球突出，目光炯炯有神，兴奋，烦躁。见于甲状腺功能亢进病人。

4. 体位与姿势

（1）体位 是指病人身体在病床上所处的状态，分为主动卧位、被动卧位和被迫卧位。如极度衰竭或意识丧失的病人常呈被动卧位；心力衰竭病人常采取被迫半坐卧位，以减轻心脏负担并改善呼吸困难；支气管哮喘病人常采取端坐位以缓解呼吸困难。

（2）姿势 是指病人举止的状态。健康成人躯干端正，肢体动作灵活适度。病人的姿势与疾病有密切关系，如胃、十二指肠溃疡或胃肠痉挛性疼痛的病人常捧腹而行。

5. 皮肤、黏膜 皮肤黏膜的颜色、温度、湿度、弹性、出血、水肿等情况常是全身性疾病的表现。如贫血病人皮肤苍白；休克病人皮肤苍白湿冷；肝胆疾病病人常有巩膜黄染；缺氧病人口唇、耳郭、面颊、指端皮肤紫绀；出血性疾病、重症感染病人皮肤黏膜可出现瘀点、紫癜、瘀斑、血肿；肾性水肿病人多于晨起眼睑、颜面水肿；心性水肿病人则表现为下肢水肿。

6. 呕吐物 呕吐是胃内容物经食道口腔反流吐出体外的一种反射动作，正常胃可容纳1～2L，如呕吐量超过胃内容量，应考虑有无幽门梗阻或其他异常情况。

表14－1 呕吐物的评估

类别	味	色	量	特点
普通呕吐物	酸味	食物本色		
急性大出血	血腥味	鲜红色	量大	急
陈旧性出血	血腥味	咖啡色		
含有胆汁	苦味	黄绿色		
幽门梗阻	腐臭味	暗灰色	超过胃容量	
肠梗阻	粪臭味			
颅内压增高				喷射状
霍乱、副霍乱			量大	米泔水样

7. 排泄物 包括尿、便、汗液、痰液、引流液等，注意观察其量、色、味、性状等。

8. 引流液 包括胸、腹、胆囊、胃肠减压等部位的引流液，应注意观察其色、量、性质改变及引流管是否通畅等情况。

（三）生命体征

生命体征是机体内在活动的一种外在表现，代表着机体活动状况。正常情况下生命体征在一定范围内相对稳定，相互之间存在着一定的内在联系，当机体患病时，生命体征会发生不同程度的变化。详见第十章。

（四）意识状态

意识是大脑高级神经中枢功能活动的综合表现，正常人意识清楚，反应敏锐精确，思维合理，定向力正常。意识障碍是影响大脑功能活动的疾病引起的意识改变。根据意识障碍的程度一般分为：

1. **嗜睡** 最轻的意识障碍，病人持续地处于睡眠状态，能被唤醒，醒后能正确回答问题和做出各种反应，刺激去除后很快又入睡。

2. **意识模糊** 病人对周围环境不关心，答话简短迟钝，表情淡漠，对时间、地点、人物的定向力完全或部分障碍，可有错觉、幻觉、躁动不安、谵妄或精神错乱。

3. **谵妄** 是一种以兴奋性增高为主的高级神经中枢活动急性失调状态，是在意识清晰度降低的同时表现有定向力障碍，包括时间、地点、人物定向力及自身认识障碍，并产生大量的幻觉、错觉。幻觉以幻视多见，内容多为生动、逼真而鲜明的形象，如看到昆虫、猛兽、鬼神、战争场面等。

4. **昏睡** 接近于人事不省的意识状态，病人处于熟睡状态，不易唤醒，醒后不能正确回答问题，刺激停止后即进入熟睡。

5. **昏迷** 最严重的一种意识障碍，也是病情危急的信号，按其程度可分为：

（1）*轻度昏迷* 意识大部分丧失，无自主运动，对周围事物及声、光刺激无反应，对强烈刺激（如压迫眶上缘）可有痛苦表情及躲避反应。角膜反射、瞳孔对光反射、吞咽反射、眼球运动等可存在。生命体征一般无改变，可有大小便潴留或失禁。

（2）*中度昏迷* 对周围事物及各种刺激全无反应，对剧烈刺激可出现防御反射，角膜反射减弱，瞳孔对光反射迟钝，眼球无转动。

（3）*深度昏迷* 意识完全丧失，对各种刺激全无反应，全身肌肉松弛，深、浅反射均消失。

（五）瞳孔

1. **正常瞳孔** 为圆形，两侧等大等圆，对光反射灵敏。位置居中，边缘整齐，在自然光线下直径为2～5mm，对光反射和调节反射两侧相等。瞳孔变化是许多疾病病情变化的一个重要指征。观察瞳孔要注意两侧瞳孔的形状、位置、边缘、大小、反应等。

2. **病理情况**

（1）*瞳孔缩小* 瞳孔直径小于2mm称瞳孔缩小；小于1mm称针尖样瞳孔。见于有机磷农药、药物反应（毛果芸香碱、吗啡、氯丙嗪），单侧瞳孔缩小常提示早期同侧小脑幕孔疝。

（2）*瞳孔扩大* 瞳孔直径大于5mm称瞳孔扩大。双侧瞳孔扩大见于双侧小脑幕孔疝、枕骨大孔疝、颠茄类药物中毒等；双侧瞳孔扩大伴对光反射消失为濒死状态的表现；单侧瞳孔扩大、固定，见于同侧小脑幕孔疝；双侧瞳孔大小不等提示有颅内病变如脑疝，病变部位在瞳孔扩大侧；重症病人突然瞳孔扩大，是病情急剧恶化的标志。

（3）*对光反射* 病理情况下对光反射可变为迟钝或消失。

（六）检查或治疗后反应

1. **药物治疗后的观察**　用药后护士应注意观察药物的药效、不良反应及毒性反应。如高热病人在给予解热镇痛剂后应注意观察体温下降情况及有无虚脱现象；使用利尿剂后应注意观察尿量变化及有无电解质紊乱的表现；使用易过敏药物后应注意观察有无过敏反应；使用胰岛素后应注意观察有无心慌、出冷汗等低血糖现象。

2. **护理操作后的观察**　当为病人执行了一些护理操作，如注射、吸氧、导尿、灌肠等操作后，应注意观察操作后反应，如注射后是否出现疼痛、肿胀、瘀血；吸氧后呼吸困难的状况是否缓解；导尿后病人有无虚脱、疼痛，留置尿管引流是否通畅，有无感染出现；灌肠后多长时间排便，需要灌肠的问题是否得到解决。

3. **临床检查后的观察**　一些检查特别是有创检查会给病人带来一定的不适或痛苦。如腰椎穿刺后应注意观察病人是否出现头痛；组织活检后局部伤口的情况是否正常，有无出血、剧烈疼痛；各种造影术后应注意病人有无全身不适、局部出血及肢端供血障碍。

（七）心理活动

心理活动的观察包括病人的语言与非语言行为、思维过程、认知感知能力、异常情绪、对疾病的认识等。观察时重点注意病人对疾病的认知、情绪变化及可能出现的应对反应。

（八）自理能力

主要观察病人的活动能力及耐力，是否借助轮椅或义肢等辅助器具，自理程度分为完全依赖、协助、自理3个等级。

二、危重病人的支持性护理

1. **严密观察病情变化，做好病情记录**　密切观察危重病人的生命体征和其他变化，准确记录各项监测指标，及时发现异常情况，如出现呼吸停止、心跳停止等异常情况，要立即通知医生，积极配合急救处理。

2. **保持呼吸道通畅**　昏迷病人头应偏向一侧，及时吸痰与清理呕吐物，防止窒息。人工气道病人，需要经常翻身、及时吸痰、拍背，以改善通气状态，防止继发感染。

3. **确保病人安全**　对意识丧失、谵妄或昏迷的病人要保证其安全，必要时可使用保护具。牙关紧闭抽搐的病人，可用压舌板裹上数层纱布，放于上下磨牙之间，以免咬伤舌。光线宜暗，工作人员动作要轻，以免因外界刺激而引起病人抽搐。

4. **补充营养水分**　帮助自理缺陷的病人进食，对不能经口进食者，可给予鼻饲或静脉高营养支持；对体液不足的病人（如大量引流液或额外体液丧失），应按医嘱补充足够的水分。

5. **加强眼、口鼻护理**　危重病人眼、口鼻有分泌物，应经常用湿棉球或纱布擦拭，保持清洁。眼睑不能自行闭合的病人，易发生角膜溃疡、结膜炎，可涂金霉素眼膏或盖凡士林纱布，以保护角膜。注意病人的清洁卫生，做好口腔护理。

6. 做好排泄及皮肤护理　如发生尿潴留，可采取诱导排尿的方法，必要时导尿；如留置导尿者，要保持引流通畅，做好外阴清洁消毒工作，防止泌尿系统感染。便秘者可给予缓泻药物或灌肠，大小便失禁者应注意清洗局部皮肤黏膜，尤其是肛周黏膜，保持清洁干燥，注意观察骶尾部皮肤变化，防止发生皮肤破损及压疮。病情允许时，可为病人做肢体的被动运动，以促进血液循环，预防肌肉萎缩、关节僵直、静脉血栓、足下垂等并发症的发生。

7. 加强引流管护理　危重病人身上常置有多种引流管，护士应将各管妥善固定，安全放置，防止堵塞、扭曲、脱落，并保持通畅，严格无菌操作，定期更换和消毒引流管、引流袋（瓶），防止逆行感染。

8. 做好心理护理　危重病人常常会表现出各种各样的心理问题，护士应密切观察病人的心理变化。安装人工气道或使用呼吸机者因无法交谈，要注意观察病人的视线和表情，或准备笔、纸，让病人写出要表达的意思。鉴于危重病人的特殊性，心理护理更多的是通过非语言交流来完成，护士态度应和蔼、宽容、诚恳、富有同情心，语言简练、贴切、易于理解，当治疗效果不佳时，更应鼓励和安慰病人，以增强其治疗的信心，帮助病人尽快适应环境。

第二节　危重病人的抢救

一、抢救工作管理

（一）抢救工作的组织管理

1. 立即指定抢救负责人，组成抢救小组。科室性抢救一般由科主任、护士长负责组织指挥，科室领导不在时，由在场工作人员中职务最高者负责指挥，各级人员听从指挥，态度严肃认真，动作迅速正确，既要分工明确，又要密切协作。

2. 即刻制定抢救方案，护士应参与制定抢救方案，并负责抢救方案的有效实施。

3. 制订抢救护理计划。找出主要护理问题，并采取正确、有效的护理措施。

4. 配合医生进行抢救，一切抢救物品应合理放置（图 14－1），护士态度严肃认真，动作迅速准确。

5. 做好抢救记录及查对工作。要做好抢救记录，要求准确、清晰、扼要、全面、完整，且注明时间。各种急救药物经两人核对无误后方可使用。执行口头医嘱时，护士要复述一遍，双方确认无误后方可执行，抢救完毕后，请医生及时补写医嘱和处方。抢救中各种空安瓿、输液空瓶、输血空袋等应集中放置以便统计查对。

6. 安排护士随医生参加每次查房、会诊、病例讨论。

7. 严格执行“五定”制度。护士应熟悉抢救物品的性能和使用方法，并会排除一般故障。

8. 做好抢救后病情观察和交接班工作。

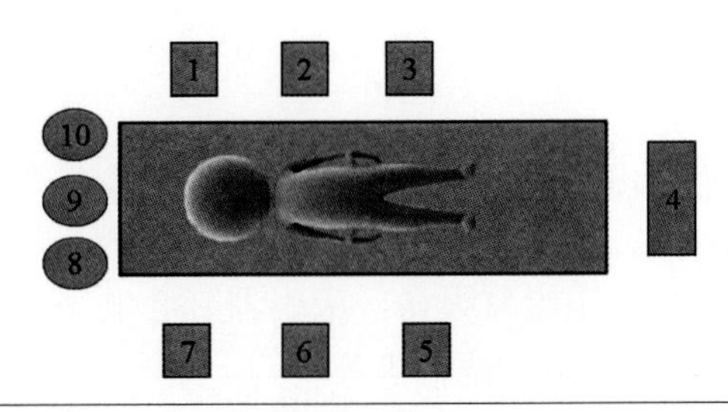

1. 心电监护仪　2、3. 辅助抢救医生　4. 救护车　5. 主抢救护士
6. 主抢救医生　7. 呼吸机　8. 氧气　9. 插灯　10. 吸引器

图 14－1　抢救方位图

（二）抢救设备

1. 抢救室　病区、急诊室都要有单独抢救室。病区抢救室宜设置在靠近护士办公室的单独房间内。抢救室要宽敞、明亮、安静、整洁。

2. 抢救床　最好选用能升降的活动床，另备木板一块，做胸外心脏按压时使用。

3. 抢救车　需配备下列物品：

（1）急救药品　见表 14－2。

表 14－2　常用急救药品

类　别	药　物
中枢兴奋药	尼可刹米（可拉明）、山梗菜碱（洛贝林）等
升压药	去甲肾上腺素、盐酸肾上腺素、异丙肾上腺素、间羟胺、多巴胺等
降压药	利血平、肼屈嗪、硫酸镁注射液等
强心剂	去乙酰毛花苷丙（西地兰）、毒毛旋花子苷 K 等
抗心律失常药	利多卡因、维拉帕米、普鲁卡因酰胺等
血管扩张药	甲磺酸酚妥拉明、硝酸甘油、硝普钠等
止血药	安特诺新（安络血）、酚磺乙胺（止血敏）、氨甲苯酸（止血芳酸）、维生素 K_1、鱼精蛋白、垂体后叶素等
扩张支气管药	氨茶碱等
解毒药	阿托品、解磷定、氯磷定、亚甲蓝（美蓝）、二巯丙醇、硫代硫酸钠等
抗过敏药	异丙嗪、苯海拉明、扑尔敏、阿司咪唑等
抗惊厥药	地西泮（安定）、阿米妥钠、苯巴比妥钠、硫喷妥钠、苯妥英钠、硫酸镁等
碱性药	5% 碳酸氢钠、11．2% 乳酸钠
激素类药	氢化可的松、地塞米松
其他	生理盐水、各种浓度的葡萄糖溶液、右旋糖酐 40 葡萄糖液、右旋糖酐 70 葡萄糖液、平衡液、10% 葡萄糖酸钙、氯化钾、氯化钙、706 代血浆

（2）各种无菌用物 静脉切开包、气管插管包、气管切开包、开胸包、导尿包、穿刺包、无菌敷料、无菌治疗巾、无菌手套、输液器及输液针头、输血器、各种注射器及针头、各种型号及用途的橡胶或硅胶导管、玻璃接头、皮肤消毒用物、开口器、压舌板、舌钳、牙垫等。

（3）一般用物 治疗盘、血压计、听诊器、手电筒、止血带、输液架、绷带、夹板、宽胶布、火柴、酒精灯、多头电源插座等。

（4）急救器械 氧气及加压给氧设备、吸引器、心电图仪、电除颤器、心脏起搏器、简易呼吸器、人工呼吸器、电动洗胃机等。

二、常用抢救方法

（一）氧气吸入法

通过给病人吸入氧气以提高血氧含量及动脉血氧饱和度，纠正缺氧的方法。

1. 缺氧程度判断 见表14－3。

表14－3 缺氧的程度和症状

程度	发绀	呼吸困难	神志	血气分析		
				动脉 PaO_2 mmHg（kPa）	动脉 $PaCO_2$ mmHg（kPa）	动脉血氧饱和度（SaO_2）%
轻度	不明显	不明显	清楚	70～50（9.3～6.7）	>50（6.6）	>80
中度	明显	明显	正常或烦躁不安	50～35（6.6～4.7）	>70（9.3）	60～80
重度	显著	严重	昏迷或半昏迷 三凹征明显	<35（4.6）	>90（12.0）	<60

2. 氧气成分、氧浓度和氧流量的换算方法

（1）氧气成分 根据条件和病人的需要，一般选用99%氧气或5%的二氧化碳和纯氧的混合气体。

（2）吸氧浓度 氧浓度即氧在空气中的百分比。氧气在空气中浓度为20.93%。一般认为，在常压下吸入40%～60%氧气是安全的，低于25%的氧气无治疗价值，因为空气中已经含有20.93%的氧气。根据给氧浓度的高低，可分为：①低浓度给氧：吸入氧浓度低于35%；②中浓度给氧：吸入氧浓度为35%～60%；③高浓度给氧：吸入氧浓度高于60%。

（3）吸氧浓度与氧流量的换算 可使用下面公式：

吸氧浓度（%）＝21＋4×氧流量（L/min）。

氧浓度与氧流量二者的关系可参阅表14－4。

表 14-4　氧流量与氧浓度对照表

氧流量（L/min）	1	2	3	4	5	6	7	8	9
氧浓度（%）	25	29	33	37	41	45	49	53	57

3. 吸氧的副作用

（1）氧中毒　高于60%的氧气，如果吸入时间超过24小时，就会发生氧中毒，表现为眩晕、恶心、烦躁不安、面色苍白、进行性呼吸困难等。

（2）呼吸抑制　对慢性呼吸衰竭、缺氧和二氧化碳潴留并存的病人，应给予低浓度、低流量持续吸氧，因为这类病人血液中二氧化碳浓度较高，其呼吸主要依靠缺氧来刺激颈动脉体和主动脉体化学感受器向呼吸中枢发送缺氧的神经信号，导致呼吸中枢反射性地发动呼吸。若高浓度给氧，则缺氧反射性刺激呼吸的作用消失，可导致呼吸抑制，二氧化碳潴留更加严重，甚至发生二氧化碳麻醉，出现呼吸停止。因此，对这类病人掌握好给氧浓度非常重要。

（3）晶状体后纤维组织增生　新生儿特别是早产儿，由于其视网膜血管对高氧分压非常敏感，当吸氧浓度和时间达到一定的程度后会引起晶状体后纤维组织增生，导致不同程度的视力丧失甚至失明。因此对此类病儿应监控动脉血氧分压，控制氧浓度与吸氧时间。

（4）肺不张　吸入高浓度氧后，肺泡内氮气被大量置换，当出现支气管阻塞时，其所属肺泡内的氧气被肺循环血液迅速吸收，引起吸入性肺不张。主要症状是烦躁、呼吸心跳加快、血压上升，继而出现呼吸困难、紫绀、昏迷。因此应鼓励病人多咳嗽、多做深呼吸、经常改变体位，防止气管分泌物阻塞气管。

4. 吸氧的适应证　当病人 PaO_2 低于 50 mmHg（正常值为 80～100 mmHg）时应给予吸氧。如肺活量减少、心肺功能不全、各种中毒引起的呼吸困难、昏迷、某些外科手术前后、出血性休克、产程过长及胎心音不良等。

5. 氧气筒内氧气可供时数的计算方法

$$\text{氧气筒内氧气可用时数} = \frac{\text{氧气筒容积（L）} \times [\text{压力表所指压力（kg/cm}^2\text{）} - \text{应保留压力（kg/cm}^2\text{）}]}{\text{氧流量（L/min）} \times 60\text{min/h} \times 1\text{ 个大气压（kg/cm}^2\text{）}}$$

6. 供氧装置

（1）中心供氧装置　氧气是通过中心供氧站提供，中心供氧站通过管道将氧气输送至各病区床单位、门诊、急诊科。中心供氧站通过总开关进行管理，各用氧单位在墙壁的管道出口处连接特制的流量表（图 14-2），以调节氧流量。

（2）氧气筒供氧装置

1）氧气筒　为圆柱形无缝钢筒，筒内氧气压力可达 150kg/cm²，容纳氧气 6000L。①总开关：在筒的顶部，可控制氧气的放出。使用时将总开关向逆时针方向旋转 1/4 周，即可放出足够的氧气。②气门：位于氧气筒颈部的侧面，与氧气表连接，是氧气的输出口。

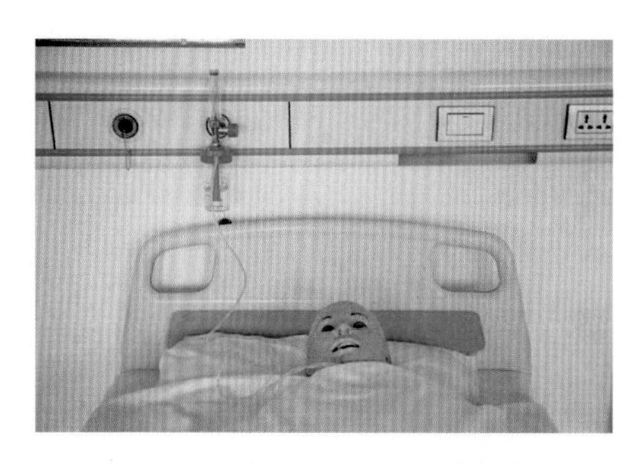

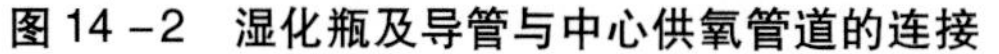

图 14-2 湿化瓶及导管与中心供氧管道的连接

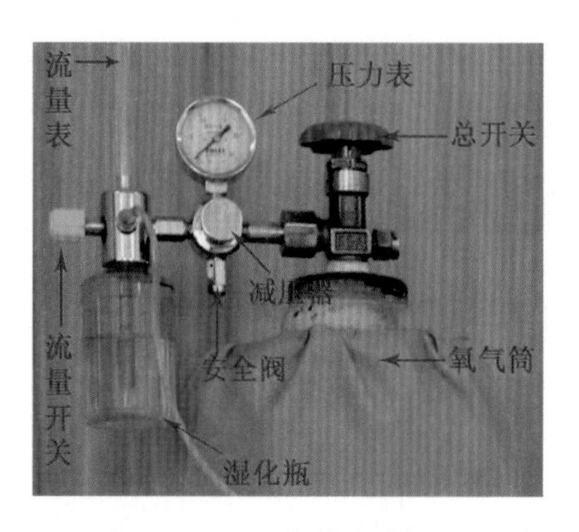

图 14-3 氧气筒各部名称

2）氧气表 由以下几部分组成：①压力表：能测知筒内压力，以 MPa 或 kg/cm^2 表示，压力越大说明氧贮存量越多。②减压器：是一种弹簧自动减压装置，可将氧气筒内压力减至 2～3 kg/cm^2，使流量平稳，保证安全。③流量表：用来测定每分钟氧气的流出量，流量表内有浮标，当氧气通过流量表时，铅锤型浮标吹起，从浮标上端平面所指刻度，可以测知每分钟氧气的流出量。④湿化瓶：瓶内装入 1/3 或 1/2 无菌蒸馏水或灭菌水以湿化氧气，急性肺水肿病人可选用 20%～30% 乙醇作为湿化液，湿化瓶、连接管应每天更换消毒，瓶内液体应每天更换一次。⑤安全阀：当氧气流量过大，压力过高时，安全阀内部活塞即自行上推，将过多氧气由四周的小孔排出，以保证安全（图 14-3、图 14-4）。

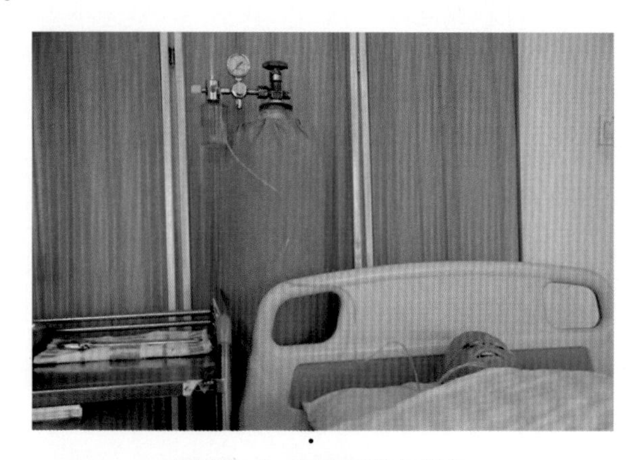

图 14-4 氧气筒供气设备

知识链接：流量表内流量的确定

流量表内的浮标有球型和铅锤型两种，如果球型，以其横向直径为准，所对齐的刻度即为实际的氧流量；如果是铅锤型，则以其顶部的水平线为准，所对齐的刻度为其实际的氧流量。

3）氧气筒架 用于搬运和固定氧气筒，以防止氧气筒倾倒。

4）装表法　①吹尘：将氧气筒置于架上，打开总开关，使少量气体从气门处流出，随即迅速关好总开关，避免灰尘进入氧气表。②接流量表：将表接于氧气筒的气门上，用手初步旋紧，然后将表后倾，用扳手旋紧，旋紧后的氧气表应与地面垂直。③接湿化瓶。④检查确认流量表处于关闭状态，打开总开关，再打开流量表的调节阀，检查氧气流出量是否通畅，有无漏气。关紧氧气表开关，备用。

5）卸表法　①放余气：旋紧总开关，打开流量表的调节阀，放出余气，再关好流量表的调节阀，卸下湿化瓶。②一手持表，一手用扳手旋松氧气表的螺帽，然后再用手旋开，将表卸下。

7. 吸氧法　常用的吸氧方法有：

（1）双侧鼻导管法　鼻导管有两根短管，可分别插入两个鼻腔（图 14－5），方法简单，病人相对比较舒适，适合小儿和长期使用者。

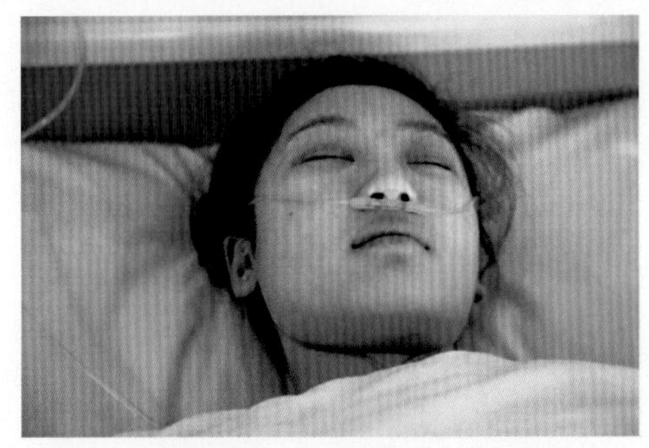
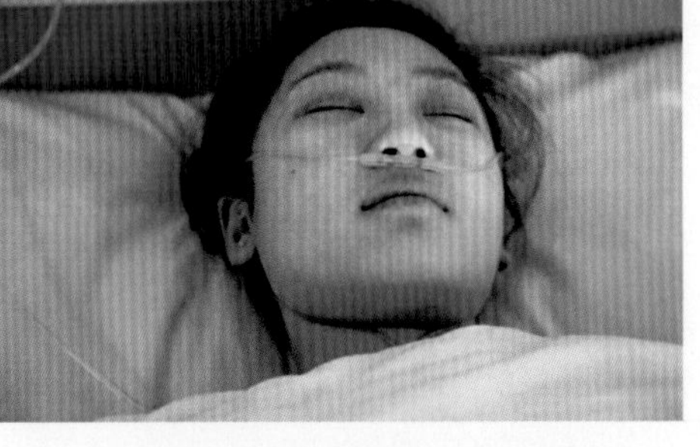

图 14－5　双侧鼻导管及固定

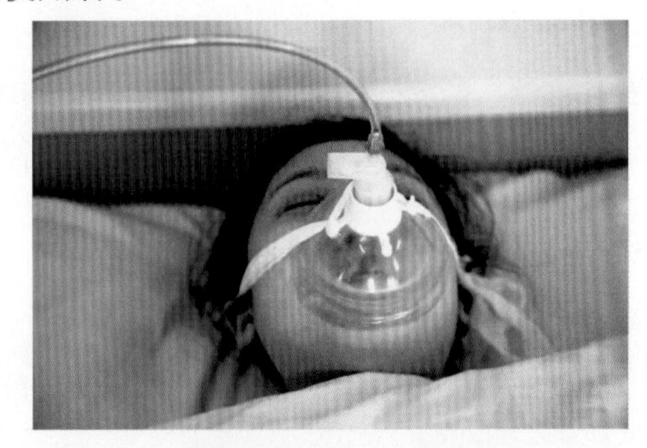

图 14－6　氧气面罩及固定

（2）单侧鼻导管法　将鼻导管从一侧鼻腔插入至咽部，此法节省氧气，但刺激鼻腔黏膜，长时间用，病人感觉不舒适。

（3）鼻塞法　鼻塞分为单侧和双侧。使用时将鼻塞塞入鼻前庭内即可。此法对鼻黏膜刺激小，病人感觉舒适，使用方便，临床广泛应用。

（4）漏斗法　以漏斗代替鼻塞，连接通气管，将漏斗置于病人口鼻处 1～3cm，用绷带设法固定。此法简单，但较浪费氧气，多用于婴幼儿或气管切开的病人。

（5）面罩法　将面罩置于病人口鼻处，氧气自下端输入，呼出的气体从面罩的侧孔排出（图 14－6）。

（6）氧气帐法　氧气帐是透明的、可折叠的塑料结构的帐篷，带有电动机械，用于循环帐篷内空气并使其降温，达到冷却的作用。此法适合于需要冷而湿的空气的儿科病人，如肺炎患儿。

（7）氧气枕法　氧气枕是一长方形橡胶枕，枕角有一橡胶管，上有调节器可调节氧气流量（图 14－7），在家庭氧疗、危重病人的抢救和转运中，可用氧气枕临时

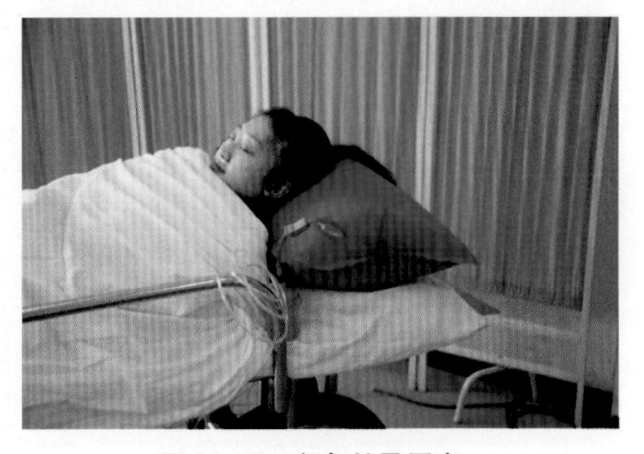

图 14－7　氧气枕及固定

代替氧气装置供氧。新的氧气枕因枕内含有粉尘，充气前应用自来水灌满氧气枕，在枕外用手挤压放水，反复进行，直至放水洁净为止。

【操作目的】

通过给病人吸入氧气以提高血氧含量及动脉血氧饱和度，纠正缺氧。

【病人告知】

1. 解释吸氧的必要性和操作可能出现的不适。如长时间佩带吸氧管对局部组织的压迫及处理方法，教会病人配合操作的方法。

2. 告诉病人不可自行调节氧流量，以防方向调反造成大量氧气冲进肺内。

3. 告诉病人及家属不可在病房内吸烟和使用明火，以免发生火灾。

【操作准备】

1. **护士准备** 衣帽整洁，洗手，戴口罩

2. **用物准备** 供氧装置一套，治疗盘内备鼻塞或鼻导管、小药杯（内盛冷开水）、纱布、棉签、胶布、弯盘、安全别针、扳手、氧气记录单、笔等。

3. **环境准备** 注意安全，严防明火、高温。

4. **病人准备** 病人取舒适体位。

【操作步骤】

见实践1。

实践1 吸氧法（以双侧鼻导管吸氧为例）

操作步骤	要点说明
1. 核对解释	核对医嘱，洗手，备齐用物至床旁，核对病人，解释操作目的和方法，告知用氧有关知识
2. 接表检查	连接给氧装置，打开氧气开关，检查设备功能是否正常，管道有无漏气
3. 清洁鼻腔	取棉签，蘸冷开水清洁双侧鼻腔，棉签置于弯盘
4. 连接调节	连接鼻导管和玻璃接头，先开流量调节阀，确定氧气流出通畅后，调节至所需流量，湿化双孔鼻导管
5. 插吸氧管	将双侧吸氧管插入病人鼻孔
6. 固定导管	挂在耳后固定，调节松紧扣，嘱咐病人注意事项
7. 记录观察	记录用氧时间及流量，病人在用氧期间加强巡视
8. 拔管停氧	（1）停用氧气时，先拔出鼻导管，然后关总开关 （2）无余气时关流量调节阀 （3）协助病人取舒适体位
9. 记录整理	整理用物。记录病人吸氧停止时间、氧气筒内余压、用氧后呼吸改善情况

【注意事项】

1. **严格遵守操作规程，注意用氧安全** 切实做好“四防”，即防火、防震、防热、防油。氧气筒应安置在阴凉处，周围严禁烟火和易燃品，至少离火炉5m、暖气1m，氧气表及螺旋口上勿抹油，搬运时避免倾倒和震动。

2. **避免关错开关** 使用氧气时，应先调节流量而后应用。停用时先拔出导管，再

关闭氧气开关。中途改变流量时，先将湿化瓶与鼻导管分离，调节好流量后再接上，以免一旦关错开关，大量氧气突然冲入病人呼吸道而损伤肺组织。

3. 正确衡量氧疗的效果　在用氧过程中可根据病人脉搏、血压、精神状态、皮肤颜色及湿度、呼吸方式、血气分析等来衡量氧疗的效果。

4. 避免感染，保持舒适　持续鼻导管用氧者，每日更换鼻导管2次以上；如使用单侧鼻导管吸氧时，应双侧鼻孔交替插管；使用鼻塞、头罩者每天更换一次；面罩者每4~8小时更换一次。

5. 保证安全　氧气筒内氧气不可用尽，压力表上指针降至5 kg/cm^2（约0.5MPa）时，即不可再用，以防灰尘进入筒内，当再次充氧时引起爆炸。

6. 正确标识氧气筒　对未用或已用空的氧气筒，应分别悬挂“满”或“空”的标志并在不同的地方分别存放，以免急用时拿错，耽误抢救时间。

知识链接：氧气表用压力单位换算

现行国家标准表示压力的单位使用千帕（kPa）或兆帕（MPa），1kPa = 0.0102kg/cm^2；1kg/cm^2 = 98kPa；1MPa = 1000kPa。

（二）洗胃法

洗胃法是将洗胃管经口腔或鼻腔插入胃内，利用重力、虹吸或负压吸引作用，将大量溶液灌入胃腔内反复冲洗的方法。

【操作目的】

1. 解毒　清除胃内毒物或刺激物，减少毒物的吸收，还可利用不同灌洗液进行中和解毒。洗胃应尽早进行，一般在服毒物6小时内洗胃均有效，超过6小时也不应放弃洗胃。

2. 减轻胃黏膜水肿　幽门梗阻者通过洗出胃内潴留食物，减轻潴留物对胃黏膜的刺激，减轻胃黏膜水肿和炎症。

3. 手术或某些检查前的准备　主要是胃部手术或检查，通过洗胃，既可利于检查，又可防止或减少术后感染。

【病人告知】

1. 向病人及家属解释本操作的必要性与急迫性，取得其理解与配合。
2. 告知病人可能出现不适表现，使病人有心理准备。
3. 教会病人如何配合操作，如体位和取出活动义齿。

【操作准备】

1. 护士准备　衣帽整洁，洗手，戴口罩。

2. 用物准备

（1）治疗盘内放洗胃管、量杯、水温计、压舌板、镊子、棉签、弯盘、50ml 注射器、听诊器、手电筒、胶布、纱布、液状石蜡，必要时备开口器、检验标本容器或试管、毛巾、塑料围裙或橡胶单、一次性手套。

（2）洗胃溶液：根据毒物性质选用洗胃溶液（表14－5）。温度25℃～38℃，量为10000～20000ml。

表14－5　常见毒物中毒的灌洗液和禁忌药物

毒物	解毒用灌洗液	禁忌药物
酸性物①	乳类、蛋清水②、7.5%氢氧化镁混悬液、10%氢氧化铝凝胶	
碱性物①	食用醋、1%醋酸、5%稀盐酸、蛋清水、牛奶	
氰化物	3%过氧化氢引吐，1∶15000～1∶20000高锰酸钾洗胃	
敌敌畏	2%～4%碳酸氢钠，1∶15000～1∶20000高锰酸钾洗胃、1%盐水	
1605、1059、4049（乐果）	2%～4%碳酸氢钠洗胃	高锰酸钾③④
敌百虫	1%盐水或清水洗胃，1∶15000～1∶20000高锰酸钾洗胃	碱性药物⑤
DDT、666	温开水或生理盐水洗胃，50%硫酸镁导泻	油性泻药
酚类	50%硫酸镁导泻、温开水或植物油洗胃至无酚味为止，洗胃后多次服用牛奶、蛋清保护胃黏膜	
巴比妥类（安眠药）	1∶15000～1∶20000高锰酸钾洗胃，硫酸钠导泻⑥	
异烟肼（雷米封）	1∶15000～1∶20000高锰酸钾洗胃，硫酸钠导泻	
灭鼠药		
1. 抗凝血素类（敌鼠钠等）	催吐、温水洗胃、硫酸钠导泻	碳酸氢钠溶液
2. 有机氟类（氟乙酰胺等）	0.2%～0.5%氯化钙或淡石灰水洗胃，硫酸钠导泻，饮用豆浆、蛋白水、牛奶等	
3. 磷化锌	1∶15000～1∶20000高锰酸钾洗胃	鸡蛋、牛奶及其他油类食物⑦

注：①强酸强碱中毒不可洗胃，以免加重食管和胃损伤或导致穿孔。强酸中毒时不能口服碳酸氢钠，碳酸盐中毒时禁用酸性对抗剂，以免因产生CO_2气体而增加胃穿孔的危险。强酸强碱类物质皆不可接触人体。

②蛋清可黏附在黏膜或创面上，从而起保护作用，并可使病人减轻疼痛。

③氧化剂能将有毒化学物质氧化、改变其性能。

④1605、1059、4049（乐果）等禁用高锰酸钾洗胃，否则可氧化成毒性更强的物质。

⑤敌百虫遇碱性药物可分解出毒性更强的敌敌畏，其分解过程随碱性的增强和温度的升高而加速。

⑥巴比妥类药物采用硫酸钠导泻，是利用其在肠道内形成的高渗透压，阻止肠道水分和残存的巴比妥类药物吸收，促其尽早排出体外。硫酸钠对心血管和神经系统没有抑制作用，不会加重巴比妥类药物的中毒。

⑦磷化锌中毒时，口服硫酸铜可使其成为无毒的磷化铜沉淀、阻止吸收，并促使其排出体外。磷化锌易溶于油类物质，忌用脂肪性食物，以免促进磷的溶解吸收。

（3）水桶2只。1只盛洗胃液，1只盛污水。（图14－8）。

（4）漏斗胃管洗胃法，另备漏斗洗胃管（图14－9）。

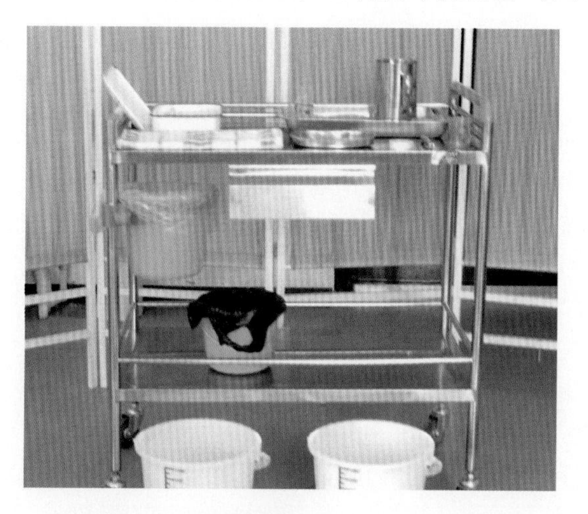

图14－8　洗胃用物

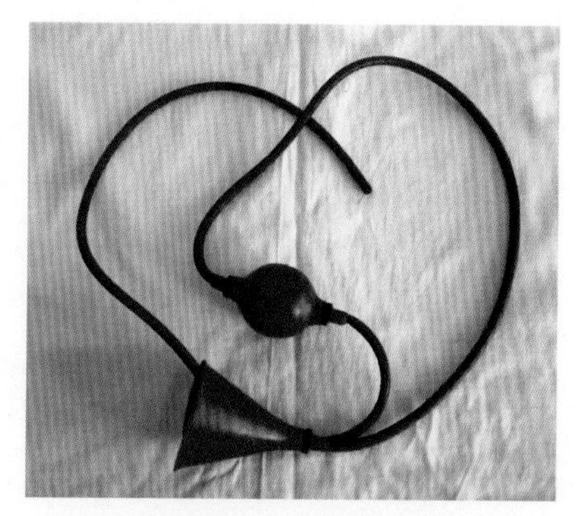

图14－9　漏斗洗胃管

（5）电动吸引器洗胃法，另备输液架、输液瓶、输液导管、Y型三通管、调节器、电动吸引器（图14－10）。

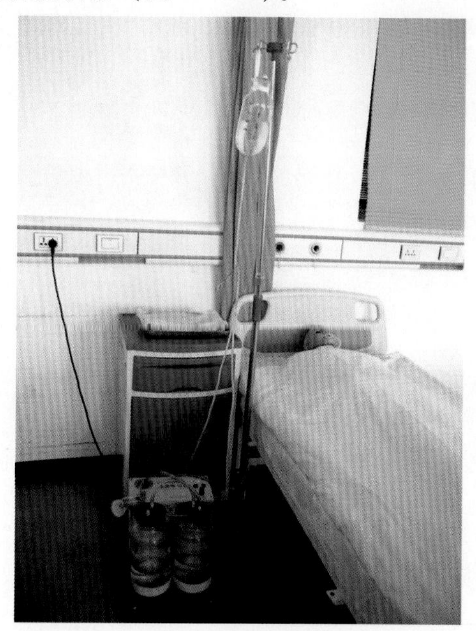

图14－10　电动吸引器及连接

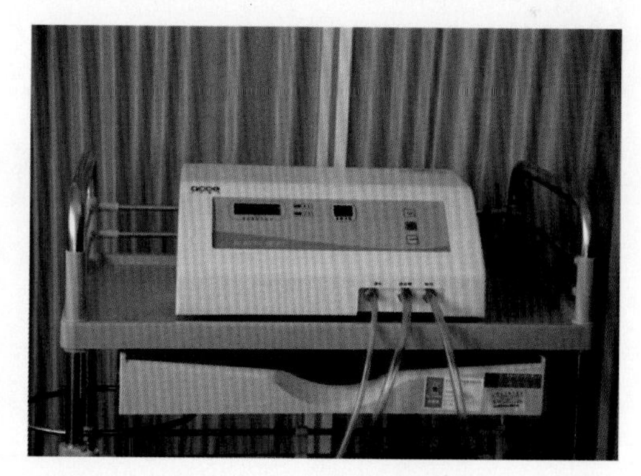

图14－11　全自动洗胃机

（6）自动洗胃机洗胃法，另备自动洗胃机（图14－11）。

3. 环境准备　安静、整洁，必要时遮挡病人以保护病人自尊。

4. 病人准备　根据病情，病人取坐位，或左侧卧位，或仰卧位，体位舒适。

【操作步骤】

见实践2。

实践2 洗胃法

操作步骤	要点说明
配制溶液	(1) 了解病情 (2) 配制所需洗胃溶液
口服催吐法	
1. 解释取位	(1) 备齐用物，解释催吐及洗胃的目的和方法 (2) 病人取合适体位，围好围裙
2. 自饮催吐	(1) 污水桶置病人座位前 (2) 嘱病人自饮大量灌洗液，一次饮入量约为500ml (3) 可用压舌板压其舌根引起呕吐，反复进行，直至吐出的灌洗液澄清无味
3. 整理记录	(1) 协助病人漱口、擦脸，必要时更衣 (2) 嘱病人卧床休息，整理床单位，清理用物，洗手
漏斗胃管法	
1. 取位插管	(1) 中毒较轻者可取坐位或半坐位，头转向一侧。中毒较重者取左侧卧位，因右侧卧位有助于胃排空，会加速毒物向十二指肠排空和毒物吸收 (2) 同鼻饲法。戴手套，铺治疗巾，放好弯盘，经口插入胃管约55～60cm，确定胃管在胃内，用胶布固定 (3) 如为昏迷病人插管，应取平卧位，头偏向一侧，用开口器撑开口腔，置牙垫于上下磨牙之间，按昏迷病人胃插管术插管
2. 抽物灌液	(1) 将漏斗放置低于胃部水平的位置，挤压橡胶球，抽尽胃内容物，举漏斗高过头部约30～50cm，将灌洗液缓慢倒入漏斗300～500ml (2) 当漏斗内尚余少量溶液时，迅速将漏斗降至低于胃的位置，倒置于盛水桶内，利用虹吸作用引出胃内灌洗液，反复灌洗直至洗出液澄清无味
电动吸引器法	
1. 取位插管	(1) 中毒较轻者可取坐位或半坐位，头转向一侧，中毒较重者取左侧卧位，因右侧卧位有助于胃排空，会加速毒物向十二指肠排空和毒物吸收 (2) 同鼻饲法。戴手套，铺治疗巾，放好弯盘，经口插入胃管55～60cm，确定胃管在胃内，用胶布固定 (3) 如为昏迷病人插管，应取平卧位，头偏向一侧，用开口器撑开口腔，置牙垫上下磨牙之间，按昏迷病人胃插管术插管
2. 通电连接	(1) 接通电源，检查吸引器的性能 (2) 将输液管与Y型管主干连接，吸引器贮液瓶的引流管、洗胃管的末端分别与Y型管两分支相连接 (3) 将灌洗液倒入输液瓶内，夹闭输液管，挂于输液架上
3. 插管抽吸	(1) 插洗胃管，确定在胃内后固定，开动吸引器，将胃内容物吸出 (2) 吸引器的负压应保持在13.3kPa，以免损伤胃黏膜 (3) 关闭吸引器，夹闭贮液瓶的引流管，开放输液管，使灌洗液流入胃内300～500ml (4) 闭输液管，开放贮液瓶的引流管，启动吸引器，吸出灌入的液体，反复灌洗至洗出液澄清无味

续表

操作步骤	要点说明
洗胃机法	
1. 取位插管	(1) 中毒较轻者可取坐位或半坐位，头转向一侧. 中毒较重者取左侧卧位，因右侧卧位有助于胃排空，会加速毒物向十二指肠排空和毒物吸收 (2) 同鼻饲法。戴手套，铺治疗巾，放好弯盘，经口插入胃管 55～60cm，确定胃管在胃内，用胶布固定 (3) 如为昏迷病人插管，应取平卧位，头偏向一侧，用开口器撑开口腔，置牙垫于上下磨牙之间，按昏迷病人胃插管术插管
2. 连接各管	(1) 将配制好的灌洗液放入水桶内，将 3 根橡胶管分别与机器的药管、胃管、污水管口连接 (2) 将药管的另一端放入灌洗液桶内，污水管的另一端放入空水桶内，胃管的一端和已插好的病人的洗胃管相连接 (3) 调节药量流速
3. 通电冲洗	(1) 接通电源，按“手吸”键，吸出胃内容物，再按“自动”键，机器即开始对胃进行自动冲洗 (2) 在洗胃过程中，药管管口必须始终浸没在灌洗液液面下 (3) 冲洗时“冲液”灯亮，吸引时“吸液”灯亮，如发现食物堵塞管道，水流减慢、不流或发生故障，可交替按“手冲”和“手吸”键，重复冲吸数次，直到管路通畅，再按“手吸”键将胃内残留液体吸出，按“自动”键，自动洗胃机即继续工作，直至洗出液澄清无味，不可直接按“自动”键，否则自动洗胃机再灌洗时灌入量过多，造成胃扩张。
4. 冲管观察	(1) 洗胃完毕需冲洗各管，按“停机”键关机 (2) 观察洗出液的性质、颜色、气味、量，病人面色、脉搏、呼吸、血压，若病人出现腹痛、灌洗液呈血性或出现休克现象，应立即停止洗胃，与医生联系，采取相应的急救措施
操作后处理	
1. 安慰整理	洗胃完毕，反折胃管末端，拔出胃管，脱手套。协助病人漱口，洗脸，整理床单位，询问病人感受，清理用物，洗手
2. 操作记录	记录灌洗液名称及量，呕吐物的颜色、气味，病人的主诉，必要时留标本送检

【注意事项】

1. 急性中毒病人应迅速采取口服催吐法，必要时进行洗胃，以减少毒物的吸收。当中毒物质不明时，应抽出胃内容物送检，洗胃液可选用温开水或生理盐水。

2. 强腐蚀性毒物（强酸、强碱）中毒、食管阻塞、食管狭窄、食管胃底静脉曲张、上消化道溃疡、癌症等病人禁忌洗胃。

3. 吞服强酸或强碱等腐蚀性毒物可按医嘱给予药物或迅速给予物理性对抗剂，如牛奶、豆浆、蛋清、米汤等，以保护胃黏膜。

4. 洗胃过程中严密观察病情变化，如有血性液体流出或出现虚脱现象，应立即停止洗胃。

5. 为幽门梗阻者洗胃宜在饭后 4～6 小时或睡前进行，应记录胃内潴留量，如灌入

500ml，洗出 1000ml，则胃内潴留量为 500ml，以了解梗阻情况，供临床输液参考。

6. 小儿洗胃灌入量不宜过多，婴幼儿每次灌入量以 100～200ml 为宜。小儿胃呈水平位，插管不宜过深，动作轻柔，对患儿应稍加约束或酌情给予镇静剂。

（三）吸痰法

吸痰法是指利用负压作用，用导管经口、鼻腔、人工气道将呼吸道分泌物吸出，以保持呼吸道通畅的一种方法。适用于年老体弱、新生儿、危重病、麻醉未醒、气管切开等不能有效进行咳嗽者。临床上常用的吸痰装置有中心负压吸引装置和电动吸痰器两种。

【操作目的】

清除呼吸道分泌物，改善肺通气，预防肺不张、坠积性肺炎等肺部感染。

【病人告知】

1. 解释操作目的，告诉病人吸痰是为了使其呼吸顺畅，改善通气。

2. 教会病人配合操作，操作过程中病人需要短暂闭气，可能有恶心、干呕等情况出现。

【操作准备】

1. 护士准备　衣帽整洁，洗手，戴口罩。

2. 用物准备　中心负压吸引装置：一般大医院设有中心负压吸引装置，使用时只需要接上贮液瓶和吸痰管（图 14－12）。

电动吸引器法：在没有中心负压吸引装置的医疗机构，可选择电动吸引器。电动吸引器主要由马达、偏心轮、气体滤过器、压力表、安全瓶、贮液瓶、连接管组成。安全瓶和贮液瓶是两个容量为 3000ml 的广口瓶，瓶塞上有两个玻璃管，并有橡胶管相互连接。

治疗盘内置有盖罐 2 只（分别盛无菌生理盐水和消毒吸痰管若干根）、无菌纱布、无菌碗、无菌手套（或一次性手套）、弯盘、玻璃接管、开口器、压舌板、舌钳、痰标本容器（图 14－13）。

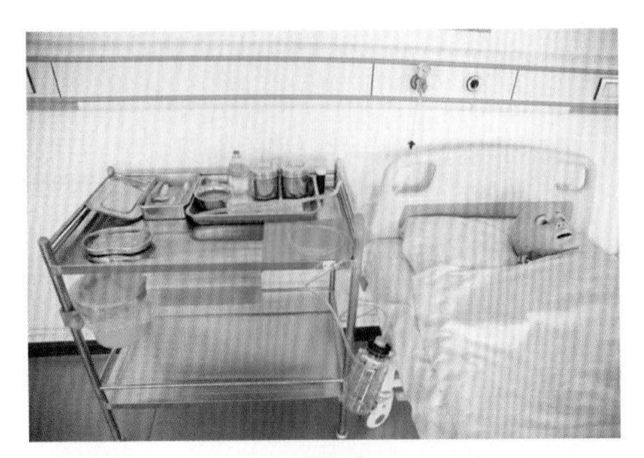

图 14－12　中心负压吸引装置及连接

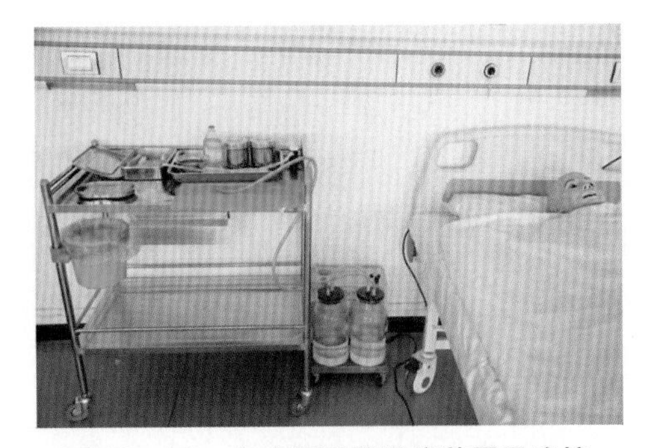

图 14－13　电动吸引器吸痰装置及连接

3. 环境准备　环境安静、整洁，湿温度适宜。

4. 病人准备　病人取舒适体位。

【操作步骤】

见实践3。

实践3　吸痰法

操作步骤	要点说明
电动吸引器法	
1. 解释检查	（1）洗手，戴口罩，备齐用物至病人床边 （2）核对病人，做适当解释，讲清病人配合方法 （3）接电源，打开开关，检查机器性能是否良好，连接是否正确
2. 取位张口	将病人头转向操作者，使其张口，治疗巾围于病人胸前
3. 连接试吸	戴手套，备好无菌碗，倒入100～200ml无菌生理盐水，连接吸痰管，试吸少量生理盐水，检查是否通畅，同时润滑导管前端
4. 张口压舌	嘱病人张口，左手持压舌板压住舌头，将吸痰管后部环绕在右手上，前端空余10～15cm
5. 吸痰清管	（1）吸痰管插入口腔，先吸颊部、舌部周围，然后吸生理盐水清理吸痰管，再次伸进口腔，吸深部痰液，再次吸盐水，直至清理干净 （2）左右旋转，每次吸痰时间应少于15秒，每根吸痰管只用一次，不可反复上下提插，吸痰后用无菌生理盐水抽吸、冲洗吸痰管
6. 关闭处理	吸痰毕，关闭吸引器，取下吸痰管和负压管，处理一次性用物，清洗消毒重复使用的用物，脱手套
中心负压吸引法	
1. 解释检查	（1）洗手，戴口罩，备齐用物至病人床边 （2）核对病人，做适当解释，讲清病人配合方法 （3）接吸引器，检查管道负压性能是否良好，连接是否正确
2. 取位张口	将病人头转向操作者，使其张口，治疗巾围于病人胸前
3. 连接试吸	戴手套，备好无菌碗，倒入100～200ml无菌生理盐水，连接吸痰管，将吸痰管后部环绕在右手上，右手拇指置于管上的吸引压力调节口，前端空余10～15cm，试吸少量生理盐水，检查是否通畅，同时润滑导管前端
4. 张口压舌	嘱病人张口，左手持压舌板压住舌头
5. 吸痰清管	（1）吸痰管插入口腔，先吸颊部、舌部周围，然后吸引生理盐水清理吸痰管，再次伸进口腔，吸引深部痰液，再次吸引盐水，直至清理干净 （2）左右旋转，每次吸引时间少于15秒，每根吸痰管只用一次，不可反复上下提插，吸痰后用无菌生理盐水抽吸、冲洗吸痰管
6. 关闭处理	吸痰毕，取下吸痰管，处理一次性用物，清洗消毒重复使用的用物，脱手套
操作后处理	
1. 安慰整理	询问病人感受，帮助病人取舒适卧位，听诊病人呼吸音，必要时做口腔护理，洗手
2. 操作记录	记录吸引的情况，分泌物的量、性状和病人吸引前后的呼吸情况

【注意事项】

1. 根据病人情况及痰液黏稠情况调节负压。成人：－300～－400mmHg，儿童：

-250～-300 mmHg。

2. 严格无菌操作，治疗盘内吸痰用物每天更换1～2次。

3. 密切观察病情，当喉头有痰鸣音或排痰不畅时，应立即抽吸。

4. 痰液黏稠，可配合叩背或交替使用超声雾化吸入，还可缓慢滴入少量生理盐水或化痰药物，使痰液稀释，便于吸出。

5. 婴儿吸痰，吸痰管要细，动作要轻柔，负压不可过大，以免损伤黏膜。

6. 贮液瓶液体达2/3满时，应及时倾倒，以免液体过多，被吸入马达内损坏机器。

7. 连续使用时间，不宜过久，每次不超过2小时。

8. 专人管理、定期检查其效能，并做好清洁消毒工作。

（四）人工呼吸机使用法

采用人工或机械装置产生通气，用以代替、控制或改变病人的主动呼吸运动，达到增加通气量，改善换气功能，减轻呼吸肌做功目的。常用于各种原因所致的呼吸停止或呼吸衰竭的抢救及麻醉期间的呼吸管理。

【操作目的】

维持和增加机体通气量，纠正低氧血症。

【病人告知】

1. 知情同意书　告诉病人及家属本操作可能会引起某种操作损伤，需其同意才可进行。

2. 解释操作　介绍本操作的目的、必要性及应注意的事项，使其消除恐惧。

3. 教会病人配合　告诉病人术中如有不适感时应如何示意，如何配合机器进行呼吸。

【操作准备】

1. 护士准备　衣帽整洁，洗手，戴口罩。

2. 用物准备

（1）人工呼吸机分定容型、定压型、混合型（图14-14）。

（2）简易呼吸器（图14-15）。

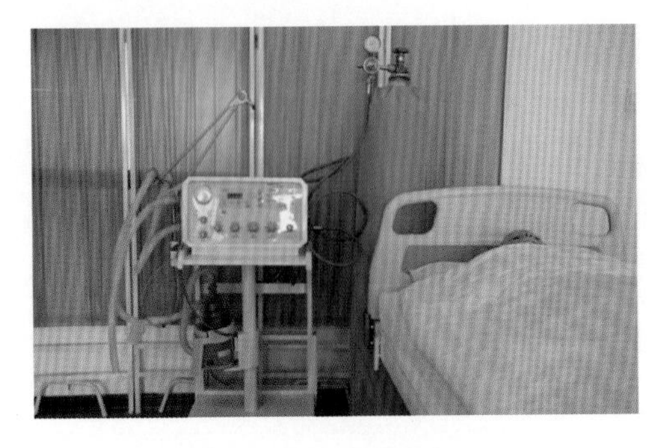

图14-14　人工呼吸机

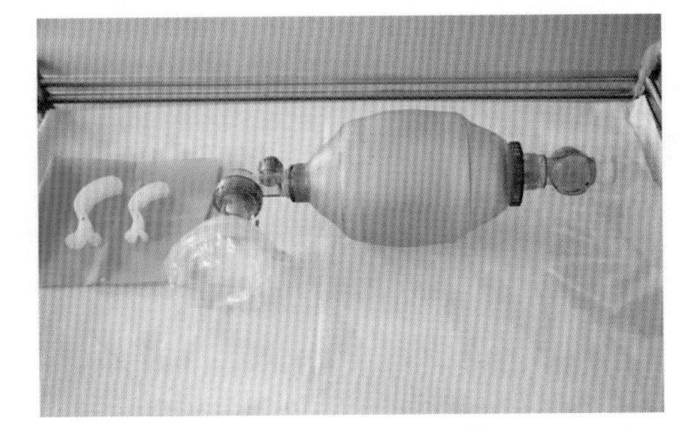

图14-15　简易呼吸器

（3）吸氧装置、吸痰装置、气管切开包、气管插管包等

3. 环境准备　环境安静、整洁、安全，湿温度适宜。

4. 病人准备　病人去枕仰卧位，取下活动义齿，松开衣扣、裤带，清理呼吸道。

【操作步骤】

见实践4。

实践4　人工呼吸器的使用

操作步骤	要点说明
1. 准备检查	（1）连接电源及氧气，湿化器内加无菌蒸馏水，温度为32℃～35℃ （2）根据病情需要选择通气方式，调节各预置参数，检查模拟肺并与人工呼吸机相连，检查呼吸机性能。
2. 核对解释	核对病人姓名、床号，解释操作目的、配合方法，以缓解病人紧张情绪
3. 接管观察	（1）使呼吸机与病人的气道紧密相连，密切观察病情与呼吸机运行情况 （2）若病人两侧胸壁运动对称，呼吸音一致，且机器与病人的呼吸同步，则提示呼吸机已进入正常工作 （3）观察呼出气量，检查有无漏气或气管阻塞现象
4. 调整参数	人工通气30分钟后查血气分析，并根据病情需要不断调整各参数，做好记录。机械通气主要参数的选择（成人）见表14－6
5. 停机准备	如自主呼吸恢复，准备停用呼吸机前，先要适当减少呼吸机的机械通气量，PEEP降到最低水平，使自主呼吸发挥作用，减少病人对呼吸机的依赖，并根据病情逐渐延长脱机时间
6. 撤机记录	（1）撤机指征：病人神志清楚，缺氧完全纠正，内环境正常；肺功能良好，吸入氧分数（FiO_2）$<40\%$，$PaO_2=100mmHg$，呼吸频率<30次/分，血气分析正常，心功能良好，无威胁生命的并发症 （2）撤机时避免使用镇静剂，严密观察，呼吸机和急救物品应暂留床边，以备急用，并做好记录

【注意事项】

1. 密切观察病情变化　注意生命体征、意识状态的变化，定期进行血气分析和电解质的测定。观察病人有无自主呼吸、呼吸机的工作情况，有无漏气、管道连接处有无脱落、各参数是否符合病人的情况。

2. 观察通气是否合适　若通气量合适，吸气时能看到胸廓起伏，肺部呼吸音清楚，生命体征恢复并稳定；若通气不足，出现二氧化碳潴留时，病人皮肤潮红、出汗、浅表静脉充盈消失；若通气量过度，病人出现昏迷、抽搐等碱中毒症状。

3. 保持呼吸道通畅　鼓励咳嗽、深呼吸，协助危重病人定期翻身、拍背，以促进痰液排出，同时湿化吸入气体。

4. 预防和控制感染　呼吸器的湿化器应每日清洁、消毒，并更换液体；螺纹管接口每日更换，浸泡消毒；病室空气每天消毒1～2次；地面及家具物品每天用消毒液擦拭2次。

5. 做好生活护理　做好口腔护理，并保证水分和营养的摄入，可采用鼻饲法或静脉高营养疗法。

表 14－6 呼吸机主要参数选择

项　目	数　值
呼吸频率（R）	10～16 次/min
潮气量（Vr）	10～15ml/kg（通常在 600～800ml）
每分钟通气量（VE）	8～10L/min
吸呼比值（I/E）	1∶1.5～2.0
通气压力（EPAP）	0.147～1.96kPa（<2.94 kPa）
呼气末正压（PEEP）	0.49～0.98kPa（渐增）
吸入氧浓度（FiO_2）	30%～40%（<60%）

知识链接：复苏术

当病人出现呼吸、心跳停止或将要出现呼吸、心跳停止时，就需要进行急救。因为如果机体缺血缺氧达 5 分钟左右就会对大脑产生不可逆的严重后果。心肺复苏术可以及时改善病人的呼吸心跳，维持病人体内的血氧含量，为进一步抢救赢得时间。心肺复苏术分为徒手进行的院前急救和入院后医务人员使用的院内急救。徒手进行的院前急救又叫单人徒手心肺复苏术，其步骤有意识判断、开放气道、心外按压、人工呼吸等几个操作步骤。经过 1～5 个循环的操作基本可以使病人恢复意识和呼吸、心跳，为下一步的成功抢救创造条件。

第十五章　临终护理

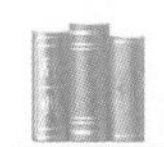

知识要点

1. 掌握：临终病人的生理表现，护理、心理反应，护理、死亡的标准，分期、尸体护理，丧亲者的心理反应及护理。
2. 理解：临终关怀的发展历程，临终关怀的内容、原则与组织形式，临终病人家属的护理。
3. 了解：临终关怀概念。

死亡是人生旅途的终点，护士应当帮助病人及家属建立正确的生死观，坦然面对死亡，减轻临终状态时病人的心理恐惧与生理痛苦，以便病人能够有尊严地、安详地度过人生的最后阶段。

案例

张阿姨，49岁，胃癌晚期，胃切除手术后，化疗效果不佳，身体出现衰竭迹象，病人与家属忧心忡忡。

问题：

1. 临终病人的心理变化会出现哪几个阶段？
2. 护士应如何帮助病人度过生命的最后阶段？
3. 护士应如何帮助病人家属度过居丧期？

第一节　临终关怀

一、概念

临终是各种原因造成的人体重要器官生理功能衰竭、临近死亡的阶段。临终关怀是指由社会各层次人员组成的团队向临终病人及其家属提供包括生理、心理和社会等方面的全面性支持和照料，又称善终服务、安息护理。

临终关怀的对象是那些濒临死亡，目前医学救治无望的病人。临终关怀既不能治疗疾病，也不可能延长生命，其主要护理目标是维护病人的尊严，为临终病人及家属提供全方位的身心、社会等方面的支持和照料，通过症状处理、疼痛控制、心理疏导等使病人得到良好的护理照顾，顺利平稳地度过人生最后阶段。

二、临终关怀的发展历程

临终关怀是近代医学领域中新兴的一门边缘性交叉学科，是社会的需求和人类文明发展的标志。现代的临终关怀始于20世纪60年代。1967年，由桑德斯博士首创的临终关怀医院“圣克里斯多福临终关怀医院”在英国伦敦成立；1971年，美国首家临终关怀医院建立；80年代后期被引入中国，1988年美籍华人黄天中博士与天津医学院院长吴咸中教授和崔以泰副院长合作，共同创建了我国第一个临终关怀研究机构——天津医学院临终关怀研究中心。中国临终关怀事业的发展大体经历了3个阶段，即理论引进和研究起步阶段、宣传普及和专业培训阶段以及学术研究和临床实践全面发展阶段。1991年临终关怀研究中心召开了“首次全国临终关怀学术研讨会暨讲习班”。1992年，经国家科委批准，天津医学院与美国东西方死亡教育研究学会联合在天津举办“首届东方临终关怀国际研讨会”，随后，临终关怀机构如雨后春笋在全国很多省市建立，我国临终关怀事业开始进入了全面发展时期。

目前我国大约有100多家临终关怀机构，几千位从事临终关怀工作的人员。医科院校和卫生职工医学院的临床医学专业、护理专业、公共卫生专业、全科医师专业，在职医生、护士的继续教育系列中亦开设了临终关怀课程。

三、临终关怀的内容、原则与组织形式

（一）临终关怀的内容

临终关怀不仅是一种服务，也是一门探讨临终病人生理、心理特征，进而为临终病人及家属提供全面的照料。其内容包括：

1. 满足临终病人及家属的要求　临终病人的需求包括生理、心理及社会方面的需求。临终病人家属的需求包括对临终病人治疗和护理的要求、心理需求以及为其提供殡葬服务等。

2. 临终病人的全面照护　控制疼痛和不适，提供医疗护理、生活护理、心理护理。

3. 临终病人家属的照护　进行心理疏导和提供情感支持，为临终病人提供优质护理照护，减少家属的顾虑。

4. 死亡教育　目的是帮助临终病人树立正确的生死观，正确对待和接受死亡，消除对死亡的恐惧心理。

5. 临终关怀的模式　是临终关怀的总体观点、态度，所提供的照顾标准和形式。临终关怀模式是在医学模式的基础上形成和发展起来的，现代临终关怀模式逐渐形成和发展为“多学科、整体性、姑息照顾模式”。由于东西方文化的不同，中国的临终关怀工作模式应该探索适合中国文化的临终关怀模式和特点，包括临终关怀人员的构成、培

训、管理，研究与实践、与社会发展及其他学科的关系等。以减轻身心痛苦为宗旨，而不以延长生命为目的。护理目标以对症处理和照顾护理、提高病人舒适度为主。

知识链接：安乐死

安乐死一词来源于希腊语，意为无痛苦、幸福的死亡。安乐死有两层基本含义，一是指一种无痛苦的死亡状态。二是指一种死亡方法，指为结束病人的痛苦所采取的无痛致死术。可分为主动和被动两种；主动安乐死指由医务人员或其他人采取措施，以结束病人的痛苦或加速死亡过程；被动安乐死是指停止对病人采用的一切医疗措施，任其自然死亡。

（二）临终关怀的原则

1. 以护理照顾为主　以减轻身心痛苦为宗旨，而不以延长生命为目的。对临终病人采取控制疼痛及姑息性治疗护理、减轻心理压力等措施，以对症处理和照顾护理、提高病人舒适度为主。

2. 维护病人的尊严　临终关怀中强调尊重生命的原则，个人尊严不应该因生命活力降低而被忽视，个人权利也不可因身体衰竭而被剥夺，护士应尊重他们的信仰和习俗，保持原有的生活习惯，保护病人隐私，让病人参与制订医护方案，维护病人的权利与尊严。

3. 提高生存的质量　目前，人们已经认识到提高生命质量意义，对临终病人已经从单纯延长生命转向如何在有限的时间去丰富生活、减轻痛苦、提高生命质量，让病人在有限的时间里能够不受或少受痛苦折磨，保持头脑清醒，享受到家人与周围人的关爱。护士应正确认识生存质量的重要性，尊重生命，让临终病人在最后的生存时间内感受到关怀，在不违反医疗原则的情况下尽量满足病人的要求，提高其生活质量。对临终病人和家属进行生死观教育，消除病人及其家属对死亡的焦虑和恐惧。

4. 注重心理支持　临终是人生旅途的最后阶段，此时病人的心理十分复杂，护患之间应进行有效沟通，对临终病人和家属给予心理疏导，及时发现他们的心理需求，让临终病人的亲人陪伴在身边，提供亲情慰藉、情感支持，建立温暖的人际关系，保持平衡心态，坦然面对死亡的到来。

（三）临终关怀的组织形式

随着医疗卫生事业的发展，世界人口老龄化趋势的加快，临终关怀已被广泛认可和重视，享受临终关怀是人的一种权利。临终关怀是由医护人员、心理咨询师、社会工作者、法律顾问等组成的一支跨学科的专业队伍。目前我国临终关怀组织形式主要有3种：一是临终关怀专科医院；二是在医疗机构内设临终关怀病房或病区；三是家庭病房，提供对症处理、心理辅导和护理指导。

第二节　临终护理

临终护理是对那些接近死亡的病人实施积极的整体护理。其目的是尽可能减轻临终病人的痛苦与恐惧，维护其尊严，使其安详地告别人世。临终护理不仅对临终病人，对其家属也有着不可忽视的重要作用。临终护理以姑息性治疗护理为主要内容，包括对临终病人及家属的照护与心理支持，稳定病人及家属的情绪，提供积极的、全面的综合护理。

一、临终病人的生理变化及护理

（一）呼吸与循环

1. 生理变化　病人可出现呼吸困难、鼾声呼吸、痰鸣音、潮式呼吸、间断呼吸及血压下降、心音低弱、脉搏细数等呼吸及循环功能衰退的征象。

2. 护理措施　护士密切观察病人的生命体征，保持呼吸道通畅，如病人呼吸困难，给予吸氧和吸痰，昏迷病人可取平卧位，头偏一侧，防止窒息或发生肺部并发症。如血压下降，脉搏减弱或逐渐消失，可遵医嘱对症处理。

（二）消化与排泄

1. 生理变化　病人消化和泌尿系统功能紊乱，可表现为恶心、呕吐、呃逆、腹胀、便秘、尿潴留、大小便失禁等症状。

2. 护理措施　护士了解病人的饮食习惯，应调剂好饮食，补充营养，必要时采用鼻饲法或完全胃肠外营养。尊重和满足病人的需求，注意口腔护理，做好排泄护理。

（三）感知觉与意识、瞳孔

1. 生理变化　临终病人视力逐渐减弱，视物模糊至失明，语言功能减退，发声困难，瞳孔散大，对光反射迟钝或消失，并可出现不同程度的意识障碍，各种感觉功能逐渐丧失，但听觉是最后消失的。

2. 护理措施　护士应注意感知觉改变对病人的影响。空气清新，环境安静，温度适宜，适当照明，增加病人的安全感。护理中注意语言亲切、柔和、清晰，不要在病人周围窃窃私语，避免不良刺激。应注意观察疼痛的性质、部位、程度和持续时间，协助病人选择最有效地减轻疼痛的方法。注意观察神志瞳孔，病人神志清醒时应尊重和尽可能满足其需要。注意安全，必要时使用牙垫、床档等保护具。

（四）皮肤、黏膜与肌张力

1. 生理变化　表现为皮肤黏膜苍白、湿冷、口唇发绀、四肢冰冷，肌张力丧失，不能自主活动，甚至肢体瘫痪。

2. 护理措施　护士应注意观察皮肤黏膜及肌张力改变，注意保暖，保持床褥舒适、整洁，勤翻身，预防压疮的发生。保持病人肢体处于功能位，勤翻身、勤按摩。

二、临终病人的心理反应及护理

病人在接近死亡时，会产生十分复杂的心理变化，美国医学博士伊丽莎白·库乐·罗斯将临终病人心理反应分为 5 个阶段，即否认期、愤怒期、协议期、忧郁期、接受期。

（一）否认期

1. 心理反应　病人得知自己病重将面临死亡，其首先出现的心理反应通常是“不，不可能！不会是我，不是真的”！以此极力否认，他们怀着侥幸的心理四处求医，拒绝接受事实，希望是误诊。否认是临终病人对突如其来的灾难所产生的一种正常心理防卫机制。

2. 护理措施　经常陪伴在病人身旁，耐心倾听，与病人之间坦诚沟通，既要维护病人的知情权，也不要欺骗病人，也不必揭穿病人，应注意医护人员对病人的言语一致性。

（二）愤怒期

1. 心理反应　当对疾病事实再也无法否认时，病人常表现为生气或愤怒，产生“为什么是我，这不公平”的心理，往往将愤怒的情绪向亲属、朋友、医护人员等接近的人发泄，或对医院的治疗、护理及管理制度等方面表示不满或抱怨。

2. 护理措施　护士认真倾听病人的感受，充分理解病人的痛苦，给予关爱和宽容，允许病人宣泄他们的情感，并取得家属的配合，同时注意预防意外事件的发生。

（三）协议期

1. 心理反应　此时病人愤怒的心理消失，接受面临死亡的事实。为了延长生命，有些病人会做出许多承诺作为交换条件，出现“请让我好起来，我一定……”的心理。病人变得和善，对自己的病情仍抱有希望，表现出合作，能配合治疗护理。

2. 护理措施　护士应主动关心病人，鼓励其说出内心的感受，并给予指导，尽量满足病人的要求，加强护理，使其更加配合治疗，为其减轻痛苦。创造条件协助病人完成其角色义务、实现愿望，充实生命的最后历程，提高生命质量。

（四）抑郁期

1. 心理反应　当病人发现病情日益恶化，无法阻止死亡的来临时，会有很强烈的失落感，出现悲伤、犹豫、退缩、沉默等反应，甚至有轻生的念头。有的病人要求与亲朋好友见面，希望有喜欢的人陪伴照顾，开始交代后事。

2. 护理措施　护士应经常陪伴病人，给予更多的同情和照顾，尽量满足病人的要求，允许其宣泄情感，鼓励家属陪伴左右，并加强安全保护。

（五）接受期

1. **心理反应** 在一切的努力、挣扎之后，病人变得平静，接受面临死亡的事实。由于身体极度虚弱，睡眠时间增多，越来越喜欢独处，情感淡漠，平静等待死亡的到来。

2. **护理措施** 护士应减少外界干扰，提供安静、舒适的环境，尊重其选择，保持与病人的沟通，帮助病人了却未完成的心愿，并给予适当的支持，使其安详的告别人世。

三、临终病人家属的护理

临终病人的家属面临着多方面的压力，医护人员在做好临终病人护理的同时，也要对临终病人的亲属做好照顾关怀工作。

1. **满足家属照顾陪伴病人的需要** 护士应理解家属的心情，满足家属照顾病人的需要，让家属陪伴在病人身旁，为其提供信息和必要的指导。

2. **鼓励家属表达对病人的情感** 护士应与家属主动沟通，取得家属的信任，建立良好的关系，鼓励家属表达内心的感受和遇到的困难，尽量减少家属的顾虑，容忍并谅解家属的过激言行。

3. **指导、协助家属对病人的照料** 鼓励家属参与护理计划的制订和对病人生活照料，指导家属照料病人，让家属在此过程中获得心理慰藉，让病人感到亲情温暖。

4. **尽量满足家属的需求** 护士应关心理解家属，帮助减轻实际困难，合理安排陪伴期间的生活。

5. **协助维持家庭的完整性** 护士应协助家属在医院环境中营造家庭生活氛围，如共同进餐等，维持家庭完整性。

第三节　濒死与死亡护理

一、定义

濒死也称临终状态，指病人在接受治疗或姑息性治疗后，病情恶化，各种迹象显示生命即将结束，是生命的最后阶段。

死亡是指个体生命活动和新陈代谢的永久性停止。传统死亡的概念是指呼吸、心跳的停止。现代医学认为：当心跳、呼吸停止时，大脑、肝脏、肾脏并不一定死亡，只要大脑功能保持完整，生命活动就有恢复的可能。脑死亡是指全脑包括大脑、中脑、小脑和脑干功能的不可逆停止。

二、死亡的标准及分期

（一）死亡的标准

目前医学界基本沿用1968年世界第22次医学大会上美国哈佛大学提出的脑死亡标准：①不可逆的深度昏迷；②自发呼吸停止；③脑干反射消失；④脑电波消失（平坦）。凡符合以上标准，并在24小时或72小时内反复测试检查，结果无变化，排除体温过低（<32.2℃）及中枢神经系统抑制剂的影响，即可宣告死亡。

（二）死亡过程的分期

1. 濒死期 又称临终状态，是死亡过程的开始阶段。此时机体各系统的功能严重紊乱，脑干以上中枢神经系统功能处于抑制状态，常表现为意识模糊或丧失，各种反射减弱或迟钝，肌张力减弱，血压下降，呼吸微弱或出现间断呼吸。猝死、严重的颅脑损伤病人可没有明显的濒死期，直接进入临床死亡期。

2. 临床死亡期 此期延髓处于深度抑制状态。表现为心跳、呼吸停止，各种反射消失，瞳孔散大且固定，但各种组织细胞仍有微弱而短暂的代谢活动，持续时间极短，一般5~6分钟，在低温条件下此期可延长达1小时或更久，超过这个时期大脑将出现不可逆的变化。因溺水、触电、大出血等意外死亡的病人，如果在临床死亡期抢救及时，有复苏的可能。

3. 生物学死亡期 此期是死亡过程的最后阶段，当呼吸、心跳停止超过上述的时间，从大脑皮层开始整个神经系统以及体内的各个器官组织内的新陈代谢相继停止，并出现不可逆的变化，此时机体已经不可能复活。随后相继出现尸冷、尸斑、尸体腐败等现象。

（1）*尸冷* 是指死后尸体温度逐渐下降，是死亡后最先出现的变化。死亡后，新陈代谢停止，一般约经24小时达到与环境温度相同。

（2）*尸斑* 是指尸体皮肤出现暗红色斑块或条纹。死亡后血液循环停止，由于地心引力作用，血液向身体最低处聚集而形成，一般死后2~4小时出现。

（3）*尸僵* 是指尸体出现肌肉僵硬、关节固定的现象，由于死后ATP酶缺乏，肌肉收缩而使尸体变硬。一般于死后1~3小时开始在下颌处出现，4~6小时漫延至全身，12~16小时达到最高峰，24小时后开始缓解。

（4）*尸体腐败* 是指死亡后机体组织的蛋白质、脂肪、碳水化合物因腐败细菌的作用而分解。一般在死亡24小时后出现。

三、尸体护理

尸体护理是临终关怀的重要内容之一，对临终病人实施整体护理的最后步骤。当经确认病人已经死亡后，护士应尽快进行尸体护理。做好尸体护理不仅是对死者的尊重，更是对死者家属的安慰，也体现了人道主义精神及护士崇高的职业道德。

【操作目的】

1. 尸体整洁、姿势良好，易于辨认。

2. 尊重死者，给家属以安慰。

【操作准备】

1. 护士准备　衣帽整洁，洗手，戴口罩、手套。

2. 用物准备　治疗盘内备：血管钳、剪刀、衣裤、尸单，不脱脂棉适量、梳子、绷带、大单、填好的尸体识别卡（表15－1）3张、别针3枚。有伤口者准备敷料，必要时备隔离衣和手套、平车、脸盆、毛巾等。

3. 环境准备　环境安静、肃穆，必要时屏风遮挡。

表15－1　尸体识别卡

姓名________	住院号________	病室________	床号________
年龄________	籍贯________	诊断________________	
家庭住址________________		联系电话________________	
死亡时间________年________月________日________时________分			
			护士签名________
			________________医院

【操作步骤】

见实践1。

实践1　尸体护理

操作步骤	要点说明
1. 准备工作	携用物至床旁，劝慰家属暂时离开病室，屏风遮挡，撤去一切治疗用物
2. 安置体位	放平病床，使尸体仰卧，头下垫枕，双臂放于身体两侧，搬去被褥，脱去衣裤，撤去棉胎，保留一大单或被套遮盖尸体
3. 整理遗容	洗脸，闭合眼睑及嘴，如有义齿应装上，如果眼睑不能闭合，可湿敷或按摩，使之闭合。必要时用多头绷带托住下颌，维持良好遗容
4. 清洗身体	依次擦洗上肢、胸、腹、背、臀及下肢，有伤口者更换敷料，有引流管者拔除后缝合或用蝶形胶布封闭并包扎，可用松节油清除胶布痕迹
5. 堵塞孔道	用弯血管钳将棉花填塞入口、鼻、耳、阴道、肛门等孔道。棉花勿外露，保持尸体整洁，无渗出液体
6. 包裹尸体	穿上衣裤，梳理头发，将第一张尸体识别卡系于腕部，撤去大单或被套。用尸单包裹尸体，再用绷带将胸、腰、踝部固定，将第二张尸体识别卡别在尸单上
7. 运送尸体	将尸体送至太平间，安置于停尸屉内，将第3张尸体识别卡挂在停尸屉外
8. 终末消毒	按终末消毒原则处理床单位、用物及病室
9. 处理遗物	清点遗物，交还家属。家属不在场，需两人核对登记
10. 整理病历	填写医疗文件及死亡通知书，将死亡时间填写在当日体温单40℃～42℃之间相应时间栏内，注销各种卡片，整理病历，按出院手续办理结账

【注意事项】

1. 尸体护理应在医生开出死亡证明，家属同意后进行，以防时间过长，出现尸僵。

2. 进行尸体护理时，注意态度要严肃、认真，维护死者尊严及隐私权，不可随意暴露尸体。

3. 传染病人尸体按消毒隔离原则进行处理。

四、丧亲者的心理反应及护理

丧亲者是指死者的直系亲属，如父母、子女、配偶等。对于丧亲者，最亲近的人永远离开，是一种非常痛苦的经历，直接影响丧亲者的身心健康。影响丧亲者心理调试的因素是多方面的，如丧亲者对死者的依赖程度、年龄大小、死者病程长短、失去亲人后的生活改变、亲朋好友的支持及宗教信仰等，因此做好丧亲者的护理工作具有十分重要的意义，护士应充分理解丧亲者的感受，给予必要的支持和安抚。

1. 做好尸体护理　可以体现对死者的尊重，对生者的抚慰，可以充分体现人道主义精神。尊重死者，这是对丧亲者的极大安慰。

2. 精神支持及心理疏导　鼓励家属宣泄情感，认真倾听其诉说，鼓励丧亲者之间互相安抚，及时耐心疏导，使其得到精神上的支持与安抚。

3. 尽可能满足丧亲者的需要　提供必要的生活指导或建议，争取社会各方面的支持，帮助解决实际问题。对无法实现的要求，要耐心劝慰。

4. 鼓励其参加社交活动　鼓励家属建立培养更多的兴趣、爱好和新的社会关系。

5. 随访　可通过电话、信件、访视对死者家属进行追踪随访，给予必要的支持和鼓励。

第十六章　医疗护理文件记录

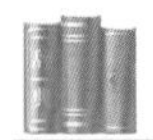

知识要点

1. 掌握：医疗护理文件的记录要求、管理要求，体温单、医嘱单、护理记录单、一般病人护理记录单、危重病人护理记录单的书写。
2. 理解：医疗护理文件记录的意义，出入液量记录单、护士（师）交班簿的书写。
3. 了解：病历排列顺序。

医疗护理文件是医院和病人的重要档案资料，它记录了病人在住院期间疾病的诊断、治疗、护理、发展、转归过程。医疗护理文件不仅为医疗、护理、教学、科研提供宝贵资料，也是结算收费的依据和处理医疗纠纷的原始法律依据。

案例

刘丽，21 岁，诊断为大叶性肺炎。病人以前用青霉素无过敏史，护士遵医嘱先给病人做了青霉素过敏试验，20 分钟后判断试验结果为阴性，遵医嘱静脉点滴青霉素，约 1 分钟后，病人突然大叫“憋死我了，给我打的什么针”，医护人员马上跑过去，只见病人憋喘严重、呼吸急促、口唇紫绀。张医生对护士说“立即停止输液，马上皮下注射肾上腺素 0.5mg”。

问题：

1. 你将如何处理医生的口头医嘱？
2. 如何记录病人护理记录单？
3. 如何书写护士（师）交班簿？

第一节　医疗护理文件的记录和管理

医疗护理文件包括病历、医嘱本、整体护理记录、护士交班报告等。护士在医疗与护理文件的记录和管理中必须认真、细致、负责，并明确准确记录的重要意义，遵守专业技术规范。

一、记录的意义

1. 沟通信息　医护人员通过阅读记录的资料，了解病人的治疗护理全过程，利于彼此沟通。同时，记录能为各班次护理人员传达病人信息，维持护理的连续性、完整性，从而确保护理质量。交班报告可使值班护士在很短时间内掌握病室动态、危重病人病情、治疗护理情况和注意事项等，护理诊断/问题项目表可使护士对当班主管病人的病情一目了然。

2. 为诊疗和护理计划的制订提供依据　医护人员可利用记录的资料为病人制定诊疗计划、明确病人的需要、确定病人的健康问题和制定有针对性的护理计划。同时，根据记录中病人病情的基础资料和演变资料评价护理计划的有效性。

3. 提供科研资料　完整的医疗护理记录是科研的重要资料，对回顾性研究更有参考价值。同时，它也为流行病学研究、传染病管理、防病调查等提供了统计学方面的资料，是卫生机构制定施政方针的重要依据。

4. 提供教学资料　标准、完整的医疗护理记录体现出理论在实践中的具体应用，是教学的最好教材。一些特殊病例还可进行个案分析与讨论。

5. 提供法律依据　医疗和护理记录属合法文件，为法律认可的证据，其内容反映了病人住院期间接受治疗护理的具体情形，在法律上可作为医疗纠纷、人身伤害、保险索赔、犯罪刑事案件及遗嘱查验的证明。

二、记录的要求

医疗护理文件是一种法律文件，因此，记录过程中必须遵循以下标准要求。

1. 及时　医疗护理记录必须及时，不得拖延或提早，更不能漏记，以保证记录的时效性，维持资料最新。

2. 准确　记录内容必须准确、真实、客观地记录医护人员观察和检测到的病人的信息，避免护理人员的主观解释和有偏见的资料。病历书写中日期和时间一律使用阿拉伯数字，采用24小时制记录。

知识链接：客观、及时记录的意义

客观：是临床病人病情进展的科学记录，必要时可成为重要的法律依据。

及时：按照医疗机构对医疗护理文件记录要求频次书写，对病人进行评估和实施措施后应立即记录。

3. 完整　眉栏、页码要首先填写。各项记录，尤其护理表格应按要求逐项填写，避免遗漏。记录应连续，不留空白。每项记录后签全名，以示负责。医疗护理文件不得随意拆散、损坏和外接，以免遗失。

4. **简要** 记录内容应尽量简洁、流畅、重点突出。使用医学术语和公认的缩写，避免笼统、含糊不清或过多修辞。

5. **清晰** 病历书写要文字工整，字迹清楚，描述准确。保持表格整洁，不得涂改、剪贴和滥用简化字。书写过程中，出现错字（句）时，用同色笔在错字（句）上画双横线，就近书写正确字（句）并签名。除特殊情况外，必须使用蓝墨水、碳素墨水笔书写，必要时用红钢笔书写。

三、管理要求

（一）各种医疗与护理文件按规定放置

记录和使用后必须放回原处。

（二）保持医疗与护理文件的清洁、整齐、完整

防止污染、破损、拆散、丢失。

（三）病人及家属不得随意翻阅医疗和护理文件的记录资料

不得擅自将医疗护理文件带出病区。

（四）病人出院或死亡后的病历保管

病人出院或死亡后医护人员应及时将病历相关内容填写完整，并按规定顺序排列，交医院病案室保管，各种记录保存期限为：

1. **体温单、医嘱单、特别护理记录单** 作为病历的一部分随病历放置，病人出院后送病案室长期保存。

2. **病区交班报告本** 保存1年，医嘱本保存2年，以备查阅。

（五）病历复印

根据《医疗机构病历管理规定》，病历复印方法如下：

1. **医疗机构应当受理下列人员和机构复印病历资料的申请**

（1）病人本人或其代理人。

（2）死亡病人的近亲或其代理人。

（3）保险机构。

2. **医疗机构可以复印的病历资料** 包括门（急）诊病历和住院病历中的住院志、体温单、医嘱单、化验单、医学影像检查资料、手术同意书、特殊检查（治疗）同意书、手术及麻醉记录、病理报告、护理记录、出院记录。

知识链接：医疗文件的复印

《医疗事故处理条例》第十条规定，病人有权复印或者复制其门诊病历、住院志、体温单、医嘱单、化验单（检验报告）、医学影像检查资料、特殊检查同意书、手术同意书、手术及麻醉记录单、病理资料、护理记录以及国务院卫生行政部门规定的其他病历资料。

当病人、家属、公安部门、保险部门申请复印有关资料时，凭有效证件经医疗机构同意后，负责医疗服务质量监控的部门或专（兼）职人员通知负责保管病历的部门或病区，在申请人在场的情况下按规定复印。任何人不能私自复印病历。提供复印的病历资料仅限于客观病历资料。

（六）发生医疗事故争议时

医疗机构、医疗服务质量监控部门或专（兼）职人员应当在医患双方在场的情况下封存死亡病例讨论记录、疑难病例讨论记录、上级医师查房记录、会诊意见、病程记录。封存的病历由医疗机构负责医疗质量监控的部门保管，封存的病历可以是复印件。

（七）住院病历需要带离病室时

应当由病室指定专门人员携带和保管。

四、病历排列顺序

（一）住院病历排列顺序

1. 体温单（逆序排列）
2. 医嘱单（逆序排列）
（1）长期医嘱单
（2）长期医嘱单执行记录（注射药）
（3）长期医嘱单执行记录（口服药）
（4）临时医嘱单
3. 入院记录/表格式住院记录
4. 病程记录
5. 沟通记录
6. 会诊记录
7. 麻醉记录单、手术记录、手术护理记录单
8. 各种知情同意协议书
9. 各种检查、检验报告单
10. 护理记录单（逆序排列）

(1) 危重病人护理记录
(2) 一般病人护理记录
11. 住院病案首页

(二) 出院病历排列顺序

1. 住院病案首页
2. 出院记录(死亡记录)
3. 入院记录/表格式住院记录
4. 病程记录
5. 沟通记录
6. 会诊记录
7. 麻醉记录单、手术记录、手术护理记录单
8. 各种知情同意协议书
9. 各种检查、检验报告单
10. 护理记录单
(1) 危重病人护理记录
(2) 一般病人护理记录
11. 医嘱单(正序排列)
(1) 长期医嘱单
(2) 长期医嘱单执行记录(注射药)
(3) 长期医嘱单执行记录(口服药)
(4) 临时医嘱单
12. 体温单(正序排列)
门诊病历交还病人保管。

知识链接:《病历书写基本规范》第十六条规定

住院病历内容包括住院病案首页、住院志、体温单、医嘱单、化验单(检验报告)、医学影像检查资料、特殊检查(治疗)同意书、手术同意书、麻醉记录单、手术记录单、手术护理记录单、病理报告、护理记录、出院记录(或死亡记录)、病程记录(含抢救记录)、疑难病例讨论记录、会诊意见、上级医师查房记录、死亡病例讨论记录等。

第二节 医疗护理文件的书写

一、体温单

体温单记录了病人的生命体征及其他情况。通过它可以了解病人疾病的变化情况，为迅速掌握病情提供依据。住院期间排在病历最前面，以便查阅。

（一）体温单的书写内容

体温单记录的内容有体温、脉搏、呼吸、血压、体重、出入液量、大便、特殊治疗、药物过敏、手术、转科、出入院或死亡的时间（附表1）。

（二）体温单的填写方法

1. 眉栏 用蓝钢笔填写。

（1）一般情况 姓名、科别、病室、床号、住院号及入院日期。

（2）日期栏 每页第一日应填写年、月、日，其余6天只写日。如在6天中遇到新的年度或月份开始，则应填写年、月、日或月、日。

（3）住院日数 从入院后第一天开始写，直至出院。

（4）手术（分娩）后日数 用红钢笔填写，以手术（或分娩）的次日为第1日，依次填写至14天为止。如遇第2次手术在日期栏内写Ⅱ，手术后日数填写同上。如在第一次手术后的14天内再行第二次手术，则以第一次手术日数为分母，第二次手术日数为分子格式填写。

2. 40. 0℃ ~42. 0℃之间 用红钢笔纵行在40. 0℃ ~42. 0℃横线之间相应时间格内填写入院、转入、手术、分娩、出院、死亡时间，时间应使用24小时时间制，如“转入于20点30分”。转入时间由转入病室填写。

3. 体温曲线的绘制 绘制体温曲线用蓝钢笔

（1）体温符号。口温为蓝“●”、腋温为蓝“×”，肛温为蓝“⊙”。

（2）按实际测量温度，用蓝钢笔绘制于体温单35℃ ~42℃之间，相邻的温度用蓝线相连。要求符号大小一致，连线平直。

（3）物理降温半小时后测量的体温，以红“○”表示，划在物理降温前温度的同一纵格内，并用红虚线与降温前温度相连，下次测得的温度仍与降温前温度相连。

（4）体温若与上次温度差异较大或与病情不符时，应重复测试，无误者在原体温符号上方写蓝“√”，表示核实过。

（5）体温低于35℃时，用蓝钢笔在35℃线上画蓝“●”，并在蓝点处向下划箭头“↓”，长度不超过两小格，并与相邻温度相连。

（6）如遇拒测、外出，前后两次体温应断开不连。

4. 脉搏曲线的绘制 绘制脉搏曲线用红钢笔。

（1）脉搏符号以红“●”表示，心率用红“○”表示。相邻脉搏以红线相连，要求符号大小一致，连线平直。

（2）脉搏与体温重叠，先画体温符号，再用红钢笔在外划“○”表示脉搏。

（3）脉搏短绌。心率以红“○”表示，相邻心率用红线相连，在脉搏与心率之间用红钢笔画线填满。

（4）如脉搏超过 180 次/分，画在 180 次处，并在其右侧用红钢笔画“↑”，再与相邻温度相连，实际体温数值记录在护理记录中。

5. 呼吸填写方法

（1）以数字表示，用蓝黑笔填写在呼吸栏相应栏内，相邻两次数字上下错开填写，先上后下。

（2）呼吸不作常规测试，需要时遵医嘱执行。

6. 底栏　底栏填写用蓝钢笔以阿拉伯数字记录，免写计量单位。

（1）血压　按医嘱或者病情测量并记录，入院当天记录血压，住院期间每周至少记录一次，以分数式记录于相应栏内，如“120/80mmHg”。

（2）体重　新入院病人测量、记录于相应栏内，住院期间每周测量一次并记录，危重病人或不能下床活动者，以“卧床”表示。

（3）液体入量　按医嘱及病情记录 24 小时摄入总量，包括输血、输液、口服量等。

（4）尿量　每 24 小时记录一次，填写在相应格内。尿失禁以“*”表示，导尿用“C”表示，导尿病人排尿用“C”作分母、尿量毫升数作分子表示，如“1600/C”表示导尿病人 24 小时尿量为 1600ml。

（5）大便次数　每 24 小时记录一次，写在相应格内，无排便用“0”表示，大便失禁或人工肛门以“*”表示，灌肠用“E”表示，灌肠后排便以“E”作分母，排便次数作分子，如“1/E”表示灌肠后排便一次。

（6）其他排出量　其他排出量包括引流量、胃液量等

（7）药物试敏　填写药物名称及试敏结果，阴性用蓝钢笔书写“（阴性）”，如阳性用红钢笔书写“（阳性）”，每次更换体温单时转抄试敏结果。

（8）住院周数　住院周数要用蓝钢笔书写。

二、医嘱单

医嘱是医生根据病人病情的需要拟订的治疗计划和护理措施的书面嘱咐。由医护人员共同执行。医嘱单是医生直接开写医嘱所用，包括长期医嘱单（附表 2）和临时医嘱单（附表 3），也是护士执行医嘱的依据。

（一）医嘱的内容

包括：日期、时间、床号、姓名、护理常规、护理级别、饮食、体位、药物（注明剂量、用法、时间等）、各种检查、治疗、术前准备和医生护士的签名。

（二）医嘱的种类

1. 长期医嘱　有效时间在24小时以上，当医生注明停止时间后医嘱失效，如一级护理、低盐饮食、甘草片2片1日3次。

2. 临时医嘱　有效时间在24小时以内，一般只执行一次，并在短时间内执行，有的需立即执行（st），有的需在限定时间内执行，如会诊、手术、检查等。另外，出院、转科、死亡等也列入临时医嘱。

3. 备用医嘱　根据病情需要分为长期备用医嘱和临时备用医嘱两种。

（1）长期备用医嘱（prn）　指有效时间在24小时以上。必要时用，由医生注明停止日期后方失效，如哌替啶50mg im q6h prn。

（2）临时备用医嘱（sos）　仅在12小时内有效，必要时用，过期未执行则失效，如去痛片0.5g po sos。

（三）医嘱单

医嘱单是医师下达医嘱的记录，存于病历中，作为整个诊疗过程的记录之一和结算依据，也是护士执行医嘱的依据。医嘱单分为长期医嘱单、长期医嘱执行记录和临时医嘱单。医嘱单的执行时间由执行护士签名，核对者签名由核对护士填写，其余项目由医生填写。

长期医嘱执行记录，指护士执行长期医嘱注射给药或口服给药的记录。分为序号式、表格式和粘贴式。

（四）医嘱的处理

1. 医嘱的处理原则

（1）先急后缓　首先判断医嘱的轻重缓急，合理、及时地安排执行顺序。

（2）先临时后长期　即先执行临时医嘱，如需立即执行的临时医嘱应立刻安排执行，再执行长期医嘱。

2. 医嘱的处理方法

（1）临时医嘱　医生写在临时医嘱单上，注明时间并签名。需立即执行的临时医嘱，处理医嘱护士应安排有关护士立即执行（15分钟内）。护士执行后，注明执行时间并签全名。有限定执行时间的临时医嘱，护士应转抄到临时治疗本（单）或交班记录本上，并做好交班。会诊、各种检查、检验申请单应及时转送到有关科室，由处理医嘱护士代签名并注明时间。

（2）长期医嘱　医生将医嘱书写在长期医嘱单上，注明开写时间和签名。护士将长期医嘱分别处理转抄在各种执行单或卡片上，如服药单（卡）、注射单（卡）、一般治疗单（卡）、输液单（卡）、饮食单（卡）等，核对后护士在长期医嘱单的护士签名栏内签名。长期医嘱转抄至各种执行单上时应注明具体的执行时间（白天用蓝钢笔书写，夜间用红钢笔书写），如青霉素40万U im bid，注射单（卡）上应书写为青霉素40

万 U im 8：00～4：00。

（3）长期备用医嘱（prn） 医生写在长期医嘱单上，每次使用时，应由医生在临时医嘱单上记录医嘱内容，护士根据病人病情及上次使用情况使用，护士每次执行后应在临时医嘱单上记录执行时间并签名，供下一次使用时参考。

（4）临时备用医嘱（sos） 医生写在临时医嘱单上，护士根据病人病情需要使用，执行后按临时医嘱处理，若超过 12 小时未执行的，护士应用红钢笔在执行时间栏内注明“未用”并签名。

（5）停止医嘱 医生在长期医嘱单相应的医嘱内容停止栏内写时间并签名。护士先在相应的执行单或卡片上（红钢笔）注销该项医嘱，写明停止时间并签名，并在医嘱单原医嘱内容的终止栏内注明停止时间并签名。

（6）药物过敏试验 如青霉素、链霉素过敏试验，其结果记录在该医嘱的末端，用圆括弧内加标识符号表示。阳性结果用红钢笔记录为“（+）”；阴性结果用蓝钢笔记录为“（-）”，其执行时间栏内签写做皮试时间。

（7）因故未执行的医嘱 如因缺药、拒绝执行等原因造成医嘱未执行，应在执行时间栏内用红钢笔标明“未用”，并用蓝钢笔在签名栏内签名，其原因应在护理记录单中注明。

（五）重整医嘱

长期医嘱单超过 3 页或医嘱调整项目较多时需要重整医嘱。重整医嘱由医生书写，在最后一行“医嘱”下面用红钢笔划横线，在红线下面医嘱栏内用红钢笔书写“重整医嘱”字样，并注明日期和时间。重整医嘱的开始日期和时间栏按照重整的时间据实书写。医生重整医嘱后，由当班护士将重整后医嘱内容与各种治疗、护理执行单（卡）进行认真核对，确保准确无误后，在核对签名栏内签全名。

病人转科、手术和分娩时，也要重整医嘱，即在最后一行医嘱的下面用红钢笔划横线，并在红线下面用红钢笔写上“转科医嘱”或“手术医嘱”或“分娩医嘱”，表示前面医嘱一律作废，自动停止，护士同时将各执行单（卡）上的原医嘱注销，然后由医生重新开写医嘱。

（六）注意事项

1. 医嘱必须经医师签名后方为有效。

2. 转抄医嘱应做到认真、细致、准确、及时，要求字迹清楚，护士不得任意涂改，执行医嘱后及时记录执行时间、签名。

3. 处理医嘱应先急后缓，先执行临时医嘱，再执行长期医嘱。

4. 书面医嘱应仔细查对，确认无误后方可执行，若发现医嘱有疑问，必须与医师核对清楚后方可执行。

5. 一般情况下，医师不得下达口头医嘱。因抢救急危病人需要下达口头医嘱时，护士应当复诵一遍，双方确认无误后方可执行，抢救结束后，医师应当即刻据实补记医嘱。

6. 护士每班要查对医嘱。核对者在最后一行的核对栏内签名，护士长查对当日医嘱，每周组织总查对一次。

7. 护士如因极特殊情况未按照长期医嘱及时给药，应将原因记录在备注栏内。

8. 凡需下一班执行的医嘱，要交代清楚。

9. 医嘱不得涂改。凡是写在医嘱单上而又不需执行的医嘱，应由医师在该项医嘱上用红色笔标注“取消”字样，并在医嘱后签名。

10. 输血医嘱需两人核对无误后方可执行，并在执行栏内两人签全名。

三、护理记录单

护理记录是病人住院期间，护士对病人实施整体护理全过程的客观记录，包括一般病人护理记录、危重病人护理记录。

（一）一般病人护理记录

一般病人护理记录是指护士根据医嘱和病情对一般病人住院期间实施整体护理过程的客观记录（附表4）。

1. 适用对象　适用于除抢救、危重、大手术或特殊治疗需严密观察病情外的所有住院病人。

2. 记录内容　包括病人姓名、科别、住院号、床号、页码、记录时间（准确到分钟）、病情观察情况、护理措施和效果、护士签名等。仅需记录血压、尿量的医嘱可不记录其他内容。

3. 记录次数　根据病人病情决定记录的频次，如有病情变化应随时记录。

（1）病情　病情稳定的一级护理病人每日至少记录1次；病情稳定的二、三级护理病人每周至少记录1～2次。

（2）新病人　新入院病人当天要有记录，包括病人入院的原因、针对病人的主要护理问题和护理需求所拟定的护理措施及注意事项。急诊入院病人当天每班要有记录，并根据病情至少连续记录2天。

（3）手术　一般手术病人手术前、手术当天、术后第一天要有记录。

（4）检查　特殊检查、治疗、用药、输血等病人应及时记录病人的情况，根据病人病情决定记录的频次。病情变化应随时记录。

（5）出院　出院前护理记录包括病人的一般情况、出院指导（如活动、休息、用药、饮食、伤口护理、管道护理）等。

（6）中医　中医医院护理记录需体现辨证施护措施及效果。

（二）危重病人护理记录（附表6）

危重病人护理记录是指护士根据医嘱和病情对危重病人住院期间实施整体护理过程的客观记录。危重病人护理记录常用于病情危重、大手术或特殊治疗需严密观察病情的病人，以便及时了解病情变化、治疗情况、护理效果等。

1. 记录内容

（1）眉栏项目　包括病人姓名、科别、住院号、床号、页码等。

（2）生命体征　及时、准确记录病人的体温、脉搏、呼吸、血压。

（3）出入液量　入量栏内填写输入量、药物名称、剂量、给药途径、饮入量等。出量栏内记录每次尿量、呕吐量及各种引流量等。

（4）病情、护理措施及效果　根据各专科的护理特点如实记录病人客观的病情变化、护理措施及护理效果。

2. 记录要求

（1）危重病人护理记录　应根据医嘱、护理常规和病情记录，记录时间应具体到分钟。

（2）记录频次

1）抢救病人随时记录，未能及时书写抢救记录的，当班护士应在抢救结束后 6 小时内如实补记并加以注明。

2）危重病人及需严密观察病情的病人日间至少 2 小时记录 1 次，夜间至少 4 小时记录 1 次，病情有变化随时记录。病情稳定后至少每班记录 1 次。

3）大手术后的病人，根据术后情况随时记录，至少连续记录 2～3 天。

（3）手术当天记录内容　应重点记录手术时间、麻醉方式、手术名称、病人返回病房的时间及情况、麻醉清醒时间、伤口情况、引流情况、镇痛药使用情况，详细记录生命体征变化情况及出入液量。

（4）12 小时小结及 24 小时总结　每日晚 7 时小结 12 小时（日间）出入量，次晨 7 时总结 24 小时出入量，不足 12 小时或 24 小时按实际时间记录，记录于体温单相应栏目内。

（5）用笔要求　眉栏项目及日班记录（从晨 7 时到晚 7 时）用蓝钢笔书写，夜班（从晚 7 时到次晨 7 时）用红钢笔记录。

说明：有的医院将一般病人护理记录与危重病人护理记录合二为一，选用“护理记录”表格。其书写要求为：①医嘱病危或病重时，应在病情栏内分别注明“危”或“重”，以后每班第一次记录时标识；②其他要求同一般病人护理记录和危重病人护理记录。

（三）出入液量记录单

正常人体每日液体的摄入量和排出量之间保持着动态的平衡。当摄入水分减少或由于疾病导致水分排出过多，都可引起机体不同程度的脱水。为此，护理人员必须正确地测量和记录病人每日液体的摄入量和排出量，以作为了解病情、做出诊断、决定治疗方案的重要依据（可与护理记录用同一个记录单）。

1. 记录内容和要求

(1) 每日摄入量　包括每日的饮水量、食物中的含水量、输液量、输血量等。病人饮水时应使用固定的饮水容器，并测定其容量；固体食物应记录单位数量或重量。

(2) 每日排出量　主要为尿量，此外其他途径的排出液，如大便量、呕吐物量、咯出物量（咯血、咳痰）、出血量、引流量、创面渗液量等也应作为排出量加以测量和记录。除大便记录次数外，液体以 ml 为单位记录。

2. 记录方法

(1) 用蓝钢笔填写眉栏各项，包括病人姓名、科别、病室、床号、住院号、诊断及页码。

(2) 日间晨 7 时～晚 7 时时用蓝钢笔记录，晚 7 时至次晨 7 时用红钢笔记录。

(3) 记录同一时间的摄入量和排出量，在同一横格上开始记录；对于不同时间的摄入量和排出量，应各自另起一行记录。

(4) 出入量总结。一般每晚 7 时做小结，次晨 7 时做 24 小时总结，并将结果用钢笔分别填写在体温单相应的栏目内。

四、护士（师）交班簿

护士（师）交班簿是值班护士把值班期间病区内病人的动态变化记录在交班薄上（附表 7），接班护士通过阅读交班记录以掌握和了解病室病人动态、身心状况和工作重点。

（一）书写要求

1. 书写内容全面、真实、简明扼要、重点突出。
2. 护士必须在深入病室、全面了解病人病情的基础上书写，于各班交班前 1 小时书写完成。
3. 各班均用蓝钢笔书写并签全名，要求字迹清楚、无涂改。
4. 对新入院、转入、手术、分娩病人，在诊断的下方分别用红钢笔注明“新”、“转入”、“手术”、“分娩”字样。危重病人做特殊红色标记“※”，以示醒目。

（二）书写顺序

1. 填写眉栏各项目　如病室、日期、病人总数，入院、出院、转入、转出病人数，危重、手术、分娩、死亡病人数等，如无则写“0”。

2. 书写顺序　根据下列顺序，按床号先后书写报告。

(1) 先书写当日离开病室的病人　即出院、转科或转院、死亡的病人。

(2) 再写进入病室的新病人　即新入院和转入的病人。

(3) 最后写病室内重点护理的病人　即手术、分娩、危重及有特殊情况的病人。

（三）交班的内容

1. 出院、转出、死亡病人　说明离开时间，转出病人注明转往何医院或何科室，死亡病人注明死亡原因和时间。

2. 新入院和转入的病人　应报告入院或转入的时间、方式（步行、平车、轮椅），报告生命体征及测量时间，病人主诉、发病经过和主要症状、体征，给予的治疗、护理措施及护理效果等。

3. 危重病人　应报告病人的生命体征、神志、瞳孔、病情动态、特殊抢救、护理措施、治疗效果及注意事项等。

4. 手术后病人　应报告施行麻醉方式、手术名称、手术经过，麻醉清醒时间、回病室后的情况（如生命体征）、切口敷料有无渗血、是否已排尿排气、各种引流管是否通畅及引流液情况，输液、输血及镇痛药的应用等。

5. 准备手术、检查和行特殊治疗的病人　应报告将要进行的手术、治疗和检查项目，术前用药、准备情况和注意事项等。

6. 产妇　产前应报告胎次、胎心、宫缩及破水情况，产后应报告产式、产程、分娩时间、婴儿情况、出血量、会阴切口、排尿和恶露情况等。

7. 老年、小儿和生活不能自理的病人　应报告生活护理情况，如口腔护理、压疮护理及饮食护理等。

此外，还要根据病人具体情况，报告上述病人的心理反应及合作程度、睡眠情况、治疗效果、药物反应和需要重点观察项目、注意事项及完成的事项。

附表 1

体　温　单

姓名 王伟　　入院日期2007-12-30 诊断 结肠息肉 科室 普外科 床号 13　　病案号 67890

日　期	2007-12-30	31	2008-01-01	02	03	04	05
手术、产后日数			1	2	3	4	1/5
住院日期		2	3	4	5	6	7
时　间	2 6 10 14 18 22	2 6 10 14 18 22	2 6 10 14 18 22	2 6 10 14 18 22	2 6 10 14 18 22	2 6 10 14 18 22	2 6 10 14 18 22
脉搏（次/分）160 140 120 100 80 60 40 体温℃ 41° 40° 39° 38° 37° 36° 35°	入院—十时三十五分	手术离病室—九时十分 术毕回病室—十七时		转入—十四时		手术离病室—七时五十分 术毕回病室—十三时	
呼吸（次/分）			22 19	18 17 19 18 17	16 18 17 18		
血压（毫米汞柱）	110/70	108/70	120/80	135/90	125/85	120/80	115/70
体重（千克、kg）	60						
液体入量（毫升）		2000	2100	2000	1900	1800	
尿量（毫升、次）	4	1700/C	*	1500/C	1600/C	3	4
大便次数	1	1/E	0	*	0/E	1	1
其他排出量（毫升）		引流100 胃液100	引流60			引流80 胃液100	
药敏试验	青霉素（阳性）						

第 1 周

附表2

××××大学第一附属医院

长期医嘱单

科别　外9　　床号　19　　姓名　王小明　　性别　男　　年龄　30　　住院号　23669

开始		执行时间	长期医嘱	签名		停止		停止执行时间	签名	
日/月	时间			医师	护士	日/月	时间		医师	护士
17/5		8am	Ⅱ级护理	韩丽		31/5	8am		韩丽	
..	..		普食	..		..	..		..	
17/5	8am		胃酶合剂 10ml po Tid	韩丽		31/5	8am		韩丽	
31/5	1pm		重整医嘱	韩丽						
..	..		按硬膜外胆囊切除术后护理	..		2/6	8am		韩丽	
..	..		禁食	..		5/6	8am		韩丽	
..	..		持续胃肠减压	..		2/6	8am		韩丽	
..	..		“T”管引流	..						
..	..		留置导尿	..		1/6	9am		韩丽	
..	..		VitB1 100mg im Bid	..						
31/5	1pm		杜冷丁 50mg q6h im prn	韩丽		3/6	8am		韩丽	
2/6	8am		Ⅰ级护理	韩丽						
5/6	8am		半流质饮食	韩丽						
5/6	8am		10% GS 500ml	韩丽						
..	..		VitC 3.0　ivgtt qd		..					
5/6	8am		B6 1.0		韩丽					

附表3

长期医嘱执行记录（注射药）

案号：121864

姓名 刘玉 性别 女 年龄 75岁		护士执行栏							
科室 神经内科 病室11 床号8									
诊断 腔隙性梗死									
日期（年月日） 10－24	药物名称 剂量 用法 0.9%氯化钠250ml 头孢曲松钠 2.0g Bid ivgtt 试敏（阴性）	日/月	24/10	25/10	26/10	27/10	28/10	29/10	30/10
		时间	9：30	8：30	8：30	8：30	8：20	8：25	8：20
		签名	王凡	王凡	王凡	王凡	孟晶	王凡	王凡
		时间	15：30	15：30	15：30	15：30	15：30	15：30	15：30
		签名	王凡	王凡	王凡	王凡	孟晶	王凡	王凡
		时间							
		签名							
		时间							
		签名							
给药起始日期/时间 10－24 9：28	停药日期/时间 10－30 16：00	备注							
医师签名 李红	医师签字 李 红								
日期（年月日） 10－24	药物名称 剂量用法 0.9%氯化钠 250ml 杏丁 20ml qd ivgtt	日/月	24/10	25/10	26/10				
		时间	11：30	10：50	10：50				
		签名	王凡	王凡	王凡				
		时间							
		签名							
		时间							
		签名							
		时间							
		签名							
给药起始日期/时间 10－24 9：28	停药日期/时间 10－27 09：00	备注							
医师签名 李红	医师签字 李 红								

第1页

附表 4

××××大学第一附属医院

临时医嘱单

科别　外 9　　床号　19　　姓名　王小明　　性别　男　　年龄　30　　住院号 23669

吩咐时间		临时医嘱	医师签名	执行时间	执行者签名	核对者签名
日/月	时间					
21/11	8：00	三常规、肝肾功、胸透	李敏			
1/12	8：00	拟定于 2/12 上午 8 点 30 分在硬外	李敏			
‥	‥	麻下行胆囊切除、胆总管探查术	‥			
‥	‥	术前备皮	‥			
‥	‥	术前 12 小时禁食、6 小时禁饮	‥			
‥	‥	术前下胃管、留置导尿	‥			
‥	‥	术前通便灌肠	‥			
‥	‥	Vit k1 20mg 术中用	‥			
‥	‥	甲硝唑 2 片 Tid	‥			
‥	‥	PN（ ）碘（ ）	‥			
‥	‥	预约胆囊造影	‥			
‥	‥	配血 400ml	‥			
2/12	8：00	安定 10mg im 术前 30 分	李敏			

附表5

一般病人护理记录单

姓名 高杰　　科室 皮肤科　　床号 16　　住院号 775829

日期	时间	内　容（观察要点、护理措施及效果）	签名
2013.	8：50	T37.2℃ P84次/分 R20次/分 Bp156/86mmHg 诉右侧头面部阵发性疼痛	方南
1.18		给予芬必得0.3g口服；皮疹处给予0.08%庆大霉素生理盐水持续性冷敷，指导	
		病人冷敷方法	
1.20	9：50	昨夜病人睡眠差，今晨进食少，右眼部有少许新出现的水疱，疼痛明显，给予阿	李红
		昔洛韦眼药水滴双眼，嘱病人安心治疗，进易消化、高蛋白饮食	
1.22	10：30	右眼睑水肿明显消退，未出现新的皮疹，疼痛减轻	方南
1.25	9：50	右眼睑水肿基本消退，水疱已结痂，疼痛明显减轻	李明
1.29	14：50	皮疹干燥，痂皮部分脱落，但仍诉疼痛，给予He－Ne激光局部照射	方南
24	18：40	皮疹痊愈，疼痛消失，明日出院，向病人做出院指导（饮食、休息、用药）	方南

附表6

危重病人护理记录单

科室　外6　　床号　朱平　　诊断　呼吸道烧伤　　住院号　28311

日期	时间	体温℃	血压mmHg	脉搏次/分	呼吸次/分	药物治疗	入量ml	出量ml	护理问题、病情变化、护理措施及效果	签字
3/11	7：00		120/80	120	30	5%葡萄糖	250	30	伤后17小时，头颈部水肿明显	王平
	8：00			128	30	平衡液	250	35	导管给氧，给予精神安慰	王平
	8：30				40				烦躁，声嘶为气道梗阻所致	王平
	9：00			140		全血	200	30	做气管切开前一切准备	王平
	9：30			140	38				肢体约束防坠床 $PaO_2<60mmHg$	王平
	10：00					5%葡萄糖	250	30	送手术室行气管切开	王平
	11：00		115/70	100	24	平衡液	250	45	术后回病房。全血输完无反应	王平
	11：30			96	20				气道梗阻已解除，安静	王平
	12：00					5%葡萄糖	250	40	气管内分泌物少，通气良好	李宁
	12：30			88	20	青霉素80万u			换双手包扎敷料	李宁
	14：00	38	118/80	84	20	平衡液	250	30		李宁
	15：00								抬高双上肢，气管套管消毒	王平
	17：00			84	24	平衡液	250	35	给患者解释水肿原因	王平
						12小时小结	1950	273		王平
	19：00	37.5	128/85	80	20				点滴仍在进行，无特殊情况	高红
	21：00					5%葡萄糖	250	30	病情稳定，已入睡	高红
	12mn					平衡液	250	30	气管内分泌物少，通气良好	高红
	3：00					平衡液	250			张明
	6：00		120/80					40	液体滴完，无反应	张明
									病人一夜睡眠良好	张明
						24小时总结	2700	373		张明

附表7

护士（师）交班簿

病区　内科　　　　　　　　　　　　日期　2013年1月10日

床号 姓名 诊断	日班	中班	夜班
	总数40　入院1　转出1 出院1　转入0　死亡0 手术0　分娩0　病危1	总数40　入院0　转出0 出院0　转入0　死亡0 手术1　分娩0　病危1	总数40　入院0　转出0 出院0　转入0　死亡0 手术0　分娩0　病危1
2床　李芳　冠心病	于10am出院		
9床　王卫国　腹痛待查	于11am转外科		
10床 赵静 急性前壁心肌梗死 “新”	于9am急诊入院，由平车推入，T37℃，P98次/分，R24次/分，BP100/70mmHg。主诉：胸闷、胸痛2小时。急诊心电图急性前壁心肌梗死。给予：一级护理，流质饮食，5%葡萄糖500ml加丹参16ml静脉点滴，哌替啶50mg im st，氧气吸入，心电监护。输液于4pm结束，病人胸闷、胸痛减轻，精神较紧张，已做解释。明晨空腹抽血	8pm：T37.2℃　P92次/分　R20次/分 BP 110/70mmHg。病人主诉：胸闷、胸痛稍减轻，因对病室环境不习惯，难以入睡。 10pm医嘱：地西泮5mg po st，明晨空腹抽血已告知病人	6am：T37.5℃　P88次/分　R18次/分 BP110mmHg。病人主诉：仍有胸闷、胸痛，能间断入睡。空腹血已抽
8床 赵小明 急性白血病 “※”	4pm：T38℃，P96次/分，R22次/分，BP120/80mmHg。病人自感心悸、头晕、头痛。今日继续化疗，三尖杉、阿糖胞苷静脉滴注，总补液量2000ml，尚余800ml，现感恶心，呕吐一次，量不多，饮食欠佳。请注意观察化疗反应、体温及出血倾向	10pm：T38.5℃　P100次/分　R24次/分 病人神清，面色苍白，发热持续不退。输液于9pm40结束。目前未见出血倾向，未再呕吐。病人病情危重，精神差。请继续观察病情变化	6am：T37.5℃　P88次/分　R20次/分 病人主诉头晕，夜间能间断入睡。晨间护理已做，见牙龈出血。病人精神萎靡

签名　李小华　　　签名　王丽　　　签名　王美丽

主要参考书目

1. 李晓松．护理学基础．第2版．北京：人民卫生出版社，2009
2. 李晓松．基础护理技术．北京：人民卫生出版社，2011
3. 李小萍．基础护理学．第2版．北京：人民卫生出版社，2011
4. 吕淑琴，尚少梅．护理学基础．北京：中国中医药出版社，2005
5. 尚少梅．护理学基础．北京：北京协和医科大学出版社，2011
6. 李小寒，尚少梅．基础护理学．北京：人民卫生出版社，2012
7. 姜安丽．新编护理学基础．北京：人民卫生出版社，2012
8. 胡敏，朱京慈．基础护理技术．北京：人民卫生出版社，2011
9. 郭耀玲．护理学基础．郑州：河南科学技术出版社，2012
10. 殷磊．护理学基础．北京：人民卫生出版社，2002
11. 周意丹．护理学基础．北京：科学出版社，2008
12. 吴姣鱼．护理学基础（案例版）．北京：科学出版社，2010
13.（日）藤野彰子，长谷部佳子．赵秋利，郭永刚译．护理技术临床读本．北京：科学出版社，2007